U0595855

常见病中医特色辨证论治

主编 徐　睿　周婷婷　侯　晓　巴燕·艾克海提
　　　张　超　曹怀宁　孔洪善

黑龙江科学技术出版社
HEILONGJIANG SCIENCE AND TECHNOLOGY PRESS

图书在版编目(CIP)数据

常见病中医特色辨证论治 / 徐睿等主编. -- 哈尔滨：
黑龙江科学技术出版社，2024.7. -- ISBN 978-7-5719
-2480-5

Ⅰ. R24

中国国家版本馆CIP数据核字第2024DF9834号

常见病中医特色辨证论治

CHANGJIANBING ZHONGYI TESE BIANZHENG LUNZHI

主　　编	徐睿　周婷婷　侯晓　巴燕·艾克海提　张超　曹怀宁　孔洪善
责任编辑	黄亚平
封面设计	宗　宁
出　　版	黑龙江科学技术出版社
	地址：哈尔滨市南岗区公安街70-2号　邮编：150007
	电话：(0451) 53642106　传真：(0451) 53642143
	网址：www.lkcbs.cn
发　　行	全国新华书店
印　　刷	黑龙江龙江传媒有限责任公司
开　　本	787 mm×1092 mm　1/16
印　　张	23.5
字　　数	595千字
版　　次	2024年7月第1版
印　　次	2024年7月第1次印刷
书　　号	ISBN 978-7-5719-2480-5
定　　价	198.00元

编委会

主 编

徐 睿　周婷婷　侯 晓　巴燕·艾克海提
张 超　曹怀宁　孔洪善

副主编

曹 振　周丽芳　刘志娟　韩 慧
宿春良　赵家峰　李仁权

编 委（按姓氏笔画排序）

王 军（山东中医药大学附属医院）

孔洪善（石家庄糖尿病医院）

巴燕·艾克海提（新疆医科大学附属中医医院）

刘志娟（广东省广州市天河区天园街道社区卫生服务中心）

李仁权（四川省江安县中医医院）

时 敏（聊城市中医医院）

宋 爱（山东中医药大学附属医院）

张 超（济南市历下区人民医院）

邵丹丹（广东省佛山市第二人民医院）

易建华（许昌医和中医医院）

周丽芳（济南市钢城区辛庄街道办事处社区卫生服务中心）

周婷婷（枣庄市立医院）

赵家峰（济南市章丘区高官寨街道办事处社区卫生服务中心）

修学宝（莱阳市妇幼保健院）

侯 晓（聊城市第四人民医院）

徐 睿（淄博148医院）

曹 振（成武东大中医医院）

曹怀宁（山东省聊城市中医医院）

宿春良（延吉活力城吉泰中医综合诊所）

韩 慧（东莞市东部中心医院/暨南大学附属第六医院）

管金芳（新乡亚华医院）

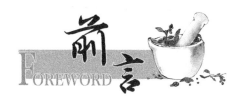

前言 FOREWORD

　　中医学是以中国古代朴素的唯物论和辩证法思想为科学方法论,以整体观念为主导思想,以脏腑经络的生理和病理为基础,以辨证论治为诊疗特点的医学理论体系。中医学是中华民族在与疾病长期斗争的过程中积累的宝贵财富,其有效的实践与丰富的知识蕴含着深厚的科学内涵,是中华民族优秀文化的重要组成部分,为人类健康做出了不可磨灭的贡献。

　　随着科学技术的飞速发展,临床中医学的基础知识和诊疗技术取得了长足的进步,病因和发病机制得到了深入的研究,疾病的诊断和治疗也得到了广泛的实践。鉴于此,编者在参阅了大量文献的基础上,结合自身多年的临床工作经验,编写了《常见病中医特色辨证论治》。

　　本书首先简要介绍了中医学说,然后重点阐述了临床常见科室疾病的中医辨证治疗。本书旨在突出临床中医诊断与治疗的实用性和创新性,涉及临床常见科室疾病的中医理论概述、中医诊断与鉴别诊断方法、中医治疗方法等,突出临床中医疾病诊治的特色和优势,为中医医师和相关研究者提供依据。本书将基础理论与临床辨证融会贯通,层次清晰,资料翔实,简明实用,具有较强的科学性、先进性和可操作性。本书适合各级医疗机构的中医临床医师参考阅读,也可供基层医务人员和学习者学习和参考。

　　由于编者编写经验有限,加之日常工作繁重、编写时间紧张等诸多因素,书中缺点和错误之处在所难免,诚请广大读者提出批评,以便提高。

《常见病中医特色辨证论治》编委会

2024 年 5 月

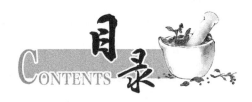

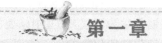

第一章

中医学说

第一节 阴阳学说

阴阳学说是中国古代朴素的对立统一理论,它认为阴和阳两个对立统一的方面,贯穿于一切事物之中,是一切事物运动和发展变化的根源及其规律。

阴阳是宇宙中相互关联的事物或现象对立双方属性的概括。凡是运动的、外向的、上升的、温热的、无形的、明亮的、兴奋的都属于阳。相对静止的、内守的、下降的、寒冷的、有形的、晦暗的、抑制的都属于阴。

一方面阴阳双方是通过比较而分阴阳,如60 ℃的水,同10 ℃的水相比,当属阳,但同100 ℃的水相比则属阴。因此,单一事物就无法定阴阳;另一方面,阴阳之中复有阴阳,如昼为阳,夜属阴,而白天的上午属阳中之阳,下午则属阳中之阴,黑夜的前半夜为阴中之阴,后半夜为阴中之阳。但是必须注意任何事物都不能随意分阴阳,不能说寒属阳,热属阴,也不能说女属阳,男属阴,必须按照阴和阳所特有的属性来一分为二才是阴阳。

阴阳学说的基本内容概括为以下五方面。

一、阴阳交感

阴阳交感是指阴阳二气在运动中互相感应而交合的过程,阴阳交感是万物化生的根本条件。在自然界,天之阳气下降,地之阴气上升,阴阳二气交感,形成云、雾、雷、电、雨、露,生命得以诞生,从而化生出万物。在人类,男女媾精,新的生命个体诞生,人类得以繁衍。如果阴阳二气在运动中不能交合感应,新事物和新个体就不会产生。

二、阴阳对立制约

对立即相反,如上与下,动与静,水与火,寒与热等。阴阳相反导致阴阳相互制约。如温热可以驱散寒气,冰冷可以降低高温,水可以灭火,火可以使水沸腾化气等,温热与火属阳,寒冷与水属阴,这就是阴阳对立相互制约。阴阳双方制约的结果,使事物取得了动态平衡。

三、阴阳互根互用

阴阳互根是指一切事物或现象中相互对立着的阴阳两个方面,具有相互依存、互为根本的关系,即阴和阳任何一方都不能脱离另一方而单独存在。每一方都以相对的另一方的存在为自己存在的前提和条件；如热为阳，寒为阴，没有热也就无所谓寒，没有寒也就无所谓热。阴阳互用是指阴阳双方不断地资生，促进和助长对方；如藏于体内的阴精，不断地化生为阳气，保卫于体表的阳气，使阴精得以固守于内，即阴气在内，是阳气的根本，阳气在外，是阴精所化生的。

四、阴阳消长平衡

阴阳消长平衡是指对立互根的双方始终处于一定限度内的，彼此互为盛衰的运动变化之中，致阴消阳长或阳消阴长等。包括以下四种类型。

（一）此长彼消

这是制约较强造成的，如热盛伤阴、寒盛伤阳皆属此类。

（二）此消彼长

这是制约不及所造成的，如阴虚火旺、阳虚阴盛皆属此类。

（三）此长彼亦长

这是阴阳互根互用得当的结果。如补气以生血，补血以养气。

（四）此消彼亦消

这是阴阳互根互用不及所造成的，如气虚引起血虚，血虚必然气虚，阳损及阴，阴损及阳等。

阴阳平衡指对立互根的阴阳双方，总是在一定限度内、在一定条件下维持着相对的动态平衡。

五、阴阳相互转化

阴阳相互转化指对立互根阴阳双方在一定条件下可以各自向其相反的方面发生转化。即阳可转为阴，阴可转为阳，气血转化，气精转化，寒热转化等，一般都产生于事物发展变化的"物极"阶段，即所谓"物极必反"。阴阳消长是一个量变的过程，而阴阳转化是在量变基础上的质变。

（孔洪善）

第二节　五 行 学 说

五行学说也属古代哲学范畴，是以木、火、土、金、水五种物质的特性及其"相生"和"相克"规律来认识世界、解释世界和探求宇宙规律的一种世界观和方法论。所谓五行是指木、火、土、金、水五种物质及其运动变化。

一、五行特性

（一）木的特性

"木曰曲直"，"曲"屈也，"直"伸也。曲直即是指树木的枝条具有生长柔和，能曲又能直的特性。因而引申为凡具有生长、升发、条达、舒畅等性质或作用的事物均归属于木。

（二）火的特性

"火曰炎上"，"炎"是焚烧、热烈之义，"上"是上升。"炎上"是指火具有温热上升的特性。因而引申为凡具有温热、向上等特性或作用的事物，均归属于火。

（三）土的特性

"土爱稼穑","爱"通"曰","稼"即种植谷物,"穑"即收割谷物。"稼穑"泛指人类种植和收获谷物的农事活动。因而引申为凡具有生化、承载、受纳等性质或作用的事物,均归属于土。

（四）金的特性

"金曰从革","从",由也,说明金的来源,"革"即变革,说明金是通过变革而产生的。自然界现成的金属极少,绝大多数金属都是由矿石经过冶炼而产生的。冶炼即变革的过程,故曰"金曰从革"。因而凡具有沉降、肃杀、收敛等性质或作用的事物,都归属于金。

（五）水的特性

"水曰润下","润"即潮湿、滋润、濡润,"下"即向下,下行,"润下"是指水滋润下行的特点。故引申为凡具有滋润、下行、寒凉、闭藏等性质或作用的事物皆归属于水。

二、自然界五行结构系统

自然界五行结构系统见表1-1。

表1-1　自然界五行结构系统

五行	五音	五味	五色	五化	五方	五季	五气
木	角	酸	青	生	东	春	风
火	徵	苦	赤	长	南	夏	暑
土	宫	甘	黄	化	中	长夏*	湿
金	商	辛	白	收	西	秋	燥
水	羽	咸	黑	藏	北	冬	寒

* 长夏指农历六月。

三、人体五行结构系统

人体五行结构系统见表1-2。

表1-2　人体五行结构系统

五行	五脏	五腑	五官	形体	情志	五声	变动	五神	五液	五华
木	肝	胆	目	筋	怒	呼	握	魂	泪	爪
火	心	小肠	舌	脉	喜	笑	忧	神	汗	面
土	脾	胃	口	肉	思	歌	哕	意	涎	唇
金	肺	大肠	鼻	皮	悲	哭	咳	魄	涕	毛
水	肾	膀胱	耳	骨	恐	呻	栗	志	唾	发

人体五行结构系统构成了中医脏象学说的理论构架。

四、五行的生克制化规律

（一）五行相生

五行相生是五行之间递相资生、促进的关系,是事物运动变化的正常规律。其次序为木生火、火生土、土生金、金生水、水生木、木生火。

（二）五行相克

五行相克是五行之间递相克制、制约关系，是事物运动变化的正常规律。其次序为木克土、土克水、水克火、火克金、金克木、木克土。

五行相生关系又称为"母子关系"，任何一行都存在"生我"和"我生"两方面的关系。"生我者为母""我生者为子"。五行相克关系又称为"所胜""所不胜"关系，"克我"者为"所不胜"，"我克者"为"所胜"。

（三）五行制化

五行制化是指五行之间生中有制，制中有生，递相资生制约以维持其整体的相对协调平衡的关系。如木克土，土生金，金克木，说明木克土，而土生金，金反过来再克木，维持相对平衡关系。水克火，水生木，木生火。说明水既克火，又间接生火，以维持相对协调平衡的关系。

五、五行乘侮和母子相及

（一）五行相乘

五行相乘是五行中的某一行对被克者的另一行过度克制，从而致事物与事物之间失去了正常的协调关系，其原因是克我者一行之气过于强盛或我克者一行之气本气虚弱。如生理状态下，木克土；在病理状态下，即出现木乘土，原因有木旺乘土或土虚木乘。

五行相乘规律与五行相克的次序完全一致，但意义不同，前者是病理状态，后者是生理状态。

（二）五行相侮

五行相侮是五行中某一行对原来克我者的一行反向克制，从而使事物间失去了正常的协调关系。其原因是我克者一行之气过于强盛或克我者一行之气本身虚弱。如生理状态下，木克土；在病理状态下，即出现土侮木。五行相侮规律与五行相克规律相反，是一种病理状态。

（三）母子相及

1.母病及子

母行异常影响到子行，结果母子两行均异常。

2.子病犯母

子行异常影响到母行，结果母子两行均异常。

（刘志娟）

第三节 藏象学说

藏象学说是通过对人体的生理、病理现象的观察，研究人体脏腑等的生理功能、病理变化及其相互关系的学说。

一、内脏的分类及其区别

内脏的分类及其区别见表1-3。

表 1-3 内脏的分类及其区别

类别	内容	生理功能特点	形态特点
五脏	心,肝,脾,肺,肾	藏精化气生神 藏精气而不泻 满而不能实	主要为实体性器官
六腑	胆,胃,大肠,小肠,膀胱,三焦,心包络	传化物而不藏 实而不能满 以通降为用	多为管腔性器官
奇恒之腑	脑,髓,骨,脉,胆,女子胞(精室)	藏精气而不泻,不传化物 除胆外,无表里关系 除胆外,无阴阳五行配属关系	形态中空有腔 相对密闭

二、五脏

(一)心的主要生理功能和病理表现

(1)心主血脉是指心气推动血液在脉中运行,流注全身,发挥营养和滋润作用。心主血脉的前提条件是心行血,指心气维持心脏的正常搏动,推动血液在脉中运行;心生血,是指心火将水谷精微"化赤"生血;心主脉,是指脉道的通畅,血液在脉中的正常运行,形成脉象。心主血脉的生理表现,主要从以下四个方面观察。面色红黄隐隐,红润光泽;舌质淡红;脉象和缓有力,节律均匀,一息四至;虚里搏动(指心尖)和缓有力,节律均匀,其动应手。其病理表现:心气虚,心血虚,血脉空虚可导致心悸不安,面色苍白或萎黄,舌质淡白,脉细弱微,虚里心悸不安;心血瘀,心血阻滞,可出现心绞痛症状,面色灰暗,唇青舌紫,脉结、代、促、涩,虚里闷痛。

(2)心藏神主要是指心具有主宰人体五脏六腑,形体官窍的一切生理活动和人体精神意识思维活动的功能。而精神意识思维活动主要体现在五神,即神、魂、魄、意、志。五志,即喜、怒、忧、思、悲。五神五志又分属五脏,但主宰是心。中医学中有心(属五脏)和脑(属奇恒之腑)等概念,但以心概脑。心主神志的生理表现,主要是精神饱满,反应灵敏。其病理表现如下。①心不藏神:反应迟钝,健忘,神志亢奋,烦躁不安,失眠,谵语多梦。②神志衰弱:神志不合,萎靡不振;神志错乱和癫狂等,后者属现代医学重型精神病范畴。

(二)肺的主要生理功能和病理表现

(1)肺主宣发指肺气向上升宣,向外布散。其生理作用如下。①通过呼吸运动,排除人体内浊气;②通过人体经脉气血运行,布散由脾转输而来的水谷精微、津液于全身,内至五脏六腑,外达肌腠皮毛;③宣发卫气,调节腠理开合,排泄汗液,并发挥抗邪作用。病理表现为肺失宣发:恶寒发热、自汗或无汗、胸闷、咳喘、鼻塞、流清涕,属现代医学上感范畴。

(2)肺主肃降指肺气向下通降或使呼吸道保持洁净,其生理作用:①通过呼吸运动,吸入自然界清气。②通过经脉气血运行,将肺吸入清气和由脾而来的水谷精微、津液下行布散。③通过咳嗽等反射性保护作用,肃清呼吸道内过多的分泌物,以保持其清洁。其病理表现:肺气上逆,肺失肃降,胸闷,咳喘。

(3)肺主气,司呼吸:肺主气指肺具有主持呼吸之气,一身之气的功能概括。肺司呼吸,指肺具有呼浊吸清、实现机体内外气体交换的功能。其生理作用如下。①吸入自然界的清气,促进人体气的生成,营养全身。②呼出体内浊气。排泄体内废物,调节阴阳平衡。③调节人体气机的升降出入运动。其病理表现:胸闷,咳喘,呼吸不利,呼吸微弱。

(4)肺主通调水道指肺主宣发肃降功能,对体内水液的输布排泻起着疏通和调节作用。水道指人体内水液运行的通道。肺主通调水道其生理作用主要是调节体内水液代谢的平衡。机制主要是肺主宣发使津液向外、向上散布,濡养脏腑、器官、腠理、皮毛,呼浊和排汗,将部分水分和废物排出人体。肺主肃降,使津液下行布散,濡养人体,使代谢后水液下行布散至膀胱,通过膀胱的气化作用生成尿液。其病理表现:肺通调失职可出现痰饮水肿。

(5)肺朝百脉,助心行血:肺朝百脉指全身血液通过经脉聚会于肺并进行气体交换,再输布于全身。肺气宣发肃降具有协助心脏、助心行血、促进血液运动的作用。其病理表现:肺气虚,血脉瘀滞,肺气宣降失调,胸闷,心悸,咳喘,唇青舌紫。

(6)肺主治节指肺具有协助心脏对机体各个脏腑组织器官生理活动的治理调节作用,是肺的生理功能的概括。

(三)脾的主要生理功能和病理表现

(1)脾主运化水谷指脾对饮食物的消化,化为水谷精气,以及对其的吸收、转输和散精作用。其生理机制:①脾协助胃消磨水谷。②脾协助胃和小肠把饮食物化为水谷精微。③吸收水谷精微转输到心肺,经肺气宣发肃降而布散全身经脉、气血运行布散全身。其病理表现:主要表现为食欲缺乏,腹胀,便溏,四肢倦怠无力,少气懒言,面色萎黄,舌质淡白。

(2)脾主运化水液指脾对水液的吸收、转输、布散作用。其生理机制:①脾吸收津液。②将津液转输到肺,通过肺的宣降而布散全身,起濡养作用,转输到肾、膀胱,经膀胱的气化作用而形成尿液。其病理表现:脾虚失运而致水液停滞,表现内湿,痰饮,水肿,带下,泻泄。

(3)脾主升清指脾具有将水谷精微等营养物质吸收并上输入心肺头目,化生气血以营养全身的功能。其病理表现:①升清不及可出现眩晕,腹胀,便溏,气虚的表现。②中气下陷,腹部胀坠,内脏下垂,如胃下垂,脱肛,子宫下垂等。

(4)脾主统血指脾有统摄血液在脉内运行,不使其逸出脉外的作用。其病理表现:脾不统血表现有脾气虚,出血,崩漏,尿血,便血,皮下出血等。

(四)肝的主要生理功能和病理表现

(1)肝主藏血指肝具有贮藏血液、调节血量、防止出血的生理功能。其病理表现如下。①机体失养:如头目失养,视力模糊,夜盲,目干涩,眩晕;筋脉失养:肢体拘急,麻木,屈伸不利;胞宫失养:月经后期,量少,闭经,色淡,清稀。②血证:肝血虚,肝火旺盛,热迫血行。③肝肾阴虚:肝阳上亢,阳亢生风,眩晕,上重下轻,头胀痛,四肢麻木。④月经过多,崩漏。

(2)肝主疏泄指肝具有疏通、宣泄、升发、调畅气机等综合生理功能,其病理表现如下。疏泄不及:气郁,气滞,胸胁、乳房、少腹胀痛。疏泄太过:气逆,面红目赤,心烦易怒,头目胀痛。气滞则血瘀,胸胁刺痛,痛经,闭经。气滞则水停,鼓胀水肿。肝失疏泄还可引起肝脾不调、肝胃不和致腹胀,恶心,呕吐,嗳气,反酸。肝胆气郁则口苦,恶心,呕吐,黄疸等。肝气郁结:闷闷不乐,多疑善虑,喜太息。肝气上逆:情志亢奋,急躁易怒,失眠多梦。肝失疏泄可引起气血不和,冲任失调,经带胎产异常,不孕不育。

(五)肾的主要生理功能和病理表现

(1)肾藏精是指肾具有封藏精气、促进人体生长发育和生殖功能,以及调节机体的代谢和生殖活动的作用。

肾精包括先天之精和后天之精。先天之精指禀受于父母的生殖之精,后天之精即水谷精微和脏腑之精,两者之间的关系是后天之精依赖于先天之精活力资助,才能不断化生,先天之精依赖于后天之精的培育充养。肾精可化生肾气,肾气有助于封藏肾精。肾中精气按其功能类别可划分为肾阴、肾阳。肾阴是指肾中精气对各脏腑组织器官起滋养濡润作用的生理效应。肾阳指肾中精气对各脏腑组织器官起推动温煦作用的生理效应。其病理表现:①肾中精气不足,可导致生长发育障碍,生殖繁衍能力减弱,发生某些遗传性或先天性疾病。②肾阴阳失调,肾阳虚可致虚寒证,肾阴虚可致虚热证。

(2)肾主水液指肾主持和调节人体的水液代谢平衡。人体代谢水液经三焦下行归肾,肾将含废物成分多的水液下注膀胱。通过肾及膀胱气化作用而排出体外,以维持体内水液代谢的平衡。其病理表现:肾气(阳)虚(肾气不化)可致气化失常,导致水液代谢障碍,津液停滞,尿少,痰饮水肿,癃闭;津液流失(肾气不固),尿频,尿多。

(3)肾主纳气指肾具有摄纳肺所吸入的清气,以防止呼吸表浅的作用。病理表现:呼吸表浅微弱,呼多吸少,动辄气喘。

三、六腑

(一)胆的生理功能
(1)藏泻精汁助消化。
(2)主决断,指胆在精神意识活动中具有准确判断作出决定的作用。

(二)胃的生理功能
(1)主受纳,腐熟水谷:指胃具有接受容纳饮食物,消化饮食物成为食糜,吸收水谷精微和津液的功能。
(2)胃主通降,以通降为和:指胃气下行降浊特点而言,主要是指胃受纳水谷并将食糜下传入小肠的作用,同时也概括了胃气协助小肠将食物残渣下传入大肠协助大肠传化糟粕的功能。

(三)小肠的生理功能
(1)主受盛化物指小肠具有接受由胃下降的食糜并将其进一步消化,化为水谷精微的功能。
(2)主分清别浊指小肠将食糜进一步分别为水谷精微、津液和食物残渣、剩余水分的功能。

(四)大肠的生理功能
主传化糟粕,具有接受食物残渣,吸收水分,将食物残渣化为粪便,排出大便的功能。

(五)膀胱的主要生理功能
膀胱的主要生理功能是贮藏津液排泄小便。

(六)三焦的概念及生理功能
(1)三焦的概念其一是指脏腑的外围组织,是分布于胸腹腔的大腑,又称孤腑,其主要功能如下。①通行元气:元气通过三焦而至五脏六腑,推动和激发各脏腑生理功能活动。②决渎行水:具有疏通水道,通行水液的功能,是水液、津液运行输布的道路。
(2)三焦的概念其二是指人体上中下三个部位及其相应脏腑功能的概括。上焦指横膈以上,即心、肺、心包络、头面部、上肢。中焦指横膈以下脐以上,包括脾、胃、肝脏等。下焦指脐以下,包括肝、肾、大小肠、膀胱、精室、子女胞、下肢。其中肝按功能特点可划归下焦,按部位分类划归中焦。三焦的主要生理功能:"上焦如雾",指上焦心肺布散全身津液,营养周身的作用,如同雾露弥散一样。"中焦如沤",是指中焦脾胃消化饮食物,吸收水谷精微、津液的作用,如同酿酒一样。

"下焦如渎",是指胃、大肠、小肠、膀胱传导糟粕,排泄废物作用,如同沟渠必需疏通流畅。

四、脏与脏之间的关系

(一)心与肺

心与肺主要表现在气血互根互用。肺主气司呼吸,生成宗气,主宣降,肺朝百脉,助心行血,促进心主血脉的生理功能。心行血,肺脏得养,血为清气载体而布散全身,促进肺主宣降的生理功能。

(二)心与脾

心与脾主要表现在血液的化生、运行上的相辅相成。脾运化水谷精微,则心血充盈。心脏化赤生血,则脾得血养。脾主统血,防止血逸脉外,心气维持心脏的正常搏动,推动血行脉中。

(三)心与肝

心与肝主要反映在血液运行,精神活动的相辅相成。心气维持心脏的正常活动;肝主疏泄则气机条畅,促进血液运行,肝主藏血,调节人体部分血量,有助于血液的正常运行。在精神活动方面,心藏神,产生和主宰人的精神活动,调节人体脏腑生理功能,肝主疏泄,调畅人的精神情志活动,肝藏魂,主谋虑。

(四)心与肾

心与肾主要表现在心肾相交。肾阴上济于心,以滋心阴,则心火不亢,心火下降于肾,以温肾阳,则肾水不寒。

(五)肺与脾

肺与脾主要表现在气的生成,津液输布代谢的协同作用。脾为生气之源,脾主运化水谷精微功能旺盛,则水谷精气来源充足。肺为主气之枢,肺在自然界中吸入清气和脾主运化水谷精气,合称宗气。肺的宣降作用推动全身气血正常运行。在代谢方面,脾主运化水液,上输布于肺,经肺的宣降而输布全身,肺主宣降,通调水道,防止内湿痰饮。

(六)肺与肝

肺与肝主要表现在气机升降协调,气血运行的协同作用。肺主肃降,肝主升发,升降相因,则气机协调,肺朝百脉助心行血,促进气血运行,肝主疏泄,气机条畅,促进血液运行,肝主藏血,调节血量,有助于血液的正常运行。

(七)肺与肾

肺与肾主要表现在水液代谢,呼吸运动。脏阴互资的协同作用。肾主水液,升清降浊,肺主宣发肃降,通调水道,维持水液代谢平衡。肺司呼吸,肺主气,肾主纳气,摄纳肺从自然界吸入之清气,防止呼吸表浅,肾阴是一身阴液之根本,肾阴充养肺阴,肺主肃降下输清气,水谷精气,滋养肾阴。

(八)肝与脾

肝与脾主要表现在对饮食物消化。血液的生成运行方面的协同作用:"土得木而达",脾属土,肝属木,肝主疏泄,气机条畅,促进脾纳腐运化,促进脾升胃降,疏泄胆汁,进入小肠,有助消化。"木赖土以培之",脾胃功能健旺,气血生化有源,促进肝藏血、藏魂。脾主运化水谷精微,气血生成有源,肝主疏泄,气机条畅,促进血液运行,肝主藏血,调节血量。脾主统血,防止血逸脉外。

(九)肝与肾

肝与肾主要表现在肝肾同源。肝藏血,肾藏精,精血同源于水谷精微,且精血互化。

(十)脾与肾

脾与肾主要表现在水液代谢中的协同作用(见前述)和先后天的资生促进作用。肾阳温煦脾阳,脾运化水谷精微充养肾精。

由于六腑是以传化物为其生理特点,故六腑之间的相互关系主要体现于饮食物的消化吸收和排泻过程中的相互联系和密切配合。

五脏与六腑之间的关系,实际上就是阴阳表里的关系,由于脏属阴,腑属阳,脏为里,腑为表,一脏一腑,一阴一阳,一里一表,相互配合,并有经脉相互络属,从而构成脏腑之间的密切联系。

(徐　睿)

第四节　经络学说

经络是经脉和络脉的总称,是人体运行全身气血,联络脏腑形体官窍,沟通上下内外的通道。经络学说是研究人体经络系统的组织结构,生理功能,病理变化及其与脏腑形体官窍,气血津液等相互关系的学说,是中医理论体系的重要组成部分。

一、经络系统

经脉是人体气血循行的主要通道,经脉包括十二正经、奇经八脉和十二经别。经脉有固定的循行路线,且循行部位一般较深,多纵行分布于人体上下。十二正经包括手、足三阴经和手、足三阳经。奇经包括督脉、任脉、冲脉、带脉、阴跷脉、阳跷脉、阴维脉、阳维脉,十二经别是十二经脉的较大分支,起于四肢,循行于脏腑深部,上出于颈项浅部。

络脉也是经脉的分支,但多无一定的循行路径,纵横交错,网络全身,多布于人体浅表。络脉有别络、浮络和孙络之分,其中别络的主要功能是加强相为表里的两条经脉之间在体表的联系。

经脉外连经筋和皮部,经脉络脉内络属脏腑,联系全身的组织、器官,散布于体表各处,同时深入体内,连属各个脏腑。经络的基本生理功能是运行全身气血,营养脏腑组织,联络脏腑器官,沟通上下内外,感应传导信息,调节功能平衡。

二、十二经脉

(一)命名与分布

经脉的命名主要是根据阴阳、手足、脏腑三方面而定的。人体各部位按阴阳分类,脏为阴,腑为阳,内侧为阴,外侧为阳,手经循于上肢,足经循于下肢。阴经属脏,循行于四肢内侧,阳经属腑,循行于四肢外侧。

(二)走向规律

手之三阴,从胸走手;手之三阳,从手走头;足之三阳,从头走足;足之三阴,从足走腹胸。阴经向上,阳经向下。

（三）交接规律

阴阳经交于四肢末端，阳经交于头面部，阴经交于内脏，即手三阴经与手三阳经交于上肢末端，手三阳经与足三阳经交于头面部，足三阳经与足三阴经交于下肢末端，足三阴经与手三阴经交于内脏。

（四）表里关系

主要与脏腑的表里关系有关，如手太阴肺经，属肺络大肠，手阳明大肠经，属大肠络肺，其特点是四肢内外侧相对的两条经互为表里。如手太阴肺经分布于上肢内侧前部，手阳明大肠经分布于上肢外侧前部。

（五）流注次序

手太阴肺经示指端，手阳明大肠经鼻翼旁，足阳明胃经足大趾端，足太阴脾经心中，手少阴心经小指端，手太阳小肠经目内眦，足太阳膀胱经足小趾端，足少阴肾经胸中，手厥阴心包经无名指端，手少阳三焦经目外眦，足少阳胆经足大趾，足厥阴肝经肺中交于手太阴肺经。

三、奇经八脉

奇经八脉是督、任、冲、带、阴跷、阳跷、阴维、阳维脉的总称。其主要功能是可加强十二经脉之间的联系，调节十二经脉气血，参与肝、肾、女子胞、脑、髓等重要脏器生理功能。其中督脉为阳脉之海，总督一身之阳经。任脉为阴脉之海，总督一身之阴经，冲脉为血海，调节十二经脉气血。

（徐　睿）

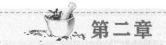

第二章

神经内科病症的中医辨证治疗

第一节 多寐

多寐为不分昼夜,时时欲睡,呼之即醒,醒后复睡的病证。亦即一般所谓嗜睡。多寐主要由于脾虚、湿胜所引起,此外,病后或多年阳气虚弱,营血不足,精神困倦,睡眠较多者亦有所见。相当于西医的发作性睡病等。

一、病因病机

多寐的病因有阳气虚衰、脾胃气虚、湿邪困阻、瘀血阻窍、痰热内蕴的不同。阳气虚衰多见于禀赋不足,老年或久病的患者,脾胃气虚多由思虑劳倦所致。此外,久居湿地,感受外湿,或过食生冷瓜果,损伤脾胃,导致内湿;或久病血行不利,或外伤导致络脉瘀滞,均可引起多寐。在诸多病因中,以阳虚与湿困最为多见。阳虚则阴盛,故懈怠嗜卧;湿困则清阳不升,疲困多寐。

二、辨证论治

多寐主要是由于脾虚湿胜、阳衰、瘀血阻窍所致,其病理主要是由于阴盛阳虚。因阳主动,阴主静,阴盛故多寐。临床辨证主要是区分虚实,脾虚、阳衰为虚证,湿胜、瘀阻者为实证。治疗以健脾、温肾、祛湿、化瘀为主要治法。

(一)湿胜型

(1)证候:多发雨湿之季,或丰肥之人。胸闷纳少,身重嗜睡,苔白腻,脉濡缓。

(2)治法:燥湿健脾。

(3)方药:平胃散加味。

(4)处方:苍术 10 g,厚朴 12 g,陈皮 6 g,藿香 12 g,薏苡仁 30 g,法半夏 9 g,布渣叶 12 g,茯苓 15 g,甘草 6 g。

(二)脾虚型

(1)证候:精神倦怠,嗜睡,饭后尤甚,肢怠乏力,面色萎黄,纳少便溏。舌淡胖,苔薄白,脉虚弱。

(2)治法:健脾益气。

(3)方药:六君子汤加减。

(4)处方:党参 30 g,白术 10 g,茯苓 10 g,法半夏 9 g,陈皮 10 g,黄芪 30 g,神曲 10 g,麦芽

30 g,鸡内金15 g,木香10 g(后入),砂仁10 g(后入),甘草6 g。

(三)阳虚型

(1)证候:精神疲惫,整天嗜睡懒言,畏寒肢冷,健忘。舌淡苔薄,脉沉细无力。

(2)治法:益气温阳。

(3)方药:附子理中丸加减。

(4)处方:熟附子10 g,干姜10 g,党参30 g,黄芪30 g,巴戟天10 g,升麻6 g,淫羊藿15 g,炙甘草6 g。

(四)瘀阻型

(1)证候:头昏头痛,神倦嗜睡,病情较久,或有头部外伤病史。舌质紫暗或有瘀斑,脉涩。

(2)治法:活血通络。

(3)方药:通窍活血汤加减。

(4)处方:赤芍15 g,川芎10 g,当归10 g,桃仁10 g,红花6 g,白芷10 g,丹参15 g,生姜3片,葱白3条,大枣10 g。

(五)心脾两虚

(1)证候:嗜睡,睡前多眼花幻影,神疲心悸,面色不华,苔薄白,脉细弱。

(2)治法:补益心脾。

(3)方药:归脾汤加减。

(4)处方:党参30 g,白术10 g,黄芪30 g,当归10 g,炙甘草6 g,茯苓15 g,远志10 g,酸枣仁10 g,木香10 g(后入),陈皮6 g,白芍15 g,川芎10 g,龙眼肉10 g,生姜3片,大枣10 g。

(六)肾阳不足

(1)证候:嗜睡发作,或昏昏欲寐,腰膝酸软,畏寒肢冷,阳痿,小便清长,夜尿频数,舌质淡,舌苔薄白,脉沉细微弱。

(2)治法:温补肾阳。

(3)方药:右归饮加减。

(4)处方:熟地黄10 g,炒山药30 g,山茱萸15 g,枸杞子15 g,炙甘草6 g,杜仲15 g,肉桂6 g,制附子6 g,淫羊藿15 g,川续断15 g,补骨脂15 g。

(七)髓海不足

(1)证候:怠惰嗜睡,腰膝酸软,头昏脑鸣,或耳鸣耳聋,神情呆滞,思维迟钝,精神不济,记忆力减退,舌质淡红,舌苔薄白,脉细弱或细数。

(2)治法:填精补髓,健脑利窍。

(3)方药:左归丸加减。

(4)处方:熟地黄15 g,炒山药30 g,枸杞子15 g,山茱萸15 g,川牛膝10 g,菟丝子10 g,鹿角胶10 g,龟甲胶10 g。

(八)心阳不足

(1)证候:嗜卧倦怠,精神萎靡,畏寒肢冷,面色㿠白,舌质淡,苔薄白,脉沉细。

(2)治法:温补心阳,补益心气。

(3)方药:桂枝甘草汤合人参益气汤加减。

(4)处方:桂枝12 g,黄芪30 g,党参30 g,黄柏10 g,升麻10 g,柴胡10 g,白芍30 g,当归10 g,白术15 g,炙甘草6 g,陈皮10 g。

(九)胆热痰阻

(1)证候:昏困嗜睡,头晕目眩,口苦口干,呕恶,胸胁满闷,舌红苔黄,脉弦数。

(2)治法:清胆化痰。

(3)方药:蒿芩清胆汤加减。

(4)处方:青蒿 10 g,黄芩 10 g,枳壳 10 g,竹茹 10 g,陈皮 10 g,半夏 9 g,茯苓 10 g,滑石 15 g,甘草 6 g,青黛 10 g。

三、调护

日常生活中采取一系列防治措施减少发作是十分必要的,患者应有意识地把生活安排得丰富多彩,多参加文体活动,做些有兴趣的工作,尽量避免从事单调的活动。白天可适当饮点茶或咖啡以提高大脑兴奋性。

保持乐观的情绪,树立战胜疾病的信心,避免忧郁、悲伤,但也不宜过于兴奋。因为兴奋失度可诱发猝倒发作。

最好不要独自远行,不要从事高空、水下作业,更不能从事驾驶车辆、管理各种信号及其他责任重大的工作,以免发生意外事故。

发作性嗜睡患者应尽量避免服用镇静类的药物。

(徐　睿)

第二节　不　寐

不寐是指入睡困难,或睡而不酣,或时睡时醒,或醒后不能再睡,或整夜不能入睡的一类病证。病位主要在心,与脾、胃、肝、肾等脏腑相关,病因多为心神失养或邪扰心神。脏腑功能失调,阴阳失衡是其主要病机。若暴怒、思虑、忧郁、劳倦等伤及诸脏,精血内耗,彼此影响,每多形成顽固性不寐。

一、病因病机

人的正常睡眠,是由心神所主,阳气由动转静时即为入睡状态,阳气由静转动时为清醒状态,这种规律一遭破坏,就可导致不寐。常见病因有以下几种。

(一)思虑劳倦,损伤心脾

思虑劳倦太过,必致阴血暗耗,阴血不足,心神失养,神不守舍;思虑伤脾,脾伤则食少纳呆,生化之源不足,营血亏虚,不能上奉于心,以致心神不安。由此,心脾不足造成血不养神,神魂无主,会导致不寐。

(二)阳不交阴,心肾不交

素体虚弱,或久病之人,肾阴耗伤,不能上奉于心,水火不济,则心阳独亢;或五志过极,心火内炽,不能下交于肾,心肾失交,心火独亢。热扰神明,神志不宁,因而不寐。

(三)阴虚火旺,肝阴扰动

情志所伤,肝失条达,气郁不舒,郁而化火,火性上炎,或阴虚阳亢,扰动心神,神不安静造成

13

不寐。

(四)心虚胆怯,神魂不安

心虚胆怯,决断无权,遇事易惊,亦能导致不寐,因素体虚弱,心胆气虚,善惊易恐,稍有惊扰,即夜寐不宁;也有因突然受到惊恐,损伤心神,造成终日情绪紧张,惶惶不安而不寐,不论因虚、因惊所致不寐,两者又往往互为因果。

(五)胃气不和,夜卧不安

饮食不节,肠胃受伤,宿食停滞,酿为痰热,壅滞中宫,致胃气不和而卧不得安。

二、辨证论治

主要病机为阳不入阴,阴阳失调。主要病位在心,与肝、胆、脾、胃、肾等脏腑相关。虚证多属阴血不足,心失所养;实证多为火盛扰心,心神受扰。

治疗上应以补虚泻实、平衡阴阳为原则,通过调和脏腑最终达到宁心安神的目的。虚者宜补其不足;实者宜泻其有余;虚实夹杂者,应补泻兼顾。在泻实补虚的基础上安神定志,如养血安神,镇惊安神,清心安神,配合心理调适,消除紧张焦虑,保持精神舒畅。

(一)心火炽盛证

(1)证候:心烦不寐,躁扰不宁,口干舌燥,小便短赤,口舌生疮,舌尖红,苔薄黄,脉数有力或细数。

(2)治法:清心泻火,安神定志。

(3)方药:安神丸加减。

(4)处方:黄连6 g,炒酸枣仁15 g,黄芩10 g,栀子10 g,龙齿30 g(先煎),柏子仁10 g,远志10 g,连翘10 g,生地黄10 g,当归10 g,淡豆豉10 g,竹茹10 g,淡竹叶10 g,琥珀粉3 g,炙甘草6 g。

(二)肝郁化火证

(1)证候:急躁易怒,不寐多梦,甚至彻夜不眠;伴有头晕头胀,目赤耳鸣,口干而苦,不思饮食,便秘溲赤,舌红,苔黄,脉弦而数。

(2)治法:疏肝泻热,佐以安神。

(3)方药:龙胆泻肝汤加减。

(4)处方:龙胆草10 g,黄芩10 g,炒栀子10 g,泽泻10 g,车前子10 g,当归10 g,生地黄10 g,茯神10 g,龙骨30 g(先煎),牡蛎30 g(先煎),柴胡10 g,香附10 g,郁金10 g,甘草6 g。

(三)痰热内扰证

(1)证候:胸闷,心烦不寐,泛恶嗳气,伴有头重目眩,口苦,舌红,苔黄腻,脉滑数。

(2)治法:清化痰热,和中安神。

(3)方药:黄连温胆汤加减。

(4)处方:黄连6 g,枳实10 g,竹茹10 g,法半夏9 g,陈皮10 g,茯苓15 g,栀子10 g,远志10 g,珍珠母30 g(先煎),神曲15 g,连翘15 g,山楂15 g,甘草6 g。

(四)阴虚火旺证

(1)证候:心烦不寐,心悸不安,腰膝酸软,伴头晕耳鸣,健忘遗精,口干津少,五心烦热,舌红少苔,脉细而数。

(2)治法:滋阴降火,养心安神。

(3)方药:黄连阿胶汤加减。

(4)处方:黄连 6 g,黄芩 10 g,白芍 30 g,龙齿 15 g(先煎),柏子仁 15 g,肉桂 3 g,龙骨 30 g(先煎),牡蛎 30 g(先煎),珍珠母 30 g(先煎),磁石 30 g(先煎),金樱子 15 g,山茱萸 15 g,生地黄 15 g,茯神 15 g,山药 30 g。

(五)心脾两虚证

(1)证候:多梦易醒,心悸健忘,神疲食少,头晕目眩,伴有四肢倦怠,面色少华,舌淡,苔薄,脉细无力。

(2)治法:补益心脾,养心安神。

(3)方药:归脾汤加味。

(4)处方:黄芪 30 g,龙眼肉 10 g,党参 30 g,白术 10 g,当归 10 g,茯神 15 g,炒酸枣仁 15 g,远志 10 g,肉桂 6 g,川芎 10 g,白芍 30 g,五味子 6 g,柏子仁 10 g,合欢花 15 g,夜交藤 10 g,龙骨 30 g(先煎),牡蛎 30 g(先煎),珍珠母 30 g(先煎),磁石 30 g(先煎),生姜 6 g,大枣 10 g,炙甘草 6 g。

(六)心胆气虚证

(1)证候:不寐多梦,易于惊醒,胆怯心悸,遇事善惊,气短倦怠,小便清长,舌淡,脉弦细。

(2)治法:益气镇惊,安神定志。

(3)方药:安神定志丸。

(4)处方:太子参 30 g,龙齿 30 g(先煎),茯苓 15 g,茯神 15 g,石菖蒲 10 g,远志 15 g,炒酸枣仁 15 g,琥珀粉 3 g,牡蛎 30 g(先煎),珍珠母 30 g(先煎),磁石 30 g(先煎)。

三、临证权变

为增强安神的效果,常根据患者的兼证选用佐助安神的药物,如五味子有敛气阴、生津液的作用,常配养血安神药用于不寐的虚证。丹参、莲子心、麦冬有清心除烦的作用,凡不寐而有心烦者都可配用。郁金、石菖蒲、白蒺藜、远志、合欢花有解郁舒气的作用,可用于不寐证兼有胸闷不舒、情志不快、时作太息者。山栀子、麦芽、莱菔子、神曲等和胃化滞,常用于胃不和而卧不安者。积滞已消,仍不能入睡者,常用半夏、秫米以和胃气,若由于痰湿扰心,不能安卧,胸闷气郁,是属痰火湿热之征,法当化痰燥湿,清热安神,常用温胆汤合清气化痰丸加减。若因肾阴不足,心火上亢,使心肾不交而怔忡不寐者,可用交泰丸以交通心肾。

四、调护

本病属心神的病变,故应注意喜怒有节,心情舒畅,居住环境安静,避免噪声。患者应参加适当的体力劳动和体育锻炼,促进身心健康,生活要有规律,按时作息,养成良好的睡眠习惯。不寐患者,服药时间以午后及晚上各一次为宜。

(徐 睿)

第三节 头 痛

头痛是指由外感或内伤所致脉络绌急或失养,清窍不利而引起的以患者自觉头部疼痛为主要表现的病症,病位在头,风、火、痰、瘀、虚为致病之主要因素,脉络受阻、神明受累、清窍不利为其病机,临床多虚实夹杂、本虚标实证。本病证相当于西医的偏头痛、紧张性头痛、外伤后头痛、三叉神经痛、部分颅内病变、某些感染性疾病及五官科疾病引起的头痛等。

一、病因病机

外邪内侵,络阻而痛,外感头痛,多因起居不慎,坐卧当风,感受风、寒、湿、热等外邪所致,尤以风邪为主。外邪自表侵袭经络,上犯颠顶,清阳之气受阻,气血运行不畅,阻遏络道,而致头痛。若兼寒邪,以寒邪侵袭经脉,寒凝血滞,而为头痛;若兼热邪,以火热炎上,侵扰清空而为头痛;若兼湿邪,以湿蒙清窍,清阳不展,而为头痛。

脏腑失调,内伤致痛,内伤头痛,多与肝、脾、肾三脏功能失职有关。因于肝者,多由情志所伤,肝失条达,郁而化火,上扰清空,而为头痛;亦有火盛伤阴,肝失濡养,或肾水不足,水不涵木,而致肝肾阴亏,肝阳上扰,而致头痛。因于脾者,多由饮饱劳倦,或病后产后体虚,脾胃虚弱,生化不足,或失血营亏,不能上养脑髓脉络,而致头痛;或饮食不节,过食肥甘,脾失健运,积湿生痰,上蒙清窍,阻遏清阳,而致头痛。因于肾者,多由禀赋不足,肾精亏耗,脑髓空虚而致头痛;亦有阴损及阳,肾阳衰微,清阳不展,而为头痛者。

另外,跌仆损伤,络脉瘀阻,不通而痛,可以发生头痛;久痛入络,气滞而血瘀,亦可导致头痛。

二、辨证论治

本病的发生是因脉络痹阻绌急或失养,清窍不利而成。因此,治疗时必以调神利窍,缓急止痛为基本原则。外感头痛属实证,宜以祛邪活络为主;内伤头痛多为虚证或虚实夹杂证,治以滋阴养血补虚为要。虚实夹杂者,酌情兼顾并治。

(一)外感头痛

1.风寒证

(1)证候:头痛起病急,痛连项背,颠顶痛,恶风畏寒,遇风尤剧,不渴,苔薄白,脉浮紧。

(2)治法:祛风散寒。

(3)方药:川芎茶调散加减。

(4)处方:川芎9 g,防风10 g,荆芥10 g,羌活15 g,白芷15 g,细辛3 g,薄荷10 g,法半夏9 g,藁本15 g,葛根15 g,桂枝10 g,僵蚕12 g,地龙12 g,蜈蚣6 g,全蝎6 g。

2.风热证

(1)证候:头胀痛,甚则头痛如裂,发热或恶风,面红目赤,口渴欲饮,便秘尿黄,舌质红,苔黄,脉浮数。

(2)治法:疏风清热。

(3)方药:芎芷石膏汤加减。

(4)处方:川芎 9 g,细辛 2 g,羌活 15 g,石膏 20 g(先煎),菊花 10 g,藁本 9 g,黄芩 12 g,栀子 12 g,知母 12 g,石斛 12 g,天花粉 20 g,蔓荆子 12 g,薄荷 6 g。

3.风湿头痛证

(1)证候:头痛如裹,肢体困重,胸闷纳呆,大便或溏,苔白腻,脉濡或滑。

(2)治法:祛风胜湿止痛。

(3)方药:羌活胜湿汤加减。

(4)处方:羌活 10 g,独活 12 g,防风 12 g,藁本 15 g,川芎 15 g,蔓荆子 15 g,甘草 10 g,苍术 10 g,厚朴 15 g,陈皮 12 g,生姜 6 g,半夏 9 g,广藿香 15 g,佩兰 15 g,茯苓 10 g,豆蔻 9 g,甘草 6 g。

(二)内伤头痛

1.肝阳化风证

(1)证候:头胀痛,心烦易怒,夜眠不宁,口苦面红,或兼胁痛,舌红苔黄,脉弦。

(2)治法:平肝潜阳。

(3)方药:天麻钩藤饮加减。

(4)处方:天麻 15 g,钩藤 15 g,决明子 20 g,牛膝 15 g,黄芩 10 g,杜仲 15 g,桑寄生 15 g,茯苓 15 g,夜交藤 15 g,益母草 15 g,夏枯草 30 g,菊花 15 g,珍珠母 30 g(先煎),磁石 30 g(先煎)。

2.气血亏虚证

(1)证候:头痛隐隐,或伴头晕,心悸不宁,面色少华,神疲乏力,遇劳加重,汗出气短,畏风怕冷,休息减轻,舌质淡,苔薄白,脉细弱。

(2)治法:气血双补。

(3)方药:八珍汤或四物汤加减。

(4)处方:白芍 30 g,当归 15 g,熟地黄 30 g,川芎 15 g,党参 20 g,茯苓 15 g,白术 15 g,黄芪 30 g,细辛 3 g,制何首乌 20 g,女贞子 15 g,枸杞子 15 g,远志 15 g,炒酸枣仁 10 g,防风 10 g,白芷 10 g,甘草 10 g。

3.痰浊阻络证

(1)证候:头痛昏蒙,脘闷食欲缺乏,呕恶纳呆,舌胖大边有齿痕,口苦便秘,舌红苔黄腻,脉滑或弦滑。

(2)治法:健脾燥湿,化痰降逆。

(3)方药:半夏白术天麻汤合温胆汤加减。

(4)处方:半夏 15 g,橘红 10 g,白术 15 g,茯苓 15 g,天麻 15 g,党参 15 g,炒白扁豆 30 g,薏苡仁 30 g,黄芩 12 g,竹茹 9 g,枳实 15 g,胆南星 6 g,厚朴 15 g,枳壳 10 g,生姜 6 g,大枣 9 g,甘草 5 g。

4.瘀血阻络证

(1)证候:头痛经久不愈,痛处固定不移,痛如锥刺,或有头部外伤史,舌紫暗,或有瘀斑、瘀点,苔薄白,脉细或细涩。

(2)治法:活血化瘀,通络止痛。

(3)方药:通窍活血汤加减。

(4)处方:川芎 15 g,赤芍 15 g,桃仁 10 g,红花 15 g,益母草 15 g,大枣 9 g,黄芪 30 g,党参 15 g,全蝎 5 g,蜈蚣 2 条,地龙 12 g,僵蚕 12 g,细辛 2 g,白芷 12 g。

三、临证权变

治疗头痛,多审因而设法,虚实定补泻,但临床见症,常虚实兼夹,错综复杂,故权变之法,一要掌握标本缓急,二要随证变而法变,灵活加减。

头痛剧烈、势急者,急当治其标,以止痛为要。如偏头风痛,发作时多一侧剧痛难忍,掣痛连及眉棱骨处,甚则四肢不温,头晕目眩,脉象沉紧,对于此证,当急于止痛,用经验方散偏汤取效甚速。观散偏汤之药物用量,白芷、白芍、白芥子、香附、柴胡、郁李仁、甘草,用量均很轻,以直达病所,唯川芎一味,用量甚大,多在 30 g 以上,为其取效速之原因之一,也为本方的独到之处。临证时,若寒甚四肢不温而眩晕者,本方合术附汤(白术、附子)加减,最为合适。

头痛在病情转化时,当随机而变通。在外感头痛中,如风寒头痛,一般以川芎茶调散加减。但风气较盛,疼痛剧烈者,可在本方中加入菊花、白僵蚕,清肝息风以止疼痛,即为菊花茶调散。双方皆以茶叶为饮。若寒犯厥阴经脉,颠顶痛甚,四肢厥冷者,用吴茱萸汤温散厥阴寒邪,方中宜去人参,加藁本、川芎、细辛等;寒客少阴经脉,症见足寒气逆,头痛背冷,脉沉细者,用麻黄附子细辛汤温散少阴寒邪,方中宜加白芷、川芎等药。又如风热头痛,若起病急剧,头痛如雷鸣,头面起核或红赤肿痛者,名"雷头风",为风热湿毒上冲,用普济消毒饮合清晨汤加减,以清热解毒,祛风燥湿。

内伤头痛,如肝阳化火,头痛较剧,兼口苦目赤,小便色黄者,用龙胆泻肝汤或栀子清肝散以清肝泻火。痰浊头痛,若痰湿久郁化热,兼见口苦苔黄者,宜用半夏白术天麻汤去白术、黄连、竹茹、胆南星等清化热痰药。瘀血头痛,久治不愈者,当审其是否瘀阻伤气,治当益气化瘀,方用当归补血汤合通窍活血汤加减为宜。其他诸证头痛,往往血虚兼气虚成气血双亏,气虚兼阴虚致成气阴两虚;又如血虚夹肝阳上亢,肝阳夹痰浊,气虚夹痰阻,或内伤夹外感等,临证可以诸法合用。

四、调护

头痛的致病原因较多,注意发病的病史。如风寒风湿头痛,注意头部保暖避风;如肝阳上亢或痰浊而引起者,平时忌食肥腻及酒等食物;如血虚头痛加强饮食营养;若产后失血或血崩漏下等失血者,应及时治疗。

(徐　睿)

第四节　眩　晕

眩晕是以头晕、眼花为主症的一类病证。眩即眼花,晕即头晕,两者常同时并见。其轻者闭目可止,重者如坐舟车,旋转不定,不能站立,或伴有恶心、呕吐、汗出,甚则昏仆等症状。眩晕多风,属本虚标实之证,肝肾阴亏、气血不足为病之本。痰、瘀、风、火为病之标。病位在脑,但与肝、脾、肾密切相关,其中又以肝为主。常见于西医的高血压、低血压、低血糖、贫血、梅尼埃病、椎-基底动脉供血不足等疾病。

一、病因病机

本病的发生,归纳起来,不外风、火、痰、虚、瘀诸方面。

(一)肝阳上亢

肝为风木之脏,体阴而用阳,其性刚劲,主动主升。素体阳盛,肝阳上亢,发为眩晕;或长期忧郁,恼怒,肝气郁结,气郁化火,使肝阴暗耗,风阳升动,上扰清空,发为眩晕;或肾阴素亏,肝失所养,以致肝阴不足,肝阳上亢,发为眩晕。

(二)气血亏虚

脾为后天之本,气血化生之源,如忧思劳倦或饮食失节损伤脾胃;或先天禀赋不足,或年老阳气虚衰,而致脾胃虚弱,不能健运水谷以生化气血;或久病不愈,耗伤气血,或失血之后,以致气血两虚,气虚则清阳不展,血虚则脑失所养,皆能发生眩晕。

(三)肾精不足

肾为先天之本,藏精生髓,若先天不足,肾阴不充,或老年肾亏,或久病伤肾,或房劳过度,导致肾精亏耗,而脑为髓之海,髓海不足,上下俱虚,发生眩晕。

(四)痰浊中阻

饮食不节,嗜酒肥甘,饥饱劳倦,伤于脾胃,健运失司,以致水湿内停,积聚成痰;或肺气不足,宣降失司,水津不得通调输布,津液留聚而生痰;或肾虚不能化气行水,水泛而为痰;或肝气郁结,气郁湿滞而生痰。痰湿中阻,则清阳不升,浊阴不降,引起眩晕。

(五)瘀血内阻

跌仆坠损,头脑外伤,瘀血停留,阻滞经脉,而致气血不能荣于头目;或瘀停胸中,迷闭心窍,心神飘摇不定;或妇人产时感寒,恶露不下,血瘀气逆,并走于上,迫乱心神,干扰清空,皆可发为眩晕。

总之,眩晕一证,多以内伤为主,尤以肝阳上亢、气血亏虚及痰浊中阻为常见。

二、辨证论治

眩晕之治法,一般须标本兼顾,或在标证缓解之时即考虑治本。如平肝潜阳合滋养肝肾,化痰降逆合健脾益气,活血化瘀合益气养阴等,都是常用的标本兼顾之法。治疗眩晕,还要注意治疗原发病,如因跌仆外伤、妇女崩中、漏下等致眩晕,应重点治疗失血。

(一)肝阳上亢证

(1)证候:眩晕,头部跳痛,耳鸣如潮,心烦易怒,失眠多梦,舌质红,苔薄黄,脉弦滑。

(2)治法:平肝潜阳。

(3)方药:天麻钩藤饮加减。

(4)处方:天麻15 g,钩藤12 g,石决明15 g,栀子10 g,黄芩9 g,川牛膝9 g,杜仲10 g,益母草9 g,桑寄生12 g,夜交藤15 g,茯苓10 g,鳖甲10 g,龙骨30 g(先煎),牡蛎30 g(先煎),磁石30 g(先煎),珍珠母30 g,夏枯草30 g,甘草6 g。

(二)气血亏虚证

(1)证候:头目眩晕,劳则加剧,神疲健忘,声低气短,面白少华或萎黄,或心悸失眠,舌质淡,苔薄白,脉细弱。

(2)治法:益气养血,健运脾胃。

（3）方药：十全大补汤加减。

（4）处方：党参 12 g，黄芪 12 g，当归 15 g，炒白术 12 g，茯苓 12 g，川芎 9 g，熟地黄 9 g，白芍 9 g，肉桂 3 g，干姜 6 g，白扁豆 15 g，龙骨 15 g（先煎），牡蛎 30 g（先煎），磁石 30 g（先煎），珍珠母 10 g，炒酸枣仁 15 g，炙甘草 6 g。

（三）痰浊内蕴证

（1）证候：头重如蒙，头目不清，胸闷少食，嗜睡，时吐痰涎，舌苔腻，脉滑或弦滑。

（2）治法：燥湿化痰，健脾和胃。

（3）方药：半夏白术天麻汤加减。

（4）处方：半夏 10 g，白术 10 g，天麻 10 g，茯苓 10 g，陈皮 10 g，甘草 6 g，胆南星 6 g，豆蔻 15 g，砂仁 10 g，郁金 10 g，石决明 30 g（先煎），竹茹 10 g，白芥子 10 g，太子参 15 g，陈皮 10 g，黄连 10 g，黄芩 10 g，桂枝 10 g，地龙 10 g，僵蚕 10 g，蜈蚣 2 条，全蝎 6 g，甘草 6 g。

（四）瘀血阻络证

（1）证候：眩晕日久，头痛明显，失眠健忘，心悸怔忡，唇舌色暗，畏寒肢冷，舌有瘀点或瘀斑，脉涩。

（2）治法：活血通络。

（3）方药：通窍活血汤加减。

（4）处方：桃仁 15 g，红花 10 g，当归 12 g，葱白 10 g，赤芍 12 g，川芎 10 g，黄芪 30 g，附子 6 g，桂枝 10 g，龙骨 15 g（先煎），牡蛎 30 g（先煎），地龙 10 g，僵蚕 10 g，蜈蚣 2 条，全蝎 6 g，夏枯草 30 g，天麻 10 g，茯苓 15 g，白术 10 g，甘草 6 g。

（五）肾精不足证

（1）证候：眩晕耳鸣，精神萎靡，腰膝酸软。见咽干，形瘦，五心烦热，舌嫩红，苔少或光剥，脉细数；偏于阳虚者兼见面色㿠白或黧黑，形寒肢冷，遗精滑泄，舌淡嫩，苔白，脉弱。

（2）治法：补肾填精，充养脑髓。

（3）方药：左归丸加减。

（4）处方：熟地黄 15 g，山药 30 g，枸杞子 12 g，茯苓 10 g，山茱萸 9 g，女贞子 9 g，知母 10 g，黄柏 9 g，龙骨 30 g，牡蛎 30 g，鳖甲 15 g，珍珠母 15 g，杜仲 15 g，鹿角胶 9 g，芡实 10 g，沙苑子 10 g，覆盆子 10 g，炙甘草 6 g。

三、临证权变

各类眩晕可单独出现，亦可相互并见。如肝阳上亢兼肝肾阴虚，血虚兼肝阳上亢，肝阳夹痰浊等证。因眩晕又多为本虚标实，故常可见到虚实之间的相互转化。如实证的痰浊中阻，瘀血内阻，或阴阳失调的肝阳上亢可转化为虚证的气血亏虚，肾精不足，反之虚证亦可转化为实证，在虚实转化的过程中，又可出现虚实夹杂的证候。因此，临证中应认识眩晕证的各种转化和兼夹证候，分析具体的证型，才能确立正确的治疗方法，恰当地遣方用药，获到较理想的治疗效果。

（一）平肝潜阳

肝以血为体，以气为用，内风多从火出，"气有余便是火"，故平肝潜阳、镇肝息风为实证眩晕之常法。息风主要用于风阳亢盛者，常用天麻、钩藤、菊花、白蒺藜、牡蛎、石决明、珍珠母等。阴虚阳亢者宜用育阴潜阳息风药，如鳖甲、龟甲、牡蛎、生地黄、白芍等。阳亢而兼有气血上行者，宜用镇降息风药，常用牡蛎、石决明、珍珠母、龙骨、代赭石、磁石等。风火上扰者，宜用清热息风之羚羊角、地龙、僵蚕、全蝎、蜈蚣等。金石、贝壳之类药物,重潜作用较强,对虚证需酌情使用,不可一见眩晕便息风镇降,以致风疾未去而正气先伤。

(二)豁痰息风与燥湿化痰

痰湿不化,阻滞脉络而生眩晕者,法当燥湿祛痰,痰化则风息而眩晕自止。痰火上扰者,常用胆南星、天竺黄、贝母、竹茹、竹沥、白芥子等以豁痰息风;凝浊中阻者,常用半夏、陈皮、白术、厚朴、枳实等以健脾燥湿,白蔻仁、藿香、佩兰等以快气醒脾。但此药不宜久服,以免耗阴。病证好转后,改用健脾益气药,如党参、白术、茯苓、甘草、砂仁、陈皮之类以扶正。水饮上乘清窍,见眩晕耳鸣欲呕,闭目而卧不能转动者,可用《金匮》泽泻汤加代赭石、半夏、旋覆花等益脾利水,化痰镇逆。

(三)活血化瘀

瘀血阻络,气血不得正常运行,脑失所养而致眩晕者,当用此法。常用丹参、赤芍、川芎、红花、桃仁、牛膝、三棱、莪术、鸡血藤等。气为血帅,活血化瘀药应与理气药如枳壳、香附、桂枝之类药物配伍应用,有助于行血散瘀,若气虚者宜加黄芪以补气行血。血虚有瘀滞者应加养血药,如熟地黄、当归等。体虚者活血化瘀药用量不宜过大,经产期尤应注意。

四、调护

眩晕的致病原因较多,发病又有轻有重,所以,在调养和护理上也有一定区别。重证眩晕发作时,患者应卧床休息,闭目养神。室内要保持安静,医护人员动作要轻,避免噪声和摇动床架。伴有呕吐症状者,要暂时禁食,水药亦宜徐徐频服,呕吐停止后可给予半流饮食。肝阳上亢的患者,要保持心情舒畅,防止忧思郁怒;痰浊中阻者,忌食荤腥油腻生冷食物,以免助湿生痰;肾精不足者,当节制房事,不宜过劳;气血亏虚者,应加强饮食调补。

(徐　睿)

第五节　中　风

中风是在气血内虚的基础上,因劳倦内伤、忧思恼怒、饮食不节等,引起脏腑阴阳失调,气血逆乱,直冲犯脑,导致脑脉痹阻或血溢脑脉之外的一种常见病。临床以突然昏仆,半身不遂,口舌㖞斜,言语謇涩或不语,偏身麻木为主症,具有起病急,变化快的特点,多发于中老年人。相当于西医的急性脑血管病,又称脑卒中。是一组以急性起病,局灶性或弥漫性脑功能缺失为共同特征的脑血管疾病。从病理上分为缺血性中风和出血性中风两种。

一、病因病机

气血虚弱,阴阳失调,是发病的内在因素,风、痰、火是发病的条件,气血壅瘀、清窍失聪、昏迷瘫痪是病变的结果。从中风的主证看,病变部位主要在脑,并与心、脾、肝、肾四脏有关,其中尤以肝风为主。

中风的发生主要因素在于患者平素气血亏虚加之忧思恼怒、饮酒饱食或操劳过度,以致阴亏于下,肝阳暴涨,阳化风动,气血逆乱,兼夹痰火。若横窜经隧,则㖞僻不遂,蒙蔽清窍则猝然昏仆,不省人事。其病机颇为复杂,现分述如下。

(一)正虚邪中

正气不足,卫外不固,外风乘虚入中经络,或痰浊素盛,外风引动痰湿流窜经络,而引起口眼㖞斜,半身不遂等症。

(二)情志所伤

五志过极,化火生风。过喜烦劳,火起于心;暴怒气逆,火起于肝;房劳过度,火起于肾。火盛最易伤阴,上盛下虚,气血逆乱,直冲于脑,脉络痹阻,蒙蔽清窍而猝然昏仆。

(三)痰蒙清窍

饮食不节,恣食肥甘,脾失健运,聚湿生痰。痰郁化火或气郁化火,火煎津液成痰;或形盛气衰,痰湿素盛,痰火相兼,或上蒙清窍,或流走经络,是以突然昏仆,㖞僻不遂。

(四)瘀血痹阻

气血攸关,若因气虚运行无力,或因气滞血行不畅,或因暴怒气逆血郁于上。均可导致血瘀,血瘀复阻气机,以致气血瘀滞,脉络痹阻,至脑则昏仆不知人,㖞僻不遂。

中风病理虽较复杂,归结起来不外虚、火、风、痰、瘀、气血几个方面,其中以内风、痰浊、血瘀致病者最为多见。

二、辨证论治

中风急性期多以风、火、痰、瘀为主,恢复期和后遗症期则多转化为气虚、阴虚或兼有痰、瘀。中风证候演变迅速,应注意证候的动态时空性特征,根据病程进展的不同时间节点,辨别出相应的证候要素及其组合特征,指导临床遣方用药,判断预后。

(一)中经络的治疗

1.风痰阻络证

(1)证候:半身不遂,口舌㖞斜,言语謇涩或不语,偏身麻木,头晕目眩,痰多而黏,舌质暗淡,舌苔薄白或白腻,脉弦滑。

(2)治法:息风化痰,活血通络。

(3)方药:化痰通络汤加减。

(4)处方:法半夏9 g,白术9 g,天麻12 g,胆南星9 g,丹参15 g,香附9 g,酒大黄6 g,钩藤15 g,石决明30 g,珍珠母30 g(先煎),茯苓9 g,陈皮6 g,桔梗9 g,黄芩9 g,栀子6 g,瓜蒌30 g,天竺黄6 g,桃仁9 g,红花9 g,赤芍9 g,菊花9 g,夏枯草30 g。

2.风火上扰证

(1)证候:半身不遂,口舌㖞斜,舌强言謇或不语,偏身麻木,眩晕头痛,面红目赤,口苦咽干,心烦易怒,尿赤便干,舌质红绛,苔黄腻而干,脉弦数。

(2)治法:平肝熄风,清热泻火。

(3)方药:天麻钩藤饮加减。

(4)处方:天麻9 g,钩藤9 g,石决明30 g,川牛膝9 g,黄芩9 g,栀子9 g,夏枯草9 g,菊花9 g,莲子心9 g,炒酸枣仁15 g,僵蚕9 g,地龙9 g,蜈蚣2条,全蝎6 g,胆南星6 g,天竺黄6 g,大黄6 g(后入)。

3.痰热壅实证

(1)证候:半身不遂,口舌㖞斜,言语謇涩或不语,偏身麻木,腹胀,便干便秘,头痛目眩,咳痰或痰多,舌质红,苔黄腻,脉弦滑或偏瘫侧弦滑而大。

(2)治法:化痰通腑。

(3)方药:星蒌承气汤加减。

(4)处方:瓜蒌 30 g,胆南星 6 g,半夏 9 g,陈皮 6 g,大黄 9 g,芒硝 9 g,黄芩 9 g,栀子 9 g,生地黄 15 g,麦冬 9 g,玄参 9 g。

(二)中脏腑的治疗

1.痰热内闭证

(1)证候:起病急骤,神志昏蒙,鼻鼾痰鸣,半身不遂,肢体强痉拘急,项强身热,气粗口臭,躁扰不宁,甚则手足厥冷,频繁抽搐,偶见呕血,舌质红绛,舌苔褐黄干腻,脉弦滑数。

(2)治法:清热化痰,醒神开窍。

(3)方药:羚羊角汤加减,配合灌服或鼻饲安宫牛黄丸。

(4)处方:羚羊角粉 0.6 g,水牛角 90 g(先煎),珍珠母 30 g(先煎),竹茹 6 g,天竺黄 6 g,石菖蒲 9 g,远志 9 g,夏枯草 30 g,牡丹皮 9 g,夜交藤 30 g,莲子心 9 g,石决明 30 g,竹沥 30 mL,胆南星 6 g,浙贝母 9 g,瓜蒌 30 g,黄芩 9 g,栀子 9 g。

本证宜选安宫牛黄丸治疗,一般一次 1 丸,一天 2 次,温水送服或鼻饲。病情重者,可每 6～8 小时服 1 丸。神昏谵语,或肢体抽搐者,也可用黄连解毒汤送服局方至宝丹,一次 1 丸,每 8 小时服 1 丸。

2.痰蒙清窍证

(1)证候:神志昏蒙,半身不遂,口舌㖞斜,痰声辘辘,面白唇暗,静卧不烦,二便自遗,或周身湿冷,舌质紫暗,苔白腻,脉沉滑缓。

(2)治法:温阳化痰,醒神开窍。

(3)方药:涤痰汤加减,配合灌服或鼻饲苏合香丸。

(4)处方:法半夏 9 g,茯苓 9 g,枳实 9 g,陈皮 9 g,胆南星 6 g,石菖蒲 9 g,远志 9 g,竹茹 6 g,丹参 15 g,生晒参 6 g,川芎 9 g,僵蚕 9 g,地龙 9 g,蜈蚣 2 条,全蝎 6 g。

3.元气败脱证

(1)证候:昏聩不知,目合口开,四肢松懈瘫软,肢冷汗多,二便自遗,舌蜷缩,舌质紫暗,苔白腻,脉微欲绝。

(2)治法:扶助正气,回阳固脱。

(3)方药:参附汤加减。

(4)处方:生晒参 15 g,附子 9 g,黄芪 30 g,山茱萸 9 g,龙骨 30 g(先煎),牡蛎 30 g(先煎),五味子 9 g,丹参 15 g,赤芍 9 g,当归 9 g,川芎 9 g,益智仁 15 g,桑螵蛸 15 g,芡实 15 g。

(三)常见变证的治疗

中风急性期重症患者出现顽固性呃逆、呕血等变证,需及时救治。

呃声短促不连续,神昏烦躁,舌质红或红绛,苔黄燥或少苔,脉细数者,可用人参粳米汤加减,药用西洋参 6 g,粳米 30 g 以益气养阴,和胃降逆;如呃声洪亮有力、口臭烦躁,甚至神昏谵语,便秘尿赤,腹胀,舌红苔黄,燥起芒刺,脉滑数或弦滑而大者,选用大承气汤加减,药用大黄 15 g,芒硝 9 g,厚朴 9 g,枳实 9 g,沉香粉 1.5 g 以通腑泄热,和胃降逆;如烦热症状减轻,但仍呃声频频,可予平逆止呃汤(经验方)治疗,药用炒刀豆 9 g,青皮 6 g,枳壳 9 g,旋覆花 9 g,法半夏 9 g,枇杷叶 9 g,莱菔子 9 g,鲜姜 3 g 以和胃理气降逆;兼气虚加生晒参 6 g。

出现呕血,神志迷蒙,面红目赤,烦躁不安,便干尿赤,舌质红,苔薄黄,或少苔无苔,脉弦数者,可予犀角地黄汤加减,药用水牛角30 g,生地黄30 g,赤芍9 g,牡丹皮9 g以凉血止血,或选用大黄黄连泻心汤,还可用云南白药或三七粉、大黄粉等鼻饲,如出现高热不退,可给予紫雪散以清热凉血。

（四）恢复期的治疗

发病2周以后病情平稳者,辨证选用益气活血、育阴通络的方药治疗,仍以痰瘀阻络为主者可予化痰通络法。此阶段应加强康复训练,并配合针灸治疗,常见症候的辨证论治如下。

1.气虚血瘀证

（1）证候:半身不遂,口舌㖞斜,言语謇涩或不语,偏身麻木,面色㿠白,气短乏力,自汗出,心悸,便清,手足肿胀,舌质暗淡,有齿痕,舌苔白腻,脉沉细。

（2）治法:益气活血。

（3）方药:补阳还五汤加味。

（4）处方:黄芪30 g,当归9 g,桃仁9 g,红花9 g,赤芍15 g,川芎6 g,地龙9 g,党参15 g,太子参15 g,远志9 g,石菖蒲9 g,郁金9 g,炙甘草6 g,木瓜30 g,伸筋草15 g,桑寄生15 g,杜仲9 g,川牛膝9 g,豨莶草30 g。

2.阴虚风动证

（1）证候:半身不遂,口舌㖞斜,言语謇涩或不语,偏身麻木,眩晕耳鸣,手足心热,咽干口燥,舌质红而体瘦,少苔或无苔,脉弦细数。

（2）治法:育阴息风,活血通络。

（3）方药:育阴通络汤加减。

（4）处方:生地黄15 g,山茱萸9 g,钩藤15 g,天麻12 g,丹参15 g,白芍30 g,天竺黄6 g,胆南星6 g,莲子心10 g,夜交藤30 g,珍珠母30 g(先煎),石决明30 g,菊花9 g,当归15 g,鸡血藤30 g,地龙9 g,僵蚕9 g,蜈蚣2条,全蝎6 g。

（五）后遗症期的治疗

中风后遗症期应加强康复训练,采取中药、针灸、推拿等综合治疗方法,促进语言和肢体功能的恢复,并注意改善患者认知功能、情感障碍和生活质量等,同时积极预防复发。大部分患者表现为气虚血瘀、阴虚风动或阴虚血瘀的证候,仍可辨证选用补阳还五汤、育阴通络方加减治疗。见肝肾亏虚、肾阳不足者给予滋补肝肾、温肾助阳,可予六味地黄丸、金匮肾气丸或地黄饮子加减治疗。

（1）以言语謇涩或不语为主要症状者,可辨证服用中药并配合针灸治疗。痰浊阻窍者,以除痰开窍为法,可选《医学心悟》解语丹加减,药用天麻9 g,全蝎6 g,白附子6 g,制天南星6 g,天竺黄6 g,石菖蒲9 g,郁金9 g,远志9 g,茯苓10 g。肝肾不足者,治以补肝肾,益脑髓,可选地黄饮子合解语丹加减,药用熟地黄15 g,山茱萸9 g,茯苓15 g,肉苁蓉15 g,巴戟天9 g,石菖蒲10 g,远志9 g,郁金10 g,制天南星6 g,天竺黄6 g。

（2）肢体痉挛为主者,给予中药、针灸、推拿治疗,并积极进行康复训练。可选用芍药甘草汤或枳实芍药散加减,以柔肝缓急,舒筋活络。

（3）吞咽障碍者,给予化痰开窍法治疗,选用解语丹或涤痰汤加减治疗。兼有肝肾不足者,合用金匮肾气丸或左归丸等补益肝肾之品。同时配合针灸治疗,并在专业人员指导下进行吞咽功能训练。

(4)中风后逐渐出现近事遗忘、反应迟钝者,应注意防治中风后痴呆,以滋补肝肾、化痰开窍、活血通络等法治疗。具体治疗原则和辨证论治方药参照健忘、血管性痴呆。

三、临证权变

在中风神志清醒之后,往往遗有精神迟钝,半身不遂,口眼㖞斜,言语不利等症,有待调理,以期逐渐恢复。若半身不遂,是气虚血亏,瘀阻脉络,宜益气养血,祛瘀通络。用药如黄芪、当归、赤芍、川芎、红花、桃仁、地龙等。若语言不利,多与半身不遂同时并见,有偏于虚实的不同,实证为风痰阻于廉泉,宜祛风豁痰、宣窍通络,用白附子、石菖蒲、天麻、远志、制天南星、全蝎、羌活、木香、甘草之类。虚证属肾虚精气不能上承,宜补阴扶阳,用地黄饮子加减。

四、调护

中风病的重证患者不会翻身、咳痰、说话、进食,大小便也不能自主。故要严密观察病情,精心护理,积极抢救以促使病情向愈,减少后遗症。

(一)认真观察病情变化

患者神志由昏迷转清醒为顺,反之为逆,手足由逆冷转温者为顺,反之为逆。后遗症半身不遂,本属气虚脉缓者,骤然见脉弦劲而数,多有复中的可能。

(二)饮食宜忌

中风患者的饮食以清淡为宜,忌食醇酒厚味。

(三)预防褥疮

为防止褥疮的发生,必须做到勤翻身,对神昏患者要检查皮肤、衣服、被单是否干燥和平整,当受压皮肤发红时,应用手掌揉擦,或外搽红花酊。

(四)功能锻炼

在瘫痪肢体不能自主运动时,应帮助患者被动运动,进行肢体按摩,同时做大小关节屈伸、旋转、内收、外展等活动,以促进气血运行。当患者瘫痪的肢体可以抬举时,应加强自主运动。如保健操、太极拳、散步等。对中风不语的患者,应耐心教患者发音,以期逐步恢复语言功能。

中风多为突然发生,一般容易早期发觉,因此年岁较大的人,如常有头昏眩晕、手指麻木等,常为中风的先兆,或过于肥胖,也易于引发本病,应注意检查,及早防治,要避免情志波动,在日常生活中,防止失足跌仆,平时少吃肥肉、动物内脏等食物,选食新鲜蔬菜等。

(徐　睿)

第六节　癫　狂

一、定义

癫病以精神抑郁,表情淡漠,沉默痴呆,语无伦次,静而少动为特征;狂病以精神亢奋,狂躁刚暴,喧扰不宁,毁物打骂,动而多怒为特征。癫病与狂病都是精神失常的疾病,两者在临床上可以互相转化,故常并称。

二、历史沿革

癫之病名最早见于马王堆汉墓出土的《足臂十一脉灸经》"数瘨疾"。癫狂病名出自《黄帝内经》。该书对于本病的症状、病因病机及治疗均有较详细的记载。

在症状描述方面，如《灵枢·癫狂》篇说："癫疾始生，先不乐，头重痛，视举，目赤，甚作极，已而烦心""狂始发，少卧，不饥，自高贤也，自辨智也，自尊贵也，善骂詈，日夜不休。"

在病因病机方面，《素问·至真要大论篇》说："诸躁狂越，皆属于火。"《素问·脉要精微论篇》说："衣被不敛，言语善恶，不避亲疏者，此神明之乱也。"《素问·脉解篇》又说："阳尽在上，而阴气从下，下虚上实，故狂癫疾也。"指出了火邪扰心和阴阳失调可以发病。《灵枢·癫狂》篇又有"得之忧饥""得之大恐""得之有所大喜"等记载。明确指出情志因素亦可以导致癫狂的发生。《素问·奇病论篇》说："人生而有病癫疾者，此得之在母腹中时。"指出本病具有遗传性。

在治疗方面，《素问·病能论篇》说："帝曰：有病怒狂者，其病安生？岐伯曰：生于阳也。帝曰：治之奈何？岐伯曰：夺其实即已，夫食入于阴，长气于阳，故夺其食则已，使之服以生铁落为饮，夫生铁落者，下气疾也。"至《难经》则明确提出癫与狂的鉴别要点，如《二十难》记有"重阳者狂，重阴者癫"，而《五十九难》对癫狂二证则从症状表现上加以区别，其曰："狂癫之病何以别之？然：狂疾之始发，少卧而不饥，自高贤也，自辨智也，自倨贵也，妄笑好歌乐，妄行不休是也。癫疾始发，意不乐，僵仆直视，其脉三部阴阳俱盛是也。"对两者的鉴别可谓要言不烦。

汉代张仲景《金匮要略·五脏风寒积聚病脉证治》说："邪哭（作'入'解）使魂魄不安者，血气少也，血气少者属于心，心气虚者，其人则畏；合目欲眠，梦远行而精神离散，魂魄妄行。阴气衰者为癫，阳气衰者为狂。"对本病的病因做了进一步的探讨，提出因心虚而血气少，邪乘于阴则为癫，邪乘于阳则为狂。

唐宋以后，对癫狂的证候描述更加确切，唐代孙思邈《备急千金要方·风癫》曰："示表癫邪之端，而见其病，或有默默而不声，或复多言而漫说，或歌或哭，或吟或笑，或眠坐沟渠，瞰于粪秽，或裸形露体，或昼夜游走，或嗔骂无度，或是蜚蛊精灵，手乱目急。"对癫狂采用针药并用的治疗方式。

金元时代对癫狂的病因学说有了较大的发展。如金代刘完素《素问玄机原病式·五运主病》说："经注曰多喜为癫，多怒为狂，然喜为心志，故心热甚则多喜而为狂，况五志所发，皆为热，故狂者五志间发。"元代朱丹溪《丹溪心法·癫狂篇》云："癫属阴，狂属阳……大率多因痰结于心胸间。"提出了癫狂的发病与"痰"有关的理论，并提出"痰迷心窍"之说，对于指导临床实践具有重要意义，也为后世许多医家所遵循。此时不仅对病因病机的认识更臻完善，而且从实践中也积累了一些治疗本病的经验。如治癫用养心血、镇心神、开痰结之法，治狂用大吐下之法。此外，《丹溪心法》还记载有精神治疗的方法。

及至明清两代，不少医家对本病证治理法的研究多有心得体会。如明代楼英《医学纲目》卷二十五记有："狂之为病少卧，少卧则卫独行，阳不行阴，故阳盛阴虚，令昏其神。得睡则卫得入于阴，而阴得卫镇，不虚，阳无卫助，不盛，故阴阳均平而愈矣。"对《黄帝内经》狂病，由阴阳失调而成的理论有所发挥。再如李梴、张景岳等对癫狂二证的区别，分辨甚详。明代李梴《医学入门·癫狂》说："癫者异常也，平日能言，癫则沉默；平日不言，癫则呻吟，甚则僵卧直视，心常不乐""狂者凶狂也，轻则自高自是，好歌好舞，甚则弃衣而走，逾垣上屋，又甚则披头大叫，不避水火，且好杀人。"明代张介宾《景岳全书·癫狂痴呆》说："狂病常醒，多怒而暴；癫病常昏，多倦而静。由此观之,则其阴阳寒热,自有冰炭之异。"明代王肯堂《证治准绳》中云:"癫者,俗谓之失心风。多因抑郁不遂……精神恍惚,言语错乱,喜怒不常。"这一时期的医家肯定了癫狂痰迷心窍的病机,治疗多主张治癫宜解郁化痰、宁心安神;治狂则先夺其食,或降其火,或下其痰,药用重剂,不可畏首畏尾。明代戴思恭《证治要诀·癫狂》提出:"癫狂由七情所郁,遂生痰涎,迷塞心窍。"明代虞抟《医学正传》以牛黄清心丸治癫狂,取其豁痰清心之意。至王清任又提出了血瘀可病癫狂的论点,并认识到本病与脑有着密切的关系。如王清任《医林改错》癫狂梦醒汤谓:"癫狂一证……乃气血凝滞脑气,与脏腑气不接,如同做梦一样。"清代何梦瑶《医碥·狂癫痫》剖析狂病病机为火气乘心,劫伤心血,神不守舍,痰涎入踞。清代张璐《张氏医通·神志门》集狂病治法之大成:"上焦实者,从高抑之,生铁落饮;阳明实则脉伏,大承气汤去厚朴加当归、铁落饮,以大利为度;在上者,因而越之,来苏膏,或戴人三圣散涌吐,其病立安,后用洗心散、凉膈散调之;形证脉气俱实,当涌吐兼利,胜金丹一服神效……《经》云:喜乐无极则伤魂,魄伤则狂,狂者意不存,当以恐胜之,以凉药补魄之阴,清神汤。"

综上所述,历代医家则对癫狂的病因、病机、临床症状及治疗进行了较多的论述,对后世有较大的影响。

三、范围

癫病与狂病都是精神失常的疾病,其表现类似于西医学的某些精神病,精神分裂症的精神抑郁型、心境障碍中躁狂抑郁症的抑郁型、抑郁发作大致相当于癫病。精神分裂症的紧张性兴奋型及青春型、心境障碍中躁狂抑郁症的躁狂型、躁狂发作、急性反应性精神病的反应兴奋状态大致相当于狂病。凡此诸病出现症状、舌苔、脉象等临床表现与本节所述相同者,均可参考本节进行辨证论治。

四、病因病机

癫狂发生的原因,总与七情内伤密切相关,或以思虑不遂,或以悲喜交加,或以恼怒惊恐,皆能损伤心、脾、肝、胆,导致脏腑功能失调和阴阳失于平秘,进而产生气滞、痰结、火郁、血瘀等,蒙蔽心窍而引起神志失常。狂病属阳,癫病属阴,病因病机有所不同。如清代叶天士《临证指南医案》龚商年按:"狂由大惊大恐,病在肝胆胃经,三阳并而上升,故火炽则痰涌,心窍为之闭塞。癫由积忧积郁,病在心脾包络,三阴蔽而不宣,故气郁则痰迷,神志为之混淆。"

癫狂的发生存在原发病因、继发病因和诱发因素。原发病因有禀赋不足,情志内伤和饮食不节;继发病因有气滞、痰结、火郁、血瘀等;诱发因素有情志失节,人事怫意,突遭变乱及剧烈的情志刺激。癫病起病多缓慢,渐进发展,癫病病位在肝、脾、心、脑,病之初起多表现为实证,后转换为虚实夹杂,病程日久,损伤心、脾、脑、肾,转为虚证。狂病急性发病,狂病病位在肝、胆、胃、心、脑,病之初起为阳证、热证、实证,渐向虚实夹杂转化,终至邪去正伤,渐向癫病过渡。

现从气、痰、火、瘀四方面对本病的病因病机列述如下。

(一)气机阻滞

《素问·举痛论篇》有"百病皆生于气"之说,平素易怒者,由于郁怒伤肝,肝失疏泄,则气机失调,气郁日久,则进一步形成气滞血瘀,或痰气互结,或气郁化火,阻闭心窍而发为癫狂。正如《证治要诀·癫狂》所说"癫狂由七情所郁,遂生痰涎,迷塞心窍"。

（二）痰浊蕴结

自从金元时代朱丹溪提出癫狂与"痰"有关的论点以后，不少医家均宗其说。如明代张景岳《景岳全书·癫狂痴呆》说："癫病多由痰气，凡气有所逆，痰有所滞，皆能壅闭经络，格塞心窍。"近代张锡纯《医学衷中参西录·医方》明确指出："癫狂之证，乃痰火上泛，瘀塞其心与脑相连窍络，以致心脑不通，神明皆乱。"由于长期的忧思郁怒造成气机不畅，肝郁犯脾，脾失健运，痰涎内生，以致气血痰结。或因脾气虚弱，升降失常，清浊不分，浊阴蕴结成痰，则为气虚痰结。无论气郁痰结或气虚痰结，总由"痰迷心窍"而致癫病。若因五志之火不得宣泄，炼液成痰，或肝火乘胃，津液被熬，结为痰火；或痰结日久，郁而化火，以致痰火上扰，心窍被蒙，神志遂乱，也可发为狂病。

（三）火郁扰神

《黄帝内经》早就指出狂病与火有关。如《素问·至真要大论篇》指出："诸躁狂越，皆属于火。"《素问·阳明脉解篇》又说："帝曰：病甚则弃衣而走，登高而歌，或至不食数天，逾垣上屋，所上之处，皆非其素所能也，病反能者何也？岐伯曰：四肢者，诸阳之本也，阳盛则四肢实，实则能登高也""帝曰：其妄言骂詈不避亲疏而歌者何也？岐伯曰：阳盛则使人妄言骂詈，不避亲疏而不欲食，不欲食故妄走也。"因阳明热盛，上扰心窍，以致心神昏乱而发为狂病。《景岳全书·癫狂痴呆》亦说："凡狂病多因于火，此或以谋为失志，或以思虑郁结，屈无所伸，怒无所泄，以致肝胆气逆，木火合邪，是诚东方实证也，此其邪盛于心，则神魂不守，邪乘于胃，则为暴横刚强。"

综上所述，胃、肝、胆三经实火上升扰动心神，皆可发为狂病。

（四）瘀血内阻

由于血瘀使脑气与脏腑之气不相连接而发狂。如清代王清任《医林改错》说："癫狂一证，哭笑不休，詈骂歌唱，不避亲疏，许多恶态，乃气血凝滞，脑气与脏腑气不接，如同做梦一样。"并自创癫狂梦醒汤治疗本病。另外，王清任还创立脑髓说，其曰："灵机记性在脑者，因饮食生气血，长肌肉，精汁之清者，化而为髓""小儿无记性者，脑髓未满，高年无记性者，脑髓渐空。"联系本病的发生，如头脑发生血瘀气滞，使脏腑化生的气血不能正常的充养元神之府，或因血瘀阻滞脉络，气血不能上荣脑髓，则可造成灵机混乱，神志失常发为癫狂。

综上所述，气、痰、火、瘀均可造成阴阳的偏盛偏衰，而历代医家多以阴阳失调作为本病的主要病机。如《素问·生气通天论篇》说："阴不胜其阳，则脉流薄疾，并乃狂。"又《素问·宣明五气论篇》说："邪入于阳则狂，邪入于阴则痹，搏阳则为癫疾。"《难经·二十难》说："重阳者狂，重阴者癫。"所谓重阴重阳者，医家论述颇不一致。有说阳邪并于阳者为重阳，阴邪并于阴者为重阴；有说三部阴阳脉皆洪盛而牢为重阳，三部阴阳脉皆沉伏而细为重阴；还有认为气并于阳而阳盛气实者为重阳，血并于阴而阴盛血实者为重阴。概言之，两种属阳的因素重叠相加称为重阳，如平素好动、性情暴躁，又受痰火阳邪，此为重阳而病狂；两种属阴的因素重叠相加，称为重阴，如平素好静，情志抑郁，又受痰郁阴邪，此为重阴而病癫。此后在《诸病源候论》《普济方》以及明清许多医家的著述中，也都说明机体阴阳失调，不能互相维系，以致阴虚于下，阳亢于上，心神被扰，神明逆乱而发癫狂。

此外，张仲景《伤寒论》尚有蓄血发狂的记载，应属血瘀一类；由于思虑太过，劳伤心脾，气血两虚，心失所养亦可致病。《医学正传·癫狂痫证》说："癫为心血不足。"癫狂病的发生还与先天禀赋有关，若禀赋充足，体质强壮，阴平阳秘，虽受七情刺激也只是短暂的情志失畅；反之禀赋素虚，肾气不足，复因惊骇悲恐，意志不遂等七情内伤，则每可引起阴阳失调而发病。禀赋不足而发病者往往具有家族遗传性，其家族可有类似的病史。

五、诊断与鉴别诊断

(一)诊断

1.发病特点

本病发生与内伤七情密切相关,性格暴躁、抑郁、孤僻、易于发怒、胆怯疑虑等是发病的常见因素;头颅外伤、中毒病史对确定诊断也有帮助。但其主要诊断依据是灵机、情志、行为三方面的失常。所谓灵机即记性、思考、谋虑、决断等方面的功能表现。

2.临床表现

本病的临床症状大致可分为4类,现分述如下。

(1)躁狂症状:如弃衣而走,登高而歌,数天不食而能逾垣上屋,所上之处,皆非其力所能,妄言骂詈,不避亲疏,妄想丛生,毁物伤人,甚至自杀等,其证属实热,为阳气有余的症状。

(2)抑郁症状:如精神恍惚,表情淡漠,沉默痴呆,喃喃自语或语无伦次,秽洁不知,颠倒错乱,或歌或笑,悲喜无常,其证多偏于虚。为阴气有余的症状,或为痰气交阻。

(3)幻觉症状:幻觉是患者对客观上不存在的事物,却感到和真实的一样,可有幻视、幻听、幻嗅、幻触等症。如早在《灵枢·癫狂》就对幻觉症状有明确的记载:"目妄见,耳妄闻⋯⋯善见鬼神。"再如明代李梴《医学入门·癫狂》记有:"视听言动俱妄者,谓之邪祟,甚则能言平生未见闻事及五色神鬼。"此处所谓邪祟,即为幻觉症状。

(4)妄想症状:妄想是与客观实际不符合的病态信念,其判断推理缺乏令人信服的根据,但患者坚信其正确而不能被说服。正如《灵枢·癫狂》所说:"自高贤也,自辨智也,自尊贵也。"《中藏经·癫狂》也说:"有自委曲者,有自高贤者。"此外,还可有疑病、自罪、被害、嫉妒等妄想症状。

这些临床症状不是中毒、热病所致,头颅CT及其他辅助检查没有阳性发现。

总之,癫病多见抑郁症状,呆滞好静,其脉多沉浮细弦;狂病多见躁狂症状,多怒好动,其脉多洪盛滑数,这是两者的区别。至于幻觉症状和妄想症状则既可见于癫病,也可见于狂病。

(二)鉴别诊断

1.痫病

痫病是以突然仆倒,昏不知人,四肢抽搐为特征的发作性疾病,与本病不难区分。但自秦汉至金元时期,往往癫、狂、痫同时并称,常常混而不清,尤其是癫病与痫病始终未能明确分清,及至明代王肯堂才明确提出癫狂与痫病的不同。如《证治准绳·癫狂痫总论》说:"癫者或狂或愚,或歌或笑,或悲或泣,如醉如痴,言语有头无尾,秽洁不知,积年累月不愈""狂者病之发时猖狂刚暴,如伤寒阳明大实发狂,骂詈不避亲疏,甚则登高而歌,弃衣而走,逾垣上屋,非力所能,或与人语所未尝见之事""痫病发则昏不知人,眩仆倒地,不省高下,甚而瘛疭抽掣,目上视,或口眼㖞斜,或口作六畜之声。"至此已将癫狂与痫病截然分开,为后世辨证治疗指出了正确方向。

2.谵语、郑声

谵语是因阳明实热或温邪入于营血,热邪扰乱神明,而出现神志不清、胡言乱语的重症。郑声是指疾病晚期心气内损,精神散乱而出现神志不清,不能自主,语言重复,语声低怯,断续重复而语不成句的垂危征象。狂病与谵语、郑声在症状表现上是不同的,如《东垣十书·此事难知集·狂言谵语郑声辨》记有"狂言声大开自与人语,语所未尝见事,即为狂言也。谵语者,合目自语,言所日用常见常行之事,即为谵语也。郑声者,声音无力,不相接续,造字出于喉中,即郑声也"。

3.脏躁

脏躁好发于妇人,其症为悲伤欲哭,数欠伸,像如神灵所作,但可自制,一般不会自伤及伤害他人,与癫狂完全丧失自知力的神志失常不同。

六、辨证

(一)辨证要点

1.癫病审查轻重

精神抑郁,表情淡漠,寡言呆滞是癫病的一般症状,初发病时常兼喜怒无常,喃喃自语,语无伦次,舌苔白腻,此为痰结不深,证情尚轻。若病程迁延日久,则见呆若木鸡,目瞪如愚,灵机混乱,舌苔渐变为白厚而腻,乃痰结日深,病情转重。久则正气日耗,脉由弦滑变为滑缓,终至沉细无力。倘使病情演变为气血两虚,而症见神思恍惚,思维贫乏,意志减退者,则病深难复。

2.狂病明辨虚实

狂病应区分痰火、阴虚的主次先后,狂病初起是以狂暴无知,情感高涨为主要表现,概由痰火实邪扰乱神明而成。病久则火灼阴液,渐变为阴虚火旺之证,可见情绪焦躁,多言不眠,形瘦面赤舌红等症状。这一时期,分辨其主次先后,对于确定治法处方是很重要的。一般说,亢奋症状突出,舌苔黄腻,脉弦滑数者,是痰火为主,而焦虑、烦躁、失眠、精神疲惫,舌质红少苔或无苔,脉细数者,是阴虚为主。至于痰火、阴虚证候出现的先后,则需对上述证候,舌苔、脉象的变化做动态的观察。

(二)证候

1.癫病

(1)痰气郁结:精神抑郁,表情淡漠,寡言呆滞,或多疑虑,语无伦次,或喃喃自语,喜怒无常,甚则愤不欲生,不思饮食。舌苔白腻,脉弦滑。

病机分析:因思虑太过,所愿不遂,使肝气被郁,脾失健运而生痰浊。痰浊阻蔽神明,故出现抑郁、呆滞、语无伦次等症;痰扰心神,故见喜怒无常,愤不欲生,又因痰浊中阻,故不思饮食。苔腻、脉滑皆为气郁痰结之征。

(2)气虚痰结:情感淡漠,不动不语,甚则呆若木鸡,目瞪如愚,傻笑自语,生活被动,灵机混乱,甚至目妄见,耳妄闻,自责自罪,面色萎黄,便溏溲清。舌质淡,舌体胖,苔白腻,脉滑或脉弱。

病机分析:癫久正气亏虚,脾运力薄而痰浊益甚。痰结日深,心窍被蒙,故情感淡漠而呆若木鸡,甚至灵机混乱,出现幻觉症状;脾气日衰故见面色萎黄,便溏、溲清诸症。舌淡胖,苔白腻,脉滑或弱皆为气虚痰结之象。

(3)气血两虚:病程漫长,病势较缓,面色苍白,多有疲惫不堪之象,神思恍惚,心悸易惊,善悲欲哭,思维贫乏,意志减退,言语无序,魂梦颠倒。舌质淡,舌体胖大有齿痕,舌苔薄白,脉细弱无力。

病机分析:癫病日久,中气渐衰,气血生化乏源,故面色苍白,肢体困乏,疲惫不堪;因心血内亏,心失所养,可见神思恍惚,心悸易惊,意志减退诸症。舌胖,脉细是气血俱衰之征。

2.狂病

(1)痰火扰心:起病急,常先有性情急躁,头痛失眠,两目怒视,面红目赤,突然狂暴无知,情感高涨,言语杂乱,逾垣上屋,气力逾常,骂詈叫号,不避亲疏,或毁物伤人,或哭笑无常,登高而歌,弃衣而走,渴喜冷饮,便秘溲赤,不食不眠。舌质红绛,苔多黄腻,脉弦滑数。

病机分析:五志化火,鼓动阳明痰热,上扰清窍,故见性情急躁,头痛失眠;阳气独盛,扰乱心神,神明昏乱,症见狂暴无知,言语杂乱,骂詈不避亲疏;四肢为诸阳之本,阳盛则四肢实,实则登高、逾垣、上屋,而气力超乎寻常。舌绛苔黄腻,脉弦而滑数,皆属痰火壅盛,且有伤阴之势。以火属阳,阳主动,故起病急骤而狂暴不休。

(2)阴虚火旺:狂病日久,病势较缓,精神疲惫,时而躁狂,情绪焦虑、紧张,多言善惊,恐惧而不稳,烦躁不眠,形瘦面红,五心烦热。舌质红,少苔或无苔,脉细数。

病机分析:狂乱躁动日久,必致气阴两伤,如气不足则精神疲惫,仅有时躁狂而不能持久。由于阴伤而虚火旺盛,扰乱心神,故症见情绪焦虑,多言善惊,烦躁不眠,形瘦面红等。舌质红,脉细数,也为阴虚内热之象。

(3)气血凝滞:情绪躁扰不安,恼怒多言,甚则登高而歌,弃衣而走,或目妄见,耳妄闻,或呆滞少语,妄思离奇多端,常兼面色暗滞,胸胁满闷,头痛心悸,或妇人经期腹痛,经血紫黯有块。舌质紫黯有瘀斑,舌苔或薄白或薄黄,脉细弦,或弦数,或沉弦而迟。

病机分析:本证由血气凝滞使脑气与脏腑气不相接续而成,若瘀兼实热,苔黄,脉弦致,多表现为狂病;若瘀兼虚寒,苔白,脉沉弦而迟,多表现为癫病。但是无论属狂或属癫,均以血瘀气滞为主因。

七、治疗

(一)治疗原则

1.解郁化痰,宁心安神

癫病多虚,为重阴之病,主于气与痰,治疗宜解郁化痰,宁心安神,补养气血为主要治则。

2.泻火逐痰,活血滋阴

狂病多实,为重阳之病,主于痰火、瘀血,治疗宜降其火,或下其痰,或化其瘀血,后期应予滋养心肝阴液,兼清虚火。

概言之,癫病与狂病总因七情内伤,使阴阳失调,或气并于阳,或血并于阴而发病,故治疗总则以调整阴阳,以平为期,如《素问·生气通天论篇》所说:"阴平阳秘,精神乃治。"

(二)治法方药

1.癫病

(1)痰气郁结。

治法:疏肝解郁,化痰开窍。

方药:逍遥散合涤痰汤加减。药用柴胡配白芍疏肝柔肝,可加香附、郁金以增理气解郁之力,其中茯苓、白术可以健脾化浊。涤痰汤为二陈汤增入胆南星、枳实、人参、石菖蒲、竹茹而成,胆南星、竹茹辅助二陈汤化痰,石菖蒲合郁金可以开窍,枳实配香附可以理气,人参可暂去之。

单用上方恐其效力不达,须配用十香返生丹,每服1丸,日服两次,是借芳香开窍之力,以奏涤痰散结之功;若癫病因痰结气郁而化热者,症见失眠易惊,烦躁不安而神志昏乱,舌苔转为黄腻,舌质渐红,治当清化痰热,清心开窍,可用温胆汤送服至宝丹。

(2)气虚痰结。

治法:益气健脾,涤痰宣窍。

方药:四君子汤合涤痰汤加减。药用人参、茯苓、白术、甘草四君益气健脾以扶正培本。再予半夏、胆南星、橘红、枳实、石菖蒲、竹茹涤除痰涎,可加远志、郁金,既可理气化痰,又能辅助石菖蒲宣开心窍。

若神思迷惘,表情呆钝,病情较重,是痰迷心窍较深,治宜温开,可用苏合香丸,每服 1 丸,日服两次,以豁痰宣窍。

(3)气血两虚。

治法:益气健脾,养血安神。

方药:养心汤加减。方中人参、黄芪、甘草补脾益气;当归、川芎养心血;茯苓、远志、柏子仁、酸枣仁、五味子宁心神;更有肉桂引药入心,以奏养心安神之功。

若兼见畏寒蜷缩,卧姿如弓,小便清长,下利清谷者,属肾阳不足,应加入温补肾阳之品,如补骨脂、巴戟天、肉苁蓉等。

2.狂病

(1)痰火扰心。

治法:泻火逐痰,镇心安神。

方药:泻心汤合礞石滚痰丸加减。方中大黄、黄连、黄芩苦寒直折心肝胃三经之火,知母滋阴降火而能维护阴液,佐以生铁落镇心安神。礞石滚痰丸方用青礞石、沉香、大黄、黄芩、朴硝,逐痰降火,待痰火渐退,礞石滚痰丸可改为包煎。

胸膈痰浊壅盛,而形体壮实,脉滑大有力者,可采用涌吐痰涎法,三圣散治之,方中瓜蒂、防风、藜芦三味,劫夺痰浊,吐后如形神俱乏,当以饮食调养。阳明热结,躁狂谵语,神志昏乱,面赤腹满,大便燥结,舌苔焦黄起刺或焦黑燥裂,舌质红绛,脉滑实而大者,宜先服大承气汤急下存阴,再投凉膈散加减以泻实火;病情好转而痰火未尽,心烦失眠,哭笑无常者,可用温胆汤送服朱砂安神丸。

(2)阴虚火旺。

治则:滋阴降火,安神定志。

方药:选用二阴煎加减,送服定志丸。方中生地黄、麦冬、玄参养阴清热;黄连、木通、竹叶、灯心草泻热,清心安神;可加用白薇、地骨皮清虚热;茯神、炒酸枣仁、甘草养心安神。定志丸方用人参、茯神、石菖蒲、甘草,其方健脾养心,安神定志,可用汤药送服,也可布包入煎。

若阴虚火旺兼有痰热未清者,仍可用二阴煎适当加入全瓜蒌、胆南星、天竺黄等。

(3)气血凝滞。

治则:活血化瘀,理气解郁。

方药:选用癫狂梦醒汤加减,送服大黄䗪虫丸。方中重用桃仁合赤芍活血化瘀,还可加用丹参、红花、水蛭以助活血之力;柴胡、香附理气解郁;青陈皮、大腹皮、桑白皮、苏子行气降气;半夏和胃,甘草调中。

如蕴热者可用木通加黄芩以清之;兼寒者加干姜、附子助阳温经。大黄䗪虫丸方用大黄、黄芩、甘草、桃仁、杏仁、芍药、干生地黄、干漆、虻虫、水蛭、蛴螬、土鳖虫。可祛瘀生新,攻逐蓄血,但需要服用较长时期。

(三)其他治法

1.单方验方

(1)黄芫花:取花蕾及叶,晒干研粉,成人每天服 1.5～6 g,饭前一次服下,10～20 天为 1 个疗程,主治狂病属痰火扰心者。一般服后有恶心、呕吐、腹泻等反应,故孕妇、体弱、素有胃肠病者忌用。

(2)巴豆霜:1～3 g,分 2 次间隔半小时服完,10 次为 1 个疗程,一般服用 2 个疗程,第 1 个疗程隔天 1 次,第 2 个疗程隔两天 1 次。主治狂病,以痰火扰心为主者。

2.针灸

取穴以任督二脉、心及心包经为主,其配穴总以清心醒脑,豁痰宣窍为原则,其手法多采用三人或五人同时进针法,狂病多用泻法,大幅度捻转,进行强刺激,癫病可用平补平泻的手法。

(1)癫病主方:①中脘、神门、三阴交。②心俞、肝俞、脾俞、丰隆。两组可以交替使用。

(2)狂病主方:①人中、少商、隐白、大陵、丰隆。②风府、大椎、身柱。③鸠尾、上脘、中脘、丰隆。④人中、风府、劳宫、大陵。每次取穴一组,4 组穴位可以轮换使用。狂病发作时,可独取两侧环跳穴,用四寸粗针,行强刺激,有安神定志作用。

3.灌肠疗法

痰浊蒙窍的癫病:以生铁落、牡蛎、石菖蒲、郁金、胆南星、法半夏、礞石、黄连、竹叶、灯心草、赤芍、桃仁、红花组方,先煎生铁落、礞石 30 分钟,去渣加其他药物煎 30 分钟,取汁灌肠。

4.饮食疗法

(1)心脾不足者:黄芪莲子粥,取黄芪,文火煎 10 分钟,去渣,入莲子、粳米,煮粥。

(2)心肾不交者:百合地黄粥。生地黄切丝,煮 1～2 分钟,去渣,入百合,粳米煮成粥,加蜂蜜适量。

八、转归与预后

癫病属痰气郁结而病程较短者,及时祛除壅塞胸膈之痰浊,复以理气解郁之法,较易治愈;若病久失治,则痰浊日盛而正气日虚,乃成气虚痰结之证;或痰郁化热,痰火渐盛,转变为狂病。

气虚痰结证如积极调治,使痰浊渐化,正气渐复,则可以向愈,但较痰气郁结证易于复发。若迁延失治或调养不当,正气愈虚而痰愈盛,痰愈盛则症愈重,终因灵机混乱,日久不复成废人。

气血两虚治以扶正固本,补养心脾之法,使气血渐复,尚可向愈,但即使病情好转,也多情感淡漠,灵机迟滞,工作效率不高,且复发机会较多。

狂病骤起先见痰火扰心之证,急投泻火逐痰之法,病情多可迅速缓解;若经治以后,火势渐衰而痰浊留恋,深思迷惘,其状如癫,乃已转变为癫病。如治不得法或不及时,致使真阴耗伤,则心神昏乱日重,其证转化为阴虚火旺,若此时给予正确的治疗,使内热渐清而阴液渐复,则病情可向愈发展。如治疗失当,则火愈旺而阴愈伤,阴愈亏则火愈亢,以致躁狂之症时隐时发,时轻时重。

另外,火邪耗气伤阴,导致气阴两衰,则迁延难愈。狂病日久出现气血凝滞,治疗得法,血瘀征象不断改善,则癫狂症状也可逐渐好转。若病久迁延不愈,可形成气血阴阳俱衰,灵机混乱,预后多不良。

九、预防与护理

(一)预防

癫狂之病多由内伤七情而引起,故应注意精神调摄。

(二)护理

在护理方面,首先应正确对待患者的各种病态表现,不应讥笑、讽刺,要关心患者。

(1)对于尚有一些适应环境能力的轻证患者,应注意调节情志活动,如以喜胜忧,以忧胜怒等。

（2）对其不合理的要求应耐心解释，对其合理的要求应尽量满足。

（3）对重证患者的打人、骂人、自伤、毁物等症状，要采取防护措施，注意安全，防止意外。

（4）对于拒食患者应找出原因，根据其特点进行劝导、督促、喂食或鼻饲，以保证营养。

（5）对有自杀、杀人企图或行为的患者，必须严密注意，专人照顾，并将危险品如刀、剪、绳、药品等严加收藏，注意投河、跳楼、触电等意外行为。

（王　军）

第七节　痫　病

痫病是指以短暂的感觉障碍，肢体抽搐，意识丧失，甚则仆倒，口吐涎沫，两目上视或口中怪叫，移时苏醒，醒后如常人为主要临床表现的一种反复发作性神志异常的病证。俗称"羊痫风""痫厥""胎病"。尤以青少年多发，男性多于女性。

痫病的有关论述首见于《黄帝内经》，如《灵枢·癫狂》记有："癫疾始生，先不乐，头重痛，视举，目赤，甚作极，已而烦心。"此后历代医家对其病因、症状及治疗都有丰富的论述。

《难经·五十九难》云："癫疾始发，意不乐，僵仆直视，其脉三部阴阳俱盛是也。"巢元方《诸病源候论》中将不同病因引起的痫病，分为风痫、惊痫、食痫、痰痫等，描述其发作特点为"痫病……醒后又复发，有连日发者，有一天三五发者"。陈无择《三因极一病证方论·癫痫方论》指出"癫痫病皆由惊动，使脏气不平，郁而生涎，闭塞诸经，厥而乃成。或在母胎中受惊，或少小感风寒暑湿，或饮食不节，逆于脏气"。朱丹溪《丹溪心法·痫》曰："无非痰涎壅塞，迷乱心窍。"《古今医鉴·五痫》指出："夫痫者有五等，而类五畜，以应五脏，发则卒然倒仆，口眼相引，手足搐搦，背脊强直，口吐涎沫，声类畜叫，食顷乃苏"。以上论述指出了惊恐、饮食不节、母腹中受惊、偶感风寒、痰涎等是致痫的主要病因。

《证治准绳·痫》指出痫病与卒中、痉病等病证的不同："痫病仆时口中作声，将醒时吐涎沫，醒后又复发，有连日发者，有一天三五发者。中风、中寒、中暑之类则仆时无声，醒时无涎沫，醒后不再复发。痉病虽亦时发时止，然身强直反张如弓，不如痫之身软，或如猪犬牛羊之鸣也。"

对于本病治疗，《扁鹊心书》记载"痫，中脘灸五十壮"。《备急千金要方》曰："痫之为病，目反、四肢不举，灸风府……又灸项上、鼻人中、下唇承浆，皆随年壮"。《临证指南医案·癫痫》曰："痫之实者，用五痫丸以攻风，控涎丸以劫痰，龙荟丸以泻火；虚者，当补助气血，调摄阴阳，养营汤、河车丸之类主之。"王清任则认为痫病的发生与元气虚"不能上转入脑髓"和脑髓瘀血有关，并创龙马自来丹、黄芪赤风汤治之。

现代医学的癫痫病，出现痫病的临床表现时，可参考本节进行辨证论治。

一、病因病机

痫病之发生，多由先天因素，七情失调，痰迷心窍，脑部外伤或其他疾病之后造成脏腑功能失调，气机逆乱，阴阳失衡，元神失控所致，而尤以痰邪作祟最为重要。心脑神机失用为本，风、痰、火、瘀致病为标，先天遗传与后天所伤是两大致病因素。

(一)先天因素

痫病始于幼年者,与先天因素密切相关。先天因素有两方面:一是如《素问·奇病论》中所说的"因未产前腹内受损……或七情所致伤胎气";二是父母禀赋不足,或父母本身患癫痫,导致胎儿精气不足,影响胎儿发育,出生后,小儿脏气不平,易生痰生风,导致痫病发作。

(二)七情失调

主要责之于惊恐。由于突受大惊大恐,"惊则气乱""恐则气下",造成气机逆乱,进而损伤肝肾,致使阴不敛阳而生热生风,痫病发作。小儿脏腑娇嫩,元气未充,神气怯弱,或素蕴风痰,更易因惊恐而发生本病。正如《三因极一病证方论·癫痫叙论》指出"癫痫病,皆由惊动,使脏气不平"。

(三)痰迷心窍

过食醇酒厚味,以致脾胃受损,精微不布,湿浊内聚成痰;或劳伤思虑,脏腑失调,气郁化火,火热炼液成痰,一遇诱因,痰浊或随气逆,或随风动,蒙蔽心窍,壅塞经络,从而发生痫证。即如《丹溪心法》指出的"无非痰涎壅塞,迷闷孔窍",故有"无痰不作痫"之说。

(四)脑部外伤

由于跌仆撞击,或出生时难产,均能导致颅脑受伤。外伤之后,气血瘀阻,血流不畅则神明遂失;筋脉失养,则血虚动风而发病。

此外,或因六淫之邪所干,或因饮食失调,或患他病之后,均可致脏腑受损,积痰内伏,一遇劳作过度,生活起居失于调摄,遂致气机逆乱而触动积痰,痰浊上扰,闭塞心窍,壅塞经络,发为痫病。

痫病病位主要责之心肝,而与五脏均有关联。本病的发生主要是由风、火、痰、瘀等病理因素导致心、肝、脾、肾脏气失调,引起一时性阴阳紊乱,气逆痰涌,火炎风动,蒙蔽清窍,心脑神机失用所致。其中,心脑神机失用为本,风、火、痰、瘀致病为标,病理因素又总以痰为主。

二、诊断要点

(一)症状

(1)任何年龄、性别均可发病,但多在儿童期、青春期或青年期发病,多因先天因素或有家族史,每因惊恐、劳累、情志过极、饮食不节、头部外伤等诱发。

(2)痫病大发作,突然昏倒,不省人事,两目上视,四肢抽搐,口吐涎沫,或有异常叫声,移时苏醒,醒后除疲乏无力外,一如常人。

(3)痫病小发作,突然呆木,瞬间意识丧失,面色苍白,动作中断,手中物件落地,或头突然向前下垂,两目上视,多在数秒至数分钟恢复,清醒后对上述症状全然无知等。

(4)局限性发作可见多种形式,如口、眼、手等局部抽搐,而无突然昏倒,或凝视,或无语言障碍,或无意识动作等,多在数秒至数分钟即止。

(5)发作前可有眩晕、胸闷等先兆。

(二)检查

脑电图呈阳性反应,必要时做脑 CT、MRI 等相应检查,有助于诊断。

35

三、鉴别诊断

(一)中风

痫病重证应与中风相鉴别。痫病重证与中风均有突然仆倒,不省人事的主证,但痫证无半身不遂、口眼㖞斜等症,且醒后一如常人;而中风亦无痫证之口吐涎沫、两目上视或口中怪叫等症,醒后遗留偏瘫等后遗症状。

(二)厥证

两者均无后遗症,厥证除见突然仆倒,不省人事主证外,还有面色苍白,四肢厥冷,但无口吐涎沫,两目上视,四肢抽搐和口中怪叫之见症,临床上亦不难区别。

四、辨证

痫病主要辨别发病持续时间和间隔时间的长短,一般持续时间长则病重,时间短则病轻;间隔时间长则病轻,时间短则病重。确定病性属风、痰、热、瘀,辨证施治。

(一)发作期

1.阳痫

(1)证候:病发前多有眩晕,头痛而胀,胸闷乏力,喜欠伸等先兆症状,或无明显症状,旋即仆倒,不省人事,面色潮红或紫红,牙关紧闭,两目上视,项背强直,四肢抽搐,口吐涎沫或喉中痰鸣,或发怪叫,移时苏醒,除感疲乏、头痛外,一如常人,舌质红,苔黄腻,脉弦数或弦滑。

(2)分析:此为癫痫大发作。先天不足或肝火偏旺,郁久化热,火动生风,煎熬津液,结而为痰,痰火阻闭心窍,则发痫病典型症状;舌红、苔黄腻,脉弦滑或弦数,均为痰热壅盛之象。

2.阴痫

(1)证候:发痫则面色晦暗青灰而黄,手足清冷,双眼半开半合,昏聩偃卧,手足拘急,或抽搐时作,口吐涎沫,一般口不啼叫,或声音微小,或仅为呆木无知,不闻不见,不动不语,或动作中断,手中物件落地;或头突然向前倾下,又迅速抬起;或二目上吊数秒乃至数分钟即可恢复,病发后对上述症状全然无知,多一天频作十数次或数十次,醒后周身疲乏,或如常人,舌质淡,苔白腻,脉多沉细或沉迟。

(2)分析:此为癫痫发作不典型者或癫痫小发作。饮食劳倦,脾胃受损,精微不布,湿浊内聚成痰;或久病不愈,气血亏虚,脏腑失调,痰湿内结,上蒙清窍,而致痫病诸证,痰湿尚未化热,故无热象;痫疭频发,耗伤气血,故醒后周身疲乏;舌脉俱为痰湿之象。

(二)休止期

1.痰火扰神

(1)证候:急躁易怒,心烦失眠,气高息粗,痰鸣辘辘,口苦咽干,便秘溲黄,病发后,病情加重,甚则彻夜难眠,目赤,舌红,苔黄腻,脉多沉弦滑而数。

(2)分析:过食醇酒厚味,聚湿成痰,痰浊郁久化热或肝郁化火,炼液为痰,痰火上扰清窍心神,故见急躁易怒,心烦失眠,气高息粗,痰鸣辘辘,口苦,甚则彻夜难眠,目赤;痰热伤津则咽干,便秘溲黄;舌脉俱为痰热之象。

2.风痰闭阻

(1)证候:发病前后多有眩晕、胸闷乏力等先兆症状,发作时猝然仆倒,昏不识人,喉中痰鸣,口吐白沫,手足抽搐,舌质红,苔白腻,脉多弦滑有力。

(2)分析:痰浊上扰,清阳不展,则发作前后常有眩晕、胸闷乏力等症;肝风内动,肝气不畅,则情志不舒;风痰上涌,则痰多,苔白腻,脉滑,均为肝风挟痰浊之象。

3.心脾两虚

(1)证候:反复发痫不愈,神疲乏力,面色无华,身体消瘦,纳呆便溏,舌质淡,苔白腻,脉沉弱。

(2)分析:反复发痫不愈,耗伤气血,不能濡养全身,上充于面,故神疲乏力,面色无华,身体消瘦;后天之本不运,则纳呆便溏;舌脉均为气血耗伤,痰浊留滞之象。

4.肝肾阴虚

(1)证候:痫证频作,神思恍惚,面色晦暗,头晕目眩,两目干涩,耳轮焦枯不泽,健忘失眠,腰膝酸软,大便干燥,舌红苔薄黄,脉沉细而数。

(2)分析:先天不足,或突受惊恐,造成气机逆乱,进而损伤肝肾,或痫证频发而耗伤肝肾,致使阴不敛阳,虚风内动,故痫证频作;肝肾精血不能上充,而脑为髓之海,肝开窍于目,肾开窍于耳,故神思恍惚,面色晦暗,头晕目眩,两目干涩,耳轮焦枯不泽,健忘失眠;肾虚则腰膝酸软;精血不足则阴液亏虚,肠道失濡,故见大便干燥;舌脉均为阴虚有热之象。

5.瘀阻清窍

(1)证候:平素头晕头痛,常伴单侧肢体抽搐,或一侧面部抽动,颜面口角青紫,舌质暗红或有瘀斑,舌苔薄白,脉涩或弦。多继发于颅脑外伤、产伤、颅内感染性疾病或先天脑发育不全。

(2)分析:瘀血阻窍或颅脑外伤等致平素头痛头晕,脑络闭塞,脑神失养,气血失调而肝风内动,痰随风动,常伴单侧肢体抽搐;风痰闭阻,心神被蒙,痰蒙清窍故而发病,舌苔脉象均为瘀血阻络之象。

五、治疗

本病治疗宜分标本虚实。频繁发作,以治标为主,着重清肝泻火,豁痰熄风,开窍定痫;平时则补虚以治其本,宜益气养血,健脾化痰,滋补肝肾,宁心安神。

(一)中药治疗

1.发作期

(1)阳痫。治法:开窍醒神,清热涤痰熄风。

处方:黄连解毒汤或以此方送服定痫丸。

方中以黄芩、黄连、黄柏、栀子苦寒直折,清泻上、中、下三焦之火。定痫丸源于《医学心悟》,有豁痰开窍,熄风止痉之功。方中贝母、胆南星苦凉性降,用以清化热痰,其中贝母甘润,使苦燥而不伤阴;半夏燥湿化痰;天麻熄风化痰。可加全蝎、僵蚕以助天麻熄风止痉之功;朱砂、琥珀镇静安神;石菖蒲、远志宁心开窍。

(2)阴痫。治法:开窍醒神,温化痰涎。

处方:五生饮加减。

方以生南星、生半夏、生白附子辛温燥湿祛痰;半夏降逆散结;川乌大辛大热,散寒除滞;黑豆补肾利湿。可加二陈汤以健脾除痰。

兼气虚者,加党参、黄芪、白术以补气;血虚者,加当归、丹参、夜交藤养血而不滋腻。

2.休止期

(1)痰火扰神。治法:清肝泻火,化痰开窍。

处方:当归龙荟丸加减。

方中以龙胆草、青黛、芦荟直入肝经而泻肝火;大黄、黄连、黄芩、黄柏、栀子苦寒而通泻上、中、下三焦之火,其中尤以大黄推陈致新,降逆而不留邪,涤痰散结;配木香、麝香辛香走窜,通窍而调气,使清热之力益彰,又恐苦寒之药太过,以当归和血养肝。诸药相合,使痰火得泻,气血宣通,阴阳调顺,神安志宁而病向愈。可加茯苓、姜半夏、橘红,健脾益气化痰,以助药力。

若大便秘结较重者,可加生大黄;若痰黏者可加竹沥水。

(2)风痰闭阻。治法:平肝息风,豁痰开窍。

处方:定痫丸。

方中天麻、全蝎、僵蚕平肝息风止痉;川贝母、胆南星、姜半夏、竹沥、石菖蒲涤痰开窍而降逆;琥珀、茯神、远志、辰砂镇心安神定痫;茯苓、陈皮健脾益气化痰;丹参活血化瘀通络。

若痰黏不利者,加瓜蒌;痰涎清稀者加干姜、细辛;若纳呆者可加白术、茯苓。

(3)心脾两虚。治法:补益气血,健脾宁心。

处方:六君子汤合温胆汤加减。

方中以四君子汤健脾益气;陈皮、半夏、竹茹化除留滞之痰;枳实行气散结;姜枣养胃而调诸药。可加远志、枣仁、夜交藤以宁心安神。

若食欲缺乏加神曲、山楂、莱菔子行气消食导滞。若体虚不盛,可酌加僵蚕、蜈蚣熄风化痰,通络止痉;便溏者加焦米仁、炒扁豆、炮姜等健脾止泻。

(4)肝肾阴虚。治法:滋养肝肾,平肝息风。

处方:大补元煎加减。

方中以人参、炙甘草、熟地黄、枸杞子、山药、当归、山茱萸、杜仲益气养血,滋养肝肾;可加鹿角胶、龟板胶养阴益髓;牡蛎、鳖甲滋阴潜阳。

若心中烦热者,可加竹叶、灯心草;大便秘结甚者,可加火麻仁、肉苁蓉。

(5)瘀阻清窍。治法:活血祛瘀,洗风通络。

处方:通窍活血汤加减。

方中赤芍、川芎、桃仁、红花活血祛瘀;麝香、老葱,通阳开窍,活血通络;地龙、僵蚕、全蝎熄风定痫。

若兼痰热,可加竹沥、胆南星;兼肝火上扰,加菊花、石决明;兼阴虚,加麦冬、鳖甲;兼心肾亏虚,加党参、枸杞、熟地黄。

(二)针灸治疗

1.发作期

(1)基本处方:水沟、后溪、合谷、太冲、腰奇。

水沟属督脉,后溪通督脉,二穴合用,通督调神;合谷配太冲,合称"四关",可开关启闭;腰奇是治疗癫痫的经外奇穴。

(2)加减运用:主要有以下几种。

阳痫:加十宣或十二井穴(选3~5穴)点刺出血,以清热泻火、开关启闭。余穴针用泻法。

阴痫:加足三里、关元、三阴交以益气养血、温化痰饮,针用补法。余穴针用平补平泻法。

病在夜间发作:加照海以调阴跷。诸穴针用平补平泻法。

病在白昼发作:加申脉以调阳跷。诸穴针用平补平泻法。

2.休止期

(1)基本处方:百会、大椎、风池、腰奇。

百会、大椎同经相配,通督调神;风池位于头部,为脑之分野,足少阳经别贯心,经脉交会至百会,可疏调心脑神机;腰奇是治疗癫痫的经外奇穴。

(2)加减运用:主要有以下几类。

痰火扰神证:加行间、内关、合谷、丰隆以豁痰开窍、清热泻火,针用泻法。余穴针用平补平泻法。

风痰闭阻证:加本神、太冲、丰隆以平肝息风、豁痰开窍。诸穴针用泻法。

心脾两虚证:加心俞、脾俞以补益心脾、益气养血。诸穴针用补法。

肝肾阴虚证:加肝俞、肾俞、太溪以补益肝肾、潜阳安神,针用补法。余穴针用平补平泻法。

瘀阻清窍证:加太阳、膈俞以活血化瘀,太阳刺络出血。余穴针用泻法。

(3)其他:有以下两类疗法。

耳针疗法:取脑、神门、心、枕、脑点,每次选2～3穴,毫针强刺激,留针30分钟,间歇捻针,隔天1次。或埋揿针,3～4天换1次。

穴位注射疗法:取穴足三里、内关、大椎、风池,每次选用2～3穴,用维生素 B_1 注射液,每穴注射0.5 mL。

(王　军)

第八节　神　昏

神昏是以神志丧失且不易逆转为特征的一种病证,又称昏迷、昏不知人、昏谵、昏愦等。

神昏有不同程度,现代医学分为轻、中、重三度。中医学虽未明确分度标准,但从所用术语含义来看,大致有轻重之别。轻者称神识朦胧,时清时昧,重者昏谵、神昏、昏不识人、不知与人言等,最重者常称昏愦,或其状如尸、尸厥等。

神昏只是一个症,不作为病证名称理解,是很多疾病发展到危重阶段时所出现的一个共同病理反映。

现代医学中的昏迷,是由于大脑皮质和皮下网状结构发生高度抑制,脑功能严重障碍的一种病理状态。由急性传染性疾病、感染性疾病、内分泌及代谢障碍性疾病、电解质平衡紊乱、中毒、物理性损害等引起的昏迷,可参照中医神昏辨证论治。

一、病因病机

(一)阳明腑实

感受寒邪,或温热、湿热之邪,入里化热,热与糟粕相合,结于胃肠,浊气上熏于心,扰于神明而神昏谵语。《伤寒论》中的神昏谵语,皆因阳明腑实所致。正如陆九芝所说:"胃热之甚,神为之昏,从来神昏之病;皆属胃家。"温病中因阳明腑实而致昏迷的记载亦颇多。如《温病条辨·中焦篇》第六条:"阳明温病,面目俱赤,肢厥,甚则通体皆厥,不瘛疭,但神昏,不大便七八日以外,小便赤,脉沉伏,或并脉亦厥,胸腹坚满,甚则拒按,喜凉饮者,大承气汤主之"。《温热病篇》第六条:"湿热证,发痉,神昏笑妄,脉洪数有力,开泄不效者,湿热蕴结胸膈,宜仿凉膈散,若大便数天不通者,热邪闭结胃肠,宜仿承气急下之例"。阳明腑实是热性病发生昏迷的重要因素,因而通下法在救治昏迷患者中占有重要位置。

(二)热闭心包

热闭心包而产生昏迷的理论,是温病学首创,是温病学的一大贡献。除伤寒阳明腑实所造成的神昏之外,又提出了热闭心包的理论,为救治神昏开辟了新的途径。热闭心包有两个传变途径,一是逆传,由卫分证不经气分,而直陷心营,阻闭心包,使神明失守而昏迷。这种逆传,往往是由于所感受有温热之邪毒力太盛,或素体阴虚,外邪易于内陷,或误治引起内陷,这就是叶天士所说的"逆传心包"。另一个传变途径是顺传,由卫分经气分,再传人心营而出现神昏,这种昏迷虽较逆传者出现较晚,但是由于邪热不解,对阴液的耗伤较重。

(三)湿热酿痰蒙蔽心包

感受湿热之邪,湿热交蒸酿痰,痰浊蒙蔽心包,心明失守而神昏。这是叶天士所说的"湿与温合,蒸郁而蒙蔽于上,清窍为之壅塞,浊邪害清也"。

湿为阴邪,热为阳邪,湿遏则热伏,热蒸则湿横,湿热郁蒸,最易闭窍动风,所以薛生白在《湿热病篇》中所说"是证最易耳聋干呕,发痉发厥",《湿热病篇》全篇中有许多条记载了昏厥的症状。《温病条辨·上焦篇》第四十四条亦有"湿温邪人心包,神昏肢厥"的记载。至于吸收秽浊之气而昏迷者,亦有称为发痧者,其实质也是湿热秽浊之邪,如《温病条辨·中焦篇》第五十六条:"吸受秽湿,三焦分布,热蒸头胀,身痛呕逆,小便不通,神识昏迷,舌白不渴……"《湿温病篇·十四条》"温热证,初起即胸闷不知人,瞀乱大叫痛,湿热阻闭中上二焦……"皆是由湿热秽浊之气而致昏迷者。

(四)瘀热交阻

由于湿热之邪入营血,煎熬阴液,则血行凝涩而成瘀血。热瘀交阻于心窍而神昏。或素有瘀血在胸膈,加之热邪内陷,交阻于心窍,亦可发生神昏,正如叶天士所说"再有热传营血,其人素有瘀伤宿血在胸膈中,挟热而搏,其舌必紫而暗,扪之湿,当加入散血之品,如琥珀、丹参、桃仁、牡丹皮等。不尔,瘀血与热为伍,阻遏正气,遂变如狂发狂之证"。何秀山亦说:"热陷包络神昏,非痰迷心窍,即瘀阻心窍"(《重订通俗伤寒论》犀地清络饮,何秀山按)。

"热入血室"及"下焦蓄血"所产生的昏迷谵狂,其机理与瘀血交阻相似,只是交阻的部位不同而已。热入血室在胞宫,下焦蓄血者在膀胱(部位尚有争议),热入血室者,乃妇人于外感热病过程中,经水适来适断,热邪乘虚陷入血室,与血搏结,瘀热冲心,扰于神明,遂发昏狂,正如薛生白于《湿热病篇》第三十二条所说:"湿热证,经水适来,壮热口渴,谵语神昏,胸腹痛,或舌无苔,脉滑数,邪陷营分,宜大剂犀角、紫草、茜草、贯众、连翘、鲜菖蒲、金银花露等味。"

伤寒下焦蓄血者是因为太阳表证不解,热邪随经入腑,与血搏结而不行,瘀热冲心,扰乱神明,其人发狂。如《伤寒论》所说:"太阳病六七日,表证仍在,反不结胸,其人发狂者,以热在下焦,少腹当鞭满,小便自利者,下血乃愈,抵当汤主之"。

瘀热交阻的部位,虽然有在心、在胸膈、在下焦、在胞宫之异,但因心主血脉,血分之瘀热,皆可扰于心神而发昏谵或如狂发狂,其病机有共同之处。

(五)气钝血滞

外邪入里化热,病久不解,必伤于阴,络脉凝瘀,阴阳两困,气钝血滞,灵机不运,神识昏迷、呆顿。这种昏迷,薛生白在《湿热病篇》第三十四条中阐述得很清楚。他说:"湿热证,七八日,口不渴,声不出,与饮食也不欲,默默不语,神识昏迷,进辛开凉泄、芳香逐秽,俱不效,此邪入厥阴,主客浑受,宜仿吴又可三甲散,醉地鳖虫、醋炒鳖甲、土炒穿山甲、生僵蚕、柴胡、桃仁泥等味"。薛生白在本条自注中,对气钝血滞的昏迷又做了进一步的解释,他说:"暑热先伤阳分,然病久不解,必及于阴,阴阳两困,气钝血滞而暑湿不得外泄,遂深入厥阴,络脉凝瘀,使一阳不能萌动,生气有降无升,心主阻遏,灵气不通,所以神不清而昏迷默默也。破滞破瘀,斯络脉通而邪得解矣。"这种昏迷,在热病后期的后遗症多见,表现为昏迷或呆痴、失语等。

(六)心火暴盛

素体肝肾阴虚,加之五志过极,或嗜酒过度,或劳逸失宜,致肝阳暴涨,阳升风动,心火偏亢,神明被扰,瞀乱而致昏迷。这一病机是由刘河间所倡导,他在《素问玄机原病式·火类》中说:"由于将息失宜,而心火暴甚,肾水虚衰,不能制之,则阴虚阳实,而热气怫郁,心神昏冒,筋骨不用,而卒倒无知也,多因喜怒思悲恐之五志有所过极而卒中者,由五志过极,皆为热甚故也。"

(七)正虚邪实

正气不足,邪气乘之,神无所倚而致昏迷,《灵枢·九宫八风篇》中说:"其有三虚而偏中于邪风,则为击仆偏枯矣。"击仆即猝然昏仆,如物击之速。《金匮要略·中风历节篇》说:"络脉空虚,贼邪不泻……入于腑,即不识人,邪入于脏,舌即难言,口吐涎。"不识人,即昏迷之谓。《东垣十书·中风辨》说:"有中风者,卒然昏愦,不省人事,痰涎壅盛,语言謇涩等证,此非外来风邪,乃本气自病也。"东垣之论,以气虚为主。

(八)痰蔽清窍

脾失健运,聚湿生痰,痰郁化热,蒙蔽清窍,猝然昏仆。

对中风昏仆,朱丹溪以痰立论,他在《丹溪心法·中风篇》说:"中风大率主血虚有痰,治痰为先,次养血行血"。

(九)肝阳暴涨,上扰清窍

暴怒伤肝,肝阳暴涨,气血并走于上,或夹痰火,上扰清窍,心神昏冒而卒倒不知。《素问·生气通天论》曰:"阳气者,大怒则形气绝,而血菀于上,使人薄厥。"《素问·调经论》曰:"血之与气,并走于上,则为大厥,厥则暴死,气复返则生,不返则死。"张山雷根据上述经文加以阐发,著《中风斠诠》,强调镇肝潜阳,摄纳肝肾,故以"镇摄潜阳为先务,缓则培其本"。

二、诊断要点

(一)临床表现

临床神识不清,不省人事,且持续不能苏醒为特征。病者的随意运动丧失,对周围事物如声音、光等的刺激全无反应。

(二)鉴别诊断

(1)与癫痫鉴别:癫痫发作呈猝然仆倒,昏不知人,伴牙关紧闭、四肢抽搐、僵直,发作片刻又自行停止,复如常人,并有反复发作,每次发作症状相似的特点。而昏迷,可伴抽搐,亦可无抽搐僵直,一旦昏迷后,非经治疗则不易逆转,且无反复发作史。

(2)与厥证鉴别:厥证发作呈突然昏仆,常伴四肢厥冷,少有抽搐,短时间即可复苏,醒后无偏瘫、失语、口眼㖞斜等后遗症。且每次发作都有明显诱因,如食厥之因于食,酒厥之因于酒,暑厥之因于暑,气厥之因于气等。昏迷除外伤外,都是在原发病恶化的基础上发生的,神志复苏以后,原发病仍然存在。

(3)与脏躁鉴别:脏躁往往在精神刺激下突然发病,多发于青壮年妇女,可表现为抽搐、失语、瘫痪、暴喘等多种状态,发作时神志不丧失,可反复发作,发作后常有情感反应,如哭笑不能抑制,或忧郁寡欢等,每次发作大致相似,与昏迷可资鉴别。

三、辨证论治

(一)闭证

1.热陷心包

主证:昏愦不语,灼热肢厥,或伴抽搐、斑疹、出血、便干溲赤、面赤目赤,可因邪气大盛、正气不支而身热骤降、四肢厥冷、大汗淋漓、面色苍白。舌干绛而蹇,脉细数而疾,或细数微弱。

治法:清心开窍,泄热护阴。

方药:清营汤加减。

水牛角 30~50 g(先煎),生地黄、玄参、麦冬、丹参、连翘各 15 g,竹叶心 6 g,黄连 10 g,甘草 6 g。水煎服。

加减:抽搐者加羚羊角 5 g(先煎),钩藤 20 g,地龙 15 g。

2.阳明热盛

主证:身热大汗,烦渴引饮,躁扰不安,渐至谵语神昏,四肢厥冷,面赤目赤。若成阳明腑实证,则大便鞭结,腹部坚满。舌红苔黄,脉洪大。甚则舌苔黄燥或干黑起芒刺,脉沉实或沉小而躁疾。

治法:清气泄热。

方药:大承气汤。

大黄 15 g,芒硝、枳实各 12 g,厚朴 10 g,水煎服。

加减:口渴引饮者,加石膏 30 g,知母 15 g。

3.湿热酿痰,蒙蔽心窍

主证:神志朦胧或时清时昧,重者亦可昏愦不语,少有狂躁,身热不扬,午后热甚,胸脘满闷。舌红苔黄腻,脉濡滑或滑数。

治法:宣扬气机,化浊开窍。

方药:菖蒲郁金汤加减。

石菖蒲、郁金各 15 g,栀子、连翘、牛蒡子、丹皮、菊花各 12 g,竹沥适量(冲服),姜汁适量(冲服),玉枢丹 1 粒(研冲)。水煎服。

4.瘀热交阻

主证:昏谵或狂,胸膈窒塞疼痛拒按,身热夜甚,唇甲青紫。下焦蓄血者,少腹硬满急结,大便鞭,其人如狂。热入血室者,经水适来适断,谵语如狂,寒热如疟。舌绛紫而润或舌蹇短缩,脉沉伏细数。

治法:清热化瘀,通络开窍。

方药:犀地清络饮。

犀角汁 20 mL(冲),牡丹皮 6 g,青连翘 4.5 g(带心),淡竹沥 60 mL(和匀),鲜生地黄 24 g,生赤芍 4.5 g,桃仁 9 粒(去皮),生姜汁 2 滴(同冲),鲜茅根 30 g,灯心草 1.5 g,鲜石菖蒲汁 10 mL(冲服)。

5.气钝血滞

主证:大病之后,神情呆痴,昏迷默默,口不渴,声不出,与饮食亦不欲,语言謇涩,肢体酸痛拘急,胁下锥刺,肌肉消灼。舌黯,脉沉涩。

治法:破滞化瘀,通经活络。

方药:通经逐瘀汤。

刺猬皮9g,薄荷9g,地龙9g,皂刺6g,赤芍6g,桃仁6g,连翘9g,金银花9g。

加减:血热,加山栀、生地黄;风冷,加麻黄、桂枝;虚热,加银柴胡、地骨皮;喘咳,加杏仁、苏梗。

6.五志过极,心火暴盛

主证:素有头晕目眩,猝然神识昏迷,不省人事,肢体僵直抽搐,牙关紧闭,两手握固,气粗口臭,喉中痰鸣,大便秘结。舌红苔黄腻,脉弦滑而数。

治法:凉肝熄风,清心开窍。

方药:镇肝熄风汤。

怀牛膝30g,生赭石30g,川楝子6g,生龙骨15g,生牡蛎15g,生龟板15g,玄参、天冬各15g,生麦芽、茵陈各6g,甘草4.5g。

7.痰浊阻闭

主证:神识昏朦,痰声辘辘,胸腹痞塞,四肢欠温,面白唇暗。舌淡苔白腻,脉沉缓滑。

治法:辛温开窍,豁痰熄风。

方药:涤痰汤送服苏合香丸。

半夏、胆星、橘红、枳实、茯苓、人参、菖蒲、竹茹、甘草、生姜、大枣。

(二)脱证

1.亡阴

主证:神昏舌强,身热汗出,头汗如洗,四肢厥冷,喘促难续,心中憺憺,面红如妆,唇红而艳。舌绛干,萎短,脉虚数或细促。

治法:救阴敛阳。

方药:生脉散加味。

人参12g(另炖),麦冬20g,五味子、山茱萸各15g,黄精、龙骨、牡蛎各30g。水煎服。

2.阳脱

主证:神志昏迷,目合口开,鼻鼾息微,手撒肢厥,大汗淋漓,面色苍白,二便自遗,唇舌淡润,甚则口唇青紫,脉微欲绝。

治法:回阳救逆。

方药:参附汤。

加减:人参15g,制附子12g。水煎服。

四、预后与预防调护

(一)预后

(1)昏迷患者,可以红灵丹、通关散等搐鼻取嚏,有嚏者生,无嚏者死,为肺气已绝。

(2)正衰昏迷,寸口脉已无,趺阳脉尚存者,为胃气未败,尚可生;若趺阳脉已无,为胃气已绝,胃气绝者死。

(3)厥而身温汗出,入腑者吉;身冷唇青,入脏者凶,指甲青紫者死。或醒或未醒,或初病或久病;忽吐出紫红色者死。

(4)口干、手撒、目合、鼻鼾、遗溺,为五脏绝,若已见一二症,惟大剂参、附,兼灸气海、丹田,间有活者。

(5)若高热患者,突然出现体温骤降,冷汗淋漓,四肢厥冷,脉微欲绝者,为邪气太盛,正气不支而亡阳,先急予参、附回阳。待阳复后可复热,当转而清热解毒。不可固守原方,继续扶阳。

(二)预防调护

(1)本病预防主要是及时治疗各种可引起神昏的病证,防止其恶化。

(2)神昏不能进食者,可用鼻饲,给予足够的营养,并输液吸氧等。

(3)神昏患者应定期翻身按摩,及时做五官及二便的清洁护理等。

（宋　爱）

第九节　健　　忘

健忘是指以记忆力减退,遇事善忘为主要临床表现的一种病证,亦称"喜忘""善忘""多忘"等。

关于本病的记载,《素问·调经论》有载:"血并于下,气并于上,乱而喜忘。"《伤寒论·辨阳明病脉证并治》有载:"阳明证,其人善忘者,必有蓄血,所以然者,本有久瘀血"。自宋代《圣济总录》中称"健忘"后,本病名沿用至今。

历代医家认为本证病位在脑,与心脾肾虚损、气血阴精不足密切相关,亦有因气血逆乱、痰浊上扰所致。

宋代陈无择《三因极一病证方论·健忘证治》曰:"脾主意与思,意者记所往事,思则兼心之所为也……今脾受病,则意舍不清,心神不宁,使人健忘,尽心力思量不来者是也。"

元代《丹溪心法·健忘》认为:"健忘精神短少者多,亦有痰者。"

清代林佩琴《类证治裁·健忘》指出:"人之神宅于心,心之精依于肾,而脑为元神之府,精髓之海,实记性所凭也。"明确指出了记忆与脑的关系。

清代汪昂《医方集解·补养之剂》曰:"人之精与志,皆藏于肾,肾精不足则肾气衰,不能上通于心,故迷惑善忘也。"

清代陈士铎《辨证录·健忘门》亦指出:"人有气郁不舒,忽忽有所失,目前之事,竟不记忆,一如老人之健忘,此乃肝气之滞,非心肾之虚耗也。"

现代医学的神经衰弱、神经官能症、脑动脉硬化等疾病,出现健忘的临床表现时,可参考本节进行辨证论治。

一、病因病机

本病多由心脾不足,肾精虚衰所致。

心脾主血,肾主精髓,思虑过度,伤及心脾,则阴血损耗;房事不节,精亏髓减,则脑失所养,皆能令人健忘。高年神衰,亦多因此而健忘。

故本病证以心、脾、肾虚损为主,但肝郁气滞、瘀血阻络、痰浊上扰等实证亦可引起健忘。

二、诊断要点

脑力衰弱,记忆力减退,遇事易忘。现代医学的神经衰弱,脑动脉硬化及部分精神心理性疾病中出现此症状者,亦可作为本病的诊断依据。

三、辨证

健忘可见虚实两大类,虚证多见于思虑过度,劳伤心脾,阴血损耗,生化乏源,脑失濡养,或房劳,久病年迈,损伤气血阴精,肾精亏虚,导致健忘;实证则见于七情所伤,久病入络,致瘀血内停,痰浊上蒙。临床以本虚标实,虚多实少,虚实兼杂者多见。

(一)心脾不足

证候:健忘失眠,心悸气短,神倦纳呆,舌淡,脉细弱。

分析:思虑过度,耗心损脾。心气虚则心悸气短;脾气虚则神倦纳呆;心血不足,血不养神则健忘失眠;舌淡,脉细为心脾两虚之征。

(二)痰浊上扰

证候:善忘嗜卧,头重胸闷,口黏,呕恶,咳吐痰涎,苔腻,脉弦滑。

分析:喜食肥甘,损伤脾胃,脾失健运,痰浊内生,痰湿中阻,则胸闷,咳吐痰涎,呕恶;痰浊重着黏滞,故嗜卧,口黏;痰浊上扰,清阳闭阻,故善忘,苔腻,脉弦滑为内有痰浊之象。

(三)瘀血闭阻

证候:突发健忘,心悸胸闷,伴言语迟缓,神思欠敏,表现呆钝,面唇暗红,舌质紫黯,有瘀点,脉细涩或结代。

分析:肝郁气停,瘀血内滞,脉络被阻,气血不行,血滞心胸,心悸胸闷;神识受攻,则突发健忘,神思不敏;脉络血瘀,气血不达清窍,则表现迟钝;唇暗红,舌紫黯,有瘀点,脉细涩或结代均为瘀血闭阻之象。

(四)肾精亏耗

证候:遇事善忘,精神恍惚,形体疲惫,腰酸腿软,头晕耳鸣,遗精早泄,五心烦热,舌红,脉细数。

分析:年老精衰,或大病,纵欲致肾精暗耗,髓海空虚,则遇事善忘,精神恍惚;精衰则血少,上不达头,则头晕耳鸣;下不荣体,则形体疲惫;肾虚则腰酸腿软;精亏则遗精早泄;五心烦热,舌红,脉细数均为肾之阴精不足之象。

四、治疗

本病以本虚标实,虚多实少,虚实夹杂者多见。治疗当以补虚泻实,以补益为主。

(一)中药治疗

1.心脾不足

治法:补益心脾。

处方:归脾汤加减。

本方具有补益心脾作用,用于心脾不足引起的健忘。方中人参、炙黄芪、白术、生甘草补脾益气;当归身、龙眼肉养血和营;茯神、远志、酸枣仁养心安神;木香调气,使补而不滞。

2.痰浊上扰

治法:降逆化痰,开窍解郁。

处方:温胆汤加减。

方中半夏、苍术、竹茹、枳实化痰泄浊;白术、茯苓、甘草健脾益气;加菖蒲、郁金开窍解郁。

3.瘀血痹阻

治法:活血化瘀。

处方:血府逐瘀汤加减。

方中桃仁、红花、当归、生地黄、赤芍、牛膝、川芎化瘀养血活血;柴胡、枳壳、桔梗行气以助血行;甘草益气扶正。

4.肾精亏耗

治法:补肾益精。

处方:河车大造丸加减。

方中紫河车大补精血;熟地黄、杜仲、龟甲、牛膝益精补髓;天门冬、麦冬滋补阴液;人参益气生津;黄柏清相火。加菖蒲开窍醒脑;酸枣仁、五味子养心安神。

(二)针灸治疗

1.基本处方

四神聪透百会、神门、三阴交。

四神聪透百会,穴在巅顶,百会属督脉,督脉入络脑,针用透刺法,补脑益髓,养神开窍;神门为心之原穴,三阴交为足三阴经交会穴,二穴相配,补心安神,以助记忆。

2.加减运用

(1)心脾不足证:加心俞、脾俞、足三里以补脾益心。诸穴针用补法。

(2)痰浊上扰证:加丰隆、阴陵泉以蠲饮化痰,针用平补平泻法。余穴针用补法。

(3)瘀血闭阻证:加合谷、血海以活血化瘀,针用平补平泻法。余穴针用补法。

(4)肾精亏耗证:加心俞、肾俞、太溪、悬钟以填精益髓。诸穴针用补法。

(三)其他针灸疗法

1.耳针疗法

取心、脾、肾、神门、交感、皮质下,每次取 2～3 穴,中等刺激,留针 20～30 分钟,隔天 1 次,10 次为 1 个疗程,或用王不留行籽贴压,每隔 3～4 天更换 1 次,每天按压数次。

2.头针疗法

取顶颞后斜线、顶中线、颞后线、额旁 1 线、额旁 2 线、额旁 3 线、枕上旁线,平刺进针后,快速捻转,120～200 次/分,留针 15～30 分钟,间歇运针 2～3 次,每天 1 次,10～15 次为 1 个疗程。

3.皮肤针疗法

取胸部夹脊穴,用梅花针由上至下叩刺,轻中等度刺激,每天或隔天 1 次,10 次为 1 个疗程。

五、转归预后

针刺和中药治疗本病有较好的疗效,如配合心理治疗则效果更佳。对老年人之健忘,疗效一般。本节所述健忘,是指后天失养,脑力渐至衰弱者,先天不足,生性愚钝的健忘不属于此范围。

(宋 爱)

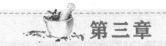

第三章

心内科病症的中医辨证治疗

第一节 心 悸

心悸是指阴阳失调,气血失和,心神失养,出现心中悸动不安,甚则不能自主的一类病证。一般多呈阵发性,每因情绪波动或劳累过度而发。心悸发作时常伴不寐、胸闷、气短,甚则眩晕、喘促、心痛、晕厥。心悸包括惊悸和怔忡。

《黄帝内经》虽无心悸病名,但《黄帝内经》中已有关于"悸"的记载。《素问·气交变大论》对心悸的临床表现及脉象的变化亦有了生动的描述,如"心憺憺大动""其动应衣""心怵惕""心下鼓""惕惕然而惊,心欲动""惕惕如人将捕之"。《素问·三部九候论》曰:"参伍不调者病……其脉乍疏乍数、乍迟乍疾者,日乘四季死"。最早认识到心悸严重脉律失常与疾病预后的关系。在病因病机方面认识到宗气外泄,突受惊恐,复感外邪,心脉不通,饮邪上犯,皆可引起心悸。如《素问·平人气象论》曰:"乳之下,其动应衣,宗气泄也"。《素问·举痛论》曰:"惊则心无所倚,神无所归,虑无所定,故气乱矣"。《素问·痹论》曰:"脉痹不已,复感于邪,内舍于心……心痹者,脉不通,烦则心下鼓。"《素问·评热病论》曰:"诸水病者,故不得卧,卧则惊,惊则咳甚也"。汉代张仲景在《伤寒杂病论》首载心悸病名,并详述了"心悸""惊悸""心动悸""心中悸""喘悸""眩悸"的辨证论治纲领,如《伤寒论·辨太阳病脉证并治》曰:"脉浮数者,法当汗出而愈。若下之,身重,心悸者,不可发汗,当自汗出乃解……伤寒二三日,心中悸而烦者,小建中汤主之""伤寒,脉结代,心动悸,炙甘草汤主之。"《金匮要略·血痹虚劳病脉证并治》中提到"卒喘悸,脉浮者,里虚也";《金匮要略·痰饮咳嗽病脉证并治》提到"凡食少饮多,水停心下,甚者则悸……眩悸者,小半夏加茯苓汤主之"。《金匮要略·惊悸吐衄下血胸满瘀血病脉证并治》中有"寸口脉动而弱,动即为惊,弱则为悸",认为心悸的病因病机为惊扰、水饮、虚损、汗后受邪等,记载了心悸时结、代、促脉及其区别,所创之炙甘草汤、麻黄附子细辛汤、苓桂甘枣汤、桂甘龙牡汤、小半夏加茯苓汤等仍是目前临床辨证治疗心悸的常用方剂。

汉代以后,诸医家从心悸、惊悸、怔忡等不同方面都有所发挥,并不断补充完善了心悸的病因病机、治法方药。如宋代严用和《济生方·惊悸怔忡健忘门》首先提出怔忡病名,并对惊悸、怔忡的病因病机、病情演变、治法方药做了较详细的论述。认为惊悸乃"心虚胆怯之所致",治宜"宁其心以壮其胆气",选用温胆汤、远志丸作为治疗方剂;怔忡因心血不足所致,亦有因感受外邪及饮邪停聚而致者,惊悸不已可发展为怔忡,治疗"当随其证,施以治法"。朱丹溪认为"悸者怔忡之谓",强调了虚与痰的致病因素,如《丹溪心法·惊悸怔忡》中认为"怔忡者血虚,怔忡无时,血少者多。有思虑便动,属虚。时作时止者,痰因火动"。明代《医学正传·惊悸怔忡健忘证》认为惊悸怔忡尚与肝胆有关,并对惊悸与怔忡加以鉴别,提出"怔忡者,心中惕惕然,动摇而不得安静,无时而作者是也;惊悸者,蓦然而跳跃惊动,而有欲厥之状,有时而作者是也"。明代《景岳全书·怔忡惊恐》中认为怔忡由阴虚劳损所致,指出"盖阴虚于下,则宗气无根而气不归源,所以在上则浮撼于胸臆,在下则振动于脐旁",生动地描述了心悸重证上及喉、下及腹的临床表现。其在治疗与护理上主张"速宜节欲节劳,切戒酒色。凡治此者,速宜养气养精,滋培根本",提出左归饮、右归饮、养心汤、宁志丸等至今临床广为应用的有效方剂。清代王清任、唐容川力倡瘀血致悸理论,开启了活血化瘀治疗心悸的先河。

西医学中的心律失常、心功能不全、神经症等,凡以心悸为主要表现者,均可参照本节辨证论治。

一、病因病机

本病的发生既有体质虚弱、饮食不节或情志所伤,亦有因感受外邪或药物中毒所致。其虚证者,多因气血阴阳亏虚,引起阴阳失调,气血失和,心神失养;实证者常见痰浊、瘀血、水饮、邪毒,而致心脉不畅,心神不宁。

(一)感受外邪

正气内虚,感受温热邪毒,首先犯肺系之咽喉,邪毒侵心,耗气伤阴,气血失和,心神失养,发为心悸;或感受风寒湿邪,痹阻血脉,日久内舍于心,心脉不畅,发为心悸。正如叶天士所说:"温邪上受,首先犯肺,逆传心包"。《素问·痹论》所云:"脉痹不已,复感于邪,内舍于心"。

(二)情志所伤

思虑过度,劳伤心脾,心血暗耗,化源不足,心失所养,发为心悸;恚怒伤肝,肝气郁结,久之气滞血瘀,心脉不畅,发为心悸,或气郁化火,炼液成痰,痰火上扰,心神不宁,发为心悸;素体心虚胆怯,暴受惊恐,致心失神、肾失志,心气逆乱,发为惊悸,日久则稍惊即悸,或无惊亦悸。正如《素问·举痛论》所云:"惊则心无所倚,神无所归,虑无所定,故气乱矣。"

(三)饮食不节

嗜食肥甘厚味,煎炸炙煿之品,或嗜酒过度,皆可蕴热化火生痰,痰火扰心,心神不宁,发为心悸;或饮食不节,损伤脾胃,脾运呆滞,痰浊内生,心脉不畅,而发心悸。正如唐容川所云:"心中有痰者,痰入心中,阻其心气,是以跳动不安。"

(四)体质虚弱

先天心体禀赋不足,阴阳失调,气血失和,心脉不畅,发为心悸;或素体脾胃虚弱,化源不足,或年老体衰,久病失养,劳欲过度,致气血阴阳亏虚,阴阳失调,气血失和,心失所养,而发为心悸。

(五)药物中毒

用药不当,或药物毒性较剧,损及于心,而致心悸。

综上所述,心悸病因不外外感与内伤,其病机则不外气血阴阳亏虚,心失濡养;或邪毒、痰饮、瘀血阻滞心脉,心脉不畅,心神不宁。其病机关键为阴阳失调,气血失和,心神失养。其病位在心,但与肺、脾、肝、肾密切相关。

本证以虚证居多,或因虚致实,虚实夹杂。虚者以气血亏虚,气阴两虚,心阳不振,心阳虚脱,心神不宁为常见;实者则以邪毒侵心,痰火扰心,心血瘀阻,水饮凌心为常见。虚实可相互转化,如脾失健运,则痰浊内生;脾肾阳虚,则水饮内停;气虚则血瘀;阴虚常兼火旺,或夹痰热;实者日久,可致正气亏耗;久病则阴损及阳,阳损及阴,形成阴阳两虚等复杂证候。

二、诊断

(1)自觉心慌不安,神情紧张,不能自主,心搏或快速,或缓慢,或心跳过重,或忽跳忽止,呈阵发性或持续性。

(2)伴有胸闷不适,易激动,心烦,少寐,乏力,头晕等,中老年发作频繁者,可伴有心胸疼痛,甚则喘促、肢冷汗出,或见晕厥。

(3)脉象对心悸的诊断有重要意义。心悸者常见疾、促、结、代、迟、涩、雀啄等脉象;听诊示心搏或快速,或缓慢,或忽跳忽止,或伴有心音强弱不匀等。

(4)发作常由情志刺激、惊恐、紧张、劳倦过度、饮酒、饱食等因素而诱发。

三、相关检查

血液分析、测血压、胸部 X 线、心电图、动态心电图、心脏彩超检查等,有助于病因及心律失常的诊断。

四、鉴别诊断

(一)心痛

除见心慌不安,脉结代外,必以心痛为主症,多呈心前区或胸骨后压榨样痛、闷痛,常因劳累、感寒、饱餐或情绪波动而诱发,多呈短暂发作。但甚者心痛剧烈不止,唇甲发绀,或手足青至节,呼吸急促,大汗淋漓,甚至晕厥,病情危笃。心痛常可与心悸合并出现。

(二)奔豚

奔豚发作之时,亦觉心胸躁动不安。《难经·五十六难》曰:"发于小腹,上至心下,若豚状,或上或下无时。"称为肾积。《金匮要略·奔豚气病脉证治》曰:"奔豚病从少腹起,上冲咽喉,发作欲死,复还止,皆从惊恐得之"。故本病与心悸的鉴别要点为心悸为心中剧烈跳动,发自于心;奔豚乃上下冲逆,发自少腹。

(三)卑惵

《证治要诀·怔忡》描述卑惵症状为"痞塞不欲食,心中常有所歉,爱处暗室,或倚门后,见人则惊避,似失志状。"卑惵病因为"心血不足",虽有心慌,一般无促、结、代、疾、迟等脉象出现,是以神志异常为主的疾病,与心悸不难鉴别。

五、辨证论治

(一)辨证要点

1.辨虚实

心悸证候特点多为虚实相兼,故当首辨虚实。虚当审脏腑气、血、阴、阳何者偏虚,实当辨痰、饮、瘀、毒何邪为主。其次,当分清虚实之程度。正虚程度与脏腑虚损情况有关,即一脏虚损者轻,多脏虚损者重。在邪实方面,一般来说,单见一种夹杂者轻,多种合并夹杂者重。

2.辨脉象

脉搏的节律异常为本病的特征性征象,故尚需辨脉象。如脉率快速型心悸,可有一息六至之数脉,一息七至之疾脉,一息八至之极脉,一息九至之脱脉,一息十至以上之浮合脉。脉率过缓型心悸,可见一息四至之缓脉,一息三至之迟脉,一息二至之损脉,一息一至之败脉,两息一至之夺精脉。脉律不整型心悸,脉象可见有数时一止,止无定数之促脉;缓时一止,止无定数之结脉;脉来更代,几至一止,止有定数之代脉,或见脉象乍疏乍数,忽强忽弱之雀啄脉。临床应结合病史、症状,推断脉症从舍。一般认为,阳盛则促,数为阳热。若脉虽数、促而沉细、微细,伴有面浮肢肿,动则气短,形寒肢冷,舌质淡者,为虚寒之象。阴盛则结,迟而无力为虚寒,脉象迟、结、代者,一般多属阴类脉。其中,结脉表示气血凝滞,代脉常表示元气虚衰、脏气衰微。凡久病体虚而脉象弦滑搏指者为逆,病情重笃而脉象散乱模糊者为病危之象。

3.辨病与辨证相结合

对心悸的临床辨证应结合引起心悸原发疾病的诊断,以提高辨证准确性,如功能性心律失常所引起的心悸,常表现为心率快速型心悸,多属心虚胆怯,心神不宁,于活动后反而减轻为特点;冠心病心悸,多为阴虚气滞,气虚气滞,或气阴两虚,肝气郁结,久之痰瘀交阻而致;病毒性心肌炎引起的心悸,初起多为风温先犯肺卫,继之热毒逆犯于心,随后呈气阴两虚、瘀阻络脉证;风湿性心肌炎引起的心悸,多由风湿热邪杂至,合而为痹,痹阻心脉所致;病态窦房结综合征多由心阳不振,心搏无力所致;慢性肺源性心脏病所引起的心悸,则虚实兼夹为患,多心肾阳虚为本,水饮内停为标。

4.辨惊悸怔忡

大凡惊悸发病,多与情志因素有关,可由骤遇惊恐,忧思恼怒,悲哀过极或过度紧张而诱发,多为阵发性,实证居多,但也存在内虚因素。病来虽速,病情较轻,可自行缓解,不发时如常人。怔忡多由久病体虚、心脏受损所致,无精神因素亦可发生,常持续心悸,心中惕惕,不能自控,活动后加重。病来虽渐,病情较重,每属虚证,或虚中夹实,不发时亦可见脏腑虚损症状。惊悸日久不愈,亦可形成怔忡。

(二)治疗原则

心悸由脏腑气血阴阳亏虚、心神失养所致者,治当补益气血,调理阴阳,以求气血调畅,阴平阳秘,配合应用养心安神之品,促进脏腑功能的恢复。心悸因于邪毒、痰浊、水饮、瘀血等实邪所致者,治当清热解毒、化痰蠲饮、活血化瘀,配合应用重镇安神之品,以求邪去正安,心神得宁。临床上心悸表现为虚实夹杂时,当根据虚实轻重之多少,灵活应用清热解毒、益气养血、滋阴温阳、化痰蠲饮、行气化瘀、养心安神、重镇安神之法。

(三)分证论治

1.心虚胆怯

主症:心悸不宁,善惊易恐,稍惊即发,劳则加重。

兼次症:胸闷气短,自汗,坐卧不安,恶闻声响,失眠多梦而易惊醒。

舌脉:舌质淡红,苔薄白;脉动数,或细弦。

分析:心为神舍,心气不足易致神浮不敛,心神动摇,失眠多梦;胆气怯弱则善惊易恐,恶闻声响;心胆俱虚则更易为惊恐所伤,稍惊即悸;心位胸中,心气不足,胸中宗气运转无力,故胸闷气短;气虚卫外不固则自汗;劳累耗气,心气益虚,故劳则加重。脉动数或细弦为气血逆乱之象。

治法:镇惊定志,养心安神。

方药:安神定志丸。加琥珀、磁石、朱砂。方中龙齿、琥珀、磁石镇惊宁神,朱砂、茯神、菖蒲、远志安神定惊,人参补益心气。兼见心阳不振,加附子、桂枝;兼心血不足,加熟地、阿胶;心悸气短,动则益甚,气虚明显时,加黄芪以增强益气之功;气虚自汗加麻黄根、浮小麦、瘪桃干、乌梅;气虚夹瘀者,加丹参、桃仁、红花;气虚夹湿,加泽泻,重用白术、茯苓;心气不敛,加五味子、酸枣仁、柏子仁,以收敛心气,养心安神;若心气郁结,心悸烦闷,精神抑郁,胸胁胀痛,加柴胡、郁金、合欢皮、绿萼梅、佛手。

2.心脾两虚

主症:心悸气短,失眠多梦,思虑劳心则甚。

兼次症:神疲乏力,眩晕健忘,面色无华,口唇色淡,纳少腹胀,大便溏薄,或胸胁胀痛,善太息。

舌脉:舌质淡,苔薄白;脉细弱,或弦细。

分析:心脾两虚主要指心血虚、脾气弱之气血两虚证。思虑劳心,暗耗心血,或脾气不足,生化乏源,皆可致心失血养,心神不宁,而见心悸、失眠多梦。思虑过度可劳伤心脾,故思虑劳心则甚。血虚则不能濡养脑髓,故眩晕健忘;不能上荣肌肤,故面色无华,口唇色淡。纳少腹胀,大便溏薄,神疲乏力,均为脾气虚之表现。气血虚弱,脉道失充,则脉细弱。肝气郁结则胸胁胀痛,善太息,脉弦。

治法:补血养心,益气安神。

方药:归脾汤。方中当归、龙眼肉补养心血;黄芪、人参、白术、炙甘草益气以生血;茯神、远志、酸枣仁宁心安神;木香行气,使补而不滞。气虚甚者重用人参、黄芪、白术、炙甘草,少佐肉桂,取少火生气之意;血虚甚者加熟地黄、白芍、阿胶。

若心动悸脉结代,气短,神疲乏力,心烦失眠,五心烦热,自汗盗汗,胸闷,面色无华,舌质淡红少津,苔少或无,脉细数,为气阴两虚,治以益气养阴,养心安神,用炙甘草汤加减。本方益气补血,滋阴复脉。若兼肝气郁结,胸胁胀痛,泛酸、善太息,可改用逍遥散合左金丸为煎剂,以补益气血,调达肝郁,佐金以平木。

3.阴虚火旺

主症:心悸少寐,眩晕耳鸣。

兼次症:形体消瘦,五心烦热,潮热盗汗,腰膝酸软,咽干口燥,小便短黄,大便干结,或急躁易怒,胁肋胀痛,善太息。

舌脉:舌红少津,苔少或无;脉细数或促。

分析:肾阴亏虚,水不济火,以致心火亢盛,扰动心神,故心悸少寐;肾主骨生髓,腰为肾之府,肾虚则髓海不足,骨骼失养,故腰膝酸软,眩晕耳鸣;阴虚火旺,虚火内蒸,故形体消瘦,五心烦热,潮热盗汗,口干咽燥,小便短黄,大便干结;舌红少津,少苔或无苔,脉细数或促,为阴虚火旺之征。若肝气郁结,肝火内炽则急躁易怒,胁肋胀痛,善太息。

治法:滋阴清火,养心安神。

方药:天王补心丹或朱砂安神丸。阴虚心火不亢盛者,用天王补心丹。方中生地黄、玄参、麦冬、天冬养阴清热;当归、丹参补血养心;人参补益心气;朱砂、茯苓、远志、枣仁、柏子仁养心安神;五味子收敛心气;桔梗引药上行,以通心气。合而用之有滋阴清热,养心安神之功。汗多加山茱萸。若阴虚心火亢盛者,用朱砂安神丸。方中朱砂重镇安神;当归、生地黄养血滋阴;黄连清心泻火。合而用之有滋阴清火,养心安神之功。因朱砂有毒,不可过剂。本证亦可选用黄连阿胶汤。

若肾阴亏虚,虚火妄动,梦遗腰酸者,此乃阴虚相火妄动,治当滋阴降火,方选知柏地黄丸加味,方中知母、黄柏清泻相火,六味地黄丸滋补肾阴,合而用之有滋阴降火之功。

若兼肝郁,急躁易怒,胁肋胀痛,善太息,治法为养阴疏肝,可在六味地黄丸基础上加枳壳、青皮,常可获效。

4.心阳不振

主症:心悸不安,动则尤甚,形寒肢冷。

兼次症:胸闷气短,面色㿠白,自汗,畏寒喜温,或伴心痛。

舌脉:舌质淡,苔白;脉虚弱,或沉细无力。

分析:久病体虚,损伤心阳,心失温养,则心悸不安;不能温煦肢体,故面色㿠白,肢冷畏寒。胸中阳气虚衰,宗气运转无力,故胸闷气短。阳气不足,卫外不固,故自汗出。阳虚则无力鼓动血液运行,心脉痹阻,故心痛时作。舌质淡,脉虚弱无力,为心阳不振之征。

治法:温补心阳。

方药:桂枝甘草龙骨牡蛎汤。方中桂枝、炙甘草温补心阳,生龙齿、生牡蛎安神定悸。心阳不足,形寒肢冷者,加黄芪、人参、附子;大汗出者,重用人参、黄芪、浮小麦、山茱萸、麻黄根;或用独参汤煎服;兼见水饮内停者,选加葶苈子、五加皮、大腹皮、车前子、泽泻、猪苓;夹有瘀血者,加丹参、赤芍、桃仁、红花等;兼见阴伤者,加麦冬、玉竹、五味子;若心阳不振,以心动过缓为著者,酌加炙麻黄、补骨脂、附子,重用桂枝。如大汗淋漓,面青唇紫,肢冷脉微,气喘不能平卧,为亡阳征象,当急予独参汤或参附汤,送服黑锡丹,或参附注射液静脉注射或静脉点滴,以回阳救逆。

5.水饮凌心

主症:心悸眩晕,肢面浮肿,下肢为甚,甚者咳喘,不能平卧。

兼次症:胸脘痞满,纳呆食少,渴不欲饮,恶心呕吐,形寒肢冷,小便不利。

舌脉:舌质淡胖,苔白滑;脉弦滑,或沉细而滑。

分析:阳虚不能化水,水饮内停,上凌于心,故见心悸;饮溢肢体,故见浮肿。饮阻于中,清阳不升,则见眩晕;阻碍中焦,胃失和降,则脘痞,纳呆食少,恶心呕吐。阳气虚衰,不能温化水湿,膀胱气化失司,故小便不利。舌质淡胖,苔白滑,脉弦滑或沉细而滑,为水饮内停之象。

治法:振奋心阳,化气利水。

方药:苓桂术甘汤。本方通阳利水,为"病痰饮者,当以温药和之"的代表方剂。方中茯苓淡渗利水,桂枝、炙甘草通阳化气,白术健脾祛湿。兼见纳呆食少,加谷芽、麦芽、神曲、山楂、鸡内金;恶心呕吐,加半夏、陈皮、生姜;尿少肢肿,加泽泻、猪苓、防己、葶苈子、大腹皮、车前子;兼见肺气不宣,水饮射肺者,表现胸闷、咳喘,加杏仁、前胡、桔梗以宣肺,加葶苈子、五加皮、防己以泻肺利水;兼见瘀血者,加当归、川芎、刘寄奴、泽兰叶、益母草;若肾阳虚衰,不能制水,水气凌心,症见心悸,咳喘,不能平卧,尿少浮肿,可用真武汤。

6.心血瘀阻

主症:心悸不安,胸闷不舒,心痛时作。

兼次症:面色晦暗,唇甲青紫。或兼神疲乏力,少气懒言;或兼形寒肢冷;或兼两胁胀痛,善太息。

舌脉:舌质紫暗,或舌边有瘀斑、瘀点;脉涩或结代。

分析:心血瘀阻,心脉不畅,故心悸不安,胸闷不舒,心痛时作;若因气虚致瘀者,则气虚失养,兼见神疲乏力,少气懒言;若因阳气不足致瘀者,则阳虚生外寒而见形寒肢冷;若因肝气郁结,气滞致瘀者,则因肝郁气滞而兼两胁胀痛,善太息;脉络瘀阻,故见面色晦暗,唇甲青紫;舌紫暗,舌边有瘀斑、瘀点,脉涩或结代,为瘀血内阻之征。

治法:活血化瘀,理气通络。

方药:桃仁红花煎。方中桃仁、红花、丹参、赤芍、川芎活血化瘀;延胡索、香附、青皮理气通络;生地黄、当归养血和血。合而用之有活血化瘀,理气通络之功。若因气滞而血瘀者,酌加柴胡、枳壳、郁金;若因气虚而血瘀者,去理气药,加黄芪、党参、白术;若因阳虚而血瘀者,酌加附子、桂枝、生姜;夹痰浊,症见胸闷不舒,苔浊腻者,酌加瓜蒌、半夏、胆南星;胸痛甚者,酌加乳香、没药、蒲黄、五灵脂、三七等。瘀血心悸亦可选丹参饮或血府逐瘀汤治疗。

7.痰浊阻滞

主症:心悸气短,胸闷胀满。

兼次症:食少腹胀,恶心呕吐,或伴烦躁失眠,口干口苦,纳呆,小便黄赤,大便秘结。

舌脉:苔白腻或黄腻;脉弦滑。

分析:痰浊阻滞心气,故心悸气短。气机不畅,故见胸闷胀满。痰阻气滞,胃失和降,故食少腹胀,恶心呕吐。痰郁化火,则见口干口苦,小便黄赤,大便秘结,苔黄腻等热象。痰火上扰,心神不宁,故烦躁失眠。痰多、苔腻、脉弦滑,为内有痰浊之象。

治法:理气化痰,宁心安神。

方药:导痰汤。方中半夏、陈皮、制南星、枳实理气化痰;茯苓健脾祛痰;远志、酸枣仁宁心安神。纳呆腹胀,兼脾虚者,加党参、白术、谷芽、麦芽、鸡内金;心悸伴烦躁口苦,苔黄,脉滑数,为痰火上扰,心神不宁,可加黄芩、苦参、黄连、竹茹,制南星易胆南星,或用黄连温胆汤;痰火伤津,大便秘结,加大黄、瓜蒌;痰火伤阴,口干盗汗,舌质红,少津,加麦冬、天冬、沙参、玉竹、石斛;烦躁不安,惊悸不宁,加生龙骨、生牡蛎、珍珠母、石决明以重镇安神。

8.邪毒侵心

主症:心悸气短,胸闷胸痛。

兼次症:发热,恶风,全身酸痛,神疲乏力,咽喉肿痛,咳嗽,口干渴。

舌脉:舌质红,苔薄黄;脉浮数,或细数,或结代。

分析:感受风热毒邪,侵犯肺卫,邪正相争,故发热恶风,全身酸痛,咽喉肿痛,咳嗽;表证未解,邪毒侵心,心体受损,耗气伤津,故心悸气短,胸闷胸痛,神疲乏力,口干口渴;舌红,苔薄黄,脉浮数,或细数,或结代,为风热毒邪袭表、侵心、气阴受损之征。

治法:辛凉解表,清热解毒。

方药:银翘散加减。方中金银花、连翘辛凉解表,清热解毒;薄荷、荆芥、豆豉疏风解表,透热外出;桔梗、牛蒡子、甘草宣肺止咳,利咽消肿;淡竹叶、芦根甘凉清热,生津止渴。合而用之有辛凉解表,清热解毒之功。若热毒甚,症见高热,咽喉肿痛,加板蓝根、大青叶、野菊花、紫花地丁等清热解毒之品;胸闷胸痛者,加牡丹皮、赤芍、丹参等活血化瘀之品;口干口渴甚者,加生地黄、玄参;若热盛耗气伤阴,症见神疲,气短,脉细数,或结代者,合生脉散益气养阴,敛心气。

若感受湿热之邪,湿热侵心,症见心悸气短,胸闷胸痛,腹泻,腹痛,恶心呕吐,腹胀纳呆,舌质红,苔黄腻者,治当清热祛湿,芳香化浊,方选甘露消毒丹或葛根芩连汤加减。

若热病后期,邪毒已去,气阴两虚者,治当益气养阴,方选生脉散加味。

六、转归预后

心悸的转归预后与病因、诱因、发展趋势及发作时对血流动力学的影响密切相关。心悸因受惊而起,其病程短,病势浅,全身情况尚好,一般在病因消除或经过适当治疗或休息之后便能逐渐痊愈;但亦有惊悸日久不愈,逐渐变成怔忡。若因脏腑受损,功能失调,气血阴阳亏虚所致心悸,则病程较长,病势较重,经积极合理治疗亦多能痊愈。如出现下列情况则预后较差:心悸而汗出不止,四肢厥冷,喘促不得卧,下肢浮肿,面青唇紫,脉微欲绝者,属心悸喘脱证,预后严重;心悸而出现各种怪脉(严重心律失常之脉象)者;心悸突然出现昏厥抽搐者;心悸兼有真心痛者。以上情况皆是病情严重之证候,均应及时治疗和监护,密切观察病情变化。

（时　敏）

第二节　胸　痹

胸痹是指以胸部闷痛,甚则胸痛彻背,短气喘息不得卧为主要临床表现的一种病证。

胸痹临床表现或轻或重,轻者仅偶感胸闷如窒或隐痛,呼吸欠畅,病发短暂轻微;重者则有胸痛,呈压榨样绞痛,严重者心痛彻背,背痛彻心,疼痛剧烈。常伴有心悸、气短、呼吸不畅,甚至喘促、悸恐不安等。多由劳累、饱餐、寒冷及情绪激动而诱发,亦可无明显诱因或安静时发病。

胸痹的临床表现最早见于《黄帝内经》。《灵枢·五邪篇》指出:"邪在心,则病心痛"。《素问·藏气法时论》亦说:"心病者,胸中痛,胁支满,胁下痛,膺背肩胛间痛,两臂内痛"。《素问·缪刺论》又有"卒心痛""厥心痛"之称。《素问·厥论篇》还说:"真心痛,手足青至节,心痛甚,旦发夕死,夕发旦死"。把心痛严重,并迅速造成死亡者,称为"真心痛",亦即胸痹的重证。汉代张仲景在《金匮要略·胸痹心痛短气病脉证治》篇说:"胸痹之病,喘息咳唾,胸背痛,短气,寸口脉沉而迟,关上小紧数,瓜蒌薤白白酒汤主之。""胸痹不得卧,心痛彻背者,瓜蒌薤白半夏汤主之。"正式提出了"胸痹"的名称,并进行专门的论述,把病因病机归纳为"阳微阴弦",即上焦阳气不足,下焦阴寒气盛,认为乃本虚标实之证。宋金元时期,有关胸痹的论述更多。如《圣济总录·胸痹门》有"胸痹者,胸痹痛之类也……胸脊两乳间刺痛,甚则引背胛,或彻背脊"的症状记载。《太平圣惠方》将心痛、胸痹并列,在"治卒心痛诸方""治久心痛诸方""治胸痹诸方"等篇中,收集治疗本病的方剂较多,组方当中,芳香、辛散、温通之品,常与益气、养血、滋阴、温阳之品相互为用,标本兼顾,丰富了胸痹的治疗内容。到了明清时期,对胸痹的认识有了进一步提高。如《症因脉治·胸痛论》:"歧骨之上作痛,乃为胸痛"。"内伤胸痛之因,七情六欲,动其心火,刑及肺金;或怫郁气逆,伤其肺道,则痰凝气结;或过饮辛热,伤其上焦,则血积于内,而闷闷胸痛矣。"又如《玉机微义·心痛》中揭示胸痹不仅有实证,亦有虚证,尤其是对心痛与胃脘痛进行了明确的鉴别。

在治疗方面,《黄帝内经》提出了针刺治疗的穴位和方法,《灵枢·五味》篇还有"心病宜食薤"的记载;《金匮要略》强调以宣痹通阳为主;《世医得效方·心痛门》提出了用苏合香丸芳香温通的方法"治卒暴心痛"。后世医家总结前人的经验,又提出了活血化瘀的治疗方法,如《证治准绳·诸痛门》提出用大剂桃仁、红花、降香、失笑散等治疗死血心痛;《时方歌括》用丹参饮治心腹诸痛;《医林改错》用血府逐瘀汤治疗胸痹心痛等。这些方法为治疗胸痹提供了广阔的途径。

现代医学的冠状动脉粥样硬化性心脏病(心绞痛、心肌梗死)、心包炎、二尖瓣脱垂综合征、病毒性心肌炎、心肌病、慢性阻塞性肺气肿等疾病,出现胸痹的临床表现时,可参考本节进行辨证论治。

一、病因病机

胸痹发生多与寒邪内侵、情志失节、饮食失调、劳倦内伤、年迈体虚等因素有关。其病机分虚实两端,实为气滞、寒凝、血瘀、痰浊,痹阻胸阳,阻滞心脉;虚为气虚、阴伤、阳衰,脾、肝、肾亏虚,心脉失养。

(一)寒邪内侵

素体阳虚,胸阳不振,阴寒之邪乘虚而入,寒主收引,寒凝气滞,抑遏阳气,胸阳不展,血行瘀滞不畅,而发本病。如《诸病源候论》曰:"寒气客于五脏六腑,因虚而发,上冲胸间,则胸痹。"《类证治裁·胸痹》曰:"胸痹,胸中阳微不运,久则阴乘阳位,而为痹结也。"阐述了本病由阳虚感寒而发作。

(二)情志失节

郁怒伤肝,肝失疏泄,肝郁气滞,甚则气郁化火,灼津成痰;忧思伤脾,脾失健运,津液不布,遂聚成痰。气滞、痰郁交阻,既可使血行失畅,脉络不利,而致气血瘀滞,又可导致胸中气机不畅,胸阳不运,心脉痹阻,心失所养,不通则痛,而发胸痹。《杂病源流犀烛·心病源流》曰:"总之七情之由作心痛,七情失调可致气血耗逆,心脉失畅,痹阻不通而发心痛。"

(三)饮食失调

饮食不节,嗜酒或过食肥甘生冷,以致脾胃损伤,运化失健,聚湿成痰,上犯心胸,痰阻脉络,胸阳失展,气机不畅,心脉闭阻,而成胸痹。

(四)劳倦内伤

思虑过度,心血暗耗,或肾阴亏虚,不能滋养五脏之阴,水不涵木,不能上济于心,心肝火旺,使心阴内耗,阴液不足,心火燔炽,下汲肾水,脉道失润;或劳倦伤脾,脾虚转输失职,气血生化乏源,无以濡养心脉,拘急而痛;或积劳伤阳,心肾阳微,阴寒痰饮乘于阳位,鼓动无力,胸阳失展,血行涩滞,而发胸痹。

(五)年迈体虚

久病体虚,暴病伤正;或中老年人,肾气不足,精血渐衰,以致心气不足,心阳不振,肾阳虚衰,不能鼓舞五脏之阳,血脉失于温煦,痹阻不畅,心胸失养而酿成本病。

胸痹的病位在心,然其发病多与肝、脾、肾三脏功能失调有关,如肾虚、肝郁、脾失健运等。

胸痹的主要病机为心脉痹阻,病理变化主要表现为本虚标实,虚实夹杂。本虚有气虚、血虚、阳虚、阴虚,又可阴损及阳,阳损及阴,而表现出气阴两虚,气血双亏,阴阳两虚,甚至阳微阴竭,心阳外越;标实为气滞、血瘀、寒凝、痰阻,且又可相兼为病,如气滞血瘀,寒凝气滞,痰瘀交阻等。本病多在中年以后发生,发作期以标实表现为主,并以血瘀为突出特点,缓解期主要见心、脾、肾气血阴阳之亏虚,其中又以心气虚最为常见。

二、诊断要点

(一)症状

(1)以胸部闷痛为主症,多见膻中或心前区憋闷疼痛,甚则痛彻左肩背、咽喉、胃脘部、左上臂内侧等部位;呈反复发作性或持续不解,常伴有心悸、气短、自汗,甚则喘息不得卧。

(2)胸闷胸痛一般持续几秒到几十分钟,休息或服药后大多可迅速缓解;严重者可见突然发病,心跳加快,疼痛剧烈,持续不解,汗出肢冷,面色苍白,唇甲青紫,或心律失常等证候,并可发生猝死。

（3）多见于中年以上，常因情志抑郁恼怒，操劳过度，多饮暴食，气候变化等而诱发。亦有无明显诱因或安静时发病者。

（二）检查

心电图检查可见 ST 段改变等阳性改变，必要时可做动态心电图、心功能测定、运动试验心电图等。血常规、红细胞沉降率、血清酶学检查，有助于进一步明确诊断。

三、鉴别诊断

（一）胃脘痛

心在脘上，脘在心下，故有胃脘当心而痛之称，以其部位相近。尤胸痹之不典型者，其疼痛可在胃脘部，极易混淆。但胸痹以闷痛为主，为时极短，虽与饮食有关，休息、服药常可缓解；胃痛发病部位在上腹部，局部可有压痛，以胀痛为主，持续时间较长，常伴有食少纳呆、恶心呕吐、泛酸嘈杂等消化系统症状。B超、胃肠造影、胃镜、淀粉酶检查有助于鉴别。

（二）悬饮

悬饮、胸痹均有胸痛。但胸痹为当胸闷痛，可向左肩或左臂内侧等部位放射，常因受寒饱餐、情绪激动、劳累而突然发作，持续时间短暂；悬饮为胸胁胀痛，持续不解，多伴有咳唾，肋间饱满，转侧不能平卧，呼吸时疼痛加重，或有咳嗽、咳痰等肺系证候。

（三）胁痛

疼痛部位在两胁部，以右胁部为主，肋缘下或有压痛点。疼痛特点或刺痛不移，或胀痛不休，或隐隐作痛，很少短暂即逝，可合并厌油腻、发热、黄疸等症。肝胆B超、胃镜、肝功能、淀粉酶检查有助鉴别。

（四）真心痛

真心痛是胸痹的进一步发展。症见心痛剧烈，甚则持续不解，伴有肢冷汗出，面色苍白，喘促唇紫，手足青至节，脉微欲绝或结代等危重急症。

四、辨证

胸痹首先辨别虚实，分清标本。发作期以标实为主，缓解期以本虚为主。

标实应区别气滞、血瘀、寒凝、痰浊的不同。闷重而痛轻，兼见胸胁胀满，憋气，善太息，苔薄白，脉弦者，多属气滞；胸部窒闷而痛，伴唾吐痰涎，苔腻，脉弦滑或弦数者，多属痰浊；胸痛如绞，遇寒则发，或得冷加剧，伴畏寒肢冷，舌淡苔白，脉细，为寒凝心脉；刺痛固定不移，痛有定处，夜间多发，舌紫黯或有瘀斑，脉结代或涩，由心脉瘀滞所致。

本虚又应区别阴阳气血亏虚的不同。心胸隐痛而闷，因劳累而发，伴心慌、气短、乏力，舌淡胖嫩，边有齿痕，脉沉细或结代者，多属心气不足；若绞痛兼见胸闷气短，四肢厥冷，神倦自汗，脉沉细，则为心阳不振；隐痛时作时止，缠绵不休，动则多发，伴口干，舌淡红而少苔，脉细而数，则属气阴两虚表现。

胸痹的疼痛程度与发作频率及持续时间与病情轻重程度密切相关。疼痛持续时间短暂，瞬息即逝者多轻；持续时间长，反复发作者多重；若持续数小时甚至数天不休者常为重症或危候。

一般疼痛发作次数多少与病情轻重程度呈正比。若疼痛遇劳发作，休息或服药后能缓解者为顺症；服药后难以缓解者常为危候。

(一)寒凝心脉

证候:猝然心痛如绞,心痛彻背,背痛彻心,心悸气短,喘不得卧,形寒肢冷,面色苍白,冷汗自出,多因气候骤冷或骤感风寒而发病或加重,苔薄白,脉沉紧或沉细。

分析:寒邪侵袭,阳气不运,气机阻痹,故见猝然心痛如绞,或心痛彻背,背痛彻心,感寒则痛甚;阳气不足,故形寒肢冷,面色苍白;胸阳不振,气机受阻,故见喘不得卧,心悸气短;苔薄白,脉沉紧或沉细,均为阴寒凝滞,阳气不运之候。

(二)气滞心胸

证候:心胸满闷,隐痛阵发,痛无定处,时欲太息,情绪波动时容易诱发或加重,或兼有脘痞胀满,得嗳气或矢气则舒,苔薄或薄腻,脉细弦。

分析:郁怒伤肝,肝失疏泄,气滞上焦,胸阳失展,心脉不和,故心胸满闷,隐痛阵发,痛无定处;情志不遂则气机郁结加重,故心痛加重,而太息则气机稍畅,心痛稍减;肝郁气结,木失条达,横逆犯脾,脾失健运则脘痞胀满;苔薄或薄腻,脉细弦为肝气郁结之象。

(三)心血瘀阻

证候:心胸剧痛,如刺如绞,痛有定处,甚则心痛彻背,背痛彻心,或痛引肩背,伴有胸闷心悸,日久不愈,可因暴怒、劳累而加重,面色晦暗,舌质暗红或紫黯,或有瘀斑,苔薄脉弦涩或促、结、代。

分析:气机阻滞,瘀血内停,络脉不通,不通则痛,故见心胸剧痛,如刺如绞,痛有定处,甚则心痛彻背,背痛彻心,或痛引肩背,伴有胸闷,日久不愈;瘀血阻塞,心失所养,故心悸不宁,面色晦暗;暴怒伤肝,气机逆乱,气滞血瘀更重,故可因暴怒而加重;舌质暗红或紫黯,或有瘀斑,苔薄,脉弦涩或促、结、代均为瘀血内阻之候。

(四)痰浊闭阻

证候:胸闷重而心痛,痰多气短,倦怠肢重,遇阴雨天易发作或加重,伴有纳呆便溏,口黏恶心,咯吐痰涎,舌体胖大且边有齿痕,苔白腻或白滑,脉滑。

分析:痰浊内阻,胸阳失展,气机痹阻,故胸闷重而疼痛,痰多气短;阴雨天湿气更甚,故遇之易发作或加重;痰浊困脾,脾气不运,故倦怠肢重,纳呆便溏,口黏恶心;咯吐痰涎,舌体胖大,有齿痕,苔白腻或滑,脉滑,均为痰浊闭阻之象。

(五)心肾阴虚

证候:心痛憋闷,灼痛心悸,五心烦热,潮热盗汗,或头晕耳鸣,腰膝酸软,口干便秘,舌红少津,苔薄或剥,脉细数或促代。

分析:心肾不交,虚热内灼,气机不利,血脉不畅,故心痛时作,灼痛或憋闷;久病或热病伤阴,暗耗心血,血虚不足以养心,则心悸;阴虚生内热,则五心烦热,潮热盗汗;肾阴虚,则见头晕耳鸣,腰膝酸软;口干便秘,舌红少苔,脉细数或促代,均为阴虚有热之象。

(六)心肾阳虚

证候:心悸而痛,胸闷气短,自汗,动则更甚,神倦怯寒,面色㿠白,四肢不温或肿胀,舌质淡胖,苔白或腻,脉沉细迟。

分析:阳气虚衰,胸阳不振,气机痹阻,血行瘀滞,血脉失于温煦,故见胸闷心痛,心悸气短,自汗,动则耗气更甚;阳虚不足以温运四肢百骸,则神倦怯寒,面色㿠白,四肢不温;肾阳虚,不能制水,故四肢肿胀;舌质淡胖,苔白或腻,脉沉细迟均为阳气虚衰之候。

(七)气阴两虚

证候:心胸隐痛,时作时休,胸闷气促,心悸自汗,动则喘息益甚,倦怠懒言,面色少华,舌质淡红,苔薄白,脉虚细缓或结代。

分析:思虑伤神,劳心过度,损伤心气,阴血亏耗,血瘀心脉,故见胸闷隐痛,时作时休,心悸气促,倦怠懒言等;心气虚,则自汗;气血不荣于上,则面色少华;淡红舌,脉虚细缓,均为气阴两虚之征。

五、治疗

本病的治疗原则应先治其标,后治其本,先从祛邪入手,然后再予扶正,必要时可根据虚实标本的主次,兼顾同治。标实当泻,针对气滞、血瘀、寒凝、痰浊而疏理气机,活血化瘀,辛温通阳,泄浊豁痰,尤重活血通脉治法;本虚宜补,权衡心脏阴阳气血之不足,有无兼见肺、肝、脾、肾等脏之亏虚,补气温阳,滋阴益肾。

(一)中药治疗

1.寒凝心脉

治法:辛温散寒,宣通心阳。

方药:枳实薤白桂枝汤合当归四逆汤加减。两方皆能辛温散寒,助阳通脉。前方重在通阳理气,用于胸痹阴寒证,心中痞满,胸闷气短者;后方则以温经散寒为主,用于血虚寒厥证,见胸痛如绞,手足不温,冷汗自出,脉沉细者。方中桂枝、细辛温散寒邪,通阳止痛;薤白、瓜蒌化痰通阳,行气止痛;当归、芍药养血活血;芍药与甘草相配,缓急止痛;枳实、厚朴、理气通脉;大枣养脾和营。共成辛温散寒,通阳止痛之功。

若阴寒极盛之胸痹重症,胸痛剧烈,心痛彻背,背痛彻心,痛无休止,当用温通散寒之法,予乌头赤石脂丸加荜茇、高良姜、细辛等治疗。方中以乌头雄烈刚燥,散寒通络止痛;附子、干姜温阳逐寒;蜀椒温经下气开郁;为防药物过于辛散,配赤石脂入心经,而固摄收涩阳气。若痛剧而四肢不温,冷汗自出,可含化苏合香丸或麝香保心丸,以芳香化浊,温通开窍,每获即速止痛效果。

另外,可选用苏冰滴丸,每次 2～4 粒,每天 3 次。

2.气滞心胸

治法:疏调气机,活血通络。

方药:柴胡疏肝散加减。本方疏肝理气,适用于肝气郁结、气滞上焦、胸阳失展、血脉失和之胸胁疼痛。方用四逆散去枳实,加香附、枳壳、川芎、陈皮行气疏肝,和血止痛。其中柴胡与枳壳相配可升降气机;白芍与甘草同用可缓急止痛;香附、陈皮以增强理气解郁之功;川芎为血中之气药,既可活血又能调畅气机。全方共奏疏调气机、和血通脉之功效。根据需要,还可选用木香、沉香、降香、檀香、延胡索、砂仁、厚朴等芳香理气及破气之品,但不可久用,以免耗散正气。

若气郁日久化热,出现心烦易怒,口干便秘,舌红苔黄,脉弦数等证者,用丹栀逍遥散疏肝清热;便秘严重者,用当归龙荟丸以泻郁火;如胸闷、心痛明显,为气滞血瘀之象,可合用失笑散,以增强活血行瘀,散结止痛之作用。

另外,可选用冠心苏合丸,每次 3 g,每天 2 次。

3.心血瘀阻

治法:活血化瘀,通脉止痛。

方药:血府逐瘀汤加减。本方祛瘀通脉,行气止痛,用于胸中瘀阻,血行不畅,心胸疼痛,痛有定处,胸闷、心悸之胸痹。方中当归、川芎、桃仁、红花、赤芍活血化瘀,疏通血脉;柴胡、桔梗与枳壳、牛膝配伍,升降结合,调畅气机,开胸通阳,行气活血;生地黄养阴而调血燥。诸药共成祛瘀通脉、行气止痛之剂。

若瘀血痹阻重症,胸痛剧烈,可加乳香、没药、丹参、郁金、降香等加强活血理气之力;若血瘀、气滞并重,胸闷痛甚者,加沉香、檀香、荜茇等辛香理气止痛药物;若寒凝血瘀或阳虚血瘀者,症见畏寒肢冷,脉沉细或沉迟者,加肉桂、细辛、高良姜、薤白等温通散寒之品,或人参、附子等温阳益气之品;若伴有气短乏力、自汗、脉细缓或结代,乃气虚血瘀之象,当益气活血,用人参养营汤合桃红四物汤加减,重用人参、黄芪等益气祛瘀之品。

还可选用三七、苏木、泽兰、鸡血藤、益母草、水蛭、王不留行、牡丹皮等活血化瘀药物,加强祛瘀疗效。但破血之品应慎用,且不可久用、多用,以免耗伤正气。在应用活血、破血类药物时,必须注意有无出血倾向或征象,一旦发现,立即停用,并予以相应处理。

另外,可选用活心丸,每次含服或吞服,1~2丸。

4.痰浊阻闭

治法:通阳化浊,豁痰宣痹。

方药:瓜蒌薤白半夏汤合涤痰汤加减。两方均能温通豁痰,前方通阳行气,用于痰阻气滞,胸阳痹阻者;后方健脾益气,豁痰开窍,用于脾虚失运,痰阻心窍者。方中瓜蒌、薤白化痰通阳,行气止痛;半夏、胆南星、竹茹清热化痰;人参、茯苓、甘草健脾益气;石菖蒲、陈皮、枳实理气宽胸。全方共奏通阳化饮、泄浊化痰、散结止痛之功。

若痰浊郁而化热,证见咳痰黄稠,便干,苔黄腻者,可用黄连温胆汤加郁金清化痰热而理气活血;痰热兼有郁火者,加海浮石、海蛤壳、黑山栀、天竺黄、竹沥化痰火之胶结;大便干结,加生大黄通腑逐痰;痰瘀交阻,症见胸闷如窒,心胸隐痛或绞痛阵发,苔白腻,舌暗紫或有瘀斑,当通阳化痰散结,加血府逐瘀汤;若痰浊闭塞心脉,猝然剧痛,可用苏合香丸。

5.心肾阴虚

治法:滋阴清热,养心和络。

方药:天王补心丹合炙甘草汤。两方均为滋阴养心之剂;前方以养心安神为主,治疗心肾两虚,阴虚血少者;后方以养阴复脉见长,用于气阴两虚,心动悸,脉结代之症。方中以生地黄、玄参、天冬、麦冬滋水养阴以降虚火;人参、炙甘草、茯苓以助心气;桂枝、大枣补气通阳,寓从阳引阴之意;柏子仁、酸枣仁、五味子、远志交通心肾,养心安神,化阴敛汗;丹参、当归身、芍药、阿胶滋养心血而通心脉;桔梗、辰砂为引使之品。本方能使心阴复,虚火平,血脉利,则心胸灼痛得解。

若阴不敛阳,虚火内扰心神,心烦不寐,舌尖红少津者,可用酸枣仁汤清热除烦安神;若不效者,再予黄连阿胶汤,滋阴清火,宁心安神。若兼见风阳上扰,用珍珠母、灵磁石、石决明、琥珀等重镇潜阳之品,或用羚羊钩藤汤加减;心肾阴虚者,兼见头晕耳鸣,腰膝酸软,遗精盗汗,口燥咽干,用左归饮补益肾阴,填精益髓,或河车大造丸滋肾养阴清热;若心肾真阴欲竭,当用大剂西洋参、鲜生地黄、石斛、麦冬、山茱萸等急救真阴,并佐用生牡蛎、乌梅肉、五味子、甘草等酸甘化阴,且敛其阴。

另外,可选滋心阴口服液,每次10 mL,每天2次。

6.心肾阳虚

治法:温振心阳,补益阳气。

方药:参附汤合右归饮加减。两方均能补益阳气,前方大补元气,温补心阳;后方温肾助阳,补益精气。方中人参、姜、枣、炙甘草大补元气,以益心气复脉;附子辛热,温补真阳;肉桂振奋心阳;熟地黄、山茱萸、枸杞子、杜仲、山药为温肾助阳、补益精气之要药。

若兼肾阳虚,可合金匮肾气丸,或用六味地黄丸滋阴固本,从阴引阳,共为温补肾阳之剂;心肾阳衰,不能化气行水,水饮上凌心肺,加用真武汤;若阳虚欲脱厥逆者,用四逆加人参汤,温阳益气,回阳救逆;若阳虚寒凝而兼气滞血瘀者,可选用薤白、沉香、降香、檀香、香附、鸡血藤、泽兰、川芎、桃仁、红花、延胡索、乳香、没药等偏于温性的理气活血药物。

另外,可选用麝香保心丸,每次含服或吞服1~2粒。

7.气阴两虚

治法:益气养阴,活血通脉。

方药:生脉散合人参养营汤加减。生脉散长于益心气,敛心阴,适用于心气不足,心阴亏耗者;人参养营汤补气养血,安神宁心,适用于胸闷气短,头昏神疲。方中人参、黄芪、炙甘草大补元气,通经利脉;肉桂通心阳,散寒气,疗心痛,纳气归肾;麦冬、五味子滋养心阴,收敛心气;熟地黄、当归、白芍养血活血。配茯苓、白术、陈皮、远志,补后天之本,滋气血生化之源,以宁心定志。

若兼见神疲乏力、纳呆、失眠多梦等,可用养心汤加半夏曲、茯苓以健脾和胃,补益心脾,养心安神;若气阴两虚,兼见口燥咽干,心烦失眠,舌红,用生脉散合归脾汤加减;兼有气滞血瘀者,可加川芎、郁金以行气活血;兼见痰浊之象者,可用茯苓、白术、白蔻仁以健脾化痰。

另外,可选用补心气口服液,每天10 mL,每天2次;或滋心阴口服液,每次10 mL,每天2次。

(二)针灸治疗

1.基本处方

心俞、巨阙、膻中、内关、郄门。

心俞、巨阙属俞募相配,膻中、心俞前后相配,通调心气;内关、郄门同经相配,宽胸理气,缓急止痛。

2.加减运用

(1)寒凝心脉证:加厥阴俞、通里、气海以温经散寒、宣通心阳。背俞穴、气海可加灸,余穴针用平补平泻法。

(2)气滞心胸证:加阳陵泉、太冲以疏肝理气、调畅气机,针用泻法。余穴针用平补平泻法。若脘痞胀满甚者,加中脘以健脾和中、疏导中州气机,针用平补平泻法。

(3)心血瘀阻证:加膈俞、血海、阴郄以活血化瘀、通脉止痛。诸穴针用平补平泻法。

(4)痰浊阻闭证:加太渊、丰隆、足三里、阴陵泉以通阳化浊、豁痰宣痹。诸穴针用平补平泻法。

(5)心肾阴虚证:加肾俞、太溪、三阴交、少海以滋阴清热、养心和络,针用补法。余穴针用平补平泻法。

(6)心肾阳虚证:加肾俞、气海、关元、百会、命门以振奋心肾之阳。诸穴针用补法,关元、气海、命门、背俞穴可加灸。

(7)气阴两虚证:加足三里、气海、阴郄、少海以益气养阴、活血通脉。诸穴针用补法。

3.其他

(1)耳针疗法:取胸、神门、心、肺、交感、皮质下,每次选3~5穴,用捻转手法强刺激,一般每穴捻1~2分钟,留针15~20分钟,可以每隔5分钟捻转1次。

(2)电针疗法:取内关、神门、胸上段夹脊穴,通电刺激5~15分钟,采用密波,达到有麻、电放射感即可。

（3）穴位注射疗法：取内关、郄门、间使、少海、心俞、足三里、三阴交，用复方当归（10％葡萄糖稀释）、维生素 B_{12} 0.25 mg，复方丹参注射液等，每次选 2～3 穴，每穴注射 0.5～1 mL，隔天 1 次。

（4）皮内针疗法：取内关、心俞、厥阴俞、膈俞，每次选 1 对，埋针 1～3 天，冬天可延长到5～7 天。

（周丽芳）

第三节 真 心 痛

真心痛是指以突然发作的剧烈而持久的胸骨下部后方或心前区压榨性、闷胀性或窒息性疼痛为临床表现特点的一种严重病症，是胸痹的进一步发展。疼痛可放射到左肩、左上肢前内侧及无名指和小指，一般持续时间较长，常伴有心悸、水肿、肢冷、喘促、面色苍白、汗出、焦虑和恐惧感等症状，甚至危及生命。多因劳累、情绪激动、饱食、受寒等因素诱发。《灵枢·厥病篇》描述了真心痛的发作和预后，称："真心痛，手足青至节，心痛甚，旦发夕死，夕发旦死。"

现代医学的冠状动脉粥样硬化性心脏病、心肌梗死、心律失常、心源性休克等，出现真心痛的临床表现时，可参考本节进行辨证论治。

一、病因病机

真心痛的病因病机和"胸痹"类同，与年老体衰，阳气不足，七情内伤，气滞血瘀，痰浊化生，寒邪侵袭，血脉凝滞等因素有关。如寒凝气滞，血瘀痰浊，闭阻心脉，心脉不通，可出现心胸疼痛（胸痹），严重者部分心脉突然闭塞，气血运行中断，可见心胸猝然大痛，而发为真心痛。

真心痛之病位在心，其本在肾。总的病机是本虚标实，本虚是发病基础，标实是发病条件，急性发作时以标实为主，总由心之气血失调、心脉痹阻不畅而致。

二、诊断要点

（一）症状

突然发作胸骨后或心前区剧痛，呈压榨性或窒息性疼痛。疼痛常可放射至左肩背和前臂，持续时间可长达数小时或数天，可兼心悸、恶心、呕吐等。

（二）检查

1.心电图检查

根据 ST 段或 T 波的异常变化来判断心肌缺血的部位及程度，同时根据相应导联所出现病理性 Q 波及 ST 段抬高的表现，来确定心肌梗死的部位。

2.影像学检查

冠状动脉 CTA 及冠状动脉造影有助于诊断。

3.血清学检查

血清肌钙蛋白、心肌酶等检查有助于诊断。

三、辨证

本病病位在心,其本在肾,本虚标实是其发病的主要机制,而在急性期则以标实为主。

若心气不足,运血无力,心脉瘀阻,或心血亏虚,气血运行不利,可见心动悸,脉结代(心律失常);若心肾阳虚,水邪泛滥,水饮凌心射肺,可出现心悸、水肿、喘促(心力衰竭),或亡阳厥脱,亡阴厥脱(心源性休克),或阴阳俱脱,最后导致阴阳离决。

(一)气虚血瘀

证候:心胸刺痛,胸部闷窒,动则加重,伴短气乏力,汗出心悸,舌体胖大,边有齿痕,舌质黯淡或瘀点瘀斑,舌苔薄白,脉弦细无力。

分析:元气素虚,无力推动血液运行,血行缓慢而滞涩,闭阻心脉,心脉不通,则心胸刺痛,胸部闷窒;动则耗气更甚,故短气乏力,汗出;气虚,心搏加快,故心悸;舌体胖大,边有齿痕,苔薄白为气虚之象;舌质黯淡,有瘀点、瘀斑为血瘀之征。

(二)寒凝心脉

证候:胸痛彻背,胸闷气短,心悸不宁,神疲乏力,形寒肢冷,舌质淡黯,苔白腻,脉沉迟,迟缓或结代。

分析:寒邪内侵,阳气不运,气机阻痹,故见胸痛彻背;胸阳不振,气机不利,故见胸闷气短,心悸不宁;阳气不足,上不荣头面,外不达四肢,故面色苍白,形寒肢冷;舌淡黯,苔白腻,脉沉迟缓或结代,均为寒凝心脉、阳气不运之候。

(三)正虚阳脱

证候:心胸绞痛,胸中憋闷或有窒息感,喘促不宁,心慌,面色苍白,大汗淋漓,烦躁不安或表情淡漠;重则神识昏迷,四肢厥冷,口开目合,手撒尿遗,脉疾数无力或脉微欲绝。

分析:阳气虚衰,胸阳不运,痹阻气机,血行瘀滞,故见胸憋闷、绞痛或有窒息感;少气不续,不能维持正常心搏,故心慌,喘促不宁;大汗淋漓,烦躁不安或表情淡漠,乃为阳脱阴竭;阳气消乏,清阳不升,或失血过多,血虚不能上承,故见神识昏迷;气血不能达四末,则四肢厥冷;营阴内衰,正气不固,故口开目合,手撒遗尿;脉疾数无力或脉微欲绝,乃亡阳伤阴之征。

四、治疗

本病在发作期必须选用有速效止痛作用之药物,以迅速缓解心痛症状。疼痛缓解后予以辨证施治,常以补气活血、温阳通脉为法。

(一)中药治疗

1.气虚血瘀

治法:益气活血,通脉止痛。

处方:保元汤合血府逐瘀汤加减。

方中人参、黄芪补气益心;桃仁、红花、川芎活血祛瘀;赤芍、当归、牛膝养血活血;柴胡、枳壳、桔梗行气豁痰宽胸;生地黄、肉桂敛汗温阳定悸;甘草调和诸药。

另外,可选用速效救心丸,每天3次,每天4~6粒,急性发作时每次10~15粒。

2.寒凝心脉

治法:温补心阳,散寒通脉。

处方:当归四逆汤加减。

方中当归补血活血;芍药养血和营;桂枝温经散寒;细辛祛寒除痹止痛;炙甘草、大枣益气健脾,通行血脉。

本证寒象明显,可加干姜、蜀椒、荜茇、高良姜;气滞加白檀香;痛剧急予苏合香丸,每服1～4丸。

3.正虚阳脱

治法:回阳救逆,益气固脱。

处方:四味回阳饮加减。

方中以红参大补元气;附子、炮姜回阳;可加肉桂、山茱萸、龙骨、牡蛎温助心阳,敛汗固脱;加玉竹配炙甘草养阴益气。阴竭亡阳,合生脉散。

另外,可选用丹参滴丸,10～15粒,每天3次。或用参附注射液100 mL加5％葡萄糖注射液250 mL,静脉滴注。

(二)针灸治疗

1.基本处方

内关、郄门、阴郄、膻中。

内关、郄门同经相配,郄门、阴郄二郄相配,更和心包之募膻中,远近相配,共调心气。

2.加减运用

(1)气虚血瘀证:加脾俞、足三里、气海以益气通络。诸穴针用补法。

(2)寒凝心脉证:加心俞、厥阴俞、命门以温经祛寒、通络止痛。诸穴针用补法,或加灸法。

(3)正虚阳脱证:重灸神阙、关元以回阳救逆固脱。余穴针用补法。

3.其他

(1)耳针疗法:取心、神门、交感、皮质下、内分泌,每次选3～4穴,强刺激,留针30～60分钟。

(2)电针疗法:取膻中、巨阙、郄门、阴郄,用连续波,快频率刺激20～30分钟。

(3)穴位注射疗法:取心俞、厥阴俞、郄门、足三里,每次选2穴,用复方丹参注射液或川芎嗪注射液,每穴注射2 mL,每天1次。

(4)头针疗法:取额旁1线,平刺激,持续捻转2～3分钟,留针20～30分钟。

(巴燕·艾克海提)

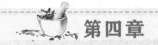

第四章

呼吸内科病症的中医辨证治疗

第一节 感　冒

　　感冒是感受触冒风邪,邪犯卫表而导致的常见外感疾病,临床表现以鼻塞、流涕、打喷嚏、咳嗽、头痛、恶寒、发热、全身不适、脉浮为特征。本病四季均可发生,尤以春冬两季为多。病情轻者多为感受当令之气,称为伤风、冒风、冒寒;病情重者多为感受非时之邪,称为重伤风。在一个时期内广泛流行、病情类似者,称为时行感冒。

　　早在《黄帝内经》即已有外感风邪引起感冒的论述,如《素问·骨空论》说:"风者百病之始也……风从外入,令人振寒,汗出头痛,身重恶寒。"《素问·风论》也说:"风之伤人也,或为寒热。"汉代张仲景《伤寒论·辨太阳病脉证并治》篇论述太阳病时,以桂枝汤治表虚证,以麻黄汤治表实证,提示感冒风寒有轻重的不同,为感冒的辨证治疗奠定了基础。

　　感冒病名出自北宋《仁斋直指方·诸风》篇。元代朱丹溪《丹溪心法·中寒二》提出:"伤风属肺者多,宜辛温或辛凉之剂散之。"明确本病病位在肺,治疗应分辛温、辛凉两大法则。及至明清,多将感冒与伤风互称,并对虚人感冒有进一步的认识,提出扶正达邪的治疗原则。至于时行感冒,隋·巢元方《诸病源候论·时气病诸候》中即已提示其属"时行病"之类,具有较强的传染性。如所述:"时行病者,春时应暖而反寒,冬时应寒而反温,非其时而有其气。是以一岁之中,病无长少,率相近似者,此则时行之气也。"即与时行感冒密切相关。至清代,不少医家进一步强化了本病与感受时行之气的关系,林佩琴在《类证治裁·伤风》中明确提出了"时行感冒"之名。徐灵胎《医学源流论·伤风难治论》说:"凡人偶感风寒,头痛发热,咳嗽涕出,俗谓之伤风……乃时行之杂感也。"指出感冒乃属触冒时气所致。

　　凡普通感冒(伤风)、流行性感冒(时行感冒)及其他上呼吸道感染而表现感冒特征者,皆可参照本节内容进行辨证论治。

一、病因病机

(一)病因

　　感冒是由于六淫、时行病毒侵袭人体而致病。以风邪为主因,因风为六淫之首,流动于四时之中,故外感为病,常以风为先导。

　　但在不同季节,每与当令之气相合伤人,而表现为不同证候,如秋冬寒冷之季,风与寒合,多为风寒证;春夏温暖之时,风与热合,多见风热证;夏秋之交,暑多夹湿,每又表现为风暑夹湿证候。但一般以风寒、风热为多见，夏令亦常夹暑湿之邪。至于梅雨季节之夹湿，秋季兼燥等，亦常可见之。再有遇时令之季，如旱天其情为火为热为燥，伤阴津，耗五脏之阴气血，其证为干燥竭液证，治多以润、清、凉育之，如冬旱、春旱、夏秋之旱都常出现，应按此调之。

若四时六气失常，非其时而有其气，伤人致病者，一般较感受当令之气为重。而非时之气夹时行疫毒伤人，则病情重而多变，往往相互传染，造成广泛的流行，且不限于季节性。正如《诸病源候论·时气病诸候》所言："夫时气病者，此皆因岁时不和，温凉失节，人感乖戾之气而生，病者多相染易。"

(二)病机

外邪侵袭人体是否发病，关键在于卫气之强弱，同时与感邪的轻重有关。《灵枢·百病始生》曰："风雨寒热不得虚，邪不能独伤人。"

若卫外功能减弱，肺卫调节疏解，外邪乘袭卫表，即可致病。如气候突变，冷热失常，六淫时邪猖獗，卫外之气失于调节应变，即每见本病的发生率升高。或因生活起居不当，寒温失调及过度疲劳，以致腠理不密，营卫失和，外邪侵袭为病。

若体质虚弱，卫表不固，稍有不慎，即易见虚体感邪。如肺经素有痰热、痰湿，肺卫调节功能低下，则更易感受外邪，内外相引而发病。加素体阳虚者易受风寒，阴虚者易受风热、燥热，痰湿之体易受外湿。正如清代李用粹《证治汇补·伤风》篇说："肺家素有痰热，复受风邪束缚，内火不得疏泄，谓之寒暄。此表里两因之实证也。有平昔元气虚弱；表疏腠松；略有不慎，即显风证者。此表里两因之虚证也。"

外邪侵犯肺卫的途径有二，或从口鼻而入，或从皮毛内侵。风性轻扬，为病多犯上焦。故《素问·太阴阳明论》篇说："伤于风者，上先受之。"肺处胸中，位于上焦，主呼吸，气道为出入升降的通路，喉为其系，开窍于鼻，外合皮毛，职司卫外，为人身之藩篱。故外邪从口鼻、皮毛入侵，肺卫首当其冲，感邪之后，随即出现卫表不和及上焦肺系症状。因病邪在外、在表，故尤以卫表不和为主。

由于四时六气不同，以及体质的差异，临床常见风寒、风热、暑湿三证。若感受风寒湿邪，则皮毛闭塞，邪郁于肺，肺气失宣；感受风热暑燥，则皮毛疏泄不畅，邪热犯肺，肺失清肃。如感受时行病毒则病情多重，甚或变生它病。在病程中亦可见寒与热的转化或错杂。

一般而言，感冒预后良好，病程较短而易愈，少数可因感冒诱发其他宿疾而使病情恶化。对老年、婴幼儿、体弱患者及时感重症者，必须加以重视，防止发生传变，或同时夹杂其他疾病。

二、诊查要点

(一)诊断依据

(1)临证以卫表及鼻咽症状为主，可见鼻塞、流涕、多嚏、咽痒、咽痛、周身酸楚不适、恶风或恶寒，或有发热等。若风邪夹暑、夹湿、夹燥，还可见相关症状。

(2)时行感冒多呈流行性，在同一时期发病人数剧增，且病证相似，多突然起病，恶寒、发热(多为高热)、周身酸痛、疲乏无力，病情一般较普通感冒为重。

(3)病程一般3～7天，普通感冒一般不传变，时行感冒少数可传变入里，变生它病。

(4)四季皆可发病，而以冬、春两季为多。

(二)病证鉴别

1.感冒与风温

本病与诸多温病早期症状相类似,尤其是风热感冒与风温初起颇为相似,但风温病势急骤,寒战发热甚至高热,汗出后热虽暂降,但脉数不静,身热旋即复起,咳嗽胸痛,头痛较剧,甚至出现神志昏迷、惊厥、谵妄等传变入里的证候。而感冒发热一般不高或不发热,病势轻,不传变,服解表药后,多能汗出热退,脉静身凉,病程短,预后良好。

2.普通感冒与时行感冒

普通感冒病情较轻,全身症状不重,少有传变。在气候变化时发病率可以升高,但无明显流行特点。若感冒1周以上不愈,发热不退或反见加重,应考虑感冒继发他病,传变入里。时行感冒病情较重,发病急,全身症状显著,可以发生传变,化热入里,继发或合并他病,具有广泛的传染性、流行性。

(三)相关检查

本病通常可做血白细胞计数及分类检查,胸部X线检查。部分患者可见白细胞总数及中性粒细胞升高或降低。有咳嗽、痰多等呼吸道症状者,胸部X线摄片可见肺纹理增粗。

三、辨证论治

(一)辨证要点

本病邪在肺卫,辨证属表、属实,但应根据证情,区别风寒、风热和暑湿兼夹之证,还需注意虚体感冒的特殊性。

(二)治疗原则

感冒的病位在卫表肺系,治疗应因势利导,从表而解,遵《素问·阴阳应象大论》"其在皮者,汗而发之"之义,采用解表达邪的治疗原则。风寒证治以辛温发汗;风热证治以辛凉清解;暑湿杂感者,又当清暑祛湿解表。

(三)证治分类

1.风寒束表证

恶寒重,发热轻,无汗,头痛,肢节酸疼,鼻塞声重,或鼻痒喷嚏。时流清涕,咽痒,咳嗽,咳痰稀薄色白,口不渴或渴喜热饮,舌苔薄白而润,脉浮或浮紧。

证机概要:风寒外束,卫阳被郁,腠理闭塞,肺气不宣。

治法:辛温解表。

代表方:荆防达表汤或荆防败毒散加减。两方均为辛温解表剂,前方疏风散寒,用于风寒感冒轻证;后方辛温发汗,疏风祛湿,用于时行感冒,风寒夹湿证。

常用药:荆芥、防风、苏叶、豆豉、葱白、生姜等解表散寒;杏仁、前胡、桔梗、甘草、橘红宣通肺气。

若表寒重,头痛身痛,憎寒发热,无汗者,配麻黄、桂枝以增强发表散寒之功用;表湿较重,肢体酸痛,头重头胀,身热不扬者,加羌活、独活祛风除湿,或用羌活胜湿汤加减;湿邪蕴中,脘痞食少,或有便溏,苔白腻者,加藿香、苍术、厚朴、半夏化湿和中;头痛甚,配白芷、川芎散寒止痛;身热较著者,加柴胡、薄荷疏表解肌。

2.风热犯表证

身热较著,微恶风,汗泄不畅,头胀痛,面赤,咳嗽,痰黏或黄,咽燥,或咽喉乳蛾红肿疼痛,鼻塞,流黄浊涕,口干欲饮,舌苔薄白微黄,舌边尖红,脉浮数。

证机概要:风热犯表,热郁肌腠,卫表失和,肺失清肃。

治法:辛凉解表。

代表方:银翘散或葱豉桔梗汤加减。两方均有辛凉解表,轻宣肺气功能,但前者长于清热解毒,适用于风热表证热毒重者,后者重在清宣解表,适用于风热袭表,肺气不宣者。

常用药:金银花、连翘、黑山栀、豆豉、薄荷、荆芥辛凉解表,疏风清热;竹叶、芦根清热生津;牛蒡子、桔梗、甘草宣利肺气,化痰利咽。

若风热上壅,头胀痛较甚,加桑叶、菊花以清利头目;痰阻于肺,咳嗽痰多,加贝母、前胡、杏仁化痰止咳;痰热较盛,咳痰黄稠,加黄芩、知母、瓜蒌皮;气分热盛,身热较著,恶风不显,口渴多饮,尿黄,加石膏、黄芩清肺泄热;热毒壅阻咽喉,乳蛾红肿疼痛,加青黛、玄参清热解毒利咽;时行感冒热毒较盛,壮热恶寒,头痛身痛,咽喉肿痛,咳嗽气粗,配大青叶、蒲公英、鱼腥草等清热解毒;若风寒外束,入里化热,热为寒遏,烦热恶寒,少汗,咳嗽气急,痰稠,声哑,苔黄白相间,可用石膏和麻黄内清肺热,外散表寒;风热化燥伤津,或秋令感受温燥之邪,伴有呛咳痰少,口、咽、唇、鼻干燥,苔薄,舌红少津等燥象者,可酌配南沙参、天花粉、梨皮清肺润燥,禁用伍辛温之品。

3.暑湿伤表证

身热,微恶风,汗少,肢体酸重或疼痛,头昏重胀痛,咳嗽痰黏,鼻流浊涕,心烦口渴,或口中黏腻,渴不多饮,胸闷脘痞,泛恶,腹胀,大便或溏,小便短赤,舌苔薄黄而腻,脉濡数。

证机概要:暑湿遏表,湿热伤中,表卫不和,肺气不清。

治法:清暑祛湿解表。

代表方:新加香薷饮加减。本方功能清暑化湿,用于夏月暑湿感冒,身热心烦,有汗不畅,胸闷等症。

常用药:金银花、连翘、鲜荷叶、鲜芦根清暑解热;香薷发汗解表;厚朴、扁豆化湿和中。

若暑热偏盛,可加黄连、山栀、黄芩、青蒿清暑泄热;湿困卫表,肢体酸重疼痛较甚,加豆卷、藿香、佩兰等芳化宣表;里湿偏盛,口中黏腻,胸闷脘痞,泛恶,腹胀,便溏,加苍术、白蔻仁、半夏、陈皮和中化湿;小便短赤加滑石、甘草、赤茯苓清热利湿。

感冒小结:体虚感冒应选参苏饮、血虚宜不发汗等补血解表。

四、西医治疗

呼吸道病毒感染目前无特异性抗病毒药物,治疗着重在减轻症状,休息,多饮水,戒烟,室内保持一定的温度和湿度,缩短病程,防止继发细菌感染和并发症的发生为主。

(一)对症治疗

发热、头痛可选用阿司匹林、对乙酰氨基酚(扑热息痛)或一些抗感冒制剂,也可选用中成药。咽痛可选用咽漱液或咽含片。声音嘶哑可用雾化吸入。鼻塞流涕可用1%麻黄素滴鼻液等。

(二)抗菌药物治疗

一般患者不必用抗菌药物,如年幼体弱、有慢性呼吸道炎症或细菌感染时,可根据临床情况及病原菌选择抗菌药物,临床常首选青霉素、磺胺类、大环内酯类或第一代头孢菌素。

(三)抗病毒药物治疗

早期应用抗病毒药物有一定效果,并可缩短病程。利巴韦林对流感病毒、副流感病毒和呼吸道合胞病毒有较强的抑制作用。奥司他韦对甲型、乙型流感病毒有效。也可选用金刚烷胺、吗啉胍或抗病毒中成药。

五、预防调护

(一)在流行季节须积极防治

(1)生活上应慎起居,适寒温,在冬春之际尤当注意防寒保暖,盛夏亦不可贪凉露宿。

(2)注意锻炼,增强体质,以御外邪。

(3)常易患感冒者,可坚持每天按摩迎香穴,并服用调理防治方药。冬春风寒当令季节,可服贯众汤(贯众、紫苏、荆芥各 10 g,柴胡 10 g,甘草 3 g);夏令暑湿当令季节,可服藿佩汤(藿香、佩兰各 10 g,薄荷 3 g,鲜者用量加倍);如时邪毒盛,流行广泛,可用贯众、板蓝根、生甘草煎服。

(4)在流行季节,应尽量少去人口密集的公共场所,防止交叉感染,外出要戴口罩。室内可用食醋熏蒸,每立方米空间用食醋 5~10 mL,加水 1~2 倍,加热熏蒸 2 小时,每天或隔天 1 次,做空气消毒,以预防传染。

(二)治疗期间应注意护理

(1)发热者须适当休息。

(2)饮食宜清淡。

(3)对时感重症及老年、婴幼儿、体虚者,须加强观察,注意病情变化,如高热动风、邪陷心包、合并或继发其他疾病等。

(4)注意煎药和服药方法。汤剂煮沸后 5~10 分钟即可,过煮则降低药效。趁温热服,服后避风覆被取汗,或进热粥、米汤以助药力。得汗、脉静、身凉为病邪外达之象,无汗是邪尚未祛。出汗后尤应避风,以防复感。

(周丽芳)

第二节 咳 嗽

咳嗽是由六淫之邪侵袭肺系,或脏腑功能失调,内伤及肺,肺气不清,失于宣肃所成,临床以咳嗽、咳痰为主症的疾病。咳指有声无痰,嗽指有痰无声,咳嗽则是有声有痰之症也。

《素问·宣明五气论》:"五气所病……肺为咳。"《素问·咳论》:"五脏六腑皆令人咳,非独肺也。"《河间六书·咳嗽论》:"咳谓无痰而有声,肺气伤而不清也,嗽为无声有痰,脾湿动而为痰也,咳嗽谓有声有痰……"《景岳全书》:"咳嗽之要,止惟二证,何有二证?一曰外感,一曰内伤,而尽之矣。"

本病证相当于现代医学上的呼吸道感染,肺炎,急性、慢性支气管炎,支气管扩张,肺结核,肺气肿等肺部疾病。

一、病因病机

(一)外感咳嗽

六淫外邪,侵袭肺系,多因肺的卫外功能减弱或失调,以致在天气寒暖失常、气温突变的情况下,邪从口鼻或皮毛而入,均可使肺气不宣,肃降失司而引起咳嗽。由于四时主气的不同,因而感受外邪亦有区别。风为六淫之首,其他外邪多随风邪侵袭人体,所以,外感咳嗽有风寒、风热和燥热之分。

(二)内伤咳嗽

内伤致咳的原因甚多,有因肺的自身病变;有因其他脏腑功能失调,内邪干肺所致。他脏及肺的咳嗽,可因嗜好烟酒,过食辛辣,熏灼肺胃;或过食肥甘,脾失健运,痰浊内生,上干于肺致咳;或由情志刺激,肝失条达,气郁化火,火气循经上逆犯肺,引起咳嗽。因肺脏自病者,常因肺系多种疾病迁延不愈,肺脏虚弱,阴伤气耗,肺的主气及宣降功能失常,而致气逆为咳。

外感咳嗽与内伤咳嗽可相互影响。外感咳嗽如迁延失治,邪伤肺气,更易反复感邪,咳嗽屡发,肺气日损,渐转为内伤咳嗽;而内伤咳嗽患者,由于脏腑虚损,肺脏已病,表卫不固,因而易受外邪而使咳嗽加重。

二、诊断与鉴别诊断

(一)诊断

1.病史

有肺系病史或有其他脏腑功能失调伤及肺脏病史。

2.临床表现

以咳嗽为主要症状。

(二)鉴别诊断

1.哮病、喘证

哮病、喘证、咳嗽均有咳嗽的表现。哮病以喉中哮鸣有声,呼吸困难气促,甚则喘息不能平卧为主症,发作与缓解均迅速。喘证以呼吸困难,甚则张口抬肩,不能平卧为主要临床表现。咳嗽则以咳嗽、咳痰为主症。

2.肺胀

肺胀除咳嗽外,还伴有胸部膨满,咳喘上气,烦躁心慌,甚则面目紫暗,肢体水肿,病程反复难愈。

3.肺痨

肺痨以咳嗽、咯血、潮热、盗汗、消瘦为主症的肺脏结核病,具有传染性。X线可见斑片状或空洞、实变等表现。

4.肺癌

肺癌以咳嗽、咯血、胸痛、发热、气急为主要表现的恶性疾病,X线可见包块,细胞学检查可见癌细胞。

三、辨证要点与治疗要点

(一)辨证要点

首先辨外感与内伤。外感咳嗽多是新病,发病急,病程短,常伴肺卫表证,属于邪实,治疗当以宣通肺气,疏散外邪为主,根据脉象、舌苔、痰色、痰质及咳痰难易等情况,辨明风寒、风热、燥热之不同,治以发散风寒,疏散风热,清热润燥等法。内伤咳嗽多为久病,常反复发作,病程长,可伴见其他脏腑病证,多属邪实正虚,治疗当以调理脏腑,扶正祛邪,分清虚实主次处理。

(二)治疗要点

外感咳嗽治宜疏散外邪,宣通肺气为主。内伤咳嗽治宜调理脏腑为主,健脾、清肝、养肺补肾,对虚实夹杂者应标本兼治。

四、辨证论治

(一)风寒袭肺

1.临床表现

咽痒咳嗽声重,咳痰稀薄色白;鼻塞流涕、头痛,肢体酸痛,恶寒发热,无汗;舌苔薄白,脉浮或浮紧。

2.治疗原则

疏风散寒,宣肺止咳。

3.代表处方

杏苏散:茯苓20 g,杏仁、苏叶、法半夏、枳壳、桔梗、前胡、生甘草各10 g,陈皮5 g,大枣5枚,生姜3片。

4.加减应用

(1)咳嗽甚者加矮地茶、金沸草各10 g,祛痰止咳。

(2)咽痒者加葶苈子、蝉衣各10 g。

(3)鼻塞声重者加辛夷花、苍耳子各10 g。

(4)风寒咳嗽兼咽痛,口渴,痰黄稠(寒包火),加天花粉20 g,黄芩、桑白皮、牛蒡子各10 g。

(二)风热咳嗽

1.临床表现

咳嗽频剧,咳声粗亢;痰黄稠,咳嗽汗出,咳痰不爽;发热恶风,喉干口渴,舌苔薄黄,脉浮数。

2.治疗原则

疏风清热,宣肺止咳。

3.代表处方

桑菊饮:芦根20 g,桑叶、菊花、薄荷、杏仁、桔梗、连翘、生甘草各10 g。

4.加减应用

(1)肺热内盛者加黄芩、知母各10 g,以清泻肺热。

(2)咽痛、声嘎者配射干、赤芍各10 g。

(3)口干咽燥,舌质红,加南沙参、天花粉各20 g。

(三)风燥伤肺

1.临床表现

新起咳嗽,咳声嘶哑,咽喉干痛;干咳无痰或痰少而粘连成丝状,不易咳出或痰中带血丝;或初起伴鼻塞、头痛、微寒、身热等表证,舌质红干而少苔、苔薄白或薄黄,脉浮数或细数。

2.治疗原则

疏风清肺,润燥止咳。

3.代表处方

桑杏汤:沙参、梨皮各20 g,浙贝母15 g,桑叶、豆豉、杏仁、栀子各10 g。

4.加减应用

(1)津伤甚者加麦冬、玉竹各 20 g。

(2)热重者加石膏 20 g(先煎),知母 10 g。

(3)痰中带血丝加白茅根 20 g,生地黄 10 g。

(4)另有凉燥证乃由燥证加风寒证而成,可用杏苏散加紫菀、冬花、百部各 10 g 治之,以达温而不燥,润而不凉。

(四)痰湿蕴肺

1.临床表现

咳嗽反复发作,咳声重浊,胸闷气憋,痰色白或带灰色;伴体倦、脘痞、食少,腹胀便溏;苔白腻,脉濡滑。

2.治疗原则

燥湿化痰、理气止咳。

3.代表处方

二陈汤合三子养亲汤。①二陈汤:茯苓 20 g,法半夏、陈皮、生甘草各 10 g。②三子养亲汤:苏子15 g,白芥子 10 g,莱菔子 20 g。

4.加减应用

(1)寒痰较重者,痰黏白如泡沫者,加干姜、细辛各 10 g,温肺化痰。

(2)脾虚甚者加党参 20 g,白术 10 g,健脾益气。

(五)痰热郁肺

1.临床表现

咳嗽、气息粗促或喉中有痰声,痰稠黄、咳吐不爽或有腥味或吐血痰;胸胁胀满,咳时引痛,面赤身热,口干引饮,舌红,苔薄黄腻,脉滑数。

2.治疗原则

清热肃肺,化痰止咳。

3.代表处方

清金化痰汤:茯苓 20 g,浙贝母 15 g,黄芩、山栀、知母、麦冬、桑白皮、瓜蒌、桔梗、生甘草各10 g,橘红 6 g。

4.加减应用

(1)痰黄而浓有热腥味者,加鱼腥草、冬瓜子各 20 g。

(2)胸满咳逆、痰多、便秘者,加葶苈子、生大黄各 10 g(先煎)。

(六)肝火犯肺

1.临床表现

气逆咳嗽,干咳无痰或少痰;咳时引胁作痛,面红喉干;舌边红,苔薄黄,脉弦数。

2.治疗原则

清肝泻火,润肺止咳化痰。

3.代表处方

黛蛤散加黄芩泻白散。①黛蛤散:海蛤壳 20 g,青黛 10 g(包煎)。②黄芩泻白散:黄芩、桑白皮、地骨皮、粳米、生甘草各 10 g。

4.加减应用

(1)火旺者加冬瓜子20 g,山栀、牡丹皮各10 g,以清热豁痰。

(2)胸闷气逆者加葶苈子10 g,瓜蒌皮20 g,以理气降逆。

(3)胸胁痛者加郁金、丝瓜络各10 g,以理气和络。

(4)痰黏难咳加浮海石、浙贝母、冬瓜仁各20 g,以清热豁痰。

(5)火郁伤阴者加北沙参、百合各20 g,麦冬15 g,五味子10 g,以养阴生津敛肺。

(七)肺阴虚损

1.临床表现

干咳少痰或痰中带血或咯血;潮热,午后颧红,盗汗,口干;舌质红、少苔,脉细数。

2.治疗原则

滋阴润肺,化痰止咳。

3.代表处方

沙参麦冬汤:沙参、玉竹、天花粉、扁豆各20 g,桑叶、麦冬、生甘草各10 g。

4.加减应用

(1)咯血者加白及20 g,三七15 g,侧柏叶、仙鹤草、阿胶(烊服)、藕节各10 g,以止血。

(2)午后潮热,颧红者加银柴胡、地骨皮、黄芩各10 g。

(3)肾不纳气,久咳不愈,咳而兼喘者可用参蚧散加熟地黄、五味子各10 g。

五、其他治法

(一)中成药疗法

(1)麻黄止嗽丸、小青龙糖浆适用于风寒袭肺咳嗽。

(2)桑菊感冒片、蛇胆川贝液适用于风热咳嗽。

(3)秋燥感冒冲剂、二母宁嗽丸适用于风燥咳嗽。

(4)半贝丸、陈夏六君丸适用于痰湿蕴肺咳嗽。

(5)琼玉膏、玄参甘桔冲剂适用于肺阴虚损咳嗽。

(6)千金化痰丸、三蛇胆川贝末适用于肝火犯肺咳嗽。

(7)双黄连口服液、清金止嗽丸适用于痰热郁肺咳嗽。

(二)针灸疗法

(1)选肺俞、脾俞、合谷、丰隆等穴,以平补平泻手法,每天1次,适用于脾虚痰湿咳嗽。

(2)选肺俞、足三里、三阴交等穴,针用补法,每天1次,适用于肺阴虚损咳嗽。

(3)选肺俞、列缺、合谷等穴,毫针浅刺用泻法,每天1次,适用于外感咳嗽。

(4)选肺俞、尺泽、太冲、阳陵泉等穴,以平补平泻手法,每天1次,适用于肝火犯肺咳嗽。

(三)饮食疗法

(1)以薏苡仁、山药各60 g,百合、柿饼各30 g,同煮米粥,每天早晚温热服食,适用于脾虚痰湿咳嗽。

(2)大雪梨1个,蜂蜜适量,去梨核入蜂蜜,放炖盅内蒸熟,每晚睡前服1个,适用于肺阴虚损咳嗽。

(3)新鲜芦根(去节)100 g,粳米50 g同煮粥,每天2次温服,适用于肺热咳嗽。

(4)百合30 g,糯米50 g,冰糖适量,煮粥早晚温服,适用于肺燥咳嗽。

六、预防调摄

(1)平素应注意气候变化,防寒保暖,预防感冒。

(2)易感冒者可服玉屏风散。

(3)加强锻炼,增强抗病能力。

(4)咳嗽患者饮食不宜过于肥甘厚味、辛辣刺激。

(5)内伤久咳者,应戒烟。

(周丽芳)

第三节 喘 证

喘证以呼吸困难,甚则张口抬肩,鼻翼翕动,难以平卧为特征,是肺系疾病常见症状之一,多由邪壅肺气,宣降不利或肺气出纳失常所致。

西医学中的喘息性支气管炎、肺部感染、肺气肿、慢性肺源性心脏病、心源性哮喘等,均可参照本节进行辨证治疗。

一、病因病机

(一)外邪犯肺

外感风寒、风热之邪,或肺素有痰饮,复感外邪,卫表闭塞,肺气壅滞,宣降失常,肺气上逆而喘。

(二)痰浊内蕴

恣食肥甘油腻,过食生冷或嗜酒伤中,脾失健运,湿浊内生,聚湿成痰,上渍于肺,阻遏气道,肃降失常,气逆而喘。

(三)久病劳欲

久病肺虚,劳欲伤肾,肺肾亏损,气失所主,肾不纳气,肺气上逆而喘。

二、辨证论治

喘证的辨证,重在辨虚实寒热。实喘一般起病急,病程短,呼吸深长有余,气粗声高,脉有力;虚喘多起病缓慢,病程长,呼吸短促难续,气怯声低,脉无力;热喘胸高气粗,痰黄黏稠难咳,面赤烦躁、唇青鼻翕,舌红苔黄腻、脉数;寒喘面白唇青,痰涎清稀,舌苔白、脉迟。此处主要论述实喘和虚喘。

治疗原则:实证祛邪降逆平喘;虚证培补摄纳平喘。

(一)实喘

1.风寒束肺

(1)证候:咳喘胸闷,痰稀色白,初起多兼恶寒发热,头痛无汗,身痛等表证,舌苔薄白,脉浮紧。

(2)治法:祛风散寒,宣肺平喘。

(3)方药:麻黄汤加减。方中麻黄、桂枝辛温发汗,散寒解表,宣肺平喘;杏仁、甘草降气化痰。若表寒不重,可去桂枝,即为宣肺平喘之三拗汤;痰白清稀、量多起沫,加细辛、生姜温肺化痰;痰多胸闷甚者,加半夏、陈皮、白芥子理气化痰。

2.风热袭肺

(1)证候:喘促气粗,痰黄而黏稠,身热烦躁,口干渴,汗出恶风,舌质红,苔薄黄,脉浮数。

(2)治法:祛风清热,宣肺平喘。

(3)方药:麻杏石甘汤加减。方中麻黄、石膏相使为用疏风清热,宣肺平喘;杏仁、甘草化痰利气。若痰多黏稠、烦闷者,加黄芩、桑白皮、知母、栝蒌皮、鱼腥草,增强清热泻肺化痰之力;大便秘结者,加大黄、枳实泻热通便;喘甚者,加葶苈子、白果化痰平喘。

3.痰浊壅肺

(1)证候:喘咳痰多,胸闷,呕恶,纳呆,口黏不渴,舌淡胖有齿痕,苔白厚腻,脉缓滑。

(2)治法:燥湿化痰,降逆平喘。

(3)方药:二陈汤合三子养亲汤加减。方中陈皮、半夏、茯苓、甘草燥湿化痰,理气和中;莱菔子、苏子、白芥子化痰降逆平喘,二方合用效专力宏。若痰涌、便秘、喘不能卧,加葶苈子、大黄涤痰通便。

(二)虚喘

1.肺气虚

(1)证候:喘促气短,咳声低弱,神疲乏力,自汗畏风,痰清稀,舌淡苔白,脉缓无力。

(2)治法:补肺益气定喘。

(3)方药:补肺汤合玉屏风散加减。方中人参、黄芪补益肺气;白术、甘草健脾补中助肺;五味子、紫菀、桑白皮化痰止咳,敛肺定喘;防风助黄芪益气护表。若兼见痰少质黏,口干,舌红少津,脉细数者,为气阴两虚。治宜益气养阴,敛肺定喘。方用生脉散加沙参、玉竹、川贝、桑白皮、百合养阴益气滋肺。

2.肾气虚

(1)证候:喘促日久,气不得续,动则尤甚,甚则张口抬肩,腰膝酸软,舌淡苔白,脉沉弱。

(2)治法:补肾纳气平喘。

(3)方药:七味都气丸合参蛤散加减。方中熟地黄、山茱萸、山药、牡丹皮、泽泻、茯苓、五味子补肾纳气;人参大补元气,蛤蚧肺肾两补,纳气平喘。

3.喘脱

(1)证候:喘逆加剧,张口抬肩,鼻翕气促,不能平卧,心悸,烦躁不安,面青唇紫,汗出如珠,手足逆冷,舌淡苔白,脉浮大无根。

(2)治法:扶阳固脱,镇摄纳气。

(3)方药:参附汤送服黑锡丹。方中人参和附子回阳固脱、救逆;黑锡丹降气定喘。

三、针灸治疗

(一)实喘

尺泽、列缺、天突、大柱,针刺,用泻法。

(二)虚喘

鱼际、定喘、肺俞,针刺,用补法,可灸。

（三）喘脱

定喘、肺俞、关元、神阙，灸法。

四、预防调护

饮食宜清淡而富有营养，忌油腻酒醴及辛热助湿生痰动火食物。室内空气要保持新鲜，避免烟尘刺激。痰多者要注意排痰，保持呼吸道通畅。慎起居，适寒温，节饮食，薄滋味，戒烟酒，节房事。适当参加体育活动，增强体质。保持良好的心态。

（周丽芳）

第四节　哮　病

哮病是由于宿痰伏肺，遇诱因引触，导致痰阻气道，气道挛急，肺失肃降，肺气上逆所致的发作性痰鸣气喘疾病。发时喉中哮鸣有声，呼吸气促困难，甚则喘息不能平卧。

一、病因病机

哮病的发生乃宿痰内伏于肺，复因外感、饮食、情志、劳倦等诱因引触，以致痰阻气道，气道挛急，肺失肃降，肺气上逆所致。

（一）外邪侵袭

外感风寒或风热之邪，未能及时表散，邪气内蕴于肺，壅遏肺气，气不布津，聚液生痰而成哮病之因。

（二）饮食不当

饮食不节致脾失健运，饮食不归正化，水湿不运，痰浊内生，上干于肺，壅阻肺气而发哮病。

（三）情志失调

情志不遂，肝气郁结，木不疏土；或郁怒伤肝，肝气横逆，木旺乘土均可致脾失健运，失于转输，水湿蕴成痰浊，上干于肺，阻遏肺气，发生哮病。

（四）体虚病后

素体禀赋薄弱，体质不强，或病后体弱（如幼年患麻疹、顿咳，或反复感冒，咳嗽日久等）导致肺、脾、肾虚损，痰浊内生，成为哮病之因。若肺气耗损，气不化津，痰饮内生；或阴虚火盛，热蒸液聚，痰热胶固；脾虚水湿不运，肾虚水湿不能蒸化，痰浊内生，均成为哮病之因。

哮病的病理因素以痰为根本，痰的产生责之于肺不能布散津液，脾不能转输精微，肾不能蒸化水液，以致津液凝聚成痰，伏藏于肺，成为哮病发生的"夙根"。此后每遇气候突变、饮食不当、情志失调、劳累过度等诱因导致气机逆乱而发作。

二、辨证论治

（一）辨证要点

1.辨已发未发

哮病发作期和缓解期临床表现不同，发作期以喉中哮鸣有声，呼吸气促困难，甚则喘息不能平卧等为典型临床表现。缓解期无典型症状,若病程日久,反复发作,导致身体虚弱,平时可有轻度哮症,而以肺、脾、肾虚损为主要表现,或肺气虚,或肺气阴两虚,或脾气虚、肾气虚、肺脾气虚、肺肾两虚等。

2.辨证候虚实

哮病属邪实正虚之证,发作时以邪实为主,证见呼吸困难,呼气延长,喉中痰鸣有声,痰黏量少,咯吐不利,甚则张口抬肩,不能平卧,端坐俯伏,胸闷窒塞,烦躁不安,或伴寒热,苔腻,脉实。未发时以正虚为主,肺气者,气短声低,咳痰清稀色白,喉中常有轻度哮鸣音,自汗恶风;脾虚者,食少,便溏,痰多;肾虚者,平素短气息促,动则为甚,吸气不利,腰酸耳鸣。

3.辨痰性质

发作期痰阻气道,气道挛急,肺失肃降,以邪实为主,痰有寒痰、热痰、痰湿之异,分别引起寒哮、热哮、痰哮。一般寒哮内外皆寒,其证喉中哮鸣如水鸡声,咳痰清稀,或色白如泡沫,口不渴,舌质淡,苔白滑,脉浮紧;热哮痰热壅盛,其证喉中痰鸣如吼,胸高气粗,咳痰色黄黏稠,咯吐不利,口渴喜饮,舌质红,苔黄腻,脉滑数。寒热征象不明显,喘咳胸满,但坐不得卧,痰涎涌盛,喉如曳锯,咳痰黏腻难出者,为痰哮。

(二)类证鉴别

喘证与哮病的病因病机不同,喘证由外感六淫,内伤饮食、情志,或劳欲、久病,致邪壅于肺,宣降失司所致,或肺不主气,肾失摄纳而成;哮病乃宿痰伏肺,遇诱因引触,致痰阻气道,气道挛急,肺失肃降而成。临床表现亦有明显区别,哮病与喘证都有呼吸急促的表现,但哮必兼喘,而喘未必兼哮。哮指声响言,喉中有哮鸣声,是一种反复发作的独立性疾病;喘指气息言,为呼吸气促困难,是多种急慢性疾病的一个症状。

(三)治疗原则

发时治标,平时治本为哮病治疗的基本原则。发时攻邪治标,祛痰利气,寒痰宜温化宣肺,热痰当清化肃肺,痰浊壅肺应去壅泻肺,风痰当祛风化痰,表证明显者兼以解表;反复日久,正虚邪实者又当攻补兼顾,不可拘泥;平时扶正治本,阳气虚者应温补,阴虚者宜滋养,分别采取补肺、健脾、益肾等法,以冀减轻、减少或控制其发作。

(四)分证论治

1.发作期

(1)寒哮。

证候:呼吸急促,喉中哮鸣有声,胸膈满闷如塞。咳不甚,痰少咯吐不爽,或清稀呈泡沫状,口不渴,或渴喜热饮,面色晦暗带青,形寒怕冷。或小便清,天冷或受寒易发,或恶寒、无汗、身痛。舌质淡、苔白滑。脉弦紧或浮紧。

治法:温肺散寒,化痰平喘。

方药:射干麻黄汤。若病久,本虚标实,当标本同治,温阳补虚,降气化痰,用苏子降气汤。

(2)热哮。

证候:气粗息涌,喉中痰鸣如吼,胸高胁胀。咳呛阵作,咳痰色黄或白,黏浊稠厚,咯吐不利,烦闷不安,不恶寒,汗出,面赤,口苦,口渴喜饮。舌质红,舌苔黄腻,脉滑数或弦滑。

治法:清热宣肺,化痰定喘。

方药:定喘汤。若病久痰热伤阴,可用麦冬汤加沙参、冬虫夏草、川贝、天花粉。

（3）痰哮。

证候：喘咳胸满，但坐不得卧，痰涎涌盛，喉如曳锯，咳痰黏腻难出。呕恶，纳呆。口黏不渴，神倦乏力，或胃脘满闷，或便溏，或胸胁不舒，或唇甲青紫。舌质淡或淡胖，或舌质紫暗或淡紫，舌苔厚浊，脉滑实或带弦、涩。

治法：化浊除痰，降气平喘。

方药：二陈汤合三子养亲汤。如痰涎壅盛者。可合用葶苈大枣泻肺汤泻肺除壅；若兼意识朦胧，似清似昧者，可合用涤痰汤涤痰开窍。

2.缓解期

（1）肺虚。

证候：气短声低，咯痰清稀色白，喉中常有轻度哮鸣音，每因气候变化而诱发。面色㿠白，平素自汗，怕风，常易感冒，发前喷嚏频作，鼻塞流清涕。舌质淡，苔薄白。脉细弱或虚大。

治法：补肺固卫。

方药：玉屏风散。

（2）脾虚。

证候：气短不足以息，少气懒言，平素食少脘痞，痰多，便溏，倦怠无力，面色萎黄不华，或食油腻易腹泻，或泛吐清水，畏寒肢冷，或少腹坠感，脱肛。舌质淡，苔薄腻或白滑，脉象细软。

治法：健脾化痰。

方药：六君子汤。若脾阳不振，形寒肢冷，便溏者，加桂枝、干姜或合用理中丸以振奋脾阳；若中气下陷，见便溏，少腹下坠，脱肛等，则可改用补中益气汤。

（3）肾虚。

证候：平素短气息促，动则为甚，吸气不利，劳累后哮喘易发。腰酸腿软，脑转耳鸣。或畏寒肢冷，面色苍白；或颧红，烦热，汗出黏手。舌淡胖嫩，苔白；或舌红苔少。脉沉细或细数。

治法：补肾摄纳。

方药：金匮肾气丸或七味都气丸。阴虚痰盛者，可用金水六君煎滋阴化痰。

（周丽芳）

第五节 肺　　痿

肺痿是指肺叶痿弱不用，临床以咳吐浊唾涎沫为主症，为肺脏的慢性虚损性疾病。《金匮要略心典·肺痿肺痈咳嗽上气病》中说："痿者萎也，如草木之萎而不荣。"用形象比喻的方法以释其义。

一、源流

肺痿之病名，最早记载于仲景的《金匮要略》。该书将肺痿列为专篇，对肺痿的主症特点、病因、病机、辨证均作了较为系统的介绍。如《金匮要略·肺痿肺痈咳嗽上气病脉证并治》说："寸口脉数，其人咳，口中反有浊唾涎沫者何？师曰：为肺痿之病。""肺痿吐涎沫而不咳者，其人不渴，必遗尿，小便数，所以然者，以上虚不制下故也。"隋代巢元方在《金匮要略》的基础上，对本病的成因、转归等作了进一步探讨。其在《诸病源候论·肺痿候》论及肺痿曰："肺主气,为五脏上盖,气主皮毛,故易伤于风邪,风邪伤于脏腑,而气血虚弱,又因劳役大汗之后,或经大下而亡津液,津液竭绝,肺气壅塞,不能宣通诸脏之气,因成肺痿也。"明确认为是外邪犯肺,或劳役过度,或大汗之后,津液亏耗,肺气受损,壅塞而成。并指出其预后、转归与咳吐涎沫之爽或不爽、小便之利或不利、咽燥之欲饮或不欲饮等都有关联,如"咳唾咽燥欲饮者,必愈;欲咳而不能咳,唾干沫,而小便不利者难治"。唐代孙思邈《千金要方·肺痿门》将肺痿分为热在上焦及肺中虚冷二类,认为"肺痿虽有寒热之分,从无实热之例"。清·李用粹结合丹溪之说,对肺痿的病因病机、证候特点作了简要而系统的归纳。如《证治汇补·胸膈门》说:"久嗽肺虚,寒热往来,皮毛枯燥,声音不清,或嗽血线,口中有浊唾涎沫,脉数而虚,为肺痿之病。因津液重亡,火炎金燥,如草木亢旱而枝叶萎落也。"《张氏医通·肺痿》对肺痈和肺痿的鉴别,进行了分析比较,提出"肺痈属在有形之血……肺痿属在无形之气。"

综上所述,历代医家共同认识到肺痿是多种肺系疾病的慢性转归,故常与相关疾病合并叙述,单独立论者较少,并且提示肺痈、肺痨、久嗽、喘哮等伤肺,均有转化成为肺痿的可能。如明代王肯堂将肺痿分别列入咳嗽门和血证门论述,《证治准绳·诸气门》说:"肺痿或咳沫,或咳血,今编咳沫者于此,咳血者人血证门。"《证治准绳·诸血门》还认为"久嗽咳血成肺痿"。戴原礼在《证治要诀·诸嗽门》中提到:"劳嗽有久嗽成劳者,有因病劳久嗽者,其证往来寒热,或独热无寒,咽干嗌痛,精神疲极,所嗽之痰,或脓,或时有血,腥臭异常。"戴氏所指劳嗽之临床表现与肺痿有相似之处。陈实功纱《外科正宗·肺痈论》中说:"久嗽劳伤,咳吐痰血,寒热往来,形体消削,咯吐瘀脓,声哑咽痛,其候转为肺痿。"指出肺痈溃后,热毒不净,伤阴耗气,可以转为肺痿。唐代王焘《外台秘要·咳嗽门》引许仁则论云:"肺气嗽经久将成肺痿,其状不限四时冷热,昼夜咳常不断,唾自如雪,细沫稠粘,喘息上气,乍寒乍热,发作有时,唇口喉舌干焦,亦有时唾血者,渐觉瘦悴,小便赤,颜色青白,毛耸,此亦成蒸。"说明肺痨久嗽,劳热熏肺,肺阴大伤,进一步发展则成肺痿;它如内伤久咳,或经常哮喘发作,伤津耗气,亦可形成肺痿。

在肺痿的治法方面,《金匮要略·肺痿肺痈咳嗽上气病脉证并治》对肺痿的治疗原则也作了初步的探讨,认为应以温法治之。清代李用粹《证治汇补·胸膈门》说:"治宜养血润肺,养气清金。"喻嘉言《医门法律》对本病的理论认识和治疗原则作了进一步的阐述,此后,有的医家主张用他创制的清燥救肺汤治疗虚热肺痿。张璐在其《张氏医通·肺痿》按喻嘉言之论将肺痿的治疗要点概括如下:"缓而图之,生胃津,润肺燥,下逆气,开积痰,止浊唾,补真气。"旨在"以通肺之小管""以复肺之清肃。"这些证治要点,理义精深,非常切合实用。

在肺痿的选方用药方面,《金匮要略》设甘草干姜汤以温肺中虚冷。唐·孙思邈《千金要方·肺痿门》指出虚寒肺痿可用生姜甘草汤、甘草汤,虚热肺痿可用炙甘草汤、麦冬汤、白虎加人参汤,对《金匮要略》的治法有所补充。清代李用粹《证治汇补·胸膈门》主张根据本病的不同阶段分别施治:"初用二地二冬汤以滋阴,后用门冬清肺饮以收功。"沈金鳌《杂病源流犀烛·肺病源流》进一步对肺痿的用药忌宜等作了补充,他说:"其症之发,必寒热往来,自汗,气急,烦闷多唾,或带红线脓血,宜急治之,切忌升散辛燥温热。大约此证总以养肺、养气、养血、清金降火为主。"

二、病因病机

本病病因可分久病损肺和误治津伤两方面,而以前者为主。病变机理为肺虚津气失于濡养所致。

(一)久病损肺

如痰热久嗽,热灼阴伤;或肺痨久嗽,虚热内灼,耗伤阴津;肺痈余毒未清,灼伤肺阴;或消渴津液耗伤;或热病之后,邪热伤津,津液大亏,以致热壅上焦,消灼肺津,变生涎沫,肺燥阴竭,肺失濡养,日渐枯萎。若大病久病之后,耗伤阳气;或内伤久咳,冷哮不愈,肺虚久喘等,肺气日耗,渐伤及阳;或虚热肺痿日久,阴伤及阳,亦可致肺虚有寒,气不化津,津液失于温摄,反为涎沫,肺失濡养,肺叶渐痿不用。此即《金匮要略》所谓"肺中冷"之类。

(二)误治津伤

因医者误治,滥用汗、吐、下等治法,重亡津液,肺津大亏,肺失濡养,发为肺痿。如《金匮要略·肺痿肺痈咳嗽上气病脉证并治》说:"热在上焦者,因咳为肺痿,肺痿之病……或从汗出,或从呕吐,或从消渴,小便利数,或从便难,又被快药下利,重亡津液,故得之。"

综上所述,本病总由肺虚,津气大伤,失于濡养,以致肺叶枯萎。其病位在肺,但与脾、胃、肾等脏腑密切相关。脾虚气弱,无以生化、布散津液,或胃阴耗伤,胃津不能上输养肺,土不生金,均可致肺燥津枯,肺失濡养;久病及肾,肾气不足,气化失司,气不化津,或因肾阴亏耗,肺失濡养,亦可发为肺痿。

因发病机理的不同,肺痿有虚热、虚寒之分。虚热肺痿,一为本脏自病所转归,一由失治误治,或它脏之病导致。因热在上焦,消亡津液,阴虚生内热,津枯则肺燥,肺燥且热,清肃之令不行,脾胃上输之津液转从热化,煎熬而成涎沫,或因脾阴胃液耗伤,不能上输于肺,肺失濡养,遂致肺叶枯萎。虚寒肺痿为肺气虚冷,不能温化布散脾胃上输之津液,反而聚为涎沫,复因治节无权,上虚不能制下,膀胱失于约束,而小便不禁。《金匮要略·肺痿肺痈咳嗽上气病》说:"盖肺为娇脏,热则气灼,故不用而痿;冷则气沮,故亦不用而痿也。遗尿,小便数者,肺金不用而气化无权,斯膀胱无制而津液不藏也。"指出肺主气化,为水之上源,若肺气虚冷,不能温化,固摄津液,由气虚导致津亏,肺失濡养,亦可渐致肺叶枯萎不用。

三、诊断

(1)有反复发作的特点。

(2)有肺系内伤久咳病史,如痰热久嗽,或肺痨久咳,或肺痈日久,或冷哮久延等。

(3)临床表现以咳吐浊唾涎沫、胸闷气短为主症。

四、病证鉴别

肺痿为多种慢性肺系疾病转化而来,既应注意肺痿与其他肺系疾病的鉴别,又要了解其相互联系。

(一)肺痈

肺痿以咳吐浊唾涎沫为主症,而肺痈以咳则胸痛,吐痰腥臭,甚则咳吐脓血为主症。虽然多为肺中有热,但肺痈属实,肺痿属虚,肺痈失治久延,可以转为肺痿。

(二)肺痨

肺痨主症为咳嗽、咯血、潮热、盗汗等,与肺痿有别。肺痨后期可以转为肺痿重症。

五、辨证

(一)辨证要点

主要辨虚热虚寒,虚热证易火逆上气,常伴咳逆喘息,虚寒证常见上不制下,小便频数或遗尿。

(二)辨证候

1.虚热证

咳吐浊唾涎沫,其质较黏稠,或咳痰带血,咳声不扬,甚则音哑,气急喘促,口渴咽燥,午后潮热,形体消瘦,皮毛干枯,舌红而干,脉虚数。

病机分析:肺阴亏耗,虚火内炽,肺失肃降,则气逆咳喘。热灼津液成痰,故咯吐浊唾涎沫,其质黏稠。燥热伤津,津液不能濡润上承,故咳声不扬,音哑,咽燥,口渴。阴虚火旺,灼伤肺络,则午后潮热,咯痰带血。阴津枯竭,内不能洒陈脏腑,外不能充身泽毛,故形体消瘦,皮毛干枯。舌红而干,脉虚数,乃是阴枯热灼之象。

2.虚寒证

咯吐涎沫,其质清稀量多,不渴,短气不足以息,头眩,神疲乏力,食少,形寒,小便数,或遗尿,舌质淡,脉虚弱。

病机分析:肺气虚寒,气不化津,津反为涎,故咯吐多量清稀涎沫。阴津未伤故不渴。肺虚不能主气,则短气不足以息。脾肺气虚则神疲食少。清阳不升故头眩。阳不卫外则形寒。上虚不能制下,膀胱失约,故小便频数或遗尿。舌质淡,脉虚弱,皆属气虚有寒之征。

3.寒热夹杂证

虚热及虚寒症状可以同时出现,或虚热症状较多,或虚寒症状较多,如咳唾脓血,咽干口燥,同时又有下利肢凉,形寒气短等,即是上热下寒之证。其他情况亦可出现,可根据临床证候分析。

六、治疗

(一)治疗要点

治疗总以补肺生津为原则。虚热证,治当生津清热,以润其枯;虚寒证,治当温肺益气,而摄涎沫。寒热夹杂证,治当寒热平调,温清并用。

临床以虚热证为多见,但久延伤气,亦可转为虚寒证。治应时刻注意保护津液,重视调理脾肾。脾胃为后天之本,肺金之母,培土有助于生金;肾为气之根,司摄纳,温肾可以助肺纳气,补上制下。不可妄投燥热之药,以免助火伤津,亦忌苦寒滋腻之品碍胃,切勿使用峻剂驱逐痰涎,犯虚虚之戒。

(二)分证论治

1.虚热证

(1)治法:滋阴清热,润肺生津。

(2)方药:麦冬汤合清燥救肺汤加减。前方润肺生津,降逆下气,用于咳嗽气逆,咽喉干燥不利,咳痰黏浊不爽。后方养阴润燥,清金降火,用于阴虚燥火内盛,干咳痰少,咽痒气逆。

药用麦冬滋阴润燥;太子参益气生津;甘草、大枣、粳米甘缓补中;伍入半夏下气降逆,止咳化痰,以辛燥之品,反佐润燥之功;桑叶、石膏清泄肺经燥热;阿胶、麦冬、胡麻仁以滋肺养阴;杏仁、枇杷叶可化痰止咳。

如火盛,出现虚烦、咳呛、呕逆者,则去大枣,加竹茹、竹叶清热和胃降逆。如咳吐浊黏痰,口干欲饮,则可加天花粉、知母、川贝母清热化痰。津伤甚者加沙参、玉竹以养肺津。潮热加银柴胡、地骨皮以清虚热,退蒸。

2.虚寒证

(1)治法:温肺益气。

(2)方药:甘草干姜汤或生姜甘草汤加减。前方甘辛合用,甘以滋液,辛以散寒。后方则以补脾助肺,益气生津为主。

药用甘草入脾益肺,取甘守津回之意;干姜温肺脾,使气能化津,水谷归于正化,则吐沫自止。肺寒不著者亦可改用生姜以辛散宣通,并取人参、大枣甘温补脾,益气生津。

另可加白术、茯苓增强健脾之功;尿频、涎沫多者加煨益智;喘息、短气可配钟乳石、五味子,另吞蛤蚧粉。

3.寒热夹杂证

(1)治法:寒热平调,温清并用。

(2)方药:麻黄升麻汤加减。本方温肺散寒与清热润肺并用,适用于寒热夹杂,肺失润降之咽喉不利,咳唾脓血等症。

药用麻黄、升麻以发浮热;用当归、桂枝、生姜以散其寒;用知母、黄芩寒凉清其上热;用茯苓、白术以补脾;用白芍以敛逆气;用葳蕤、麦冬、石膏、甘草以润肺除热。

七、单方验方

(1)紫河车1具,研末,每天1次,每服3g,适用于虚寒肺痿。

(2)熟附块、淫羊藿、黄芪、白术、党参各9g,补骨脂12g,茯苓、陈皮、半夏各6g,炙甘草4.5g,用于虚寒肺痿。

(3)山药30g,太子参15g,玉竹15g,桔梗9g,用于肺痿气虚津伤者。

(4)百合30g煮粥,每天1次,适用于虚热肺痿。

(5)银耳15g,冰糖10g,同煮内服,适用于虚热肺痿。

(6)冬虫夏草10~15g,百合15g,鲜胎盘半个,鲜藕50g,隔水炖服,隔天1次,连服10~15次为1个疗程。

(7)新鲜萝卜500g,白糖适量。将萝卜洗净切碎,用洁净纱布绞取汁液,加白糖调服。每天1次,常服。

(8)夏枯草15~25g,麦冬15g,白糖50g。先将夏枯草、麦冬用水煎10~15分钟,再加白糖煮片刻,代茶饮,每天1剂,常服。用于虚热肺痿。

八、中成药

(一)六味地黄丸

1.功能与主治

滋阴补肾。用于虚热肺痿。

2.用法与用量

口服,每次8粒,每天3次。

(二)金匮肾气丸

1.功能与主治

温补肾阳。用于虚寒肺痿。

2.用法与用量

口服,每次 8 粒,每天 3 次。

(三)补中益气口服液

1.功能与主治

补中益气,升阳举陷。用于肺痿脾胃气虚,见发热、自汗、倦怠等症者。

2.用法与用量

口服,每次 1 支,每天 3 次。

(四)参苓白术散

1.功能与主治

益气健脾,和胃渗湿。用于肺痿脾胃虚弱,见食少便溏,或吐或泻,胸脘胀闷,四肢乏力等症者。

2.用法与用量

口服,每次 5 g,每天 3 次。

(五)琼玉膏

1.功能与主治

滋阴润肺,降气安神。用于虚热肺痿。

2.用法与用量

口服,每次 1 勺,每天 2 次。

九、其他疗法

艾条点燃,对准足三里穴,并保持一定距离,使局部有温热感、皮肤微红为度。艾灸时间一般为 10～15 分钟,每天 1 次。用于虚寒肺痿。

(周丽芳)

第六节　肺　　胀

肺胀是指以胸部膨满,憋闷如塞,喘息气促,咳嗽痰多,烦躁,心慌等为主要临床表现的一种病证。日久可见面色晦暗,唇甲发绀,脘腹胀满,肢体水肿。其病程缠绵,时轻时重,经久难愈,重者可出现神昏、出血、喘脱等危重证候。多种慢性肺系疾病反复发作,迁延不愈,导致肺气胀满,不能敛降。

现代医学的慢性阻塞性肺部疾病,常见如慢性支气管炎、支气管哮喘、支气管扩张、重度陈旧性肺结核等合并肺气肿及慢性肺源性心脏病、肺源性脑病等,出现肺胀的临床表现时,可参考本节进行辨证论治。

一、病因病机

本病的发生,多因久病肺虚,痰浊潴留,而至肺失敛降,肺气胀满,又因复感外邪诱使病情发作或加剧。此处主要论述久病肺虚和感受外邪。

(一)久病肺虚

因内伤久咳、久哮、久喘、支饮、肺痨等慢性肺系疾病,迁延失治,以致痰浊潴留,壅阻肺气,气之出纳失常,还于肺间,日久导致肺虚,肺体胀满,张缩无力,不能敛降而成肺胀。

(二)感受外邪

久病肺虚,卫外不固,腠理疏松,六淫之邪每易反复乘袭,诱使本病发作,病情日益加重。

肺胀病变首先在肺,继则影响脾、肾,后期病及于心。外邪从口鼻、皮毛入侵,每多首先犯肺,导致肺气上逆而为咳,升降失常而为喘,久则肺虚,主气功能失常。若子耗母气,肺病及脾,脾失健运,则可导致肺脾两虚。母病及子,肺虚及肾,肺不主气,肾不纳气,则气喘日益加重,呼吸短促难续,尤以吸气困难,动则更甚。且肾主水,肾衰则不能化气行水,水邪泛溢肌表则肿,上凌心肺则喘咳心悸。肺与心脉相通,肺虚不能调节心血的运行,气病及血,则血瘀肺脉,肺病及心,临床可见心悸、发绀、水肿、舌质紫暗等症。心阳根于命门真火,肾阳不振,进一步导致心肾阳衰,可出现喘脱危候。

肺胀的病理因素主要为痰浊、水饮与血瘀。痰的产生,病初由肺气郁滞,脾失健运,津液不归正化而成;渐因肺虚不能化津,脾虚不能转输,肾虚不能蒸化,痰浊潴留益甚,喘咳持续难已。三种病理因素之间又可互相影响和转化,如痰从寒化则成饮;饮溢肌肤则为水;痰浊久留,肺气郁滞,心脉失畅则血滞为瘀;瘀阻血脉,"血不利则为水"。一般早期以痰浊为主,渐而痰瘀并见,终至痰浊、血瘀、水饮错杂为患。

肺胀的病性多属本虚标实,但有偏实、偏虚的不同,且多以标实为急。外感诱发时偏于邪实,平时偏于本虚。早期多属气虚、气阴两虚,病位以肺、脾、肾为主。晚期气虚及阳,或阴阳两虚,纯属阴虚者少见,病位以肺、肾、心为主。正虚与邪实多互为因果,阳虚致卫外不固,易感外邪,痰饮难蠲;阴虚致外邪、痰浊易从热化,故虚实诸候常夹杂出现,每致愈发愈频,甚则持续不已。

二、辨证论治

(一)辨证要点

1.症状

以咳逆上气,痰多,喘息,胸部膨满,憋闷如塞,动则加剧,甚则鼻翕气促,张口抬肩,目胀如脱,烦躁不安等为主症。日久可见面色晦暗,面唇发绀,脘腹胀满,肢体水肿,甚或出现喘脱等危重证候。病重可并发神昏、动风或出血等症。有长期慢性咳喘病史,常因外感而诱发,病程缠绵,时轻时重;发病者多为老年,中青年少见。

2.检查

体检可见桶状胸,胸部叩诊呈过清音,心肺听诊肺部有干湿性啰音,且心音遥远。X线检查见胸廓扩张,肋间隙增宽,膈降低且变平,两肺野透亮度增加,肺血管纹理增粗、紊乱,右下肺动脉干扩张,右心室增大。心电图检查显示右心室肥大,出现肺型P波等。血气分析检查可见低氧血症或合并高碳酸血症,PaO_2降低,$PaCO_2$升高。血液检查红细胞和血红蛋白计数可升高。

(二)类症鉴别

肺胀与哮病、喘证均以咳而上气,喘满为主症,其区别如下。

1.哮病

哮病是一种反复发作性的痰鸣气喘疾病,以喉中哮鸣有声为特征,常突然发病,迅速缓解,久病可致肺胀,而肺胀以喘咳上气、胸膺膨满为主要表现,为多种慢性肺系疾病日久积渐而成。

2.喘证

喘证以呼吸困难,甚至张口抬肩,不能平卧为主要表现,可见于多种急慢性疾病的过程中。而肺胀是由多种慢性肺系疾病迁延不愈发展而来,喘咳上气,仅是肺胀的一个症状。

(三)分证论治

肺胀为多种肺病迁延不愈,反复发作而致,总属标实本虚,感邪发作时偏于标实,缓解时偏于本虚。偏实者须分清痰浊、水饮、血瘀。早期以痰浊为主,渐而痰瘀并重。后期痰瘀壅盛,正气虚衰,本虚与标实并重。偏虚者当区别气(阳)虚、阴虚。早期以气虚或气阴两虚为主,病位在肺、脾、肾。后期气虚及阳,甚则阴阳两虚,病变部位在肺、肾、心。

本病的治疗当根据标本虚实不同,有侧重地选用扶正与祛邪的不同治则。标实者根据病邪的性质,分别采取祛邪宣肺,降气化痰,温阳利水,活血祛瘀,甚或开窍、熄风、止血等法。本虚者,当以补养心肺,益肾健脾为主,或气阴兼调,或阴阳双补。正气欲脱时则应扶正固脱,救阴回阳。

1.痰浊壅肺

(1)证候:胸膺满闷,短气喘息,稍劳即重,咳嗽痰多,色白黏腻或呈泡沫,晨风自汗,脘痞纳少,倦怠无力,舌暗,苔薄腻或浊腻,脉稍滑。

(2)分析:肺虚脾弱,痰浊内生,上逆于肺,肺失宣降,则胸膺满闷,咳嗽、痰多色白黏腻;痰从寒化饮,则痰呈泡沫状;肺气虚弱,复加气因痰阻,故短气喘息,稍劳即重;肺虚卫表不固,则畏风、自汗;肺病及脾,脾虚健运失常,故见脘痞纳少,倦怠无力;舌质暗,苔薄腻或浊腻,脉滑为痰浊壅肺之征。

(3)治法:化痰降气,健脾益肺。

(4)方药:苏子降气汤合三子养亲汤。二方均能降气化痰平喘,但苏子降气汤偏温,以上盛下虚,寒痰喘咳为宜;三子养亲汤偏降,以痰浊壅盛,肺实喘满,痰多黏腻为宜。其中,苏子、前胡、白芥子化痰降逆平喘;半夏、厚朴、陈皮燥湿化痰,行气降逆;白术、茯苓、甘草运脾和中。

若痰多,胸满不能平卧,加葶苈子、莱菔子泻肺祛痰平喘;症见短气乏力,易出汗,痰量不多者为肺脾气虚,酌加党参、黄芪、防风健脾益气,补肺固表;若因外感风寒诱发,痰从寒化为饮,喘咳,痰多黏白泡沫,见表寒里饮证者,宗小青龙汤意加麻黄、桂枝、细辛、干姜散寒化饮;饮郁化热,烦躁而喘,脉浮用小青龙加石膏汤兼清郁热。

2.痰热郁肺

(1)证候:咳逆,喘息气粗,胸部膨满,烦躁不安,痰黄或白,黏稠难咳,或伴身热微恶寒,微汗,口渴,溲黄便干,舌边尖红,苔黄或黄腻,脉滑数。

(2)分析:痰浊内蕴,感受风热或郁久化热,痰热壅肺,故痰黄、黏白难咳;肺热内郁,清肃失司,肺气上逆,则喘咳气逆息粗,胸满;热扰于心,则烦躁;风热犯肺则发热微恶寒,微汗;痰热伤津,则口渴,溲黄,便干;舌红,苔黄或黄腻,脉数或滑数均为痰热内郁之象。

(3)治法:清肺化痰,降逆平喘。

(4)方药:越婢加半夏汤或桑白皮汤。越婢加半夏汤宣泄肺热,用于饮热郁肺,外有表邪,喘咳上气,目如脱状,身热,脉浮大者;桑白皮汤清肺化痰,用于痰热壅肺,喘急胸满,咳吐黄痰或黏白稠厚者。

若痰热内盛,痰黄胶黏,不易咳出者,加瓜蒌皮、鱼腥草、海蛤粉、象贝母、桑白皮等清热化痰利肺;痰鸣喘息,不得平卧者,加射干、葶苈子泻肺平喘;便秘腹满者,加大黄、芒硝,通腑泄热以降肺平喘;痰热伤津,口舌干燥,加天花粉、知母、芦根以生津润燥;阴伤而痰量已少者,酌减苦寒之品,加沙参、麦冬等养阴。

3.痰蒙神窍

(1)证候:神志恍惚,表情淡漠,谵妄烦躁,撮空理线,嗜睡神昏,或肢体𬌗动,抽搐,咳逆喘促,咯痰不爽,舌质暗红或淡紫,苔白腻或淡黄腻,脉细滑数。

(2)分析:痰迷心窍,蒙蔽神机,故见神志恍惚,表情淡漠,谵妄烦躁,撮空理线,嗜睡神昏;肝风内动,则肢体𬌗动抽搐;痰浊阻肺,肺虚痰蕴,故咳逆喘促而咯痰不爽;舌质暗红或淡紫,乃心血瘀阻之征;苔白腻或淡黄腻,脉细滑数皆为痰浊内蕴之象。

(3)治法:涤痰开窍,熄风醒神。

(4)方药:涤痰汤。本方可涤痰开窍,熄风止痉。方中用二陈汤理气化痰;用胆南星清热涤痰,熄风开窍;竹茹、枳实清热化痰利膈;菖蒲开窍化痰;人参扶正防脱。

若痰热较盛,烦躁身热,神昏谵语,舌红苔黄者,加黄芩、葶苈子、天竺黄、竹沥以清热化痰;肝风内动,抽搐加钩藤、全蝎,另服羚羊角粉以凉肝熄风;瘀血明显,唇甲青紫加桃仁、红花、丹参活血通脉;如热伤血络,见紫斑、咯血,便血色鲜者,配清热凉血止血药,如水牛角、白茅根、生地黄、牡丹皮、紫珠草、地榆等。另外,可选用安宫牛黄丸清心豁痰开窍,每次1丸,日服2次。

4.阳虚水泛

(1)证候:心悸,喘咳,咯痰清稀,面浮肢肿,甚则一身悉肿,腹部胀满有水,脘痞食欲减退,尿少,畏寒,面唇青紫,舌胖质黯,苔白滑,脉沉细。

(2)分析:久病喘咳,肺脾肾亏虚,肾阳虚不能温化水液,水邪泛滥,则面浮肢肿,甚则一身悉肿,腹部胀满有水;水液不归州都之官,则尿少;水饮上凌心肺,故心悸,喘咳,咯痰清稀;脾阳虚衰,健运失职则脘痞食欲减退;脾肾阳虚,不能温煦则畏寒;阳虚血瘀,则面唇青紫;舌胖质黯,苔白滑,脉沉细为阳虚水泛之征。

(3)治法:温肾健脾,化饮利水。

(4)方药:真武汤合五苓散。真武汤温阳利水,五苓散健脾渗湿利水使水湿由小便而解,两方配伍,可奏温肾健脾,利尿消肿之功。方中用附子、桂枝温肾通阳;茯苓、白术、猪苓、泽泻、生姜健脾利水;赤芍活血化瘀。

若水肿势剧,上凌心肺,见心悸喘满,倚息不得卧者,加沉香、牵牛子、川椒目、葶苈子行气逐水;血瘀甚,发绀明显者,加泽兰、红花、丹参、益母草、北五加皮化瘀行水。

5.肺肾气虚

(1)证候:呼吸浅短难续,声低气怯,甚则张口抬肩,倚息不能平卧,咳嗽,痰白如沫,咯吐不利,心慌胸闷,形寒汗出,面色晦暗,舌淡或黯紫,脉沉细数无力,或结代。

(2)分析:久病咳喘,肺肾两虚,故呼吸浅短难续,声低气怯,甚则张口抬肩,倚息不能平卧;寒饮伏肺,肾虚水泛,则咳嗽痰白如沫,咯吐不利;肺病及心,心气虚弱,故心慌胸闷;阳气虚,则形寒;腠理不固,则汗出;气虚血行瘀滞,则面色晦暗,舌淡或黯紫,脉沉细数无力,或有结代。

(3)治法:补肺纳肾,降气平喘。

(4)方药:平喘固本汤合补虚汤。平喘固本汤补肺纳肾,降气化痰,补虚汤重在补肺益气。方中用党参、人参、黄芪、炙甘草补肺;冬虫夏草、熟地黄、胡桃肉、坎脐益肾;五味子敛肺气;灵磁石、沉香纳气归元;紫菀、款冬、苏子、法半夏、橘红化痰降气。

若肺虚有寒,怕冷,舌质淡,加肉桂、干姜、钟乳石温肺散寒;气虚瘀阻,颈脉动甚,面唇发绀明显者,加当归、丹参、苏木活血化瘀通脉;若肺气虚兼阴伤,低热,舌红苔少者,可加麦冬、玉竹、生地黄、知母等养阴清热。如见面色苍白，冷汗淋漓，四肢厥冷，血压下降，脉微欲绝等喘脱危象者，急用参附汤送服蛤蚧粉或黑锡丹补气纳肾，回阳固脱。病情稳定阶段，可常服皱肺丸。

（5）另外，可选用验方：紫河车1具，焙干研末，装入胶囊，每服3 g，适用于肺胀之肾虚者。百合、枸杞子各250 g，研细末，白蜜为丸，每服10 g，每天3次，适用于肺肾阴虚的肺胀。

三、针灸治疗

（一）基本处方
肺俞、太渊、膻中。肺俞、太渊为俞原配穴法，宣通肺气，止咳平喘；气会膻中，调气降逆。

（二）加减运用
1.痰浊壅肺证

加中脘、足三里、丰隆以健脾和中、运化痰湿。诸穴针用平补平泻法。

2.痰热郁肺证

加大椎、曲池、丰隆以清化痰热，大椎、曲池针用泻法。余穴针用平补平泻法。

3.痰蒙神窍证

加水沟、心俞、内关以涤痰开窍、熄风醒神，针用泻法。余穴针用平补平泻法。

4.阳虚水泛证

加肾俞、关元、阴陵泉以振奋元阳、化饮利水。诸穴针用补法，或加灸法。

5.肺肾气虚证

加肾俞、太溪、气海、足三里以滋肾益肺。诸穴针用补法，或加灸法。

（三）其他
1.耳针疗法

取交感、平喘、肺、心、肾上腺、胸，每次取2～3穴，毫针刺法，中等刺激，每次留针15～30分钟，每天或隔天1次，10次为1个疗程。

2.保健灸法

经常艾灸足三里、关元、肺俞、脾俞、肾俞等穴，可增强抗病能力。

（周丽芳）

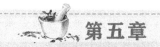

第五章

消化内科病症的中医辨证治疗

第一节 呃 逆

一、概念

呃逆即打嗝,指胃失和降,气逆动膈,上冲喉间,呃呃连声,声短而频,不能自制的疾病,是一种生理上常见的现象,由横膈膜痉挛收缩引起。发作中胸部透视可判断膈肌痉挛为一侧性或两侧性,必要时做胸部 CT,排除膈神经受刺激的疾病,做心电图判断有无心包炎和心肌梗死。疑中枢神经病变时可做头部 CT、MRI、脑电图等。疑有消化系统病变时,进行腹部 X 线透视、B 超、胃肠造影,必要时做腹部 CT 和肝胰功能检查,为排除中毒与代谢性疾病可做临床生化检查。

二、病因病机

呃逆发生的常见原因有饮食不当、情志不和、正气亏虚等。

(一)病因

1.饮食不当

如过食生冷或寒冷药物致寒气蕴蓄于胃,胃气失于和降,气逆而上动膈,故呃呃声短而频,不能自制。若过食辛热煎炒之品,或过用温补之剂、燥热之剂,阳明腑实,气不顺行,亦可动膈而发生呃逆。

2.情志不和

恼怒抑郁,气机不利,肝木犯土,胃失和降,气逆动膈。也有肝气郁结导致津液失布而滋生痰浊,忧思伤脾,脾失健运,滋生痰浊,或气郁化火,灼津成痰,亦能逆气夹痰浊上逆动膈而发生呃逆。

3.正气亏虚

素体不足,脾胃虚弱,或久病大病后,或劳倦过度,导致脾肾阳虚不能温养胃阳,清气不升,浊气不降,气逆动膈成为呃逆。

(二)病机

1.病机关键

本病病机关键在胃失和降、胃气上逆动膈。

2.病位

本病病位在胃,与肺、肾、肝有关,肺气失宣在发病过程中起到了重要作用,呃逆与肺关系密切。阴液亏虚,筋脉失养,则变生内风。膈肌失于阴液濡养,也会发生痉挛,而引起呃逆。肾气失于摄纳,引动冲气上乘夹胃气上逆动膈,发为呃逆。

3.病理因素及病理性质

(1)呃逆的主要病理因素不外气郁、食滞、痰饮等。

(2)呃逆的病理性质不外虚实两方面,凡寒积于胃、燥热内盛、气逆痰阻等皆属实证。而脾胃虚弱,或胃阴不足者则属虚证。本病之初以实证为主,日久则为虚实夹杂证或纯为虚证。寒邪为病者,胃中寒冷损伤阳气,日久可致脾胃虚寒之证。热邪为病者,如胃中积热或肝郁日久化火,易于损阴耗液而转化为胃阴亏虚。气郁、食滞、痰饮为病者,皆能伤及脾胃转化为脾胃虚弱证。急危重症及年老正虚患者可致脾胃阳虚与胃阴亏虚,后期可致元气衰败,出现呃逆持续,呃声低微,气不得续的危候。

三、诊断与病证鉴别

(一)诊断

1.诊断依据

(1)呃逆以气逆上冲,喉间呃呃连声,声短而频,不能自制为主症,其呃声或高或低,或疏或密,间歇时间不定。

(2)本病常伴有胸膈痞闷,脘中不适,情绪不安等症状。

(3)本病多有受凉、饮食、情志等诱发因素,起病多较急。

(4)X线钡餐、胃镜检查、肝肾功能检查、B超有助于诊断。

2.辅助检查

发作中胸部透视可判断膈肌痉挛为一侧性或两侧性,必要时做胸部CT,排除膈神经受刺激的疾病,做心电图判断有无心包炎和心肌梗死。疑有中枢神经病变时可做头部CT、磁共振、脑电图等。疑有消化系统病变时,进行腹部X线透视、B超、胃肠造影,必要时做腹部CT和肝胰功能检查,为排除中毒与代谢性疾病可做临床生化检查。

(二)病证鉴别

1.呃逆与干呕

干呕与呃逆同属胃气上逆的表现,干呕属于有声无物的呕吐,乃胃气上逆,冲咽而出,发出呕吐之声。呃逆则为气从膈间上逆,气冲喉间,呃呃连声,声短而频,不能自制。

2.呃逆与嗳气

嗳气与呃逆同属胃气上逆,有声无物之证。但嗳气多见于饱餐之后或肝失疏泄,因胃气阻郁,气逆于上,冲咽而出,其特点是声长而沉缓;因饱食而致者,多伴酸腐气味,食后好发,因肝气犯胃者,多随情志而增减,可自行减轻或控制。而呃逆为胃气上逆动膈,上冲喉间,其特点为声短而频,不能自制。

四、辨证论治

(一)辨证思路

呃逆的辨证应着重围绕其发病、病程、呃声有力与否及其他伴随症状来进行。

1.辨病情轻重

呃逆辨证,首先应了解病情轻重,若属一时性气逆而致,无反复发作史,呃声响亮,无明显兼证者,则病情较轻,往往采用转移注意力或简易治疗即可痊愈;若呃逆反复发作,持续时间较长,呃声低微,伴有乏力,纳呆等虚弱证候,或出现在其他急慢性疾病过程中,简易治疗不能取效者,病情较重。若年老体虚,重病后期及急危病中,出现呃逆时断时续,呃声低微,气不得续,饮食难进,脉细沉弱者,则属元气衰败、胃气将绝之危重证。

2.辨虚实寒热

(1)实证:呃逆初起,呃声响亮有力,连续发作,脉多弦滑。若兼食滞者,则呃而脘闷嗳腐;若属气滞者,则呃而胸胁胀满;若属痰饮内停者,则呃而胸闷痰多,或心悸、目眩。

(2)虚证:呃逆时间较长,呃声时断时续,气怯声低无力。若属阳虚者,可兼畏寒,食少便溏,腰膝酸软,手足欠温,甚至四肢厥冷;若为阴虚者,可见心烦不安,口舌干燥,脉细数等证。

(3)寒证:呃声沉缓有力,胃脘不舒,得热则减,遇寒则甚,面青肢冷便溏,舌苔白润。

(4)热证:呃声响亮,声音短促,胃脘灼热,口臭烦渴,面色红赤,便秘溲赤,舌苔黄厚。

3.辨证结合临床辅助检查

如属持续时间较长,难以控制的呃逆,应在呃止后,做胸部 X 线、胃肠钡剂 X 线或内镜检查以排除肺部炎症、肿瘤、胃炎、胃扩张、胃癌等疾病;如兼有黄疸、神昏及鼓胀、呕血、便血者,须做肝功能及肝脏 B 超或 CT 检查,以排除肝硬化、消化道肿瘤;如兼有尿少水肿者,须做尿常规、内生肌酐清除率、肾功能、肾脏 B 超检查排除肾脏病变;若兼有中风失语表现者须做头颅 CT 检查以排除脑血管意外等疾病。

(二)治疗原则

呃逆一证,总由胃气上逆动膈而成,故应以和胃降逆平呃为基本治则,并在分清寒热虚实的基础上,分别施以祛寒、清热、补虚、泻实之法。对于重危病证中出现的呃逆,急当救护胃气。

1.调整气机,和降为顺

气机调整应以和胃降气为基本原则,结合宣降肺气、摄纳肾气。和胃之法应辨寒热虚实之不同,分别施以祛寒、清热、补虚、泻实之法,同时在此基础上,酌加降逆平呃之品。

2.辨别病机,依证变法

一般来说,实证中寒呃治宜温中祛寒,热呃宜清降泄热,饮食停滞者宜消食导滞,气机郁滞者宜顺气降逆,痰饮内停者则宜化痰蠲饮。虚证中脾胃阳虚者宜温补脾胃,降逆和胃;胃阴不足者则宜养胃生津,同时各证均可酌加平降气逆之品。对于在重病中出现的呃逆,为元气衰败之证,应急予温补脾肾,扶持元气或用益气养阴等法以顾其本。

(三)分证论治

1.胃中寒冷证

症状:呃声沉缓有力,胸膈及胃脘不舒,得热则减,遇寒则甚,口淡不渴,食少,舌苔白润,脉迟缓。

病机分析:寒邪阻遏,肺胃之气失于和降,故呃声沉缓有力,膈间及胃脘不舒。寒邪遇热则易于消散,遇寒则更增邪势,故得热则减,遇寒则甚。胃中寒冷,中阳被遏,运化迟缓,故食欲减少,口不渴。舌脉均属胃中有寒之象。

治法:温中祛寒,降逆止呃。

代表方药:丁香散。方中丁香暖胃降逆、柿蒂温中下气,二药均为祛寒降逆止呃之常用要药,高良姜温中祛寒,甘草和胃。

加减:若寒重者,加吴茱萸、肉桂以温阳散寒降逆;若夹寒滞不化,脘闷嗳腐者,可加厚朴、枳实、陈皮、半夏、茯苓等以行气化痰消滞。

2.胃火上逆证

症状:呃声洪亮,冲逆而出,口臭烦渴,喜冷饮,小便短赤,大便秘结,舌苔黄,脉滑数。

病机分析:胃火上冲,故呃声洪亮。胃热伤津,肠间燥结,则口臭烦渴而喜冷饮,便结尿赤。苔黄、脉象滑数,为胃热内盛之象。

治法:清热养胃,生津止呃。

代表方药:竹叶石膏汤加竹茹、柿蒂。方中竹叶、生石膏清泻胃火,人参可改沙参,合麦冬养胃生津,半夏、柿蒂化痰降逆,粳米、甘草调养胃气。

加减:若大便秘结,脘腹痞满,可合用小承气汤通腑泄热,使腑气通,胃气降,呃逆自止。

3.气机郁滞证

症状:呃逆连声,常因情志不畅而诱发或加重,伴胸闷纳减,脘胁胀闷,肠鸣矢气,苔薄白,脉弦。

病机分析:肝强乘胃,胃气上冲,故呃声连续。病由情志而起,故疾病发作与情志关系密切。肝脉挟胃布胸胁,肝郁气滞,故胸胁胀闷不舒。痰气交阻,胃失和降,故恶心嗳气,肠鸣矢气,胸闷。舌脉亦为气机郁滞之象。

治法:顺气解郁,降逆止呃。

代表方药:五磨饮子加减。方中木香、乌药解郁顺气,枳壳、沉香、槟榔宽中降气,可加丁香、代赭石降逆止呃,川楝子、郁金疏肝解郁。

加减:若气郁化火,心烦,便秘,口苦,舌红脉弦数者,可加山栀、黄连等泄肝和胃;若气逆痰阻,头目昏眩,时有恶心,舌苔薄腻者,可合旋覆代赭汤、二陈汤化裁,以顺气降逆,化痰和胃。

4.脾胃阳虚证

症状:呃声低缓无力,气不得续,面色㿠白,手足不温,食少困倦,泛吐清水,脘腹不舒,喜温喜按,乏力,大便溏薄,舌淡苔白,脉沉细弱。

病机分析:脾胃虚弱,虚气上逆,则呃声低弱无力,气不得续,食少困倦;甚者生化之源不足,可见面色苍白无华。阳气不布,故手足不温。舌脉为脾胃阳虚之象。

治法:温补脾胃,和中降逆。

代表方药:理中汤加吴茱萸、丁香。方中人参、白术、甘草甘温益气,干姜温中祛寒,吴茱萸、丁香温胃透膈以平呃逆,另可加刀豆子温中止呃。

加减:若呃逆不止,心下痞硬,可合用旋覆代赭汤以重镇和中降逆。如肾阳亦虚,见形寒肢冷,腰膝酸软,舌质胖嫩,脉沉迟者,可加附子、肉桂以温肾助阳;如夹有食滞,可稍佐陈皮、麦芽之类以理气化滞;若中气大亏,呃声低弱难续,食少便溏,体倦乏力,脉虚者,宜用补中益气汤。

5.胃阴不足证

症状:呃声短促而不连续,口干舌燥,烦躁不安,不思饮食,或食后饱胀,大便干结,舌红而干或有裂纹,脉细数。

病机分析:胃阴不足,失于濡润,气机不得顺降,故呃声短促而不连续。津液损伤,内有虚热,故口干舌燥,烦躁不安,口渴,大便干结。舌脉亦为胃阴不足之象。

治法:生津养胃,降逆止呃。

代表方药：益胃汤加枇杷叶、石斛、柿蒂。方中沙参、麦冬、玉竹、生地黄甘寒生津，滋养胃阴。

加减：加石斛以加强养阴之力，又加枇杷叶、柿蒂以和降肺胃而平呃逆。若胃气大虚，不思饮食，则合用橘皮竹茹汤以益气和中。

（四）其他疗法

1.单方验方

（1）艾条点燃放置患者床头 3～5 分钟；若点燃 10 分钟，可治疗顽固性呃逆。

（2）五味子 5 粒，慢慢咀嚼，3 分钟可止呃。

（3）生山楂 5～10 个，煮熟，细嚼慢咽，并饮少量温开水，一般 3～5 次可止呃逆，或山楂 30 g 水煎代茶饮。

（4）砂仁 2 g，细嚼慢咽，每天 3 次。

（5）炒韭菜籽 30 g，加水 300 mL，煎至 100 mL，每天 1 次；或韭菜籽炒黄研末，每次 9 g，每天 3 次，温开水送服。

2.常用中成药

（1）药品名称：达立通颗粒。

（2）功用主治：清热解郁，和胃降逆，通利消滞，用于肝胃郁热所致痞满证，症见胃脘胀满、嗳气、食欲减退、胃中灼热、嘈杂泛酸、脘腹疼痛、口干口苦，以及运动障碍型功能性消化不良见上述症状者。

（3）用法用量：温开水冲服，每次 1 袋，每天 3 次。于饭前服用。

3.针灸疗法

（1）基本治疗。

治则：胃寒积滞、脾胃阳虚者温中散寒、通降腑气，针灸并用，虚补泻实；肝郁气滞、胃火上逆者疏肝理气、和胃降逆，只针不灸，泻法；胃阴不足者养阴清热、降逆止呃，只针不灸，平补平泻。

处方：以任脉腧穴为主。膈俞、内关、中脘、天突、膻中、足三里。

方义：本病病位在膈，故不论何种呃逆，均可用膈俞利膈止呃；内关穴通阴维脉，且为手厥阴心包经络穴，可宽胸利膈，畅通三焦气机，为降逆要穴；中脘、足三里和胃降逆，不论胃腑寒热虚实所致胃气上逆动膈者用之均宜；天突位于咽喉，可利咽止呃；膻中穴位近膈，又为气会穴，功擅理气降逆，使气调则呃止。

加减：胃寒积滞、胃火上逆、胃阴不足者加胃俞和胃止呃，脾胃阳虚者加脾俞、胃俞温补脾胃，肝郁气滞者加期门、太冲疏肝理气。

操作：诸穴常规针刺；膈俞、期门等穴不可深刺，以免伤及内脏；胃寒积滞、脾胃阳虚者，诸穴可用艾条灸或隔姜灸；中脘、内关、足三里、胃俞亦可用温针灸，并可加拔火罐。

（2）其他针法。

指针：翳风、攒竹、鱼腰、天突。任取一穴，用拇指或中指重力按压，以患者能耐受为度，连续按揉 1～3 分钟，同时令患者深吸气后屏住呼吸，常能立即止呃。

耳针：取膈、胃、神门、相应病变脏腑（肺、脾、肝、肾）。毫针强刺激；也可耳针埋藏或用王不留行贴压。

（3）穴位贴敷：麝香粉 0.5 g，放入神阙穴内，伤湿止痛膏固定，适用于实证呃逆，尤其以肝郁气滞者取效更捷；吴茱萸 10 g，研细末，用醋调成膏状，敷于双侧涌泉穴，胶布或伤湿止痛膏固定，可引气火下行。适用于各种呃逆，对肝、肾气逆引起的呃逆尤为适宜。

(4)穴位注射:常用穴分2组。①天突、内关。②中脘、足三里。治法:阿托品、1%普鲁卡因注射液、维生素 B_1 注射液、维生素 B_6 注射液。每次取1组穴,亦可仅取内关或足三里。1%普鲁卡因注射液每穴0.5 mL;维生素 B_1 注射液、维生素 B_6 注射液各2 mL,予以混合,每穴2 mL;阿托品每次仅取一侧穴,每穴0.5 mg。如3小时后无效再注入另一侧穴。其余药物每天1次。

4.简易疗法

(1)分散注意力,消除紧张情绪及不良刺激。

(2)先深吸一口气,然后憋住,尽量憋长一些时间,然后呼出,反复进行几次。

(3)喝开水,特别是喝稍热的开水,喝一大口,分次咽下。

(4)洗干净手,将食指插入口内,轻轻刺激咽部。

(5)将含90%氧气和10%的二氧化碳的混合气体装入塑料袋中吸入。

(6)嚼服生姜片。

五、临证参考

(一)和降则上逆之胃气可平

呃逆病因虽有不同,但"致呃之由,总由气逆"。胃气上逆动膈即见呃逆,故治疗呃逆的基本原则是和胃、降逆、平呃。针对其病位则宜和胃,针对其病势则宜降逆平呃,这一基本原则贯穿于呃逆证治的始终。然而和降之法,各有不同,有的用丁香、吴茱萸、高良姜、生姜汁等散寒以降逆,有的用柿蒂、竹茹等辛凉以降逆,有的用旋覆花、陈皮、厚朴、沉香等顺气以降逆,有的用代赭石重镇以降逆,凡此种种,皆立意于和胃降逆之中,气逆平仄呃逆可止。

和胃降气之法,应根据兼证不同而分别施治,《证治汇补·呃逆》谓本证"治当降气化痰和胃为主,随其所感而用药。气逆者,疏导之;食停者,消化之;痰滞者,涌吐之;热郁者,清下之;血瘀者,破导之。若汗吐下后,服凉药过多者,当温补;阴火上冲者,当平补;虚而夹热者,当凉补"。系统论述了本证以和降为主的治疗大法。

张兴斌认为丁香与郁金同用,组成呃畏一二汤(丁香、郁金、柿蒂、旋覆花、赭石、法半夏、陈皮),其和降胃气的作用增强。姚庆云常用加味芍药甘草汤(白芍、炙甘草、灵仙、厚朴、木香)。认为方中芍药、甘草舒挛缓急有助于胃气的和降。

(二)活血则难愈之久呃可止

呃逆日久不愈,诸药罔效,此即《医林改错·呃逆》所谓"血府血瘀",宜用血府逐瘀汤,并谓"一见呃逆,速用此方,无论轻重,一付即效"。

印会河认为本病来去匆匆,即"数变"之病,例属"风"之为病,宜用血府逐瘀汤加地龙、土鳖虫,血行则风自灭。崔金才亦用血府逐瘀汤治疗中风并发呃逆。刘光汉用暖胃活血降逆汤(炮姜、木香、枳壳、郁金、苏子、当归、桃仁、白芍、赤芍、红花、丹参、赭石、磁石、厚朴、牛膝、麦芽)治疗流行性出血热、肝硬化、肝癌等所致本病,均取得了较好疗效。

六、预防调护

(1)寒温适宜,注意避免外邪侵袭犯胃。

(2)饮食有节,不要过食生冷及辛辣煎炸之品,患热病时不过服寒凉之药,患寒证时不妄投温燥之剂。

(3)调畅情志,以免肝气逆乘肺胃。

(4)若呃逆出现于某些急慢性疾病的过程中,则要积极治疗原发病证,这是十分重要的预防措施。

(5)呃逆的轻症,多能逐渐自愈。取嚏、饮水、转移注意力可加速痊愈。

(6)若呃逆发作频频,则饮食中要进易消化的食物,粥面中可加姜汁少许以温宣胃阳,降逆止呃。

(7)一些虚弱患者,如因服食补气药过多而呃逆频作者,可用橘皮、竹茹煎汤温服。

(侯　晓)

第二节　吐　　血

一、概念

吐血是血从胃中经口吐出或呕出,血色多黯红,多夹有食物残渣,并常伴脘胁胀闷疼痛的病证。本病主要涵盖了西医学中的导致上消化道出血的疾病,其中以胃十二指肠溃疡出血及肝硬化所致的食管、胃底静脉曲张破裂最多见,其次亦见于食管炎、急性胃炎、慢性胃炎、胃黏膜脱垂症等疾病。因某些全身性疾病如血液病、尿毒症、应激性溃疡等引起的吐血等,也可以参考本节辨证论治。

二、病因病机

吐血主要属胃的病变。胃为水谷之海,乃多气多血之腑,若因饮食不节,劳倦内伤,或其他脏腑影响,均可使胃络损伤引起吐血。

(一)病因

1.饮食不节,热伤胃络

平素饮食不节,嗜食辛辣炙煿之品,致燥热蕴结于胃;或嗜食肥甘,饮酒过度,致湿热郁结于胃,燥热、湿热均可化火,灼伤胃络,血随胃气上逆而成吐血之症。若因暴饮暴食,使脾胃升降失司,运化失健,食滞内结,化火损伤阳络,亦可致吐血。

2.情志内伤,肝火犯胃

郁怒伤肝,或情志抑郁,肝气郁结,郁而化火,肝火犯胃,损伤胃络,迫血上行,或素有胃热,复因肝火扰动,气逆血奔而上逆以致吐血。

3.劳倦内伤,脾胃虚弱

劳倦过度,损伤脾胃,或久病脾虚,脾气虚弱,统血无权,血液外溢上逆而为吐血;或脾胃素虚,复因饮冷,致寒郁中宫,脾胃虚寒,不能摄血,血溢脉外而致吐血。

4.肝胃久病,胃络瘀阻

胃痛或肝病日久不愈致气滞血瘀,或久病入络,脉络瘀阻,血脉血络阻滞,血行不畅可致血不循经,外溢上逆而为吐血。

5.热病久病,阴虚火旺

热病之后或久病阴津耗伤,或气火内郁日久阴津耗伤,阴血不足,虚火内生,阴虚火旺,灼伤

93

胃络,血溢上逆而为吐血。

总之,引起吐血之因,总由胃热、脾虚,火热灼伤胃络,或气虚血失统摄而妄溢于外。

(二)病机

1.发病

火热灼伤胃络所致之吐血,一般发病较急骤;而由久病入络,气滞血瘀或脾气虚弱,血不循经引起者则发病多较缓慢。

2.病位

本病病位主要在胃,与肝、脾关系密切。

3.病性

本病病性有实有虚。实者以火热、瘀阻为多,虚者以气虚、阴虚常见。

4.病势

吐血日久,无论何种证型均可致气血亏耗,甚而出现气随血脱之证。

5.病机转化

吐血以火热、脾虚、瘀阻为主要病机,新病吐血,一般以火热实证为多见。日久可耗阴伤气,而转化为阴虚火旺或气阴两虚的吐血,若出血量多,血失气伤,可致气亏血耗,甚则气随血脱之证。因火热、脾虚所致之吐血,血溢脉外,离经之血可停而为瘀,或久病入络,均可导致瘀阻胃络,从而出现虚实相因,虚实夹杂,吐血缠绵难愈的情况。

三、诊断与病证鉴别

(一)诊断

1.诊断依据

(1)发病较缓,吐血前多有恶心、胃脘不适、头晕等先兆症状。血从胃或食管而来,随呕吐而出,常夹有食物残渣等胃内容物,血多呈紫红、紫黯色,也可以呈鲜红色,大便常色黑如漆或呈黯红色。

(2)有胃痛、胁痛、黄疸、癥积等宿疾。

(3)脘腹有压痛,肠鸣音活跃。出血量多者心率增快,血压下降,面色苍白。

2.辅助检查

实验室检查呕吐物、大便潜血试验、上消化道钡餐造影、纤维胃镜和B超检查等有助于明确诊断。

(二)病证鉴别

1.吐血与咯血

咯血的病位在肺与气道,而吐血的病位在胃与食管。咯血之血色鲜红,常伴泡沫痰液;吐血之血色紫黯,常混有食物残渣。咯血之前多伴有喉痒、胸闷之兆,血常随咳嗽而出;而吐血常伴胃脘不适、恶心等症状,血随呕吐而出。咯血的患者常有咳嗽、肺痨、喘证或心悸等旧疾,而呕血则往往有胃痛、胁痛、黄疸、臌胀等既往史。

2.吐血与鼻腔、口腔及咽喉出血

吐血经呕吐而出,血色紫黯,夹有食物残渣,常有胃病史。鼻腔、口腔及咽喉出血,血色鲜红,不夹食物残渣,在五官科做有关检查即可明确具体部位。

四、辨证论治

血得热则妄行,故吐血一证,初起大多由热迫血上行,虽有胃热和肝火之别,但两者均属实证。吐血量多或日久不愈者,每易由实证转为虚证,而出现中气虚弱、气虚血亏,以致脾肾两虚等虚损证候。亦有出血量多,正气已虚而热邪未清,或脉络瘀滞等虚实夹杂的证候。临床辨证时应当详查证情,分清虚实,结合病情标本缓急。然后确立治则,进行治疗。

(一)辨证思路

1.辨有火无火

火盛破血妄行或火热灼伤胃络而致的吐血,一般多见心烦、面红、血色较红、脉数等症。有火者大多属实,或虚中夹实。无火者即气虚,多有中气虚弱或气血亏虚的症状。实证者一般多为初起,久病则多虚证。而有火者,当辨实火虚火,实火如热伤营血,胃火内炽,湿热伤胃,肝火犯胃等证;虚火引起的吐血,主要为阴虚火旺。

2.辨虚实

辨别吐血的虚实,主要是根据病程、临床证候及血色。新病吐血,大多属实;久病多虚。实者症见胃脘部疼痛,胀满不舒,出血量多,血色较红或紫黯,夹有血块,苔黄脉数;虚者症见脘痛绵绵或不痛,吐血色淡或紫黯不鲜,舌淡脉虚等。

(二)治疗原则

吐血一证,病情较急,尤其是出血多者,往往危及生命。所以根据证候的不同,审证求因,辨证施治,具有十分重要的意义。针对其主要病机,吐血的治疗以清火降逆、凉血止血、活血化瘀、益气摄血为主要治则。吐血初起,以热盛所致者为多,故当清火降逆,但应注意治胃治肝之别。吐血量多时,容易导致气随血脱,当急用益气固脱之法。气虚不摄者,则当大剂健脾益气,以复统摄之权。吐血之后及日久不止者,则需补养心脾,益气生血。

(三)分证论治

1.胃热壅盛证

症状:脘腹胀满,甚则作痛,吐血色红或紫黯,或夹食物残渣,口臭便秘,舌红,苔黄腻,脉滑数。

病机分析:嗜食辛辣或炙煿之品,燥热蕴积于胃,热伤胃络,迫血上溢,而致吐血色红,若有瘀结则色紫黯;热结于胃,胃失和降,饮食不化,故脘腹胀闷,甚则作痛;胃热熏蒸则口臭,便秘;苔黄腻,脉滑数亦为胃热之征。

治法:清胃泻火,化瘀止血。

代表方药:泻心汤合十灰散加减。泻心汤清胃泻火,十灰散凉血止血,兼能化瘀。方中黄连、黄芩清热泻火;大黄泄热通腑,降火消瘀;大小蓟、侧柏叶、茜草根、白茅根清热凉血止血;牡丹皮、栀子清热凉血。诸药效专力宏,清降之中使胃火去而血络和,吐衄得止。

加减:如恶心呕吐,加代赭石、竹茹、旋覆花;胃痛者,加三七末、白及末;泛酸者,加乌贼骨;热伤胃阴者,加石斛、天花粉;积滞者症见嗳腐吞酸夹不消化食物,加山楂、神曲、莱菔子消食导滞,降气消痰;饮酒过多,积热动血者,可加葛黄丸以泻火止血。

2.肝火犯胃证

症状:吐血色红或带紫,口苦胁痛,寐少梦多,烦躁易怒,舌质红绛,脉象弦数。

病机分析:暴怒伤肝,肝火横逆犯胃,损伤阳络,则吐血色红或带紫;肝胆之火上逆,则口苦胁痛;肝火扰乱心神,则出现心烦易怒,多梦少寐;舌质红绛,脉弦数,为肝火上逆耗伤胃阴之象。

治法:泻肝清胃,凉血止血。

代表方药:龙胆泻肝汤加减。方中龙胆草泻肝经之实火,黄芩、山栀苦寒泻火止血,柴胡、甘草疏肝调中,木通、泽泻、车前草清利湿热,当归、生地黄滋阴养血,还可加白茅根、藕节、墨旱莲、茜草凉血止血。

加减:如吐血不止,兼见胸脘满闷,口渴不欲饮者为有瘀血,可合花蕊石散或加三七末调服以化瘀止血;吐酸者,合左金丸;嗳气频作者,加沉香;胁痛者,加郁金。

3.瘀阻胃络证

症状:胃脘疼痛,痛有定处而拒按,痛如针刺或刀割,吐血紫黯,舌质紫,脉涩。

病机分析:气滞日久或久病伤络,而致瘀血凝滞,瘀阻胃络故胃脘疼痛,痛有定处而拒按;瘀阻之处,脉络受伤,胃气失和,升降失司,血随胃气上逆则吐血紫黯;舌质紫,脉涩为血行不畅之征。

治法:活血化瘀,理气止痛。

代表方药:血府逐瘀汤加减。本方由四逆散与桃红四物汤加味而成,桃红四物汤活血祛瘀,四逆散疏肝解郁,配以桔梗开胸膈之气,牛膝引血下行,一升一降,使气机升降调和。可加茜草、小蓟或参三七以增强止血散瘀的功效。

加减:胃脘刺痛者,加延胡索、乳香、没药;兼寒者,加艾叶炭、炮姜炭;兼热者,加大黄、虎杖;兼气虚者,加党参、黄芪;兼血虚者,加当归、鸡血藤。

4.脾虚不摄证

症状:吐血缠绵不止,时轻时重,血色淡,或伴胃痛隐隐喜温喜按,神疲乏力,心悸气短,面色苍白,舌质淡,脉细弱。

病机分析:劳倦过度或饮食不节,饥饱失调,损伤脾胃,脾气虚弱,统摄无权,血无所主而妄行于外,故吐血缠绵不止,血色黯淡;中气虚弱,气血运行不畅,则胃脘隐痛,喜温喜按;气随血去,气血亏虚,心失所养则心悸气短;气虚血亏不能上荣于面,则面色苍白;舌质淡,脉细弱为气血双亏之象。

治法:健脾益气,摄血止血。

代表方药:归脾汤加味。方中人参、茯苓、白术、甘草健脾益气,黄芪、当归益气生血,龙眼肉、酸枣仁、远志补血养心,木香理气醒脾。加炮姜温阳止血,阿胶养血止血。

加减:偏于脾阳虚者,加炮姜、炮附子、灶心黄土,或用黄土汤加减;兼有肝郁者,加佛手、郁金、柴胡等。

5.阴虚火旺证

症状:胃痛隐隐,吐血量多、色红,面色潮红,盗汗,口渴引饮,烦躁不安,头晕心悸,耳鸣,少寐,大便黑或干黑,舌红少苔,脉细数。

病机分析:热病之后或因气郁化火,津液耗伤,以致胃失濡养,故胃痛隐隐;阴虚火旺,灼伤胃络则吐血色红;津少上承则口渴引饮;虚火扰动则潮热盗汗、耳鸣、少寐、烦躁不安;肠道失润则大便干燥;舌质红,脉细数为阴虚火旺之象。

治法:滋阴清热,凉血止血。

代表方药:玉女煎加味。方中石膏、知母清胃热;地黄滋肾阴;麦冬清热养阴;牛膝导热下行,助降上炎之火而止上溢之血。酌加牡丹皮、侧柏叶、茅根、墨旱莲、藕节、紫珠草以凉血止血。

加减:兼气虚者加党参,或合生脉散;阴虚甚者,加龟甲、玄参;潮热者,选加地骨皮、青蒿、鳖甲、白薇;盗汗者,加五味子、牡蛎、浮小麦等;烦躁难眠者,加酸枣仁、知母。

上述五种证候的吐血,若吐血量多,出现面色青白,心慌气短,汗出肢冷,舌质淡,脉细数无力等症,为气随血脱之重危证候。当急用独参汤益气固脱,或参附汤益气回阳固脱,并可加三七粉、云南白药、阿胶等止血。

(四)其他疗法

1.单方验方

(1)生地黄 12 g,大黄粉 3 g,水煎服。滋阴止血,可用于各种证候的轻症吐血。

(2)藕节、大蓟各 15 g,水煎服。凉血止血,可用于各种证候的轻症吐血。

(3)白及、侧柏叶(或乌贼骨)各 30 g 共研细末,每天 2 次,每次 3~6 g,用温开水调服。收敛止血,可用于各种证候的轻症吐血。

(4)白及粉,每次 3~6 g,每天 2~4 次。收敛止血,可用于各种证候的轻症吐血。

(5)生地黄、地榆、白及各 15 g,水煎服。收敛止血,可用于各种证候的轻症吐血。

2.常用中成药

(1)云南白药。

功用主治:化瘀止血,活血止痛。适用于瘀阻胃络所致的吐血及黑便。

用法用量:每次 0.25~0.50 g,每天 4 次。

(2)紫地宁血散。

功用主治:清热凉血,收敛止血。适用于胃中积热所致吐血、便血。

用法用量:每次 8 g,每天 3~4 次。

(3)胃血宁口服液。

功用主治:收敛止血。适用于各种原因导致的轻症吐血、便血。

用法用量:每次 20 mL,每天 2 次。

(4)溃平宁颗粒。

功用主治:止血止痛,收敛生肌。适用于郁热所致的胃痛、吐血及黑便。

用法用量:每次 4 g,每天 3~4 次。

(5)止血宝颗粒。

功用主治:凉血止血,祛瘀消肿。适用于郁热所致的咯血、吐血。

用法用量:每次 1 袋,每天 2~3 次。

3.针灸疗法

(1)体针:以取足阳明、足太阴经穴为主。

处方:足三里、公孙、膈俞、内关。

配穴:胃热者,加内庭;肝火者,加行间;久病体虚者,加关元、气海、隐白。

操作:足三里、公孙用补法,膈俞、内关用泻法。配穴按虚补实泻法操作。隐白可用灸法。

(2)耳针或耳穴贴压法:取耳穴心、肺、肾、神门、肝、脾、肾上腺及出血相应部位(如胃出血用胃区)。

(3)穴位注射:取血海、足三里穴,用卡巴克络(安络血)或血凝酶(立止血)做穴位注射。

4.外治疗法

(1)贴敷疗法:①生栀子 15 g,生大黄 15 g,陈米醋适量。生药研极细末,醋调成膏状,敷脐。每天1次,待脐发痒,吐血止时可去掉,2 天为 1 个疗程。适用于胃热炽盛之吐血。②生地黄

15 g,咸附子15 g。将药烘干,共研细末,过筛,用醋或盐水调成膏,敷双足涌泉穴。每天1次,3天为1个疗程。适用于肝火犯胃之吐血。

(2)推拿按摩疗法:①因热迫血行出血者,让患者取坐位,医者以双手拇指点按郄门,以清营凉血;施用提拿足三阴法,点按血海、内庭、上巨虚,以清阳明胃热,通腑下气,泻肠胃火,清营凉血止血,适合于胃热壅盛者。②肝火犯胃者,可让患者坐位,医者以双手拇指点按肝俞、膈俞,以调理肝经,调和气血;施用揉拿手三阴法,点按内关、大陵,以和胃宽胸、清营凉血;复取仰卧位,点按中脘,以和胃降逆;以双手拇指点按期门,以疏泄肝气,降逆;施用提足三阴法,点按太冲、行间,以泻肝经之热,共达泻肝清热、凉血止血之效。③气虚血溢者,可让患者取坐位,医者以双手拇指点按脾俞,以健脾。再取仰卧位,施用点鸠揃里法,加点中脘、气海,以扶助元气,培补中土,健脾和胃,培元补气,共达健脾益气、摄血止血;施用提足三阴法,提拿足三阳法,点按阴陵泉、公孙,以健脾和胃,补脾统血。

五、临证参考

(一)灵活运用血证治疗法则

中医药治疗对于治疗吐血病,唐荣川提出的"止血、消瘀、宁血、补虚"的四大法则,确有其指导意义。这四大法则,既分阶段性,又有其统一性。治疗出血,止血当然为第一大法则。出血期的止血法则可再辨证基础上灵活选用。清热止血法,药用仙鹤草、茜草根、侧柏叶、紫珠草、生地黄、玄参等;祛瘀止血法多选用三七、炒蒲黄、五灵脂、花蕊石;温中止血法用炮干姜、伏龙肝、艾叶等。而针对脉络损伤这一出血的主要病理结果,临床上常加用收敛止血药如白及、地榆,同时适当选择碳类药、收敛止血药。在出血期,其他三法则可灵活运用,但需辨证准确,药物配伍得当。特别应该指出的是静止期的治疗非常重要,因此期治疗不当容易再度出血。静止期运用宁血大法首推清热地黄汤,在此基础上,还应适当加用少量止血药物,也可根据出血后的虚证表现,适度选用益气补血药,初期可用太子参、西洋参益气养阴,何首乌、阿胶养血补血,避免在余热未清时过早运用峻补药物助火动血,这对防止再出血,平稳进入恢复期大有帮助。恢复期采用益气活血、益气补血等法以防复发。四法也可在出血时同时采用。在治血过程中不忘治气,以平肝泄胃为主,使肝气不逆,胃气顺畅。但在出血过程中选用理气药不宜过多,应避免用过于温燥的药物治疗血热妄行的出血,因温燥药易燥火动血;理气药宜选用枳壳、川楝子、延胡索、郁金为宜。

(二)出血诱因多,止血非上策

诱发出血的原因是多种多样的,诸凡影响气血运行的一切因素,都可以引起出血,而瘀血滞留,阻隔脉络,又是出血的病理实质。所以在治疗时,应当审证求因,针对引起出血的原因,使瘀血消散,气血调和,血证才能真正治愈。对于行气(活血)而止血的治疗方法,并非局限于单纯使用活血的药物,而是泛指消除一切引起气血运行不畅的法则,也就是广义的行血(活血)概念,比如血热壅结而致瘀血者,则用凉血活血剂,气虚血滞而致瘀血者,则用益气升阳剂等;针对病因,谨守病机,疏通气血,令其条达,使瘀血消散,经络疏浚,血归循经,并根据具体情况和需要,佐以凉血止血的药物以治其标,标本兼顾,则出血可止。另外,中医药在治疗吐血时,中药剂型方面应多样化,服药方法可1天多次,给药途径可同时采用多种,目的只有一个,就是尽快止血。

(三)治疗当以补脾健胃为主

虚证吐血的根本原因是脾胃虚弱,其脉象多见涩细而弱,右脉尤弱,脾为气血生化之源,又主统血,人体血液运行的正常生理是由脾胃气健维持的。若是脾胃气虚,血液传布失常,则就会发生血液停蓄,可由劳倦、饮食、情志等因素而致血液涌动,发生吐血。故治疗上应以补脾健胃为主,一则温补脾气可以使后天之本充足,全身脏腑得到温养,使龙雷之火不上越,达到预防吐血的作用;二则补脾健胃可以消除血液停蓄的状态,从而使血液运行恢复正常,不致在情志等因素引动下发生吐血;三则补脾健胃可以使饮食运化正常,气血生化有源,使机体及时补生新血,恢复健康。

(四)分清标本缓急,灵活施治

本病的主要病机为火热、脾虚及瘀阻,如出血量大可出现气随血脱之证;临证要重视标本变化,权衡标本轻重缓急;根据病情的矛盾变化,详析病机,明确病因,辨清病位,知常达变,灵活施治;急则治其标,予以止血为先,重视清热降气,待出血停止,以缓则治其本图之,灵活运用消瘀、宁血、补虚法则,防止再次出血至为重要。

六、预防调护

增强体质,避免情志刺激,调摄生活起居、饮食适宜,防止暴饮暴食,忌辛辣刺激之品及过量饮酒,是预防吐血发生和反复发作的重要方面。

在吐血发生时,应使患者情绪安定,卧床休息,并给予精神安慰,消除恐惧及忧虑。大吐血时宜禁食。血止后,给予流质和半流质饮食,并宜少吃多餐,以防伤络出血。饮食不宜过热,以免血热妄行,更使吐血不止。多食蔬菜、豆类等清淡而富有营养食物及藕、梨、橘子等水果,对防止出血和早日恢复健康有一定帮助。

(侯　晓)

第三节　呕　吐

一、概念

呕吐是指胃失和降,气逆于上,迫使胃内容物从口中吐出或仅有干呕恶心为主症的一种病证。有声有物谓之呕,有物无声谓之吐,有声无物谓之干呕。呕与吐常同时发生,故一般合称为呕吐。本病涵盖了西医学的胃肠道、肝胆胰疾病等引起的反射性呕吐。其他如因精神心理因素引起的神经性呕吐,梅尼埃病、晕动症等前庭障碍性疾病所导致的呕吐,脑血管疾病等引起的中枢性呕吐,某些全身性疾病引起的呕吐如心力衰竭、糖尿病酮症酸中毒、急性肾盂肾炎、尿毒症、肿瘤及肿瘤化学治疗(简称化疗)引发的呕吐,霍乱、药物中毒等引起的呕吐,妊娠呕吐,均不在此证范畴。

二、病因病机

呕吐的发生多因外邪侵袭、饮食不节、情志失调和脾胃虚弱等因素导致胃失和降,胃气上逆。

(一)病因

1.外邪侵袭

感受六淫之邪,或秽浊之气,内扰胃腑,浊气上逆,胃失和降而致呕吐。

2.饮食不节

食入不洁之品,或暴饮暴食,温凉失宜,食积胃脘,损伤脾胃;恣食生冷油腻或辛辣刺激之品,食滞内阻,均可使脾胃升降失司、浊气上逆而致呕吐。

3.情志失调

因七情不和,郁怒伤肝,肝气郁结,横逆犯胃,胃失和降;或因忧思过度,脾运失常,食停难化,胃气壅滞,均可致胃气上逆而致呕吐。

4.脾胃虚弱

脾胃素虚,正气不足,或因后天饮食不当、情志失调、劳倦过度、病后体虚等诱因,致脾胃受损,积聚胃中;或因药食不当,长期服用苦寒败胃之品,中阳不足,虚寒内生,胃失温养濡润;或因久服辛辣温燥之品或久呕不愈,胃阴不足,胃失濡润,胃失和降,胃气上逆所致。

(二)病机

1.病机关键为胃失和降,气逆于上

胃居中焦,主受纳腐熟水谷,其气以降为顺,以通为用。外邪、食滞、痰饮、气郁等邪气犯胃,干于胃腑;或因脾胃虚弱,正气不足,使胃失温养濡润致胃失和降,胃气上逆而发为呕吐。

初病多实,日久损伤脾胃,可由实转虚;或脾胃素虚,复因饮食等外邪所伤,或脾虚生痰饮,因虚致实,出现虚实并见的证候。无论邪气犯胃,或脾胃虚弱,发生呕吐的病机关键均为胃失和降,胃气上逆。

2.病位在胃,与肝脾密切相关,可涉及胆、肾

呕吐病位在胃,与肝脾相关。脾胃为水谷之海,气血生化之源,脾升胃降,同处中焦,对立统一,共司纳化之职,从而使气血充盈,营卫调和。若脾失健运,则胃气失和,升降失职;或脾阳不足,虚寒内生,胃失温润,均可上逆致呕。肝与胃一升一降,肝宜升,胃宜降,肝木条达,中土疏利,五脏安和。若肝气郁结,木抑土壅,或肝气太过,木旺乘土,横逆犯胃,均使胃失和降,气逆于上致呕。足少阳胆,秉肝之气,主持枢机,性喜疏泄。阳气内外通达,气机上下升降,若邪犯少阳,枢机不利,疏泄失常,胆气犯胃,致胃气不降,则逆而作呕。肾为"先天之本",脾胃为"后天之本",肾与脾胃在生理功能上互存互助。肾气亏虚,失于化气行水,水聚于内,上攻于胃,冲逆于上,则发为呕吐。

3.病性有虚实之分,且可相互转化,兼杂致病

呕吐的病理性质无外乎虚实两类,实者由外邪、饮食、痰饮、气郁等邪气犯胃,致胃失和降,胃气上逆而发;虚者由气虚、阳虚、阴虚等正气不足,使胃失温养濡润,不得润降,胃气上逆所致。一般来说,初病暴病多实,若呕吐日久,损伤脾胃,中气不足,可由实转虚;亦有脾胃素虚,复因饮食、情志所伤,或成痰生饮,则又可因虚致实,出现虚实夹杂的复杂病机。

4.病程有新久之分,治疗有难易之别

暴病呕吐,多属邪实,常由外邪、饮食、情志所致,病位较浅,正气未虚,治疗较易;久病呕吐,多属正虚或虚实夹杂,病程较长,病位较深,易反复发作,较为难治。

5.病延日久,易生变证

呕吐病久,或失治误治,日久不愈,多耗气伤津,引起气随津脱等变证。如久病、大病之中见呕吐而食不得入,面色㿠白,肢厥不温,脉微细欲绝,为阴损及阳,脾胃之气衰败,真阳欲脱之危证。

三、诊断与病证鉴别

(一)诊断

1.诊断依据

(1)以呕吐食物、痰涎、水液诸物,或干呕无物为主症,1天数次不等,持续或反复发作。

（2）常伴有恶心，纳谷减少，胸脘痞胀，泛酸嘈杂、或胁肋疼痛等症。

（3）起病或急或缓，常先有恶心欲吐之感，多由气味、饮食、情志、冷热等因素而诱发。

（4）上消化道 X 线检查及内镜检查、腹部 B 超、头颅 CT、妊娠试验等常有助于诊断及鉴别诊断。

2.辅助检查

电子胃镜、上消化道钡餐可作出急、慢性胃炎，胃十二指肠溃疡，胃黏膜脱垂等的诊断，并可与胃癌作鉴别诊断；肝功能、淀粉酶化验和 B 超、CT、MRI 等检查，可与肝、胆、胰疾病作鉴别诊断；血常规、腹部 X 线检查，可与肠梗阻、肠穿孔等作鉴别诊断；心肌酶谱、肌钙蛋白、心电图检查，可与心绞痛、心肌梗死作鉴别诊断。育龄妇女应化验小便，查妊娠试验。如患者暴吐，呈喷射状，应做头部 CT 或 MRI，以排除颅脑占位性病变；肾功能检查以排除肾衰竭和尿毒症所致呕吐。

（二）病证鉴别

1.呕吐与反胃

反胃亦属胃部病变，是胃失和降、气逆于上而成，也有呕吐的临床表现，所以可属呕吐范畴，但因又有其特殊的表现和病机，因此又当与呕吐相区别。反胃多是由脾胃虚寒，胃中无火，难于腐熟，食入不化所致。表现为食饮入胃，滞停胃中，良久尽吐而出，吐后转舒。古人称"朝食暮吐，暮食朝吐"。而呕吐是以有声有物为特征，病机为邪气干扰，胃失和降所致，实者食入即吐，或不食亦吐，并无规律，虚者时吐时止，或干呕恶心，但多吐出当天之食。

2.呕吐与噎膈

噎膈虽有呕吐症状，但以进食梗阻不畅，或食不得入，或食入即吐为主要表现，食入即吐是指咽食不能入胃，随即吐出。呕吐病在胃，噎膈病在食管。呕吐病程较短，病情较轻，多能治愈，预后良好。噎膈伴有食入即吐，则病情较重，病程较长，治疗困难。

3.呕吐与呃逆

两者均因胃气上逆所致，尤其注意与有声无物之干呕相鉴别。呃逆指喉间呃呃连声，声短而频，令人不能自止的病症，多为胃气上逆动膈，膈间气机不利，上冲于喉间所致，一般无物吐出。呕吐的病位在胃，多伴有呕吐物。干呕虽无物吐出，多伴有恶心，冲逆之气从咽而出，其声长而浊。

四、辨证论治

（一）辨证思路

1.辨虚实

实证呕吐，多因外邪、饮食、情志因素，病邪犯胃所致，发病急骤，病程较短，呕吐量多。因外感者，突发呕吐多伴有表证，脉实有力；因食滞者，呕吐物多酸腐臭秽，脘腹满闷，吐后得舒；因气逆者，呕吐吞酸，嗳气频频，胸胁胀痛，与情志刺激有关；因痰饮者，呕吐清水痰涎，脘闷不适，不思饮食。虚证呕吐，常为脾胃虚寒、胃阴不足而成，起病缓慢，病程较长，呕而无力，时作时止，吐物不多，酸臭不甚。若脾胃气虚者，常伴有精神萎靡，倦怠乏力，脉弱无力；若胃阴不足者，可有时作干呕，口干咽燥，舌红苔少，脉细数。

2.辨寒热

外感寒邪，过食生冷，寒邪客胃，损伤胃气，胃气痞塞，气逆于上，突发呕吐，兼发热恶寒，头身疼痛；日久可致脾阳不足，寒从内生，寒凝气滞，无力行使和降之职，可见泛吐清水，腹痛喜温喜按。伤寒伏热不解,过食辛辣之物,热邪犯胃,胃火上逆致呕,呕吐苦水、酸水,舌红苔黄;热病日久,胃阴不足,胃失濡养,不得润降,上逆致呕,见呕吐量少,或时作干呕,饥不欲食,舌红少苔,脉细数。

3.辨脏腑

呕吐病位在胃,与肝胆、脾、肾相关,辨证时要注意辨别病变脏腑的不同。如肝气犯胃的呕吐多与情志因素有关,嗳气频频,胸胁胀痛,若伴有口苦、咽干,胸胁苦满等少阳枢机不利的症状,多为胆气犯胃;脾胃虚弱,中焦虚寒所致呕吐,常伴腹痛喜按,完谷不化,面色少华,精神不振,舌淡脉弱等征象;长期呕吐,伴有肢冷,小便清长,腰膝酸软者,多为久病及肾。

4.辨呕吐物

呕吐物的性质常反映病变的寒热虚实、病变脏腑等,所以临证时应仔细询问,甚至亲自观察。如呕吐酸腐量多,气味难闻,多为饮食停滞,食积内腐;呕吐黄水味苦,多为胆热犯胃;呕吐酸水绿水,多为肝气犯胃;呕吐痰浊涎沫,多为痰饮中阻;泛吐清水,多属胃中虚寒,呕吐黏沫量少,多属胃阴不足。

5.辨可吐与止呕

呕吐一证,要注意原发病因,不可见呕止呕,本病既是病态,又是祛除胃中之邪的一种反应。一般病理反应的呕吐可用降逆止呕之剂,祛除病因,和胃止呕,以达收邪止呕之效。若胃中有痈脓、痰饮、食滞、毒物等有害之物时,不可妄用止呕之法,因为这类呕吐是机体的保护性反应,是邪之去路,邪去则呕吐自止。若呕吐不畅时,尚可选用探吐之法,因势利导,使邪去病除。

6.辨可下与禁下

呕吐病需灵活辨证,审因论治,正确处理可下与禁下的原则。病在胃不宜攻肠(禁下),以免引邪内陷,且呕吐尚能排出积食、败脓等,若属虚者更不宜下,兼表者下之亦误。但若确属胃肠实热,大便秘结,腑气不通,而致浊气上逆,气逆作呕者,可用下法,通其便,折其逆,使浊气下行,呕吐自止。

呕吐辨证应根据病史、病程、呕吐特点及伴随症状,以分清寒热、虚实、食积、气郁、外感、内伤等。呕吐经正确治疗,邪去正复,此为顺证。若失治误治,或感新邪,可使本病反复发作,虚实寒热之间,相兼为病。若实证失于调治,可转化为虚证;虚证复受外邪、食积、气郁等所伤又可致虚实夹杂。寒吐日久化热,可变为热吐;热吐久不愈也可伤阳,而形成寒热错杂之证。

(二)治疗原则

呕吐基本治疗原则为"和胃降逆止呕"。根据虚实进行辨证论治,实者重在祛邪,分别施以解表、消食、化痰、理气之法,辅以和胃降逆之品以求邪去胃安呕止之效;虚者重在扶正,分别施以益气、温阳、养阴之法,辅以降逆止呕之药,以求正复胃和呕止之功;虚实并见者,则予攻补兼施。

(三)分证论治

1.实证

(1)外邪犯胃证。

症状:突然呕吐,吐出有力,起病较急,如感受风寒,常伴有发热恶寒,头身疼痛,舌苔薄白,脉浮紧;如感受夏秋暑湿之邪,呕吐频繁,胸脘痞满,不思饮食或腹痛泄泻,或头昏如蒙,舌质红,苔黄腻,脉濡数。

病机分析:外邪犯胃,胃失和降,上逆为病。感受风寒或暑湿,秽浊之气,内扰胃腑,胃失和降,浊气上逆,故呕吐势急;恶寒发热、头痛,苔白,脉浮,为感受外邪的征象。

治法:解表祛邪,降逆和胃。

代表方药:藿香正气散加减。方中藿香、紫苏、厚朴疏邪化浊,制半夏、陈皮、茯苓、大腹皮和胃降逆。

加减:若风寒重者,恶寒无汗,头痛者,可加防风、羌活、荆芥、生姜等散寒解表;若胸闷腹胀兼宿食者,去白术、大枣、甘草,加神曲、鸡内金、麦芽消积导滞;积滞较甚、腹满便秘者,可加制大黄、枳实之类;心烦口渴者,去香燥甘温之品,加黄连、佩兰、荷叶清暑解热。

(2)饮食停滞证。

症状:呕吐酸腐,脘腹满闷拒按,得食更甚,吐后反舒,嗳气厌食,大便臭秽,或溏或结,舌苔厚腻,脉滑实。

病机分析:饮食不节,食滞内阻,脾胃受损,气机升降失司,胃气壅滞,浊气上逆致呕吐酸腐;食积湿热,阻于胃肠,中焦气机受阻,传导失司,故脘腹胀满拒按,大便不调;舌苔厚腻,脉滑实,为食滞内停的征象。

治法:消食导滞,和胃降逆。

代表方药:保和丸加减。方中神曲、山楂、莱菔子消食化滞,陈皮、半夏、茯苓和胃降逆,连翘清散积热。

加减:若食积较重,可加谷芽、麦芽、鸡内金等加强消食和胃之功;若积滞化热,腹胀便秘,可用小承气汤通腑泄热,使浊气下行,呕吐自止;若食已即吐,口臭而渴,胃中积热上冲,可用竹茹汤清胃降逆,多再加黄连、栀子清热泻火;若饮食停滞兼有脾胃虚弱者,可用枳术丸消食健脾;若食滞兼湿热内阻胃肠者,可选用枳实导滞丸;若误食不洁、酸腐败物,而见腹中疼痛,欲吐不得者,可因势利导,用烧盐方或瓜蒂散探吐祛邪。

(3)痰饮内阻证。

症状:呕吐多为清水痰涎,胸脘痞闷,不思饮食,头昏目眩,或心悸,或呕而肠鸣有声,苔白腻,脉滑。

病机分析:饮食不节,或素体脾虚,脾失健运,聚而生痰饮,停于胃中,胃失和降,故呕吐清水痰涎,脘闷食少;痰饮上干清阳,故头晕心悸;苔白腻,脉滑,为痰饮停滞的征象。

治法:温化痰饮,和胃降逆。

代表方药:小半夏汤合苓桂术甘汤加减。前者半夏、生姜和胃降逆;后者茯苓、桂枝、白术、甘草健脾燥湿,温化痰饮。

加减:若脾气受困,脘闷不食,可加砂仁、白豆蔻、苍术开胃醒脾;若气滞腹痛者,可加厚朴、枳壳行气除满;兼有心下痞、头眩心悸、先渴后呕等,用小半夏加茯苓汤降逆止呕,行水消痞;若兼有口苦胸闷,舌苔黄腻,脉滑实有力者,用黄连温胆汤和胃降逆,清热化痰。

(4)肝气犯胃证。

症状:呕吐吞酸,嗳气频作,胃脘不适,胸胁胀满,烦闷不舒,每因情志不遂而病情加剧,舌边红,苔薄白,脉弦。

病机分析:肝失疏泄,郁结横行,肝气犯胃,胃失和降,气逆于上,故呕吐吞酸,嗳气;肝性条达,布胁肋,情志不遂,肝气不舒则见胸胁胀痛,病情加剧;苔薄白,脉弦,为气滞肝旺的征象。

治法:疏肝和胃,降逆止呕。

代表方药:四逆散合半夏厚朴汤加减。前方疏肝解郁和脾,适用于肝脾不和,阳气内郁者;后方行气散结,降逆化痰,用于气郁痰阻,情志不畅者。方中柴胡、枳壳、白芍疏肝理气,厚朴、紫苏行气开郁,半夏、茯苓、生姜、甘草和胃降逆止呕。

加减:若气郁化火,心烦口苦咽干,可合左金丸清热止呕;若肝郁化火兼脾胃气滞,蕴湿生痰者,可用越鞠丸行气解郁,宽中除胀;若胸胁胀痛明显,可用柴胡疏肝散疏肝解郁;若兼腹气不通,大便秘结,可用大柴胡汤清热通腑;若气滞血瘀,胁肋刺痛,可用膈下逐瘀汤活血化瘀。

(5)胃肠积热证。

症状:呕吐酸苦,吐势急,胸中烦热,口渴喜冷饮,小便黄,大便干燥,舌红苔黄,脉滑实。

病机分析:实热积于胃肠,气机升降失常,在上胃气不降,且火性炎上,故呕吐势急;在下肠传导失司,且热伤津亏,肠失濡润,故大便干燥;胃络上通于心,热随胃的经脉逆走于上,故胸中烦热;热灼胃津,故口渴,舌红苔黄;热积胃中,阳气有余,故脉洪数。

治法:通腑泄热,和胃降逆。

代表方药:大黄甘草汤加减。方中大黄荡涤肠胃实热,甘草缓急和胃,使攻下而不伤正。

加减:若胃中积热明显者,可加竹茹、生姜、半夏、葛根等清热和胃降逆;若食积湿热明显者,可加枳实、黄连、黄芩、山楂、麦芽、莱菔子等消食导滞,清热化湿;若余热未尽,留扰胸膈兼有呕吐者,可用栀子生姜豉汤以清宣郁热,降逆止呕。

(6)胆热犯胃证。

症状:呕吐苦水,寒热往来,胸胁苦满,纳少,心烦口苦,咽干不适,舌质红,苔薄白,脉弦。

病机分析:邪犯少阳,少阳相火内郁,胆气横逆,胆热犯胃,胃失和降,胆味为苦,胆气上逆,故呕吐苦水;少阳枢机不利,疏泄失司,胆热内郁,故有寒热往来,胸胁苦满,咽干等邪犯少阳病症。

治法:和解少阳,降逆止呕。

代表方药:小柴胡汤加减。方中柴胡、黄芩解少阳胆经郁热,半夏、生姜和胃降逆止呕,人参、甘草、大枣健脾益气和胃。

加减:若兼呕吐嗳气,胸胁胀满,可用柴胡疏肝散疏肝和胃,降逆止呕;若兼阳明里实,见呕吐心下急,用大柴胡汤和解少阳、通里攻下;若兼邪热炽盛,见呕吐下利,用黄芩加半夏生姜汤;因寒热互结中焦,脾胃升降失调,所致呕而肠鸣下利、心下痞满,用半夏泻心汤辛开苦降,调中寒热。

2.虚证

(1)脾胃气虚证。

症状:饮食稍多即易呕吐,时作时止,面色萎黄,倦怠乏力,大便溏薄,舌质淡,薄白,脉细弱。

病机分析:病后或饮食不节,内伤脾胃,脾虚不运,胃气上逆致呕;脾胃为气血生化之源,脾胃虚弱,故面色少华,倦怠乏力;舌质淡,薄白,脉细弱均为脾气虚气血不足的征象。

治法:补气健脾,和胃降逆。

代表方药:香砂六君子汤加减。方中党参、白术、茯苓、炙甘草共奏补中健脾,益气养胃之功,陈皮、半夏降逆和胃止呕,砂仁、木香理气和中。

加减:若食滞不化,嗳腐酸臭,可加麦芽、神曲、鸡内金等消食和胃;若胃虚气逆,心下痞硬,干噫食臭,可用旋覆代赭汤降逆止呕;若脾虚湿盛泄泻,可加泽泻、薏苡仁、白扁豆等健脾化湿;若中气大亏,少气乏力,可用补中益气汤补中益气;若病久及肾,肾阳不足,腰膝酸软,肢冷汗出,可用附子理中汤加肉桂、吴茱萸等温补脾肾。

(2)脾胃阳虚证。

症状:呕吐频频,口泛清水,腹中冷痛,喜温喜按,纳少,面色无华,精神不振,四肢不温,完谷不化,舌质淡,苔白,脉沉迟无力。

病机分析:恣食生冷,或素体脾虚,损伤脾阳,脾胃虚寒,致脾阳虚不能温暖胃肠,寒气自内而生,胃失濡降,故呕吐频;脾阳不足,运化失健,则纳食减少;阳虚阴盛,寒从中生,寒凝气滞,故腹痛喜温喜按;阴寒之气内盛,水湿不化,见口泛清水,大便溏泄,甚则完谷不化。

治法:温中健脾,祛寒降逆。

代表方药:理中汤加减。方中干姜温中散寒,人参、甘草补中益气,助干姜温运中焦,振奋脾阳;白术健脾燥湿。

加减:若脾阳不振,畏寒肢冷,可加附子、干姜,或用附子理中丸或桂附理中丸温中健脾;若巅顶头痛,干呕吐涎沫或食谷欲呕,或呕而胸满,少阴吐利,手足逆冷,烦躁者,可用吴茱萸汤温肝暖胃,降逆止呕。

(3)胃阴不足证。

症状:呕吐反复发作,呕吐量少,或仅唾涎沫,时作干呕,口燥咽干,胃中嘈杂,似饥而不欲食,舌红少津,脉细数。

病机分析:热病,或过食辛辣温燥之品等,耗伤胃阴,胃阴不足,津亏失于润降,故呕吐或干呕;津不上润,则口燥咽干;胃阴不足,胃失濡养,故饥不欲食;舌红少津,脉细数为胃阴不足的征象。

治法:滋养胃阴,降逆止呕。

代表方药:麦冬汤加减。方中人参、麦冬、粳米、甘草滋养胃阴,半夏降逆止呕。

加减:若阴虚甚,五心烦热者,可加麦冬、石斛、知母养阴清热;若倦怠乏力,烦热口渴,可用益胃汤以益胃生津;若呕吐较甚,可加橘皮、竹茹、枇杷叶;若阴虚便秘,可加火麻仁、瓜蒌仁润肠通便。若虚弱少气,呕逆烦渴,或虚烦不得眠,发热多汗,可用竹叶石膏汤清热生津,益气和胃。

(四)其他疗法

1.单方验方

(1)藿香 12 g,半夏 9 g,水煎服,用于治疗外邪犯胃的呕吐。

(2)饭锅巴如掌大 1 块,焙焦研细末,用生姜汤送下,适用于饮食停滞之呕吐。

(3)黄连 3 g,苏叶 3 g,水煎服,可用于治疗胃热呕吐者。

(4)干姜 6 g,炙甘草 3 g,水煎服,用于治疗胃虚寒呕吐。

(5)百合 75 g,用清水浸一夜,洗净后加水煮熟,再取蛋黄入百合汤中,兑少量冰糖,温服,适用于胃阳不足呕吐。

(6)乌梅肉 120 g,蜂蜜 120 g,熬膏。每天 3 服,每服 30 mL,适用于胃阴不足之呕吐。

2.常用中成药

(1)藿香正气胶囊。

功用主治:解表化湿,理气和中。用于外感风寒,内伤湿滞,头痛昏重,胸膈痞闷,呕吐腹泻等症。

用法用量:每次 1.2 g,每天 2 次。

(2)保和丸。

功用主治:消食和胃。用于食积停滞,脘腹胀满,嗳腐吞酸,嘈杂不适。

用法用量:每次 8 丸,每天 3 次。

(3)戊己丸。

功用主治:泻肝和胃,降逆止呕。用于肝火犯胃、肝胃不和所致的胃脘灼痛,呕吐吞酸、口苦嘈杂等症。

用法用量：每次 3～6 g，每天 2 次。

(4)木香顺气丸。

功用主治：健脾和胃，行气化湿。用于湿浊中阻，脾胃不和所致的胸膈痞闷、脘腹胀痛、呕吐恶心、嗳气纳呆。

用法用量：每次 6～9 g，每天 3 次。

(5)平胃丸。

功用主治：健脾燥湿，宽胸消胀。用于脾胃湿盛，不思饮食，脘腹胀满，恶心呕吐，吞酸嗳气等症。

用法用量：每次 6 g，每天 2 次。

(6)香砂养胃丸。

功用主治：温中和胃。用于不思饮食、胃脘满闷、泛吐清水等症。

用法用量：每次 8 丸，每天 3 次。

3.针灸疗法

(1)体针：以胃之募穴、背俞穴，足阳明经穴，手厥阴经穴为主。

处方：中脘、胃俞、内关、足三里。

配穴：外邪犯胃加外关、合谷解表散邪，饮食停滞加梁门、天枢消食和胃，肝气犯胃加太冲、期门疏肝理气，胆热犯胃加阳陵泉、足临泣，脾胃气虚加脾俞、气海，脾胃阳虚加脾俞、关元，胃阴不足加脾俞、三阴交。

操作：毫针法，各穴均常规针刺；脾胃气虚、阳虚者可行艾条灸、温针灸；每天 1 次，呕吐甚者每天可治疗 2 次。

(2)耳针：根据病变部位取胃、贲门、幽门、十二指肠、肝、胆、脾、神门、交感，每次选用 2～4 穴，毫针浅刺，亦可埋针或用王不留行贴压。

(3)穴位注射：取足三里、至阳、灵台等穴。每穴注射生理盐水 1～2 mL。

(4)穴位敷贴：取神阙、中脘、内关、足三里等穴。切 2～3 mm 厚生姜片如硬币大，贴于穴上，用伤湿止痛膏固定。

4.外治疗法

(1)外敷法：①大蒜适量，捣烂，敷于足心。②炒吴茱萸 30 g，葱、姜各少许，共捣烂，敷脐眼，外用纱布覆盖。③蓖麻仁 30 g，捣烂，敷于涌泉穴。④棉花子适量，炒焦研末，先将桐油煮沸，把棉花子末放入调匀，布包热敷于脐上。

(2)推拿疗法：以降逆止呕为治疗原则，主要手法有一指禅推法、点按法、摩法、指揉法等。

取穴及部位：中脘、天枢、神阙、脘腹部、脾俞、胃俞、膈俞、背部两侧膀胱经、内关、足三里。

操作：腹部，患者屈膝仰卧位，用轻快的一指禅推法沿腹部任脉从上而下往返治疗，尤其在中脘穴，时间约 5 分钟；用掌摩法在上腹部做顺时针方向治疗，时间约 3 分钟；点按中脘、天枢、神阙穴，每穴 2～3 分钟。背部，患者俯卧位，用一指禅推法沿背部两侧膀胱经，往返操作 5～8 遍；用指揉法在脾俞、胃俞、膈俞穴治疗，以有酸胀感为度。四肢，用指揉法在内关、足三里穴治疗，每穴 1～2 分钟。

加减：实证呕吐者，可用指揉、点按背俞穴上的压痛敏感点，并根据病邪性质，选不同的穴位治疗。外邪犯胃者，可重手法按压、指揉内关、合谷和胃止呕，掌揉膀胱经并拿捏肩井疏散表邪；

饮食积滞者,点按内关,揉摩腹部消食导滞;肝气犯胃者,配合肝俞、胆俞至症状缓解,点按期门、内关、太冲等穴;虚证呕吐者,掌揉膀胱经,以脾俞、胃俞为主,一指禅推天枢、关元,指揉足三里、上巨虚、下巨虚、三阴交,得气为度。脾胃虚寒者,可配以擦法,使热透胃脘为佳。

五、临证参考

(一)分析临床特点,审证求因

1.详查虚实,明确诊断

呕吐辨证不外乎虚实,通过虚实辨证,可以了解病体的邪正盛衰,为治疗提供依据。病变初期,多因外邪、饮食、情志等伤人致病,此时正气多不虚,可抗邪于外,治疗上遵循"实邪宜除"的原则,针对不同病因予以疏解表邪、消食通利、疏肝和胃等治法,同时注重开结和降。若先天禀赋不足或疾病失治误治,引起人体正气亏虚者,治疗上应遵循"虚呕宜补",针对气血阴阳不足,给予相应治疗,同时注重温通柔润。对于虚实夹杂者,治应"攻补兼施",并以补虚为主,泻实为辅。临床用药需明辨虚实,并结合胃的生理病理特点适当运用芳香降逆之品,以达悦脾和胃之效。

2.不同疾病呕吐特点不同

在临床治疗过程中通过辨析外在的表现,通过内外相袭整体性规律,探求疾病的实质。呕吐因胃气上逆所致,胃中之物多随上逆之气吐出,不同病因病机所致的呕吐不尽相同。因此,可根据呕吐物的性质、形态等来辨胃腑的寒热虚实;根据呕吐的呕势观察邪气的进退出入,病邪的深浅轻重。外邪、食滞或胃肠有热等所致的实证之呕吐,吐势多急;脾胃虚弱等致纳运不化,食积气滞之虚证呕吐,吐势多缓。从西医学角度看,结合呕吐的特点、呕吐物的性质和相应的实验室检查,对疾病的诊断也具有重要的提示意义。如喷射状呕吐为颅内高压性呕吐的特点,反射性或周围性呕吐常伴有恶心,呕吐为非喷射性;呕吐物带发酵、腐败气味,多提示胃潴留;带粪臭味多提示低位小肠梗阻;含大量胆汁者提示梗阻平面多在十二指肠乳头以下,含大量酸性液体者多有胃泌素瘤或十二指肠溃疡。

3.根据病情特点,审因论治

呕吐相关的疾病病情轻重不一,急性胃肠炎导致的呕吐,诊治较易,预后佳。但幽门梗阻、肠梗阻等导致的呕吐,如不解除梗阻,单纯止吐反可加重病情,这两者均为腑气不通所致,中医辨证属实热积滞于肠胃,腑气不通,气逆于上,选用大黄甘草汤加减通腑泄热。急性胰腺炎所致呕吐,西医学研究认为该病主要治疗手段为禁食水,抑制胰酶活性,临床研究发现早期口服柴芩承气汤或留置胃管减压并注入柴芩承气汤,可显著缩短住院时间。由于呕吐病因繁杂,可涉及西医学的多种疾病,在临床上应详细询问病史,仔细检查,总结呕吐特点。在降逆止呕的基础上,根据不同病情进行相应治疗。

(二)明确可吐与止呕,可下与禁下

临证见呕吐患者,应区别不同情况,予以正确处理,不可一味止呕。一般来说,呕吐一证,多为病理反应,可用降逆止呕之剂,在祛除病因的同时,和胃止呕,以达祛邪止呕之效。但若属人体自身祛除有害物质的一种保护性反应,如胃中有食积、痰饮、痈脓而致呕吐者,不应止呕,待有害物质排出,再辨证治疗;若属误食毒物所致的呕吐,应按中毒治疗,这类呕吐应予解毒,并使邪有出路,邪去毒解则呕吐自止,止呕则留邪,于机体有害。

仲景有"患者欲吐者,不可下之"之戒,呕吐一般不宜用下法。兼表邪者,下之则邪陷入里;脾胃虚者,下之则伤脾胃;若胃中无有形实邪,下之则伤胃气;呕吐排痈脓等有害物质时,可涌吐,而

不宜下。但临床上应辨证论治,若确属胃肠实热,大便秘结,腑气不通,而致浊气上逆作呕者,可用下法,通其便,折其逆,使浊气下降,呕吐自止。

(三)从整体出发,调整脏腑平衡

1.胃以通为用,以降为顺

胃主受纳水谷,以通为用,以降为顺。降则和,不降则滞,反升则逆,通降是胃的生理特点的集中体现。治疗上重在调运气机,不宜壅塞脾胃升降之气。呕吐皆因胃失和降所致,治疗上应承胃腑下降之性,疏塞涤浊,引浊下行。若肝气犯胃,应理气通降,可用香附、陈皮、枳壳、佛手、柴胡等;若饮食积滞停胃,应消食化滞通降,可用山楂、莱菔子、厚朴等;若胃肠积热,应通腑泄热,用大黄、枳实、瓜蒌、大腹皮等;若脾胃虚寒者,应辛甘通阳,可用黄芪、生姜、桂枝、甘草等,若胃阴不足者,应滋阴通降,可用麦冬、石斛、沙参、白芍等。虽有温、清、补、泻的不同,但均寓有通降的法则。

2.肝失疏泄,胃腑受邪

肝与胃,脏腑功能相关,一主疏泄藏血,性喜条达,一为多气多血之腑主受纳运化,通降为顺;五行之理相系,肝属木,胃属土,木能疏土;肝胃经络相连,肝足厥阴之脉,"挟胃属肝络胆",肝脉通畅,胃气和降。若七情所伤,肝气被郁,肝失于条达疏泄,最易侵及胃腑,使胃失和降,上逆为呕。故在治疗上疏泄厥阴以和肝,调理阳明以降胃气。临床应用时应注意用药升降之别,柔润之宜,肝气当升,胃气须降,又因肝体阴而用阳,胃为阳脏,喜润恶燥,调理肝胃用药柔润相宜。

3.胆胃同为阳腑,同气相求

胆胃同居中焦,相与为邻,均有以降为顺,以通为用的六腑特性,同主水谷之运化。若胆经受热,失于转枢,横逆克伐胃土,使胃失和降,出现一系列呕吐苦水,口苦,脘胁疼痛等症状,治疗上应通顺阳明胃腑,清泄少阳胆热,同时注意"胆随胃降"的特点,适量加用沉降和胃之品。

4.肾气通于胃,久病及肾

肾阳为胃纳之动力,肾阴为胃阴之化源。胃气以降为顺,这种通降作用既依赖肺之肃降功能,还须肾气的摄纳和温煦作用。若呕吐日久,肾气虚衰,使肾失摄纳,浊气上逆,胃失和降,则致呕吐。故在治疗呕吐时,适当应用滋补肾阴或温补肾阳之品。

(四)呕吐服药时的注意事项

(1)服中药汤剂要注意药温适度,可采用小量频服法,即先让患者服一小口试探,若吐就让其吐出,如此两三次后,一般就可适应,然后再一次服下,就不会再吐。

(2)服药前可先饮一小口生姜汁,或在服用的中药汤剂中加入适量的生姜汁(生姜 10～15 g洗净切碎捣拌,加少量白开水泡 10 分钟应用)。生姜有良好的止呕功能,能明显减轻呕吐症状。

(3)因高热或肝胃火盛而呕逆者,若采用凉药温服法,以顺应疾病之性,便可减轻呕吐现象。

(4)去滓再煎首见于《伤寒论》《金匮要略》,其适应证均有呕吐症状或得药则剧吐的临床表现。临床报道认为,再煎可减轻药物异常气味或毒副作用,从而减少对咽、胃等的不良刺激,且通过再煎还可使药液浓缩,减少服用量,便于服用。

(五)呕吐日久易生变证

顽固性呕吐日久,多伤津耗气,引起气随津脱等变证。需结合临床实际,可进行补充液体,或静脉注射生脉注射液,或口服淡盐水等治疗。

(六)用药经验

(1)治呕半夏、生姜为首选之药:治疗呕吐当以降逆为主。止呕者当首推半夏、生姜。《伤寒论》《金匮要略》中,仲景止呕方必用半夏,而且以之为君,不用生姜者仅大半夏汤一方。而《医宗金鉴》则明谓"呕吐,半姜为圣药"。临床亦证实,半夏止呕之功效非他药所能及,近代实验研究证明生姜有协同半夏止呕的功效,二药相伍(即小半夏汤)可谓相得益彰。

(2)不辨寒热,用大黄甘草汤。"食已即吐者,大黄甘草汤主之"出自《金匮要略·呕吐哕下利病脉证治》,历代医家多以方测证,从火、热立论。据临床疗效分析,大黄甘草汤的辨证要点,应为食已即吐,临床不必拘于阳明胃热腑实证,无论寒热虚实,内伤外感、宿食痰饮,均可服用此方。

(3)寒热错杂者,黄芩干姜茶频服(黄芩3g,酒大黄3g,吴茱萸3g,干姜3g);方中黄芩、酒大黄清热通腑、降胃气,吴茱萸、干姜温中止呕。

六、预防调护

(1)避免风寒暑湿之邪或秽浊之气的侵袭,生活有节,适量进行锻炼。

(2)注意饮食卫生,不可暴饮暴食,忌食生冷油腻、酸腐不洁之品,不宜食用辛辣刺激之品,不宜抽烟、喝酒,可适量服用一些有营养的流质饮食,如稀粥、山药粥、薏米粥等。

(3)注重精神情志调养,避免过度精神刺激,保持心情舒畅。

(4)对于呕吐剧烈者,应卧床休息,并密切观察病情变化。在选药方面,尽量选用芳香悦胃之品。服药方法,应少量频服,或在药中加入少量姜汁,以助药力。对于神昏及年老体弱,呕吐频繁者,应注意防止呕吐物误吸,必要时可插入胃管。

(侯　晓)

第四节　反　　胃

一、概念

反胃是指饮食入胃,宿谷不化,经过良久,由胃反出的病证。反胃一证,古称"翻胃",亦名"胃反",以朝食暮吐、暮食朝吐、吐出不消化食物为其特点。本病主要涵盖了西医学中的以反胃为主要临床表现的胃十二指肠疾病,如幽门痉挛、幽门梗阻等疾病。由于胆囊疾病、颈椎病等疾病引起的反胃不在本病症范围。

二、病因病机

反胃多因饮食不节,或嗜食生冷,或忧思劳倦太过,或服寒凉药太多中阳受损,导致脾胃受伤,饮食入胃,停而不化,逆而吐出,发为本证。本病日久可致气滞、血瘀、痰凝而成,继而导致症状加重。

(一)病因

1.酗饮无度,伤于酒食

饮酒过度或多食辛香燥热之品,胃内积热,热久伤阴,以致郁热停聚胃脘,发为本病。

2.纵食生冷,败其中阳

嗜食生冷,饮食不节,损伤脾胃,失其运化功能,气血无以化生,而致气血两亏;久则阳气亦衰,而见脾胃虚寒的表现。脾胃既伤,病延旷日致中焦虚寒不能消化谷食。又脾运不旺,痰饮谷食阻于下脘,宿食不化不能下导终致尽吐而出。

3.七情忧郁,痰瘀互结

思伤脾,脾伤则气结,气结则津液不能输布,聚而成痰;怒伤肝,肝伤则气郁,气郁则血液不能畅行,积而为瘀,痰瘀互结,阻隔胃气,而引起食入良久反吐而出。

(二)病机

反胃的基本病机是肝失疏泄,气机郁滞,脾不健运致气滞痰瘀阻于胃脘,胃失通降,气逆而上,反胃而出。

1.病机关键在于脾伤

本病病位于胃,本乃脾伤。脾伤指脾主运化水谷精微功能减退,脾运正常饮食水谷无以停聚,反胃者往往畏惧纳谷,精微摄入减少,导致肾精亏、肾气衰、肾阳虚,见下焦火衰。

2.病位在胃,与肝脾肾密切相关

饮食物的受纳与运化无不与肝气疏利息息相关,肝气条达则脾气健旺,脾气升清,胃气降浊。若肝气郁结甚而横逆犯胃,可致脾胃产生脾运失健、胃失和降现象。又脾与胃相连以膜,其性一湿一燥,气机一升一降,功能一运一纳,协调配合共同完成饮食水谷在体内的代谢。肝脾二脏的生理功能正常与否决定着胃腑能否执行"传化物而不藏"的生理功能。反胃长久,脾胃失其后天之本,使肾精乏源肾阳虚亏,下焦无火以腐熟水谷,促使病情加剧。

3.当辨其新久及所致之因

治反胃之法,当辨其新久及所致之因,或以酷饮无度,伤于酒湿,或以纵食生冷,败其真阳;或因七情忧郁,竭其中气,总之,无非内伤之甚,致损胃气而然。若寒在上焦,则多为恶心,或泛泛欲吐者,此胃脘之阳虚也。若寒在中焦,则食入不化,每食至中脘,或少顷或半日复出者,此胃中之阳虚也。若寒在下焦,则朝食暮吐,或暮食朝吐,乃以食入幽门,丙火不能传化,故久而复出,此命门之阳虚也。故凡治此者,必宜以扶助正气,健脾养胃为主。但新病者胃气犹未尽坏,若果饮食未消,则当兼去其滞;若有逆气未调,则当兼解其郁;若病稍久,或素体禀弱之辈,则当专用温补,不可标本杂进,妄行峻利,开导,消食,化痰等剂,以致重伤胃气,必致不起也。

三、诊断与病证鉴别

(一)诊断

1.诊断依据

(1)脘腹胀满,朝食暮吐,暮食朝吐,或一两时而吐,或积至1天1夜,吐出不消化食物。

(2)常伴食欲缺乏、腹胀、嘈杂、泛酸、嗳气等上消化道症状,振摇腹部,可听到辘辘的水声。

(3)多有反复发作病史,发病前多有明显的诱因,如情志不畅、劳累、饮食不当等。

(4)胃镜、上消化道钡餐等理化检查有明确的胃十二指肠疾病,并排除其他引起反胃的疾病。

2.辅助检查

电子胃镜、上消化道钡餐可做急、慢性胃炎,胃十二指肠溃疡,幽门水肿、梗阻,胃癌等诊断;肝功能、淀粉酶化验和B超、CT、MRI等检查可与肝、胆、胰疾病作鉴别诊断;血常规、腹部X线检查可与肠梗阻等作鉴别诊断;颈椎摄片或MRI等检查可与颈椎病作鉴别诊断。

(二)病证鉴别

1.反胃与噎膈

反胃与噎膈皆有"食入及吐"的症状,但噎膈的特征是"食噎不下,故反而上",反胃则是"朝食暮吐,暮食朝吐,宿谷不化"。

2.反胃与呕吐

反胃与呕吐都有呕吐的症状,但呕吐以"有声有物,吐无定时"为其特征,而反胃以饮食入胃,宿谷不化,经过良久,由胃反出为特征。

四、辨证论治

(一)辨证思路

临证辨治应肝、脾、胃三者结合,以疏肝健脾治其本,通降和胃治其标。做到疏而不伤正气,补而不碍运气,降而不伐胃气。急性反胃多是邪盛,辨治较易。慢性反胃多因正虚,更须详察细辨。用药须轻灵,固护胃气,不悖"慢性病有方有守"之古训。如因肿瘤毒瘀等致病,宜合清热解毒化瘀散结和络之品。

(二)治疗原则

治疗各种因素所致的反胃,总的治则离不开和胃降逆。

(三)分证论治

1.肝胃不和证

症状:反胃发作频繁,逢恼怒或抑郁则复发或加重,伴两胁隐痛,攻窜不定,时有太息,舌淡苔薄,脉弦或弦滑。

病机分析:土虚木贼,肝气横逆犯胃,每致胃失和降,故反胃频作;肝性条达,布两胁,情志不遂,肝气不疏则见两胁隐痛,攻窜不定,时有太息,病情加剧;苔薄白,脉弦或弦滑,为气滞肝旺的征象。

治法:疏肝理气,和胃降逆。

代表方药:柴胡疏肝散合香苏饮。前方疏肝理气,解郁散结适用于肝气郁滞者;后方疏肝解郁,降逆止呕适用于肝胃不和者。方中柴胡疏肝解郁,制香附理气疏肝,陈皮、枳壳理气行滞,苏梗开胸顺气、降逆止呕,芍药、甘草养血柔肝,缓急止痛。

加减:若兼见脾胃气滞,加半夏、黄连、木香,辛开苦降,宽中除胀;若肝郁化火,心烦口苦咽干,加黄连、吴茱萸、焦山栀清泻肝火和胃;若兼腹气不通,大便秘结,加大黄、枳实、厚朴清热通腑;若气滞血瘀,胁肋刺痛,可加延胡索、当归、赤芍行气活血。

2.脾胃虚寒证

症状:食后脘腹胀满,朝食暮吐,暮食朝吐,吐出宿食不化,吐后即觉舒适,神疲乏力,面色少华,舌淡、苔薄,脉细缓无力。若兼见面色㿠白,四肢清冷,舌淡白,脉沉细,为久吐累及肾阳。

病机分析:饮食失调,或过食生冷,损伤脾阳,脾胃虚寒,致脾胃不能消谷,饮食不化,停滞胃中,故食后脘腹胀满,朝食暮吐,暮食朝吐,吐出宿食不化;脾阳不足,脾阳不能实四肢,故神疲乏力;脾阳不运,气血不能上呈,故面色少华;若久病及肾,肾阳不足,不能温养脏腑,则出现面色㿠白,四肢清冷。

治法:温中健脾,和胃降逆。

代表方药:丁蔻理中汤。方中丁香、肉豆蔻温中降逆,干姜温中祛寒,白术健脾燥湿,人参补气益脾,甘草和中补土。诸药合用,具有温中健脾、降逆止呕之功。

加减:若肾阳不足,畏寒肢冷,可加附子、肉桂补火助阳;若兼胃虚气逆,呕吐甚者,加旋覆花、代赭石降逆止呕;兼见吐甚而气阴耗伤者,酌加沙参、麦冬养胃润燥。

3.胃中积热证

症状:食后脘腹胀满,朝食暮吐,暮食朝吐,吐出宿食不化及酸腐稠液,面红,心烦口渴,便秘尿赤,舌干红,苔黄厚腻,脉滑数。

病机分析:邪热壅滞胃府,不降则滞,反升为逆,胃气上逆,故见脘腹胀满,朝食暮吐,暮食朝吐,吐出宿食不化及酸腐稠液;且火性炎上,热灼胃津,故面红、心烦口渴;热伤津亏,肠失濡润,故便秘尿赤;实热积于胃中,故舌干红,苔黄厚腻;热积胃中,阳气有余,故脉滑数。

治法:清胃泄热,降逆止吐。

代表方药:竹茹汤。方中葛根清泻胃火,生津止渴;半夏降逆止呕;竹茹善清胃热,止呕吐;生姜和胃止呕,与半夏、竹茹合用,增其降逆止呕之力。

加减:若兼大便秘结者,加大黄、枳实、厚朴清热通腑;热甚伤阴者,加生地黄、玄参、石斛滋阴润燥;兼气阴两伤者,可加麦冬、茯苓、玉竹以养阴和胃。

4.痰浊阻胃证

症状:脘腹胀满,食后尤甚,上腹或有积块,朝食暮吐,暮食朝吐,吐出宿食不化,或为痰涎水饮,眩晕,心悸,苔白滑,脉滑数。

病机分析:脾失健运,水湿内停而为痰为饮,痰饮之邪停于中焦则脘腹胀满,食后尤甚;痰浊阻滞胃脘,胃气不和,故见上腹积块,朝食暮吐,暮食朝吐,吐出宿食不化,或痰涎水饮;津液布散失常,脑窍失养则眩晕,痰阻心气则心悸;苔白滑,脉滑数为痰浊内蕴的征象。

治法:涤痰化浊,和胃降逆。

代表方药:导痰汤。方中天南星燥湿化痰,祛风散结;枳实下气行痰;半夏燥湿祛痰;橘红消痰顺气;茯苓渗湿,甘草和中。全方共奏燥湿化痰、行气开郁之功。

加减:若口苦口腻,舌苔黄腻,痰郁化热者,加黄连、黄芩清热燥湿,藿香、佩兰芳香化浊;兼见胸脘痞闷者,可加枳壳、瓜蒌宽胸理气化痰。

5.瘀血内结证

症状:脘腹胀满,食后尤甚,上腹有积块,坚硬且推之不移,朝食暮吐,暮食朝吐,吐出宿食不化,或吐血便血,或上腹胀满刺痛拒按,舌质黯红或有瘀点,脉弦涩。

病机分析:瘀血内结于胃,故上腹有积块,坚硬且推之不移;胃口梗阻不畅,故见脘腹胀满,食后尤甚,朝食暮吐,暮食朝吐,吐出宿食不化;瘀血阻络,血溢脉外,可见吐血便血;舌黯红或有瘀点,脉弦涩为血亏瘀结的征象。

治法:活血化瘀,和胃降逆。

代表方药:膈下逐瘀汤。方中川芎、当归、赤芍活血;桃仁、红花、五灵脂化瘀;牡丹皮清血热;香附、乌药、枳壳、延胡索理气止痛,和胃降逆。

加减:若呕吐甚者,可加旋覆花、代赭石、半夏、竹茹降逆止呕;脘腹有积块者,可加三棱、莪术、鳖甲、夏枯草祛瘀软坚;若呕吐物夹有血丝或血块者,可加三七、仙鹤草等止血凉血之品。

(四)其他疗法

1.单方验方

(1)将麦冬洗净绞汁1盏、生地黄煮绞汁100 g,和生姜汁半盏,三样汁一起下到薏苡仁、白米中,煮成稀粥来食用。

(2)新鲜韭汁1匙和牛奶1杯煮沸,口服。

(3)用牛奶6份,韭汁、生姜汁、藕汁、梨汁各1份,混合煮食。

(4)刺猬皮砂炒,研成细末,与高良姜等分,研和成为蜜丸,每次服 6 g,每天 2 次,饭前服。

(5)蒲公英(干品)5~7 g,切细,水煎服。

(6)半夏 6 g,生姜 6 g,水煎服。

(7)制大黄 6 g,甘草 12 g,水煎服。

(8)芦根 12 g,白茅根 12 g,水煎服。

2.常用中成药

附子理中丸,每次 1 丸,每天 2 次。

3.针灸疗法

(1)针刺疗法:取脾俞、胃俞、中脘、章门、关元、足三里等穴,针刺可用平补平泻法。

(2)灸法:主穴取脾俞、胃俞、中脘。用艾条温和灸,各灸 5~10 分钟,每天灸 1 次,10 次为 1 个疗程。

五、临证参考

(一)辨证与辨病相参

治疗上应注意辨证辨病相结合,辨证时必须注意辨别病情的轻重缓急,病性的寒热虚实,审察阴阳气血,观察整个病程中的证情转化,做到随证化裁。同时采用相应的理化检查以明确疾病诊断,病证结合,进一步判断疾病的特点,既不延误病情,又能有针对性地指导治疗。

(二)注意祛除病因,辨证施治用药

针对胃腑蕴热,当以清热泻火、理气平冲之法。如唐·孙思邈《备急千金要方·胃腑方》云:"治胃反,食即吐,上气方:芦根、茅根,各二两,细切。"寒气凝滞当以温通,如明·皇甫中《明医指掌·翻胃证》云:"下焦有寒者,其脉沉而迟,其症朝食暮吐、暮食朝吐,小便清,大便闭而不通,治法当以通其闭塞,温其寒气。"脾胃气虚当健脾和胃,如清·陈念祖《医学从众录·膈症反胃》云:"食入反出,脾失其消谷之能,胃失其容受之能,宜理中汤温脾,加麦芽以畅达一阳之气,与参术消补同行,土木不害,而脾得尽其所能。"癌毒瘀结当予活血化瘀、消痰散结,如清·张锡纯《医学衷中参西录·论胃病噎膈治法及反胃治法》载:"于变质化瘀丸中加生水蛭细末八钱。"较早地创制了活血化瘀法治疗反胃。

(三)治血治气,以平为要

胃为多气多血之腑,初病在经,久病入络,气滞血瘀、痰凝为患。应根据病情,或调气以和血,调血以和气,或气血同治。戴原礼曰:"翻胃证,血虚者,脉必数而无力。气虚者,脉必缓而无力。气血俱虚者,则口中多出沫,但见沫大出者,必死。有热者脉数而有力,有痰者脉滑数,两者可治。血虚者,四物为主。气虚者,四君子为主。热以解毒为主,痰以二陈为主。"

六、预防调护

(1)少吃多餐,细嚼慢咽,饮食宜清淡流质,避免进食过烫、过冷的食物和辛辣刺激性食品,避免进食不易消化的食物,如坚硬、粗糙、油腻及粗纤维的食品,戒烟酒等。

(2)保持心情舒畅,保持正常的生活作息规律,劳逸结合,可适当参加健身活动。

(侯 晓)

第五节 吐 酸

一、概念

吐酸是指胃中酸水上泛,随即吐出的病证,历代尚有"醋心""噫醋"之称。本病主要涵盖了西医学中的以吐酸为主要临床表现的食管、胃十二指肠疾病,如胃食管反流病、急性胃炎、慢性胃炎、功能性消化不良、胃及十二指肠球部溃疡等疾病。

二、病因病机

吐酸的病因主要与饮食、情志有关。"肝失疏泄、胃失和降、胃气上逆,酸水泛溢"是本病主要病机。

(一)病因

1.外感风寒

寒邪犯胃,胃阳被遏,湿浊内停,郁而化热为酸。

2.情志因素

郁怒伤肝,肝木疏泄失常,气机阻滞,横逆犯胃,肝郁化热;或思虑过度,损伤脾胃,脾阳不足,痰浊内聚,酿而成酸。

3.内伤饮食

饮食不洁,或过食肥甘厚味醇酒煎炸食物,损伤脾胃,食不消化,湿热内生;或过食生冷,中阳受伤,致胸膈痞塞,胃气不和而致本症。

4.脾胃虚弱

先天不足或劳倦内伤,脾胃受损,中焦失运,谷不消化,酿而为酸。

(二)病机

1.病位

病位在脾胃,与肝胆关系密切。《灵枢·四时气》云:"邪在胆,逆在胃。"张景岳在《景岳全书·吞酸》曰:"腹满少食,吐涎呕恶,吞酸嗳气,谵语多思者,病在脾胃。"刘完素在《素问玄机原病式·六气为病·吐酸》中说:"酸者,肝木之味也。由火盛制金,不能平木,则肝木自甚,故为酸也。"《四明心传》云:"凡为吞酸,尽属肝木,曲直作酸也。"明·秦景明《症因脉治·外感吐酸水、内伤吐酸水》论及的"呕吐酸水之因,恼怒忧郁,伤肝胆之气,木能生火,乘克脾胃则饮食不能消化遂成酸水浸淫之患矣"。

2.病机关键

肝气郁结,横逆犯胃,胃失和降是本病病机的关键。《症因脉治》认为:"呕吐酸水之因,平时郁结,水饮不化,外被风寒所束,上升之气,郁而成积,积之既久,湿能生热,湿盛木荣,肝气太盛,遂成木火之化,因吞酸、吐酸之症作矣",而"恼怒忧郁,伤肝胆之气,木能生火,乘胃克脾,则饮食不能消化,停积于胃,遂成酸水浸淫之患矣"。

3.病理因素

郁热与痰阻是本病的重要病理因素。《素问·至真要大论》指出:"诸呕吐酸,暴注下迫,皆属于热""少阳之胜,热客于胃,烦心心痛,目赤欲呕,呕酸善饥"。《医宗金鉴》云:"干呕吐酸苦,胃中热也。"《诸病源候论·噫醋候》认为"噫醋"是"上焦有停痰,脾胃有宿冷,故不能消谷,谷不消则胀满而气逆,所以好噫而吞酸,气息醋臭"。明·龚信在《古今医鉴·梅核气》中将其病机描述为:"始因喜怒太过,积热蕴隆,乃成厉痰郁结,致斯疾耳"。

三、诊断与病证鉴别

(一)诊断

1.诊断依据

(1)吐酸以酸水由胃中上泛,从口吐出为主要诊断依据。

(2)常伴有胃痛,嗳气,腹胀,嘈杂易饥等上消化道症状。

(3)多有反复发作病史,发病前多有明显的诱因,如外感风寒、饮食不当,情志不畅等。

(4)胃镜、上消化道钡餐等理化检查有明确的胃十二指肠疾病,并排除其他引起吐酸的疾病。

2.辅助检查

电子胃镜、上消化道钡餐,可做急、慢性胃炎,胃十二指肠溃疡病,上消化道肿瘤等诊断;肝功能、淀粉酶化验和 B 超、CT、MRI 等检查可与肝、胆、胰疾病作鉴别诊断。

(二)病证鉴别

1.吐酸与嘈杂

吐酸与嘈杂在病因病机上有许多相同之处,但临床表现不一致。吐酸是胃中不适,口吐酸水为主要临床表现的病证。嘈杂是胃中空虚,似饥非饥,似辣非辣,似痛非痛,胸膈懊憹,不可名状,或得食而暂止,或食已而复嘈为主要临床表现的病证。

2.吐酸与呕吐

吐酸与呕吐同属胃部疾病,吐酸即是呕吐酸水的临床表现,可属呕吐的范畴,但因其又有特殊的表现和病机,因此又当与呕吐相区别。呕吐是胃失和降,气逆于上,胃中之物从口吐出的病证,以有物有声为特征,病机为邪气干扰,胃虚失和。吐酸多由肝气郁结,胃气不和而发,属于热者,多由肝郁化热而致;属于寒者,可由寒邪犯胃,或素体脾胃虚寒而成;饮食停滞者嗳腐吞酸,是由食伤脾胃之故。

四、辨证论治

(一)辨证思路

本病多由肝气郁结,胃气不和而发,其中有偏寒、偏热之差异。属于热者,多由肝郁化热而致;属于寒者,可由寒邪犯胃,或素体脾胃虚寒而成。饮食停滞之泛酸噫腐者,是由食伤脾胃之故。临床首当辨寒热,次辨病在肝在胃,再辨是否兼夹食滞或痰湿。

(二)治疗原则

吐酸的临床治疗常以调肝为其根本,但必须根据寒热证型,或泄肝和胃,辛开苦降,或温中散寒,和胃制酸,夹食加消导和中,兼痰配化痰祛湿,并可适当加入海螵蛸、煅瓦楞子等制酸药。病位均不离脾、胃、肝三者,基本病机在于中焦升降失常,胃气上逆而致病。正是基于这种认识,"疏肝理气,和胃降逆"乃是治疗本病的基本原则。

(三)分证论治

1.肝胃郁热证

症状:吐酸时作,胃脘灼热,口苦而臭,心烦易怒,两胁胀闷,舌红,脉弦数。

病机分析:肝郁化火,横逆犯胃,胃失和降,浊气上泛,故见吐酸时作;肝脉布胁肋,故两胁胀闷;肝火上炎则口苦、心烦易怒;胃火炽盛则口臭、胃脘灼热;舌红苔黄,脉象弦数乃肝胃火郁的征象。

治法:疏肝泄热,降逆和胃。

代表方药:逍遥散合左金丸。前方疏肝解郁,健脾和营适用于肝气不疏者;后方清泻肝火,降逆止呕适用于肝火犯胃者。方中柴胡疏肝解郁;当归、白芍养血柔肝;白术、茯苓健脾去湿;生姜、炙甘草温中益气;薄荷少许,助柴胡疏肝清热;黄连清肝火,泻肝热;吴茱萸疏肝解郁,和胃降逆。

加减:热甚者,可加黄芩、焦山栀;泛酸甚者,加煅瓦楞子、海螵蛸;大便秘结者,加虎杖、全瓜蒌;不寐者,加珍珠母、夏枯草。

2.脾胃虚寒证

症状:吐酸时作,兼吐清水,口淡喜暖,脘闷食少,少气懒言,肢倦不温,大便时溏,舌淡苔白,脉沉弱或迟缓。

病机分析:脾胃虚寒,胃气不和,浊阴上逆故见吐酸时作、兼吐清水;脾阳不足,运化失健,则脘闷食少;脾胃气虚,纳运乏力,则少气懒言;阳虚阴盛,寒从中生,故口淡喜暖,肢倦不温;阴寒之气内盛,水湿不化,见大便溏泄。

治法:温中散寒,和胃制酸。

代表方药:吴茱萸汤合香砂六君子汤。前方温中补虚,降逆止呕适用于肝胃虚寒,浊阴上逆者;后方益气健脾,行气化痰适用于脾胃气虚,痰阻气滞者。方中人参致冲和之气,白术培中宫,茯苓清治节,甘草调五脏,陈皮以利肺金之逆气,半夏以疏脾土之湿气,木香以行三焦之滞气,砂仁以通脾肾之元气,吴茱萸温胃暖肝、和胃降逆,生姜温胃散寒、降逆止呕。

加减:胃气上逆者加旋覆花、代赭石;嗳气频繁者,加白蔻、佛手;若病久及肾,肾阳不足,腰膝酸软,肢冷汗出,可加附子、肉桂温补脾肾。

3.湿阻脾胃证

症状:吐酸时作,喜唾涎沫,时时欲吐,胸脘痞闷,嗳气则舒,不思饮食,舌淡红,苔白滑,脉弦细或濡滑。

病机分析:湿浊中阻,脾胃不和,升降失常,胃气上逆,故吐酸时作、时时欲吐;湿阻气滞,则胸脘痞闷、嗳气则舒;湿邪伤脾,脾运失健,则不思饮食;津液布散失常则喜唾涎沫;舌淡红,苔白滑,脉弦细或濡滑为脾虚湿滞的征象。

治法:化湿和胃,理气解郁。

代表方药:藿香正气散。方中藿香和中止呕;半夏曲、陈皮理气燥湿,和胃降逆以止呕;白术、茯苓健脾运湿;大腹皮、厚朴行气化湿;紫苏、白芷醒脾宽中,行气止呕;桔梗宣肺利膈,又助化湿;生姜、甘草、大枣,调和脾胃。

加减:湿浊留恋,苔腻不化者,可加苍术、佩兰化湿醒脾;湿郁化热,舌苔黄腻者,可加黄连、黄芩清热化湿;大便稀溏者,加山药、白扁豆健脾止泻。

4.食滞胃腑证

症状:胃脘饱胀,嗳腐吞酸,甚至呕恶,宿食上泛,纳谷乏味或不思饮食,舌苔黄腻,脉滑实。

病机分析：暴饮暴食，损伤脾胃，脾胃纳化失常，中焦气机受阻。食浊内阻则胃脘饱胀、纳谷乏味或不思饮食；胃失和降，胃气上逆，胃中腐败谷物上泛，故嗳腐吞酸、甚至呕恶，宿食上泛；舌苔黄腻，脉滑实是食滞内停的征象。

治法：宽中行滞，健脾助消。

代表方药：保和丸。方中山楂消油腻肉积；神曲消酒食陈腐之积；莱菔子消面食痰浊之积；陈皮、半夏、茯苓理气和胃，燥湿化痰；连翘散结清热。诸药合用，有消食导滞、理气和胃之功。

加减：若积滞化热，腹胀便秘，可用小承气汤通腑泄热；胃中积热上冲，可用竹茹汤清胃降逆；若饮食停滞兼有脾胃虚弱者，可用枳术丸消食健脾；若饮食停滞兼有湿热内阻者，可用枳实导滞丸消积导滞，清利湿热。

（四）其他疗法

1.单方验方

(1)煅牡蛎、煅鸡蛋壳，研末口服，每次 4.5 g，每天 3 次，治胃酸过多。

(2)海螵蛸 120 g，砂仁 30 g，共研末，每次 3 g，每天 2 次，开水送服，治胃寒、吐酸。

(3)吴茱萸 9 g(开水泡去苦水)，生姜 3 g，水煎服，治恶心吐酸。

2.常用中成药

(1)胃苏冲剂，每次 1 包，每天 3 次，口服。

(2)健胃愈疡片，每次 4 粒，每天 3 次，口服。

(3)舒肝片，每次 4 粒，每天 2 次，口服。

(4)温胃舒胶囊，每次 3 粒，每天 2 次，口服。

3.针灸疗法

针刺中脘、内关、足三里。热证加刺阳陵泉，用泻法；寒证用补法，并加艾灸。

五、临证参考

（一）辨属寒属热

本病属肝失条达，横逆犯胃，致胃气上逆为患，临床应首辨寒热。如《素问·至真要大论》云："诸呕吐酸，暴注下迫，皆属于热。"明代《医灯续焰·吞酸吐酸》云："吞酸与吐酸，是皆形寒胃冷……故统宜温中散寒，令郁滞开而病自愈矣。"提出以温中散寒为主治疗该病。《证治汇补·吐酸》云："初因标寒，宜暂与辛温反佐以开发之；久成郁热，宜以寒凉清解，或分利之；结散热去，则气自通和，酸亦自已也。"指出本病应分阶段治疗。

（二）辨属虚属实

临床上应根据虚实的不同合理用药。如张璐《张氏医通》言："嘈杂与吐酸一类……肝木摇动中土。故中土扰扰不宁……盖土虚不禁木所摇，故治法必当补脾运痰，土厚载物，则风木自安，不必用伐肝之剂，六君子汤为专药，火盛作酸，加吴茱萸、川黄连。"提出以六君子汤补脾运痰为主治疗本病。俞根初《重订通俗伤寒论·清凉剂》载："或吐黏涎，或呕酸汁，或吐苦水，或饥不欲食，食即胃满不舒，甚则胀痛，或嘈杂心烦。故以芩、连、橘、半，苦降辛通，调和肝胃为君；臣以竹茹、枳实，通络降气；佐以赤苓、碧玉，使胃中积聚之浊饮从小便而泄；使以姜、沥二汁，辛润涤痰，以复其调畅之性。此为清肝和胃，蠲痰泄饮之良方。"提到应用清肝和胃法治疗该病。

六、预防调护

(1)进食应细嚼慢咽，避免吃刺激性及促进胃液分泌的食物，如多纤维的芹菜、韭菜、黄豆芽、海带和浓缩果汁等。辣椒、芥末、烈性酒、咖喱、胡椒粉、蒜、薄荷等也不宜食用。此外,甜食、红薯在胃内易产酸,也要尽量少食。

(2)避免吃生冷及不易消化的食物。饭菜要软、烂、容易消化,以减轻胃的负担。

(3)减少脂肪摄入,脂肪可延缓胃排空,刺激胆囊收缩与分泌,降低食管括约肌压力,烹调以煮、炖、烩为主,不用油煎、炸。

(4)日常膳食中应有足够的营养素,如蛋白质和易消化的食物。因为蛋白质能中和胃酸,有利于减少胃酸和修复病灶。

(侯　晓)

第六节　胃　痛

一、概念

胃痛又称胃脘痛,是以上腹胃脘部疼痛为主症的病证。本病主要涵盖了西医学中的胃十二指肠以上腹痛为主要临床表现的疾病,如急性胃炎、慢性胃炎、消化性溃疡、功能性消化不良、胃食管反流病、胃下垂、胃黏膜脱垂等。因胃癌、肝炎、胆囊炎、胰腺炎、肺炎、心肌梗死等疾病引起的上腹部疼痛不在本病证范围。

二、病因病机

胃痛主要由外邪犯胃、饮食伤胃、情志内伤和脾胃虚弱等因素导致胃气阻滞、胃失通降,不通则痛。

(一)病因

1.外邪犯胃

外感寒、热、湿诸邪,内客于胃,皆可致胃气阻滞,不通则痛。其中尤以寒邪最为多见,寒主收引,致胃脘气血凝滞不通而痛。

2.饮食伤胃

饮食不节,暴饮暴食,饥饱无常,损伤脾胃;或五味过极,辛辣无度,肥甘厚腻,过嗜烟酒,蕴湿生热,伤脾碍胃。两者皆可胃气壅滞,不通则痛。

3.情志内伤

恼怒伤肝,肝失疏泄,横逆犯胃,胃气郁滞,或气郁化火;忧思过度,脾气郁结,损伤胃气,均可引起胃痛。

4.脾胃虚弱

素体脾虚或后天饮食、劳倦、久病等原因损伤脾胃,脾胃虚弱,气血运化无力,或中阳不足,虚寒内生,胃失温养,或因热病伤阴,或因胃热火郁,灼伤胃阴,或久服香燥之品,耗伤胃阴,胃阴受损,胃失濡润,皆可发为胃痛。

(二)病机

1.病机关键

病机关键为胃气郁滞,失于和降,不通则痛。胃属六腑之一,属阳土,喜润恶燥,宜通而不宜滞,其气以和降为顺,胃痛初起多由情志郁结,肝气犯胃,气机阻滞而痛;或外感寒邪,寒凝气血,不通而痛;或饮食不节,胃腑失于和降而痛。病程日久,气郁化火,或湿而化热,热灼胃腑而痛;或久病入络,胃腑络脉瘀阻而痛。由于以上各种原因造成胃的气机阻滞,胃失和降,不通则痛,因而产生胃痛。

2.病位

病位在胃,与肝、脾密切相关,可涉及胆、肾。本病病位在胃,与肝、脾相关。脾胃同居中焦,互为表里,共为后天之本。生理上两者纳运互用,升降协调,燥湿相济,阴阳相合,病理上也相互影响,若脾气虚弱,运化失职,可致胃虚气滞而痛;若脾阳不足,寒自内生,可致虚寒胃痛;若脾润不及,胃失濡润,可致阴虚胃痛。肝与胃是木土乘克的关系,若肝气郁滞,势必克脾犯胃,致气机郁滞,胃失通降而痛;肝气久郁,或化火伤阴,或成瘀入络,或伤脾生痰,每使胃痛缠绵难愈。肝失疏泄还可累及胆腑,使胆汁通降失职,逆行入胃,灼伤胃腑。肾为胃之关,脾胃运化腐熟,全赖肾阳之温煦,若肾阳不足,可致脾肾阳虚,中焦虚寒,胃失温养而虚寒胃痛;若肾阴亏虚不能上济于胃,则胃失于濡养而阴虚胃痛。

3.病理性质

病理性质有虚实寒热之异,且可相互转化、兼夹。胃痛病理性质有虚有实,实者多属不通而痛,可由气滞、寒凝、食积、热郁、湿阻、血瘀引起;虚者多属不荣而痛,如脾胃阳虚或久病阴伤者所致。同时,虚实中又有寒热的不同,如饮食寒凉所致者,属于实寒证;中焦阳虚所致者,属于虚寒证。气郁化火或湿热内侵所致者,属于实热证,阴虚内热者属虚热证。本病主要的病理因素气滞、寒凝、食积、湿阻、热郁、血瘀等,可单一致病,常又可相兼为病,亦可相互转化,出现如气病及血、虚实夹杂等复杂情况。

4.病程

病程有新久之分,在气在血之别。胃痛初起,常由外邪、饮食、情志所致,以气机郁滞为主,病位较浅,多在气分;日久由经入络,气郁血瘀,病位较深,多为气血同病。

5.变证

病延日久,变证衍生。胃痛病延日久,可衍生变证,如胃热炽盛,迫血妄行;或瘀血阻滞,血不循经;或脾气虚弱,不能统血,均可导致胃络受损而发生出血,若出血量大,气随血脱则可发为厥脱。湿郁化热,火热内结,腑气不通,可出现腹痛剧烈拒按,大汗淋漓,四肢厥逆的厥脱危证。胃痛日久,浊痰聚瘀,结于胃脘,阳明失于和降,发为反胃,或酿毒生变,转为胃癌。

三、诊断与病证鉴别

(一)诊断

1.诊断依据

(1)上腹胃脘部近心窝处发生疼痛,有胀痛、刺痛、隐痛、剧痛等不同疼痛性质,可伴有上腹部压痛。

(2)常伴食欲缺乏、腹胀、恶心、呕吐、嘈杂、泛酸、嗳气等上消化道症状。

(3)多有反复发作病史,发病前多有明显诱因,如天气变化、情志不畅、劳累、饮食不当等。

（4）胃镜、上消化道钡餐等理化检查有明确的胃十二指肠疾病，并排除其他引起上腹部疼痛的疾病。

2.辅助检查

电子胃镜、上消化道钡餐，可做急性、慢性胃炎，胃十二指肠溃疡，胃黏膜脱垂等的诊断，并可与胃癌做鉴别诊断；幽门螺杆菌检测、血清胃泌素含量测定、血清壁细胞抗体测定、胃蛋白酶原测定及内因子等检查有利于慢性胃炎的诊断；肝功能、淀粉酶化验和B超、CT、MRI等检查可与肝、胆、胰疾病做鉴别诊断；血常规、腹部X线检查可与肠梗阻、肠穿孔等做鉴别诊断；心肌酶谱、肌钙蛋白、心电图检查可与心绞痛、心肌梗死做鉴别诊断。

（二）病证鉴别

1.胃痛与真心痛

真心痛是心经病变所引起的心痛证，相当于西医学的急性冠脉综合征。真心痛多见于中老年人，有时可出现上腹痛，但多有高血压、糖尿病等病史，主要表现起病较急，当胸而痛，且多刺痛，有压榨感，动辄加重，痛引肩背，常伴心悸气短、汗出肢冷，病情危急。其病变部位、疼痛程度与特征、伴随症状及其预后等方面与胃痛有明显区别。

2.胃痛与胁痛

胁痛是以胁部疼痛为主证，可伴发热恶寒、或目黄肤黄，或胸闷太息，极少伴嘈杂泛酸，嗳气吐腐，多相当于西医学的急慢性胆囊炎、胆管炎等胆道系统感染疾病。肝气犯胃之胃痛可有攻痛连胁，但以胃脘部疼痛为主症。

3.胃痛与腹痛

腹痛是以胃脘以下，耻骨毛际以上部位疼痛为主症，多相当于西医学的急性、慢性胰腺炎及外科急腹症（包括肠梗阻、腹膜炎、肠穿孔、宫外孕等），胃痛以上腹胃脘处疼痛为主症。胃处腹中，与肠相连因而在个别特殊病证中，胃痛可以影响及腹，而腹痛亦可牵连于胃，这就要从其疼痛的主要部位和如何起病来加以辨别。

4.胃痛与肠痈

肠痈（急性阑尾炎）病变初起，多表现为突发性胃脘部疼痛，随着病情的变化，很快由胃脘部转移至右下腹部疼痛为主，且痛处拒按，腹皮拘急，右腿屈曲不伸，转侧牵引则疼痛加剧，多可伴有恶寒、发热等症。胃痛患者始终局限于胃脘，一般无发热。

5.胃痛与胃癌

胃癌多以胃痛为主要症状，可伴呕血、黑便、消瘦等。若胃痛日久，反复发作，伴消瘦、呕血、黑便等症者，更需详细询问病史，注意体格检查（包括左锁骨上淋巴结的触诊），同时及时行上消化道钡餐造影和电子胃镜等检查以明确诊断。

四、辨证论治

（一）辨证思路

1.辨虚实

新病体壮，痛势急剧，痛处拒按，固定不移，食后痛甚，脉盛者多属实证，并有气滞、寒凝、食滞、火郁、湿热、血瘀之别。气滞者，痛无定处，时发时止，胃痛且胀，多由情志诱发；寒凝者，曾感受寒邪，或嗜食冷饮，得温则减，喜热饮，脉紧弦；食滞者，多有饮食不节史，可伴嗳腐泛酸，大便秘结；湿阻者，苔厚而腻，脉滑；热郁者，舌红苔黄，口臭泛酸，得热则甚，脉数；血瘀者，病久痛有定处,痛如针刺,入夜尤甚,舌紫黯或有瘀斑,脉涩。久病体虚,痛势和缓,隐隐作痛,痛处喜按,部位不定,饥而痛甚,脉虚者多属虚证,有脾胃气虚、脾胃虚寒、胃阴不足之分。脾胃气虚者,痛势绵绵,多伴有食欲欠振,纳后脘胀,神疲乏力,舌淡胖有齿印,脉弱;脾胃虚寒者,胃脘疼痛,空腹易作,得食则缓,畏寒怕冷,大便易溏,脉沉细或细弦;胃阴不足者,胃脘隐隐灼痛,饥不欲食,口干咽燥,大便干结,舌红少苔,脉细。此外,服药后的反应也可以作为虚实辨证的依据,如服用黄芪、党参、白术等补益药后,症状缓解者多为虚证,症状加重者多为实证。

2.辨寒热

寒性凝滞收引,寒者多为冷痛,又有虚实不同,实寒多有受寒或饮食寒凉史,疼痛剧烈而拒按,虚寒疼痛多病程较久,隐隐而痛,喜温喜按,伴泛吐清水,遇寒痛甚,得温痛减,饮食喜温,舌苔白滑,脉象弦紧或舌淡苔薄,脉弱等特点,虚寒者容易感受外寒,形成内外俱寒;热者多为灼痛,实证痛势急迫,虚证疼痛隐隐,伴泛酸嘈杂,遇热痛甚,得寒痛减,饮食喜冷,舌红苔黄,脉弦数或舌红有裂纹苔少,脉细弱等特点。

3.辨气血

初病在气,久病在血。初痛、胃痛且胀,痛无定处者在气,在气者有气滞气虚之分。气滞者,多为阵发,与情志相关,胀甚于痛,攻窜不定,嗳气频频,苔薄白,脉弦;气虚者,多为隐痛,空腹痛,饮食减少,大便溏薄,食后腹胀,舌淡,脉弱。久痛入络,形成血瘀证,表现为痛有定处,痛如针刺,呈持续性,入夜尤甚,舌质紫黯或有瘀斑,脉涩。又有出血病史者,常有留瘀和血虚之候,临证应注意鉴别。

4.辨脏腑

胃痛病位主要在胃,但与肝、脾密切相关,可涉及胆、肾,辨证时要注意辨别病变脏腑的不同。如肝郁气滞、肝胃郁热等致病多发病与情志因素有关,痛及两胁,心烦易怒、嗳气频频;脾气虚弱,中阳不振所致胃痛,常伴食欲减退、便溏、面色少华、舌淡脉弱等脾胃虚寒之征象;口苦、泛酸,食油腻后加重者,多为胆胃不和;肢冷、畏寒,小便清长,腰膝酸软者,多为久病及肾。

5.辨食滞、湿浊、痰饮

食滞、湿浊、痰饮既是胃痛的常见原因,又常发生于胃痛的演变过程中,临证应注意辨别。食滞者多有饮食不节史,因饮食不当而诱发或加重胃痛,伴脘腹胀满,按之不适,厌食,舌苔垢腻;湿困中焦多表现为胃脘疼痛伴胸脘痞闷,口黏、口甜,食欲欠振,大便溏薄,以腻苔为辨证要点;痰饮主要表现为胃中辘辘有声,或泛吐涎沫,或口吐清水,按之胃脘有振水声。

6.辨病势缓急轻重顺逆

凡胃痛起病急骤者,病程较短,多由外邪犯胃,饮食不节,过食生冷,暴饮暴食,饮酒恼怒、情绪激动诱发,致寒伤中阳,食滞不化,肝气郁结,胃失和降,不通而痛。凡胃痛起病缓慢,疼痛渐发,病程较长,多由脾胃虚弱、关系他脏,脏腑功能失调所致。

胃痛经过正确的治疗,病邪祛除,正气未衰,胃痛可很快好转,疼痛持续时间缩短,复发减少,多为顺象。若治疗不能坚持,或延误诊治,或复感新病邪,急性胃痛发展为慢性胃痛,经常复发,间隔时间缩短,胃痛时间可长达数年。胃痛反复发作,久治不愈,或未及时治疗,疼痛加重,出现消瘦、黑便,甚至呕血,病势加重,应及时诊治,谨防恶变可能。

(二)治疗原则

胃痛治疗,以"通"为关键,治则以"和胃止痛"为要,立足于一个"通"字。清·高士宗说:"通之之法,各有不同,调气以和血,调血以和气,通也;上逆者使之下行,中结者,使之旁达,亦通也;

虚者使之助通,寒者使之温通……"故治疗不能局限于狭义的通法,应审证求因,辨证施治。邪盛以祛邪为急,正虚以扶正为先,虚实夹杂者,则当祛邪扶正并举。胃寒者,散寒即所谓通;食积者,消食即所谓通;气滞者,理气即所谓通;湿阻者,化湿即所谓通;热郁者,泄热即所谓通;血瘀者,化瘀即所谓通;阴虚者,养阴益胃即所谓通;阳虚者,温运脾阳即所谓通。

(三)分证论治

1.寒邪客胃证

(1)症状:胃痛暴作,恶寒喜暖,得温痛减,遇寒加重,口淡不渴,或喜热饮,舌淡苔薄白,脉弦紧。

(2)病机分析:寒邪客胃或饮食生冷,寒凝胃脘,阳气被遏,气机郁滞,故胃痛暴作;胃无热邪,故不渴;热能盛寒,故喜热饮;弦脉主痛,紧脉主寒。

(3)治法:温胃散寒,行气止痛。

(4)代表方药:香苏散合良附丸加减。前方理气散寒,适用于外感风寒,胃气郁滞;后方温胃散寒,理气止痛,适用于寒邪客胃之胃痛证。香附、苏梗、木香、陈皮、白芷、乌药行气止痛,高良姜、桂枝、干姜温胃散寒。

(5)加减:伴风寒表证者,可加苏叶、藿香、生姜、葱白等疏散风寒;伴胸脘痞闷、纳呆者,可加枳实、鸡内金、法半夏、神曲等消食导滞。

2.饮食伤胃证

(1)症状:胃胀痛拒按,不思饮食,嗳腐吞酸,甚则呕吐不消化食物,其味腐臭,吐后痛减。大便不爽,苔厚腻,脉滑。

(2)病机分析:暴饮暴食,饮食停滞,阻塞胃气,故胀痛;宿食不化,浊气上逆,故嗳腐吞酸,甚则呕吐宿食;食积阻滞,胃失通降,致肠腑传导失司,故便不爽;苔厚腻、脉滑为宿食停滞之象。

(3)治法:消食导滞,和胃止痛。

(4)代表方药:保和丸加减。神曲、山楂、莱菔子消食导滞,茯苓、半夏、陈皮化湿和胃。

(5)加减:米面食滞者,可加谷芽、麦芽以消食化滞;肉食积滞者,重用山楂,可加鸡内金以消食化积;伴脘腹胀甚者,加枳实、木香、青皮、槟榔等行气消滞;胃脘胀痛而便秘者,可合用小承气汤或改用枳实导滞丸以通腑行气;胃痛急剧拒按、伴苔黄腻而便秘者,为食积化热成燥,可合用大承气汤以泄热通腑。

3.肝气犯胃证

(1)症状:胃痛胀闷,攻撑连胁,遇情志不疏则痛作或痛甚,嗳气、矢气则舒,善太息,大便不畅,苔多薄白,脉弦。

(2)病机分析:肝气郁结,横逆犯胃,胃气阻滞,不通则痛;情志怫郁,气郁加重,故痛作或加重;嗳气、矢气则气郁暂得缓解;气滞肠腑传导不利,则大便不畅,善太息,脉弦为肝郁气滞之象。

(3)治法:疏肝理气,和胃止痛。

(4)代表方药:柴胡疏肝散加减。柴胡、白芍、川芎、香附疏肝解郁,陈皮、佛手、枳壳、甘草理气和中。

(5)加减:痛甚者,可加川楝子、延胡索加强理气止痛;胁痛明显者,可加橘络、丝瓜络、郁金以通络止痛;嗳气频频者,可加沉香、刀豆壳、旋覆花以降气;泛酸者,可加乌贼骨、煅瓦楞子中和胃酸。

4.湿热中阻证

(1)症状:胃痛急迫,脘闷灼热,嘈杂泛酸,渴不欲饮,纳呆恶心,口干口臭,小便色黄,大便不畅,舌红苔黄腻,脉滑数。

(2)病机分析:邪热犯胃,故胃痛急迫、灼热;热结湿阻,胃气上逆,故泛酸嘈杂,纳呆恶心;舌红、苔黄、脉数为里热之象,苔腻、脉滑为湿浊阻滞之象。

(3)治法:清热化湿,理气和胃。

(4)代表方药:黄连平胃散加减。黄连、黄芩清热燥湿,苍术、藿香、厚朴、陈皮运脾化湿,茯苓、薏苡仁、泽泻、车前子淡渗利湿。

(5)加减:胃热炽甚者,可加栀子、蒲公英等清泄胃热;气滞腹胀者,可加枳实、木香、佛手等理气消胀;大便不畅者,可加冬瓜子利湿导滞;恶心呕吐者,可加竹茹、旋覆花等和胃降逆;纳呆者,可加神曲、山楂、谷麦芽等消食健胃;泛酸者,可加乌贼骨、浙贝母、煅瓦楞等中和胃酸。

5.瘀血停胃证

(1)症状:痛有定处,如针刺、刀割,痛时持久,食后或入夜尤甚,或见吐血黑便,舌质紫黯,有瘀斑,脉涩。

(2)病机分析:瘀血内阻,胃络壅滞,不通则痛;瘀血有形,故痛有定处、痛时持久;进食则动其瘀,故食后痛甚;血属阴,故夜间瘀血加重;瘀血内阻,血不循经,故见吐血黑便;舌质紫黯,有瘀斑,脉涩为血瘀之象。

(3)治法:化瘀通络,理气和胃。

(4)代表方药:丹参饮合失笑散加减。前方理气化瘀,后方化瘀止痛,两方合用加强活血化瘀作用,适用于胃痛如针刺、痛有定处及久病不愈的患者。丹参、五灵脂、蒲黄活血止痛,檀香、砂仁行气和胃。

(5)加减:痛且胀者,可加陈皮、青皮、木香、枳壳、莪术等行气消胀止痛;伴胁痛者,可加川楝子、延胡索、香附、郁金等疏肝理气、活血止痛;久病正虚者,可加党参、黄芪、太子参、仙鹤草等益气活血;黑便者,可加三七、白及以化瘀止血生肌;若呕血黑便,面色萎黄,四肢不温,舌淡脉弱无力者,可加用黄土汤以温脾摄血。

6.胃阴亏虚证

(1)症状:胃脘隐隐灼痛,饥不欲食,或嘈杂,或脘痞不舒、或干呕呃逆,口干咽燥,消瘦乏力,大便干结,舌红少津,脉细数。

(2)病机分析:阴虚则生内热,虚火消谷则似饥,胃虚不能消磨水谷则不欲食;胃阴不足,胃失濡养,则嘈杂;胃虚不运,通降失施,故脘痞不舒、或干呕呃逆;津不上承,则口干;津不下行,则便干;舌红少津,脉细数为阴虚火旺之象。

(3)治法:养阴益胃,和中止痛。

(4)代表方药:一贯煎合芍药甘草汤加减。前方养阴益胃,后方缓急止痛,两方合用适用于隐隐作痛、口干咽燥、舌红少津的胃痛。沙参、麦冬、生地黄、枸杞子养阴益胃,当归养血活血,川楝子、生麦芽疏肝理气,芍药、甘草缓急止痛。

(5)加减:胃脘胀痛者,可加厚朴花、玫瑰花、佛手、绿萼梅、香橼等理气止痛;食后堵闷者,可加鸡内金、谷麦芽以消食健胃;大便干燥者,加瓜蒌仁、火麻仁、郁李仁等润肠通便;阴虚胃热者,可加石斛、知母、黄连等清泻胃火;胃脘灼痛、嘈杂泛酸者,可加煅瓦楞子或配用左金丸以制酸。

7.脾胃虚寒证

(1)症状：胃脘绵绵冷痛,喜温喜按,空腹痛甚,得食痛减,劳累或受凉后发作或加重,时呕清水或夹不消化食物,食少脘痞,口淡不渴,倦怠乏力,手足不温,大便溏薄,舌淡胖,脉沉弱。

(2)病机分析：虚则喜按,寒则喜暖,胃络借饮食之暖,以温通血脉;劳则气耗,受寒则虚寒加重;脾运迟缓,水饮停留,胃虚通降无权,故泛呕清水、宿食;脾阳不达四肢,则手足不温;大便溏薄,舌淡胖,脉沉弱,为中虚有寒,脾阳虚弱之象。

(3)治法：温中健脾,和胃止痛。

(4)代表方药：黄芪建中汤加减。本方温中散寒,和胃止痛,适用于喜温喜按之胃脘隐痛。黄芪、桂枝甘温补中,辛甘化阳;白芍、甘草缓急和营止痛;生姜、大枣温胃和中补虚。

(5)加减：泛吐清水,加干姜、半夏、茯苓、陈皮;泛酸,加左金丸、乌贼骨、煅瓦楞子;胃脘冷痛,虚寒较甚,呕吐,肢冷者,可合附子理中汤;无泛吐清水或手足不温者,可改用香砂六君子汤。

(四)其他疗法

1.单方验方

(1)乌贼骨、贝母等份研细末,每次3 g,用于胃痛泛酸明显者。

(2)香附6 g,高良姜3 g,水煎服,用于胃痛寒凝者。

(3)百合30 g,乌药10 g,水煎服,用于阴虚胃痛。

(4)蒲公英15～30 g,水煎服,用于热性胃痛。

(5)红花3 g,大枣10枚,水煎服,用于血瘀胃痛。

(6)桃仁、五灵脂各15 g,微炒为末,米醋为丸如小豆粒大,每服15～20粒,开水送服,孕妇忌服,用于血瘀胃痛。

2.常用中成药

(1)香砂养胃丸。

功用主治：温中和胃。用于不思饮食,胃脘满闷或泛吐酸水。

用法用量：每次3 g,每天3次。

(2)气滞胃痛颗粒。

功用主治：疏肝理气,和胃止痛。用于情志不畅,肝气犯胃所引起的胃痛连胁,嘈杂恶心等症。

用法用量：每次1～2包,每天3次。

(3)胃苏冲剂。

功用主治：理气消胀,和胃止痛。用于胃脘胀痛。

用法用量：每次15 g,每天3次。

(4)三九胃泰。

功用主治：清热化湿,理气和胃。用于湿热交阻,脾胃不和之胃痛。

用法用量：每次1～2袋,每天3次。

(5)摩罗丹浓缩丸。

功用主治：和胃降逆,健脾消胀,通络定痛。用于胃痛、胀满、痞闷、纳呆、嗳气、胃灼热等症。

用法用量：每次8～16丸,每天3次。

3.针灸疗法

(1)体针：以取足阳明、手厥阴、足太阴经、任脉穴为主。

处方：足三里、梁丘、公孙、内关、中脘。配穴：胃寒者加梁门,胃热者加内庭,肝郁者加期门、太冲,脾胃虚寒者加气海、脾俞,胃阴不足者加三阴交、太溪,血瘀者加血海、膈俞。

操作:毫针刺,实证用泻法,虚证用补法,胃寒及脾胃虚寒宜加灸。

(2)耳针:取胃、肝、脾、神门、交感。毫针中等强度刺激,或用王不留行贴压或埋针。

(3)穴位注射:取中脘、脾俞、胃俞、足三里,每次选 2 穴,用黄芪、丹参或当归注射液,每穴注射药液1 mL,每天 1 次。

4.外治疗法

(1)外敷法:①取肉桂 30 g、丁香 15 g,研为细末,用纱布包扎,外敷中脘穴,每次 10～20 分钟。②取吴茱萸 75 g,用白酒适量拌匀,用绢布包成数包,蒸 20 分钟左右,趁热以药包熨脘腹、脐下、足心,药包冷则更换,每天 2 次,每次 30 分钟或以疼痛缓解为度。

(2)推拿疗法:以行气止痛为治疗大法,用一指禅推、按、揉、摩、拿、搓、擦等法。

取穴及部位:中脘、天枢、肝俞、脾俞、胃俞、三焦俞、肩中俞、手三里、内关、合谷、足三里、气海、胃脘部、背部、肩及胁部。

操作:①患者仰卧位,医者站于一侧。用轻快的一指禅推法在中脘、天枢、气海施术,每穴2 分钟,四指摩胃脘部 1～2 分钟,按揉足三里 2 分钟。②患者俯卧位,用一指禅推法自肝俞至三焦俞,往返施术 5～10 遍,再用较重的按揉法在肝俞至三焦俞施术,时间约为 5 分钟。最后施以擦法,以透热为度。③患者坐位,拿肩井或点按肩井,较重力按揉手三里、内关、合谷,搓肩臂和两胁,往返 10～20 遍。

加减:①病邪阻滞。用较重的点按法在大肠俞、八髎施术,时间约为 2 分钟;用擦法在左侧背部施术,以透热为度。②脏腑功能失调。用一指禅推法自天突至中脘施术,重点在膻中,按揉章门、期门,擦肾俞、命门,以透热为度。

五、临证参考

(一)辨证与辨病相参

1.明确诊断,掌握预后

明确诊断是采取正确治疗的前提。胃痛所对应的相关疾病整体预后较好,但萎缩性胃炎、反流性食管炎、胃溃疡等疾病有潜在恶变的可能性,应根据病变的轻重程度,及时复查,明确病情的转归,及时更改治疗方案。慢性胃炎伴重度异型增生患者需及时行内镜或手术治疗;消化性溃疡注意有无合并出血、穿孔、幽门梗阻或癌变者,如出血量大者应以中西医结合治疗为主。

2.判断病情的特点,注意急则治其标,缓则治其本

胃痛治疗上应注意辨证辨病相结合,辨证时必须注意辨别病情的轻重缓急,病性的寒热虚实,审察气血阴阳,观察整个病程中的症情转化,做到随证化裁。同时,采用理化检查以明确疾病诊断,病证结合,进一步判断疾病的特点,既不延误病情,又能针对性地指导治疗。如对于消化性溃疡,考虑到其致病因素主要为胃酸,在辨证施治的基础上可配合使用制酸护膜、生肌愈疡的药物,如白及、乌贼骨、瓦楞子、浙贝母等;对于萎缩性胃炎,应注意濡润柔养,兼以活血通络,切勿刚燥太过;对于胃食管反流病,则应注意泄肝和胃降逆。

同时,治疗应遵循急则治其标,缓则治其本的原则。风寒犯胃、饮食积滞、情志所伤者,病势多急,应急则治标,予温胃散寒、消食导滞、疏肝理气;素体脾虚、久病伤正、气阴两伤者,病势多缓,应缓则治本,予健脾助运、益气扶正、养阴益胃等法。若疼痛剧烈的患者(主要是胃十二指肠溃疡),出现发热、腹肌紧张、腹部压痛、反跳痛等症状体征,应注意胃肠穿孔,应及时转外科治疗。

3.结合胃镜病理特点选用药物

胃镜病理检查为中医辨证施治提供了更客观、更丰富的临床资料,治疗时应不忘结合胃镜病理特点治疗。如伴有幽门螺杆菌感染患者,特别是根除失败的患者,在西医标准根除幽门螺杆菌治疗方案的基础上,可以积极配合中药治疗,一般可采取扶正祛邪的方法,如黄连、黄芩和党参、干姜同用,以提高幽门螺杆菌的根除率;对于慢性萎缩性胃炎伴有肠化或异性增生者,在辨证论治的基础上,注意益气活血,并适当选用生薏苡仁、莪术、白花蛇舌草、半枝莲、仙鹤草等药物,并告知患者注意饮食的调护,避免食用腌制品;伴有食管、胃黏膜糜烂者,在配伍乌贼骨、白及等制酸护膜的基础上,酌情选用地榆、仙鹤草、炒薏苡仁、参三七等药物。

(二)注意祛除病因,用药以止痛为先

导致胃痛的病因很多,祛除致病因素是缓解疼痛的有效方法,所以在胃痛的辨治过程中要详辨病因,注意祛除病因和止痛为先的有机结合。胃痛的发病一般有诱因可寻,要详细了解以利于审因论治。如寒凝气滞,治当散寒止痛;饮食停滞,治当消食导滞;情志不畅,治当疏和气机;湿邪阻滞,治当化湿和中;中焦郁热,治当清热和中;因虚致痛,治当补虚止痛,注意气虚、阳虚和阴虚之别。又不论病因如何,中焦气机的郁滞,不通则痛,是胃痛的病机关键,故在辨证用药基础上,适当参入理气和胃、缓急止痛之品,如延胡索、炒白芍等,有助于症状的缓解。

(三)脏腑相关,治胃勿忘整体观念

1.治胃宜照顾到胃的体用特征

胃为阳明燥土,体阳而用阴,喜润恶燥,以通为用,宜降则和。胃病日久,病机虚实错杂,或寒热兼夹,治疗时应注意用药刚柔,兼筹并顾,不可过偏一端,注意忌刚用柔、忌柔用刚和刚柔并济的合理运用,从而恢复胃的正常通降功能。如胃阳虚弱,易为寒邪、饮食生冷所伤,当用辛温散寒之品,以恢复胃的和降功能;胃阴不足者,多为久病不复,肝火劫伤胃阴或过用辛燥等,治宜养阴益胃,和中止痛,多以甘凉濡润之品以滋养胃阴,如麦冬、沙参、石斛、玉竹等,使津液复而胃得润降,则胃痛自愈。如为肝火所伤,又当结合酸甘合化,如芍药、甘草等,既能柔肝平木,又可酸甘化阴,一举两得。

2.结合脏腑辨证,注意从他脏论治

(1)肝为起病之源,胃为传病之所:肝与胃是木土乘克的关系,病理上也密切相关,"肝为起病之源,胃为传病之所",肝胃不和是胃痛最常见的证型之一,故从肝论治胃痛最为重要。叶天士提出"醒胃必先制肝""培土必先制木"的用药原则。在具体用药中,又当区分肝气郁滞、肝郁化火、肝阴不足等不同的病理机制,给予疏肝、清肝、泻肝、柔肝和平肝等治疗。如有学者提出了疏肝解郁和胃、滋阴疏肝和胃、益气疏肝健脾、抑肝扶脾止痛、疏肝理气化痰、清肝散瘀和胃、疏肝除湿散满、化瘀疏肝和络等方法,可资临证参考。

(2)邪在胆,逆在胃,胆胃相关:胆胃在生理上相互关联,共居中焦,同属六腑,泻而不藏;病理上,可因情志内伤,肝胆失疏,或因饮食不节,损伤脾胃,导致气机不畅,肝胆疏泄失常而致病。《灵枢·四时气》曰:"邪在胆,逆在胃,胆液泄则口苦,胃气逆则呕苦。"多见口苦、泛酸,食油腻后加重者等胆胃同病之象,多见于胆汁反流性胃炎。治疗时注意"通降为顺",以疏肝利胆、和胃降逆为基本大法,配伍柴胡、黄芩之品,或合以温胆汤加减。

(3)脾胃以膜相连,互为表里,为气机升降之枢纽,治疗过程中应注意调理脾胃的升降;在生理上,脾胃同居中焦,脾体阴而用阳,以升为健;胃体阳而用阴,以降为和,两者阴阳相合,升降相因,为气机升降之枢纽。病理情况下,脾胃气机升降失常,脾气不能升清,则胃气不能降浊;胃气失于和降,则脾的运化功能失常,表现为气机不利,不通则痛。治疗时注意调畅中焦气机,恢复脾胃受纳运化之职,以合"治中焦如衡,非平不安"的用药原则,常用的方法有补中益气法、益胃养阴法、辛开苦降法,和胃降逆法,升降相合法(如配伍桔梗、枳壳)等。由于脾胃的升降和肺气的宣肃有关,故用药时亦可适当参入宣调肺气之品,如枇杷叶、杏仁、桔梗等,以助胃气的和降。

(4)肾为胃之关,脾胃运化腐熟,全赖肾阳之温煦,若肾阳不足,可致脾肾阳虚,中焦虚寒,胃失温养而虚寒胃痛;若肾阴亏虚不能上济于胃,则胃失于濡养而阴虚胃痛。治疗胃痛时注意治肾,适当参以补肾之品。

(四)治血治气,以平为要

胃为多气多血之腑,初病在经,久病入络,气滞血瘀,证见胃痛久发,痛处固定,舌有紫气,脉弦或涩,应根据病情,或调气以和血,调血以和气,或气血同治。然症有轻重,瘀有深浅,治亦当有所区别,活血药有养血活血、活血散瘀、破瘀散结和搜剔通络的不同,应当根据证候的虚实和病情的轻重不同选择应用。

(五)证多兼杂易变,临证宜加详察

临床上多以复合性证候为主,很少见到单一证候者,且可因体质、药物、饮食、天气等多种因素而发生寒热虚实的转化,因此疾病发展过程中多易出现虚实寒热夹杂等证候,治疗应善于抓主症,解决主要矛盾,因虚致实者当以补虚为主,佐以祛邪,因实致虚者当以祛邪为主,佐以补虚。注重"观其脉症,知犯何逆,随证治之"。

六、预防调护

(1)注意在气候变化的季节里及时添加衣被,保持室内温暖、空气流通,防止受寒。

(2)一日三餐定时定量,细嚼慢咽,可少吃多餐,平常尽量不吃零食,避免进食过烫、过冷的食物和辛辣刺激性食品,避免进食不易消化的食物,如坚硬、粗糙、油腻及粗纤维的食品,戒烟酒等。

(3)慎用对胃黏膜有损伤的药物,如阿司匹林、水杨酸类、保泰松、吲哚美辛、激素、碘胺、红霉素、四环素、利血平等。

(4)保持心情舒畅,保持正常的生活作息规律,避免劳累过度。

(侯 晓)

第七节 胃 缓

一、概念

胃缓是由于长期饮食失调,或劳倦过度等,使中气亏虚,脾气下陷、肌肉瘦削不坚,固护升举无力,以致胃体下坠。以脘腹坠胀作痛,食后或站立时加重为主症的病证。本病主要指西医学中的胃下垂。各种慢性病中出现的胃肠功能障碍等类似病症者不在本病证范围。

二、病因病机

胃缓主要由饮食不节,内伤七情,劳倦过度,或先天禀赋薄弱等因素导致脾胃虚弱,中气下陷,升降失和,使形体瘦削,肌肉不坚所引起。

（一）病因

1.病机关键

饮食不节,损伤脾胃。饮食不节,暴饮暴食,饥饱无常,损伤脾胃;或五味过极,辛辣无度,肥甘厚腻,过嗜烟酒,蕴湿生热,伤脾碍胃;或嗜食寒凉生冷,损伤脾阳,水谷不能化生精微,停痰留饮。均可因脾胃失和而致胃缓。

2.病位

情志拂逆,木郁不达,横逆犯胃,以致肝胃不和;忧思伤脾,脾失健运,胃失和降,升降失和致胃缓。

3.病理性质

禀赋不足,脾胃虚弱。素体禀赋不足,或劳倦内伤、或久病产后等原因损伤脾胃,脾胃虚弱,中阳不足,虚寒内生,胃失温养;或因热病伤阴,或因胃热火郁,灼伤胃阴,或久服香燥之品,耗伤胃阴,或汗吐下太过,胃阴受损,胃失濡养;纳食减少,味不能归于形,形体瘦削,肌肉不坚而形成胃缓。

（二）病机

1.病机关键

病机关键为脾胃失和,升降失常。脾主升,胃主降;脾主运化,胃主受纳,脾胃失和即表现为脾胃这一对矛盾的功能紊乱,或为脾气下陷,或为胃气上逆,或脾不运化,或胃不受纳。饮食不节,损伤脾胃,湿热痰饮内生;或情志失调,内伤脾胃;或禀赋不足,劳倦内伤、久病产后损伤脾胃,胃失温养或濡养,导致脾胃虚弱,中气下陷,升降失和而形成胃缓。

2.病位

本病病位在胃,与肝、脾、肾相关。脾胃同居中焦,互为表里,共为后天之本。生理上两者纳运互用,升降协调,燥湿相济,阴阳相合,病理上也相互影响。肝与胃是木土乘克的关系,若肝气郁滞,势必克脾犯胃,致气机郁滞,胃失通降;肝气久郁,或化火伤阴,或成瘀入络,或伤脾生痰,使胃缓缠绵难愈。肾为胃之关,脾胃运化腐熟,全赖肾阳之温煦,若肾阳不足,可致脾肾阳虚,中焦虚寒,胃失温养;若肾阴亏虚不能上济于胃,则胃失于濡养。

3.病理性质

病理性质有虚实寒热之异,且可相互兼夹。胃缓,本为虚证,脾胃气虚,脾肾阳虚或脾胃阴虚,脾胃脏腑功能失调,常导致气滞、热郁、血瘀、食积、湿阻、饮停,临床多见虚实夹杂。本病主要的病理因素气滞、热郁、血瘀、食积、湿阻、饮停等,可单一致病,又可相兼为病,亦可相互转化,出现如气病及血等情况。

三、诊断与病证鉴别

（一）诊断

1.诊断依据

（1）不同程度的上腹部饱胀感,食后尤甚,腹胀可于餐后、站立过久和劳累后加重,平卧时减轻,腹部疼痛呈隐痛或胀痛,无周期性及节律性。

（2）常伴有厌食、嗳气、便秘、腹痛、消瘦、头晕、乏力等胃肠功能失调的症状及全身虚弱表现。

（3）起病缓慢,多发生于瘦长体形,经产妇及消耗性疾病进行性消瘦等。饮食不节、情志不畅、劳累等均为诱发因素。

（4）上消化道 X 线钡餐造影检查可见胃小弯角切迹、胃幽门管低于髂嵴连线水平；胃呈长钩形或无张力型，上窄下宽，胃体与胃窦靠近，胃角变锐。胃的位置及张力均低，整个胃几乎位于腹腔左侧。

根据站立位胃角切迹与两侧髂嵴连线的位置，将胃下垂分为 3 度：轻度角切迹的位置低于髂嵴连线下 1～5 cm，中度角切迹的位置位于髂嵴连线下 5.1～10 cm，重度角切迹的位置低于髂嵴连线下 10.1 cm 以上。

2.辅助检查

上消化道钡餐是目前诊断的主要方法，饮水 B 超检查也具有辅助诊断作用。电子胃镜、上消化道钡餐，可排除胃黏膜糜烂，胃十二指肠溃疡，胃癌等病变并明确诊断；肝功能、淀粉酶化验和 B 超、CT、MRI 等检查可与肝、胆、胰疾病作鉴别诊断；血常规、腹部 X 线检查可与肠梗阻、肠穿孔等作鉴别诊断；血糖、甲状腺功能检查可与糖尿病、甲状腺疾病作鉴别诊断。

（二）病证鉴别

1.胃缓与胃痞

胃缓与胃痞均以脘腹痞满为主症，但胃缓的脘腹痞满多见于饭后，同时可兼见胀急疼痛，或胃脘部常有形可见，与一般的痞满不同。

2.胃缓与胃痛

胃缓可见脘腹痞满及疼痛，但胃缓之胃脘疼痛多为坠痛，餐后、站立过久和劳累后加重，平卧时减轻，呈隐痛或胀痛，无周期性及节律性，与一般胃痛不难鉴别。

四、辨证论治

（一）辨证思路

1.辨虚实

脾胃气虚者，病势绵绵，多伴有食欲欠振，纳后脘胀，神疲乏力，舌淡胖有齿印，脉弱；脾虚气陷者，脘腹重坠作胀，食后益甚，或便意频数，肛门重坠，或脱肛，或小便混浊，或久泄不止；脾肾阳虚者，脘腹胀满，食后更甚，喜温喜按，食少便溏，畏冷肢凉，胃中振水，呕吐清水，腰酸，舌淡胖，苔白滑，脉沉弱。脾虚阴损者，胃脘痞满，食后更显，神疲乏力，气短懒言，咽干口燥，烦渴欲饮，午后颧红，小便短少，大便干结，舌体瘦薄，苔少而干，脉虚数。脾胃脏腑功能失调，常导致气滞、热郁、血瘀、食积、湿阻、饮停；气滞者，痛无定处，时发时止，胃痛且胀，多由情志诱发；热郁者，舌红苔黄，口臭泛酸，得热则甚，脉数；血瘀者，病久痛有定处，痛如针刺，入夜尤甚，舌紫黯或有瘀斑，脉涩。食积者，多有饮食不节史，可伴嗳腐泛酸，大便秘结；湿阻者，苔厚而腻，脉滑；饮停者，胃中振水，泛吐涎沫或呕吐清水，舌淡胖，苔白滑；临床多见虚实夹杂，相兼为病。

2.辨寒热

脾虚气陷，脾肾阳虚多见虚寒征象，表现为病程较久，脘腹痞满，隐隐而痛，喜温喜按，伴泛吐清水，遇寒痛甚，得温痛减，饮食喜温，舌苔白滑，脉象弦紧或舌淡苔薄，脉弱等特点；气滞郁而化热，湿阻或食积久而化热，阴液不足等均可见热之征象，如脘腹胀满，按之不适，口苦，厌食，舌苔黄腻或咽干口燥，午后颧红，小便短少，大便干结，舌体瘦薄，苔少而干，脉虚数。

3.辨脏腑

胃缓病位主要在胃，但与肝、脾、肾密切相关，辨证时要注意辨别病变脏腑的不同。脾胃虚弱,中气下陷所致胃缓,常见脘腹重坠作胀,食后益甚,或便意频数,肛门重坠,或脱肛;脾肾阳虚胃缓,常伴喜温喜按,食少便溏,畏冷肢凉,胃中振水,呕吐清水,腰膝酸软;肝郁气滞、肝胃郁热等致病多与情志因素有关,脘腹胀满,胸胁满闷,心烦易怒,嗳气频频。

(二)治疗原则

根据胃缓的病机,其治疗原则以益气升阳,行气降逆为主。凡脾气虚弱,治以健脾益气;脾气不升或中气下陷,宜益气升阳;胃失和降,气机不利,上逆为呕、为哕,则宜行气降逆;胃缓多为虚中夹实,因脾阳不足而痰饮内停,治以温化痰饮;因气机阻滞,久而入络有瘀血者,治以活血化瘀;因脾胃升降失调,寒热夹杂或湿热蕴结者,治宜辛开苦泄。

(三)分证论治

1.脾虚气陷证

(1)症状:脘腹重坠作胀,食后益甚,或便意频数,肛门重坠,或脱肛,或小便混浊,或久泄不止,神疲乏力,食少,消瘦,便溏,眩晕,舌淡,脉弱。

(2)病机分析:脾胃气虚,升降失司,中气下陷,故脘腹重坠作胀,食后益甚,或便意频数,肛门重坠,或脱肛,或久泄不止;脾虚运化无力,故食少便溏;脾胃为气血生化之源,脾主四肢,脾失健运,清阳不升,生化不足,故神疲乏力,消瘦,眩晕;舌淡,脉弱亦为脾虚之征。

(3)治法:补气升陷。

(4)代表方药:补中益气汤合升陷汤加减。黄芪、党参、白术、当归、炙甘草益气健脾生血,柴胡、升麻、桔梗升举清阳,枳壳、陈皮理气和胃降逆。

(5)加减:兼肝郁气滞,加柴胡、香附、厚朴、槟榔;泛酸,加左金丸、乌贼骨、煅瓦楞;瘀血阻滞,加丹参、蒲黄、五灵脂、三七;湿热中阻,加茵陈、佩兰、豆蔻、黄连;食积纳呆,加焦山楂、麦芽、谷芽、神曲;泄泻便溏,加仙鹤草、炒山药、芡实、莲子。

2.脾肾阳虚证

(1)症状:脘腹胀满,食后更甚,喜温喜按,食少便溏,畏冷肢凉,胃中振水,呕吐清水,腰酸,舌淡胖,苔白滑,脉沉弱。

(2)病机分析:脾主运化,脾主四肢,脾肾阳虚,运化失司,故脘腹胀满,食后更甚,喜温喜按,食少便溏;四肢失于温煦,故畏冷肢凉;脾胃虚寒,痰饮内生,胃失和降故胃中振水,呕吐清水;腰为肾之府,肾阳虚衰故腰酸;舌淡胖,苔白滑,脉沉弱亦为脾肾阳虚,痰饮内停之征。

(3)治法:温补脾肾。

(4)代表方药:附子理中汤合苓桂术甘汤加减。干姜、附子、党参温补脾肾,桂枝、白术、炙甘草、茯苓以温化水饮。

(5)加减:腰酸明显,加杜仲、牛膝、淫羊藿、续断;呕吐清水,加陈皮、半夏;久泄不止,加石榴皮(壳)、煨诃子、罂粟壳、芡实、莲子。

3.脾虚阴损证

(1)症状:胃脘痞满,食后更显,神疲乏力,气短懒言,咽干口燥,午后颧红,小便短少,大便干结,舌体瘦薄,苔少而干,脉虚数。

(2)病机分析:脾胃气阴两虚,脾胃气虚,健运失常,故胃脘痞满,食后更显,神疲乏力,气短懒言;胃津不足,津液不能上承,故咽干口燥;阴虚内热,故午后颧红;阴液亏虚,化源不足,大肠失于濡润,故小便短少,大便干结;舌体瘦薄,苔少而干,脉虚数均为气阴亏虚,虚中有热之征。

(3)治法:补脾益胃。

(4)代表方药:参苓白术散合益胃汤加减。太子参、生黄芪、炙甘草、山药补脾益气,玉竹、麦冬、石斛益胃生津,佛手、桔梗理气和胃。

(5)加减:失眠多梦,加夜交藤、酸枣仁、柏子仁、茯神;大便干结,加火麻仁、冬瓜仁、瓜蒌、杏仁。

(四)其他疗法

1.单方验方

(1)苍术 15 g,加水武火煮沸 3 分钟,改用文火缓煎 20 分钟,亦可直接用沸水浸泡,少量频饮,用于脾虚湿阻者。

(2)枳实 12 g,水煎服,用于脾虚气滞者。

(3)黄芪 30 g,砂仁 10 g(布包),乌鸡半只,共煲至烂熟,去砂仁,加盐调味,饮汤吃肉,用于脾虚气陷者。

(4)黄芪 30 g,陈皮 9 g,猪肚 1 只,猪肚洗净,将黄芪、陈皮用纱布包好放入猪肚中,麻线扎紧,加水文火炖煮,熟后去掉药包,趁热食肚饮汤,用于中气不足、脾胃虚弱者。

(5)桂圆肉 30 g,加水煮沸后备用,将鸡蛋 1 个打入碗内,用煮好的桂圆肉水冲入蛋中搅匀,煮熟食用,每天早、晚各 1 次,用于脾胃阳虚者。

(6)乌龟肉 250 g,炒枳壳 15 g,共煲汤,加盐调味,吃肉饮汤,用于胃阴亏虚者。

2.常用中成药

(1)补中益气丸。

功用主治:补中益气,升阳举陷,用于脾胃虚弱、中气下陷所致的体倦乏力、食少腹胀、便溏久泻、肛门下坠。

用法用量:每次 6 g,每天 3 次。

(2)枳术宽中胶囊。

功用主治:健脾和胃,理气消痞,用于脾虚气滞引起的脘胀、呕吐、反胃、纳呆、反酸等。

用法用量:饭后服用。每次 3 粒,每天 3 次。

(3)香砂养胃丸。

功用主治:温中和胃,用于不思饮食,胃脘满闷或泛吐酸水。

用法用量:每次 3 g,每天 3 次。

(4)胃苏颗粒。

功用主治:理气消胀,和胃止痛,用于胃脘胀痛。

用法用量:每次 15 g,每天 3 次。

(5)保和丸。

功用主治:消食,导滞,和胃,用于食积停滞,脘腹胀满,嗳腐吞酸,不欲饮食。

用法用量:每次 8 粒,每天 2 次。

(6)理中丸。

功用主治:温中祛寒,补气健脾,用于胃下垂属脾胃虚寒者。

用法用量:每次 9 g,每天 2～3 次。

(7)金匮肾气丸。

功用主治:温补肾阳,化气行水,用于肾阳虚损引起的脘腹胀满,腰膝酸软,小便不利,畏寒肢冷。

用法用量:每次 6 g,每天 2 次。

(8)胃乐宁。

功用主治:养阴和胃,用于胃阴亏虚引起的痞满、腹胀。

用法用量:每次 1 片,每天 3 次。

(9)达立通颗粒。

功用主治:清热解郁,和胃降逆,通利消滞,用于肝胃郁热所致痞满证,症见胃脘胀满、嗳气、纳差、胃中灼热、嘈杂泛酸、脘腹疼痛、口干口苦,运动障碍型功能性消化不良见上述症状者。

用法用量:温开水冲服,1 次 1 袋,1 天 3 次。于饭前服用。

3.针灸疗法

(1)针刺:针足三里、中脘、关元、中极、梁门、解溪、脾俞、胃俞等穴。

(2)灸法:灸足三里、天枢、气海、关元等穴。

(3)耳针:用毫针柄在耳郭的胃肠区按压,寻找敏感点,然后在此点上加压 2～3 分钟,每天 1 次。

4.外治疗法

(1)外敷法:①取升麻研粉与石榴皮适量捣烂,制成 1 枚直径 1 cm 的药球,置于患者神阙穴,胶布固定。患者取水平卧位,将水温 60 ℃的热水袋熨敷肚脐,每次半小时以上,每天 3 次。②用蓖麻子仁 98％、五倍子末 2％,按此比例打成烂糊,制成每颗约 10 g,直径 1.5 cm 的药饼备用。用时在百会穴剃去与药饼等大头发 1 块,将药饼紧贴百会穴上,纱布绷带固定,每天早、中、晚各 1 次,每次 10 分钟左右,以感觉温热而不烫痛皮肤为度。

(2)推拿疗法:患者先取俯卧位,医师双手由患者之第三胸椎至第五腰椎两侧揉捏 2～3 遍,用右肘尖分别在脊柱两旁按压肝俞、胆俞、脾俞、胃俞等穴 2～3 遍,双手掌根同时由腰部向背部弹性快速推按 4～5 遍。转仰卧位,医师双手掌自下而上反复波形揉压腹部 2～3 遍,然后用拇指点压中脘、天枢、气海、关元、气冲、足三里、内关各 1 分钟,每次约按摩 30 分钟,每天 1 次,2 个月为 1 个疗程。

五、临证参考

(一)以虚为主,虚中兼实

临床上胃缓多以虚为主,脾胃气虚是其发病的根本,临床常见脾虚气陷、脾肾阳虚、脾虚阴损等证型。但可因体质、药物、饮食、情志、气候等多种因素,在疾病发展过程中易出现痰饮、食积、气滞、血瘀等证候,治疗应善于抓主症,解决主要矛盾,因虚致实者当以补虚为主,佐以祛邪;以实为著者当以祛邪为主,佐以补虚。

(二)病在脾胃,涉及肝肾

生理上,脾胃同居中焦,脾以升为健;胃以降为和,两者升降相因,为气机升降之枢纽。病理情况下,脾胃气机升降失常,脾气不能升清,则胃气不能降浊;胃气失于和降,则脾的运化功能失常。治疗时注意调畅中焦气机,恢复脾胃受纳运化之职,以合"治中焦如衡,非平不安"的用药原则,常用方法有补中益气法、益胃养阴法、辛开苦降法等。肝属木,脾胃属土,土壅木郁,土虚木乘,临床上常见肝脾不和及肝胃不和,故从肝论治胃缓也十分重要。叶天士提出"醒胃必先制肝""培土必先制木"的用药原则。在具体用药中,又当区分肝气郁滞、肝郁化火、肝阴不足等不同的病理机制,给予疏肝、清肝、泄肝、柔肝和平肝等治疗。肾为胃之关,脾胃运化腐熟,全赖肾阳之温煦,若肾阳不足,可致脾肾阳虚,中焦虚寒;若肾阴亏虚不能上济于胃,则胃失于濡养而脾虚阴损。胃缓久病勿忘补肾,适当参以补肾之品。

（三）内外兼治,综合治疗

胃缓多病程较长,以虚为主,患者餐后脘腹坠胀、食欲减退、消瘦,若单纯以汤药长期调养,患者的依从性较差。因此,治疗胃缓应内服与外治结合,内服以汤药浓煎,多次频服,或以膏散剂型;外治以敷贴、针灸、推拿,兼以自我锻炼。

（四）合理营养,增强信心

胃缓者多脘腹坠胀、食欲减退、消瘦,存在营养不良,久而影响康复的信心,出现焦虑或抑郁的情绪。膳食应荤素搭配,食材新鲜,营养合理,做工精细,忌肥甘厚腻、粗糙不易消化之物。也要注意调节患者的情绪,并得到患者家庭的支持,以增强康复的信心。

六、预防调护

（1）加强体育锻炼,如仰卧起坐、俯卧撑等可增加肌力,有助于防治本病。

（2）饮食营养丰富,烹调以蒸、煮、炖为主,宜少吃多餐,餐后宜平卧少许时间;进餐定时,细嚼慢咽,禁止暴饮暴食,避免进食不易消化的食物,如坚硬、粗糙、油腻及粗纤维的食品。

（3）经产多胎易致腹壁松弛,应计划生育,少生优生。

（4）保持心情舒畅,生活作息规律,避免过度劳累。

（修学宝）

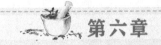

第六章

肾内科病症的中医辨证治疗

第一节　水　　肿

水肿是指体内水液潴留，泛浅肌肤，引起眼睑、头面、四肢、腹背甚至全身水肿的一类病证，严重者可伴有胸腔积液、腹水等。多因感受外邪、饮食失调或劳倦过度，使肺失通调、脾失转输、肾失开合、膀胱气化不利而造成。常见于西医的多种心脏病引起的心源性水肿，肾小球肾炎、肾病综合征引起的肾源性水肿，低蛋白血症、B族维生素缺乏症、严重贫血引起的营养不良性水肿、甲状腺功能减退、原发性醛固酮增多症引起的内分泌性水肿，以及特发性水肿等病症。

一、病因病机

人体水液运行，依靠肺气的通调、脾气的转输、肾气的开合从而使三焦能够发挥决渎的作用，使膀胱气化畅行，小便通利，若肺、脾、肾三脏功能障碍，三焦决渎失权，膀胱气化不利，则可发生水肿。

肺为水之上源，主一身之表，外合皮毛，外邪入侵，最易犯肺，若体表为风邪所侵，则肺气失宣，不能通调水道，下输膀胱，以致风遏水阻，风水相搏，流溢肌肤而发为水肿。

如久居脾湿之地，或涉水冒雨，水湿内侵，脾为湿困，健运失司，不能升清降浊，以致水湿不得下行，泛滥于肌肤而成水肿，如湿郁化热，湿热交蒸，而小便不利，亦可形成水肿。以上属外湿内侵，湿困脾阳之实证。如劳倦太过、饥饱不调、脾益失运，不能为胃行其津液，散精于肺，以输布全身；使水液停聚，泛于肌肤而为水肿。但因其属劳倦伤脾，脾失健运之虚证。

房劳过度，肾气内伤或劳倦伤脾，日久脾肾俱虚，肾虚则开阖不利，不能化气行水，以致水液停聚，泛滥肌肤，形成水肿。

综上所述，水肿的病因大体可分为外感和内伤两类，外感由风邪、湿邪所致，其水肿多属阳水。内伤为劳倦，饮食，房劳所伤，其水肿多属阴水。

水肿的病理变化，主要与肺、脾、肾三脏有关。如肺失通调水道，脾失转输、制约水湿。肾失蒸化水液，使三焦宣上、疏中、导下功能失常，膀胱气化不利，形成水肿。故水肿的发生，标在肺，本在肾，制在脾。三脏是相关的，无论何脏功能失常，都可相互影响。急性水肿与肺、脾关系较大，特别是肺；慢性水肿与脾、肾关系较为密切，重点在肾。

二、辨证论治

水肿有阴水与阳水之分。阴水为虚证、阳水为实证，两者常相互转化。水肿的治疗以发汗、利尿、泻下为基本大法。阳水以驱邪为主,可以用发汗、利水、攻逐、解毒诸法;阴水则以扶正为主,可以用健脾温肾利水、通阳利水、补气养阴利水等法。

(一)风水相搏证

(1)证候:初起眼睑水肿,迅即四肢及全身皆肿,且兼恶风发热,肢节酸楚,小便不利。咽喉红肿疼痛,恶寒,咳喘,舌苔薄白,脉浮滑或紧。

(2)治法:疏风清热,宣肺行水。

(3)方药:越婢加术汤加减。

(4)处方:麻黄9g,石膏30g(先煎),白术12g,猪苓12g,茯苓皮15g,泽泻12g,羌活9g,车前子30g,紫苏叶12g,防风9g,牛蒡子9g,射干9g,前胡9g,杏仁9g,生姜3片,大枣6枚,甘草6g。

(二)湿毒浸淫证

(1)证候:眼睑水肿,影响全身,小便短少,大便不通,恶风发热,身发疮痍,甚则溃烂,舌质红,苔薄黄,脉浮数或滑数。

(2)治法:宣肺利水,清热解毒。

(3)方药:麻黄连翘赤小豆汤合五味消毒饮加减。

(4)处方:麻黄9g,杏仁9g,连翘12g,赤小豆30g,野菊花12g,蒲公英30g,紫花地丁30g,金银花12g,薏苡仁15g,泽泻12g,苦参12g,土茯苓30g,赤芍6g,大黄9g。

(三)湿热壅盛证

(1)证候:遍身水肿,皮肤绷紧发亮,胸脘痞闷,烦热口渴,小便短赤,或大便干结,舌苔黄腻,脉象沉数或者濡数。

(2)治法:分利湿热。

(3)方药:疏凿饮子加减。

(4)处方:槟榔9g,椒目5g,赤小豆30g,羌活9g,秦艽12g,茯苓皮30g,大腹皮30g,生姜皮9g,黄柏9g,泽泻12g,大黄6g,猪苓10g,白术15g,桂枝6g,甘草6g。

(四)脾虚湿困证

(1)证候:全身水肿,尤以下肢为甚,按之凹陷,有时晨起水肿甚,纳少便溏,倦怠乏力,腰背酸痛,胫膝酸软,动则气短,尿有余沥,舌质淡红,舌边常见齿痕,苔薄白,脉细弱。

(2)治法:健脾补气,利水消肿。

(3)方药:防己黄芪汤合参苓白术散加减。

(4)处方:黄芪30g,防风6g,炒白术12g,炒党参30g,茯苓30g,山药15g,杜仲12g,续断12g,桔梗15g,砂仁10g(后入),莲子肉15g,车前子30g,大腹皮30g,生姜皮9g,陈皮6g,鸡内金6g,甘草6g。

(五)气滞水停证

(1)证候:肢体或全身水肿,胁肋满痛,嗳气则停,纳食减少,面色㿠白,爪甲无华,小便短少,舌苔白或白滑,脉弦。

(2)治法:行气利水。

(3)方药:柴胡疏肝散合胃苓汤加减。

(4)处方:柴胡9g,炒白芍12g,枳壳12g,川芎9g,香附12g,紫苏梗12g,茯苓15g,炒白术9g,泽泻12g,木香9g(后入),青陈皮各6g,谷麦芽各12g,桃仁10g,红花10g,丹参10g,

郁金 10 g,土鳖虫 6 g,党参 15 g,炙黄芪 15 g。

(六)脾肾阳衰证

(1)证候:面浮肢肿,腰以下尤甚,按之凹陷不起,心悸气促,腰部冷痛酸痛,畏寒神疲,四肢厥冷,小便量少,面色㿠白或灰滞,舌质淡胖,苔白或白腻,脉沉细。

(2)治法:健脾补肾,温阳利水。

(3)方药:济生肾气丸合真武汤加减。

(4)处方:附子 12 g,巴戟天 12 g,淫羊藿 24 g,熟地黄 12 g,山茱萸 12 g,山药 15 g,桂枝 9 g,炒白术 12 g,茯苓皮 15 g,泽泻 12 g,车前子 30 g,菟丝子 24 g,补骨脂 12 g,丹参 12 g,党参 30 g,五味子 6 g,煅牡蛎 30 g,煅龙齿 15 g,姜半夏 9 g,黄芪 30 g,炙甘草 6 g。

(七)气阴两虚证

(1)证候:水肿日久,气短乏力,纳少腹胀,手足心热,口干咽燥,头目眩晕,舌红少苔,脉象细数。

(2)治法:益气养阴利水。

(3)方药:防己黄芪汤合六味地黄丸加减。

(4)处方:黄芪 15 g,防己 12 g,茯苓皮 15 g,太子参 15 g,山药 15 g,生熟地黄各 12 g,枸杞子 12 g,山茱萸 12 g,泽泻 9 g,续断 12 g,女贞子 12 g,墨旱莲 12 g,北沙参 12 g,麦冬 12 g,黄精 12 g,炒白术 9 g。

(八)瘀水交阻证

(1)证候:水肿,面、唇、肤色晦滞,腹部青筋暴露,妇女经水暗红或成紫块,经水少闭,舌紫暗或见瘀点,脉涩。

(2)治法:活血利水。

(3)方药:桃红四物汤合血府逐瘀汤加减。

(4)处方:当归 12 g,赤芍 9 g,川芎 3 g,红花 6 g,桃仁 9 g,丹参 12 g,黄芪 30 g,益母草 30 g,牛膝 9 g,马鞭草 15 g,泽兰 12 g,车前子 30 g,郁金 12 g,延胡索 9 g,淫羊藿 12 g,紫河车 9 g,茯苓 30 g,薏苡仁 15 g。

三、临证权变

用佐治三法,是治水肿权变之法。

(一)理气

理气是治疗水肿的辅助方法。理气可以疏肝,调理气机,使三焦通达,水道通畅,同时脾之运化、肾之开阖均与肝脏疏泄功能息息相关,故用理气药,可使水肿消退迅速,常用药物有砂仁、白蔻仁、枳壳、厚朴、槟榔、木香、沉香等。

(二)活血

临床上水肿多易导致血瘀,特别是水肿日久,气血虚衰,络脉瘀阻,形成血瘀,则属虚实夹杂之症。此时瘀血不除,则水肿难消,但活血利水药多耗气,故用此类药的同时宜加用补气之药以防之;气充则又能使活血化瘀药物加强其作用。药如桃仁、红花、赤芍、泽兰、益母草、丹参等。

(三)清热解毒

水肿初期,有热象者,宜加用清热解毒药,如金银花、连翘、蒲公英、茵陈、鱼腥草之类。若水肿日久,机体阴阳失调,水火失济,气机怫郁,水湿不运,郁而化热,湿热相合,形成虚实夹杂证,或寒湿久郁化热,皆可根据病情,佐以清热燥湿,疗效较好。常用清热燥湿药物有黄柏、黄芩、栀子、黄连。亦可配用解毒药如白花蛇舌草、蒲公英、重楼等。

水肿一病是一种常见疾病。阳水易治,阴水难医,其轻者经正确治疗,多可治愈。也有经治疗水肿消退,转为虚劳者,更有久治不愈而病状恶化者。

四、调护

水肿患者一般都有脾胃运化功能衰弱的症状,一旦饮食不慎,损伤脾胃,则可加重病势。故宜根据病情适当减盐或禁盐,忌暴饮暴食,勿过食肥甘之品,宜选用既利于治疗,又容易消化吸收的营养食品。

(一)注意精神调养

使患者树立战胜疾病的信心,轻症患者宜适当锻炼身体,防止复感外邪,以利恢复。

(二)重视饮食调养

选择既有利水消肿作用,又容易消化吸收的饮食。如赤豆汤、冬瓜汤、荠菜汤等均可,在病有好转之后,切忌暴饮暴食,过食肥甘厚味。

(徐　睿)

第二节　淋　　证

淋证是指因饮食劳倦、湿热侵袭而致的以肾虚、膀胱湿热、气化失司为主要病机,以小便频急,滴沥不尽,尿道涩痛,小腹拘急,痛引腰腹为主要临床表现的一类证证。淋证为临床常见病,中医药治疗类属淋证的尿路结石和肾盂肾炎均有较好的疗效。西医学的尿路感染、泌尿系统结石、泌尿系统肿瘤、乳糜尿等,当临床表现为淋证时,可参考本节内容辨证论治。

一、病因病机

(一)膀胱湿热

湿热多受自于外,亦可由内而生。多食肥甘酒热之品,酿成湿热,下注膀胱;或下阴不洁,秽浊之邪侵入膀胱,酿成湿热,发而为淋。若湿热客于膀胱者,小便灼热刺痛,则为热淋。若膀胱热盛热伤阴络,迫血妄行,血随尿出,则为血淋。若湿热久蕴煎熬水液,尿液凝结,日积月累,聚为砂石,则为石淋。若湿热蕴结于下,以致气化不利,无以分清别浊,脂液随小便而出,尿如米泔或如脂膏而成膏淋。

(二)肝气瘀滞

郁怒伤肝,肝气失于疏泄,久则血失流畅,脉络瘀阻,或气郁化火,气火郁于下焦,以致膀胱气化不利,而成为淋。临床上淋证常伴有轻重不等的气血不畅表现,若以脐下满闷等气滞表现为主证者,则称为气淋。若中气下陷所致气淋,是气淋的虚证。

(三)脾肾亏虚

年老体衰,以劳累过度,房事不节,及久淋不愈,湿热耗伤正气,或淋证过用苦寒,或恣用辛香,败坏脾胃,渐次导致脾肾亏虚。脾虚则中气下陷,肾虚者下元不固,因而小便淋沥不已。中气不足,气虚下陷者,则为气淋。

综上所述,淋证的病因以湿热为主,病位在肾与膀胱,且与肝脾有关。病机为湿热蕴结下焦,导致膀胱气化不利。病初多邪实之证,久病则由实转虚;如邪气未尽,正气已伤,则表现为虚实夹杂证候。

二、辨证论治

本病初起属实,久病则虚,常有虚实转化。治疗以实则清利,虚则补益为原则。

(一)湿热淋证

(1)证候:小便频数,灼热刺痛,小便黄赤,腹痛拒按,寒热起伏,口苦,呕恶,便秘,舌苔黄腻,脉濡数或者滑数。

(2)治法:清利湿热通淋。

(3)方药:八正散加减。

(4)处方:萹蓄 15 g,瞿麦 15 g,滑石 30 g(包煎),车前子 30 g(包煎),通草 6 g,枳实 10 g,大黄 6 g,栀子 10 g,灯心草 6 g,生地黄 15 g,白茅根 30 g,甘草梢 6 g。

(二)石淋

(1)证候:尿中时夹砂石,小便艰涩,尿时疼痛或突然中断,中腹绞痛难忍,尿中带血,舌质红,苔薄黄,脉弦或代数。

(2)治法:清利湿热,排石通淋。

(3)方药:石韦散加味。

(4)处方:石韦 15 g,冬葵子 15 g,滑石 30 g(包煎),萹蓄 15 g,大蓟 15 g,薏苡仁 30 g,竹茹 10 g,瞿麦 15 g,小蓟 15 g,金钱草 30 g,海金沙 15 g(包煎),白芍 30 g,藕节 30 g,鸡内金 15 g,黄柏 10 g,黄连 6 g,黄芩 10 g,炙甘草 6 g。

(三)气滞淋证

(1)证候:小便涩滞,淋沥不畅,少腹满痛,舌苔薄白,脉沉弦。

(2)治法:利气疏导。

(3)方药:沉香散加味。

(4)处方:沉香 6 g,橘皮 6 g,小茴香 6 g,白芍 15 g,枳壳 10 g,石韦 15 g,滑石 30 g(包煎),王不留行 10 g,郁金 12 g,青皮 6 g,乌药 6 g,炙甘草 6 g。

(四)气虚淋证

(1)证候:小腹坠胀,尿有余沥,面色㿠白,舌质淡,脉虚细无力。

(2)治法:补中益气。

(3)方药:补中益气汤。

(4)处方:黄芪 30 g,党参 30 g,白术 12 g,当归 10 g,柴胡 10 g,升麻 10 g,陈皮 6 g,熟地黄 12 g,萹蓄 15 g,瞿麦 15 g,鸡内金 15 g,海金沙 30 g(包煎),甘草 6 g。

(五)气滞血淋

(1)证候:小便涩痛带血,尿时夹有血块,疼痛满急加剧,心烦,舌尖红,苔黄,脉数。

(2)治法:清热通淋,凉血止血。

(3)方药:小蓟饮子合导赤散加减。

(4)处方:小蓟 15 g,藕节 15 g,蒲黄 12 g(包煎),生地黄 12 g,灯心草 10 g,栀子 10 g,竹叶

10 g,通草 3 g,赤芍 6 g,三七粉 3 g(冲服),琥珀粉 3 g(冲服),白茅根 30 g,甘草 5 g。

(六)肾虚血淋

(1)证候:尿色淡红,尿痛涩滞不显,腰膝酸软,神疲乏力,舌淡红,脉细数。

(2)治法:滋阴清热,补虚止血。

(3)方药:六味地黄丸合二至丸加减。

(4)处方:生地黄 12 g,山茱萸 10 g,山药 30 g,牡丹皮 10 g,女贞子 15 g,墨旱莲 15 g,小蓟 15 g,白茅根 30 g,茯苓 15 g,泽泻 12 g,续断 12 g,狗脊 12 g,滑石 30 g(包煎),猪苓 10 g,龟甲 30 g(先煎),阿胶 10 g(烊化冲服)。

(七)湿热膏淋

(1)证候:小便浑浊如米泔水,尿道热涩疼痛,舌红苔黄腻,脉濡数。

(2)治法:清热利湿,分清泄浊。

(3)方药:萆薢分清饮。

(4)处方:川萆薢 30 g,石菖蒲 12 g,黄柏 10 g,车前子 30 g(包煎),薏苡仁 15 g,白术 15 g,茯苓 15 g,莲子心 10 g,丹参 15 g,乌药 6 g,青皮 6 g,小蓟 15 g,白茅根 30 g,藕节 15 g,栀子 10 g,龙胆草 10 g。

(八)肾虚膏淋

(1)证候:淋出为脂,涩痛反见减轻,形瘦,眩晕,腰膝酸软乏力,舌淡苔腻,脉细弱无力。

(2)治法:补虚固涩。

(3)方药:膏淋汤。

(4)处方:党参 30 g,山药 30 g,生地黄 12 g,芡实 15 g,五倍子 10 g,覆盆子 15 g,生龙骨 30 g(先煎),生牡蛎 30 g(先煎),白芍 30 g,知母 10 g,太子参 30 g,炒白术 15 g,升麻 10 g,柴胡 10 g,菟丝子 15 g,沙苑子 15 g,煨益智仁 15 g。

(九)劳淋

(1)证候:小便不甚赤涩,但淋沥不已,时作时出,遇劳即发,腰膝酸软,神疲乏力,舌质淡,脉弱。

(2)治法:健脾利湿,益肾固涩。

(3)方药:无比山药丸。

(4)处方:山药 30 g,茯苓 15 g,熟地黄 12 g,山茱萸 10 g,肉苁蓉 12 g,巴戟天 12 g,菟丝子 15 g,五味子 6 g,赤石脂 30 g,牛膝 15 g,黄芪 30 g,党参 30 g,车前子 15 g(包煎),黄柏 10 g,凤尾草 15 g。

三、临证权变

淋证中之气、血、石、膏淋,初起都可表现为湿热淋,而且彼此常可相互转化。例如湿热淋在气分,常可转化为血淋;石淋初起可为湿热,久则可转化为虚证之劳淋。说明气、血、石、膏、劳五种不同质的淋证,存在着证情转化,虚实转化,在其转化过程常相互兼杂出现。因而淋证治疗更不能一证一方,常是清热、消石、化瘀相互兼顾,但各有主次之不同。唯理气药可用于不同性质的淋证,不同时期的证情。因为理气能通畅三焦气化,以助通淋利小便,随证情虚实的不同,选用药味药量有轻重之分,对劳淋不宜多用理气,可少佐之,以畅气机。活血药的用法,更应随机权变,初起可少佐活血通络,热甚者用清热凉血,久病淋浊不愈者,腰腹痛或尿中有砂石,宜用活血散瘀消石通淋。此皆治法之权变,至于审因治疗,消除病本,仍是主要环节。湿热、气、血、石、膏淋,都应以通淋为主,随其虚实寒热而调之。石淋,应以消石散结为治本,鸡内金、海金沙、山楂、金钱草等皆常用之品。膏淋溺窍病重用通淋祛浊,精窍病宜消瘀散结。虚证劳淋宜补肾,兼调心脾。

四、调护

淋证除热淋伴有高烧者需卧床休息以外,其他淋证一般不需要绝对卧床休息。石淋应增加活动量以帮助石淋排出;劳淋不宜过度疲劳;膏淋应避免体力劳动,血淋要适当休息。要鼓励热淋,石淋患者大量饮水,以利于湿热及结石的排出。淋证患者的饮食宜清淡而富于营养,忌食炙煿厚味、鱼虾海腥、羊肉及辛辣刺激之品。膏淋应忌用脂肪及油脂类食物。

(徐　睿)

第三节　癃　闭

癃闭是由于肾和膀胱气化失司导致的以排尿困难,全天总尿量明显减少,小便点滴而出,甚则闭塞不通为临床特征的一种病证。其中以小便不利,点滴而短少,病势较缓者称为"癃";以小便闭塞,点滴全无,病势较急者称为"闭"。癃和闭虽有区别,但都是指排尿困难,只是轻重程度上的不同,因此多合称为癃闭。癃闭相当于西医学中各种原因引起的尿潴留。

一、病因病机

(一)湿热蕴结

暴病的病理变化,多为湿热之邪郁结膀胱使气化不利,小溲不得畅利排出,甚至点滴难下,为湿热癃闭的主要病理变化。若湿热壅盛,迫及于肺,则肺失肃降,使水道不得通调,导致小便不利。若湿热壅阻中焦,中气受阻,不能运化水湿,水湿停阻影响膀胱气化,亦可引起小便不利。癃闭虽关及肺脾,但必累及肾与膀胱而后发为癃闭。

(二)情志因素

因惊恐恼怒等精神刺激,致肝失疏泄,累及下焦气化功能,肾与膀胱气化不利,故小便不通,并兼见胸胁胀满,急躁易怒等气郁的症状,倘迁延失治,尿浊潴留膀胱,久则累及于肾,气阳受损可发展为久病重证。

(三)肾元亏虚

多因纵情恣欲,或年老肾衰,或久病尿浊、水肿及暴病癃闭迁延不愈,肾元久伤,阴阳亏虚。属肾阳虚衰者,失于温化则膀胱气化不利,使小便排出无力,点滴难下,肾阳不足,气化无权,故小便潴留不通,有因久病湿热伤阴,或素体阴精暗耗而致阴虚,阴虚则阳无以化,阳失濡养而不能蒸化水气,膀胱失阳气的蒸化,故小便不利,为肾阴虚所致的癃闭。

(四)脾阳不振

少数患者素体脾阳不振,升举转输功能不足,影响膀胱气化功能使小便不利,同时出现气虚症状,如面白身倦、乏力等,为脾虚所致的癃闭。

(五)络脉受阻

久病跌仆损伤,使络脉受损,渐致血瘀;或房事不节,败精不泄,致使败精瘀血阻滞于肾或膀胱,小便不得通畅,常成为癃闭的主要病理变化。且"久病入络",不同病理变化所致的癃闭,往往兼有瘀血阻络的因素。

(六)肺热气壅

肺乃水之上源,热邪壅于肺脏,肺气失于肃降之职,津液输布功能失常,致水道通调不利,不能下输膀胱,又由于热气过盛,下移膀胱以致下焦为热气闭阻,而成癃闭。

总之暴病多湿热或气滞,久病多肾亏或脾虚,或血瘀,但是某些暴病实证,日久伤正气,可渐至久病虚证,某些久病虚证亦可因尿浊停蓄化热,变成湿热的实证。

二、辨证论治

癃闭的形成与水液代谢功能失调有密切关系。癃者为轻,闭者为重,两者可以互相转化。癃闭日重,浊邪壅滞三焦,三焦气化不得宣行则渐变成关格。癃闭的治疗以通利为原则。癃闭实证宜清化湿热、通瘀散结、调畅气机而通水道;虚证则取补肾健脾而助气化,气化得行,小便自通,通补结合。根据虚实症候表现不同,进行分证论治。

(一)膀胱湿热证

(1)证候:小便点滴不通,或量少而短赤灼热,小腹胀满,口苦口黏,口干不欲饮,或大便不畅,舌质红苔根黄腻,脉数。

(2)治法:清热利湿,通利小便。

(3)方药:八正散加减。

(4)处方:萹蓄 15 g,瞿麦 15 g,炒栀子 10 g,通草 6 g,大黄 6 g,车前子 15 g(包煎),蒲公英 15 g,大血藤 15 g,滑石 30 g(包煎),石菖蒲 12 g,郁金 12 g,甘草 6 g。

(二)肺热壅盛证

(1)证候:小便不畅或者点滴不通,咽干,烦渴欲饮,呼吸急促或有咳嗽,舌质红,苔薄黄,脉数。

(2)治法:清泄肺热,通利小便。

(3)方药:清肺饮加减。

(4)处方:黄芩 10 g,桑白皮 10 g,茯苓 15 g,猪苓 10 g,麦冬 12 g,炒栀子 10 g,天花粉 30 g,通草 6 g,车前子 30 g(包煎),竹叶 12 g。

(三)肝郁气滞证

(1)证候:小便突然不通或者通而不畅,胁腹胀满,情志抑郁或者心烦易怒,舌红,苔薄白或薄黄,脉弦。

(2)治法:调畅气机,通利小便。

(3)方药:沉香散加减。

(4)处方:石韦 15 g,滑石 30 g(包煎),沉香 6 g(后入),王不留行 10 g,郁金 10 g,枳壳 10 g,当归 10 g,陈皮 6 g,冬葵子 10 g,白芍 30 g,大腹皮 30 g,柴胡 12 g,甘草 6 g。

(四)痰瘀阻塞证

(1)证候:初起自觉排尿不畅,渐致滴沥不爽。若因尿路狭窄,肿物阻塞者,尿出如线细,小腹胀满,隐隐作痛,舌质紫黯或有瘀斑,脉涩。

(2)治法:行瘀散结,通利小便。

(3)方药:代抵当丸加减。

(4)处方:大黄 10 g,玄明粉 10 g(后入),生地黄 15 g,当归 12 g,鳖甲 30 g(先煎),桃仁 10 g,肉桂 6 g,生牡蛎 30 g(先煎),王不留行 10 g,夏枯草 30 g,土茯苓 30 g,萆薢 15 g。

(五)脾气不生证

(1)证候:时欲小便而不得出,或量少而不爽利,小腹坠胀,气短,语声低微,精神疲乏,不思纳食,舌淡苔薄,脉弱。

(2)治法:升清降浊,化气行水。

(3)方药:补中益气汤合春泽汤。

(4)处方:炙黄芪 30 g,炒党参 30 g,炒白术 15 g,茯苓 15 g,当归 10 g,麦冬 10 g,肉桂 10 g,陈皮 10 g,猪苓 15 g,柴胡 10 g,炙升麻 10 g,泽泻 10 g,覆盆子 15 g,益智仁 15 g,炙甘草 6 g。

(六)命门火衰证

(1)证候:小便不通或者点滴不爽,排出无力,面色㿠白,神气怯弱,畏寒肢冷,腰膝冷而酸软,舌淡苔白,脉沉细而尺弱。

(2)治法:温阳益气,补肾利水。

(3)方药:济生肾气丸加减。

(4)处方:附子 12 g,肉桂 3 g,熟地黄 12 g,山茱萸 12 g,山药 15 g,杜仲 12 g,续断 12 g,牛膝 10 g,茯苓 15 g,车前子 30 g(包煎),泽泻 12 g,淫羊藿 10 g,仙茅 12 g,补骨脂 12 g,牡丹皮 10 g。

三、临证权变

本病治法首先是通利小便以应急,但单纯用通淋利尿药,难以消除其致病之因。即或小便暂得通利,亦难根治。故治癃闭必是审因施治,调理脏腑气机,宣畅三焦气化,以通调水道为主要方法。一般实证以清泄湿热,消瘀散结,宣畅气机,与通利小便并用;虚证属阳气虚者,宜温补脾肾,属阴血虚者,宜滋养阴血,与通利小便药并用。而滋补与通利孰多孰少,当灵活权变。癃闭发作急,少尿无尿,以致尿液蓄留,有浊毒内攻之势的实证,单用通利小便药往往难以奏效,腑以通为用,小便不利,可用通二便的方法,如大黄、牵牛子等,通腑泻浊,多能收功。若癃闭由水肿、尿浊、淋证逐渐演变而成,小便点滴难下,渐至闭塞不通者,可用补气升提法,助气化令清阳之气得升,浊阴之邪下降,用党参、黄芪之类补气,以升清降浊,配以桔梗、杏仁等,开宣肺气,使上窍开而下窍自行。此皆权变之法。同时须注意审因,因跌仆撞伤者,当活血行瘀;败精凝滞者,当消瘀散结;结有砂石者,当消石通利;热病津枯者,当滋阴生津,此皆随证化裁之法。总之,治癃闭着眼于通利。实证宜通腑,虚证宜升补,不论虚实都当行气,随病不同,兼用活血、散结,都应灵活立法处方。

对于尿潴留的癃闭患者,除内服药物治疗外,尚可用外治法治疗。

取嚏或探吐法,打喷嚏或呕吐,前者能开肺气,后者能举中气而通下焦之气,是一种简单有效的通利小便方法。其方法是用消毒棉签,向鼻中取嚏或喉中探吐;也有的用皂角粉末 0.3~0.6 g,鼻吸取嚏。

外敷法可用葱白 500 g,捣碎,入麝香少许拌匀,分 2 包,先置脐上 1 包,热熨约 15 分钟,再换 1 包,以冰水熨 15 分钟,交替使用,以通为度。

四、调护

癃闭患者因心情紧张或忧思恼怒致病者居多,必须加强精神护理,解除患者的紧张情绪,保持心情舒畅,切忌忧思郁怒。实证癃闭,饮食以清淡为宜,并注意防止外邪侵入,消除助湿生热的各种因素,如忍尿、过食肥甘等。虚证癃闭要节情欲,勿过劳,以促进疾病早日康复。

(徐 睿)

第四节 关 格

关格是指小便不通与呕吐并见的病证。小便不通名曰关,呕吐不止名曰格。本病主要因脾肾阳虚,浊毒壅阻,三焦气化失司所致。关格晚期,浊毒、瘀血相因为患,可致五脏俱伤而见正虚邪实,寒热错杂,变证多端,病情渐入危境。

一、病因病机

(一)尿浊浸淫脏腑

此证因久患水肿等病,肾脏损伤严重,功能衰竭,肾阳虚衰,不能蒸化水气;脾阳虚衰不能运化水湿,致水湿停聚,尿浊壅塞,则小便不利。尿浊留滞不去,内侵脏腑,外淫肌肤。在脏腑潴留膀胱,尿浊不泻;停阻中焦则脾胃升降受阻,浊气上逆,尿浊之气上逆,犯及心肺,则肺失清肃,心气不舒,浊邪不能下降,清阳不得上济,则清窍失聪;肾与膀胱、心、肺、脾胃俱病之证。浊邪外淫肌肤,则肌肤甲错,瘙痒落屑,尿浊停阻,及心、肺、脾胃、膀胱、脏腑俱病,其证甚危。且病久气血被耗,脾肾阳虚,气血滋生之源不足,表现一派气血不足、脏腑经络失养之危证。

(二)内生风阳痰火

若阳损及阴,渐至阴精衰竭,则孤阳亢盛,亢阳失制,易化火生风,风火煎津成痰,就形成了风、阳、痰、火炽盛的证候。这样的病理变化,往往由脾肾阳虚,渐次累及肝肾阴虚,久之阴虚则火旺,虚火灼津则成痰,或阴虚不能制阳则阳亢,阳亢则肝风内动,夹痰火上扰,浊邪上干神明,则清窍失聪,神识被蒙。或肝风内动,风阳横逆经脉,则头摇,肢颤,抽搐。或风火伤于络脉,络脉被损,容易出血,可出现鼻衄,齿龈出血,大便色黑等。也有一些患者,不出现阴虚症状,以阴精暗耗,尿浊久留化热,出现湿热尿浊停阻诸症。

总之,本证的病理以阳虚、阴阳两虚为本,尿浊滞留,侵害肾、肝、心、脾、肺及膀胱、胃等脏腑,病理变化过程中可产生风、阳、痰、火,久留化热为标证。临床常见虚实兼杂者。

二、辨证论治

关格为本虚标实之证。虚以脾肾亏虚为主,实以湿浊毒邪内蕴为主。若病邪严重损伤正气,则转化为以五脏衰竭为主的本虚证。关格前期主要为脾肾阳衰,阳不化湿,故治疗应以健脾益肾、温阳补气为主。后期为虚实夹杂,脾肾更衰,水湿、浊毒、痰热、瘀血壅滞三焦,治疗在温补脾肾之中分别给予止呕利尿、化痰降浊、开通疏利、活血祛瘀、息风止痉等法。

（一）脾阳虚损证

（1）证候：泛恶呕吐，小便短少，面部或下肢水肿，神疲乏力，面色无华，唇甲苍白，胃纳不佳，大便溏薄，舌淡胖苔薄白，脉沉细。

（2）治法：健脾益气，温阳利水。

（3）方药：防己黄芪汤合附子理中丸加减。

（4）处方：黄芪 30 g，附子 10 g，制大黄 6 g，车前子 15 g（包煎），党参 30 g，茯苓 15 g，白术 15 g，枸杞子 10 g，薏苡仁 30 g。

（二）肾阳亏虚证

（1）证候：小便不通，短少色清，水肿以腰以下为甚，呕吐，面色苍白而晦滞，腰膝酸软，畏寒怕冷，四肢不温，舌质淡白而胖，苔薄白，脉沉细。

（2）治法：温肾益肾，温阳利水。

（3）方药：济生肾气丸合真武汤加减。

（4）处方：附子 10 g，肉桂 3 g，茯苓 15 g，白术 15 g，泽泻 10 g，白芍 30 g，车前子 15 g（包煎），牛膝 10 g，生姜 6 g。

（三）肝肾阴虚证

（1）证候：小便短少，泛恶呕吐或干呕，面部烘热，头晕耳鸣，腰膝酸软，口干，舌红苔少，脉弦细数。

（2）治法：滋补肝肾，养阴益精。

（3）方药：六味地黄丸加减。

（4）处方：熟地黄 24 g，山药 30 g，山茱萸 15 g，泽泻 10 g，茯苓 15 g，牡丹皮 10 g，枸杞子 10 g，牛膝 10 g，车前子 15 g（包煎）。

（四）湿热蕴结证

（1）证候：呕吐频作，尿少便秘，脘腹痞满，胃纳不佳，口干不欲饮，舌红苔黄腻，脉滑数。

（2）治法：清热化湿，降逆止呕。

（3）方药：黄连温胆汤加减。

（4）处方：黄连 6 g，竹茹 10 g，法半夏 9 g，茯苓 15 g，枳实 10 g，大黄 5 g，茵陈 30 g，栀子 10 g，陈皮 10 g，生姜 6 g。

（五）浊毒入营动血证

（1）证候：小便不通，呕吐臭秽或呕血，发热，渴喜冷饮，齿鼻衄血，烦躁，便秘，舌红绛苔黄，脉洪数。

（2）治法：清热解毒，凉血泻火。

（3）方药：清瘟败毒饮加减。

（4）处方：水牛角 90 g（先煎），生石膏 30 g（先煎），竹叶 10 g，牡丹皮 10 g，连翘 10 g，知母 10 g，白芍 30 g，黄芩 10 g，黄连 6 g，栀子 10 g，生地黄 10 g，生甘草 6 g。

（六）痰湿蒙蔽清窍证

（1）证候：尿少水肿，恶心呕吐，痰涎壅盛，咳嗽气急，呼吸深缓，表情淡漠，神志昏蒙，舌淡苔白腻，脉滑。

（2）治法：温化痰湿，芳香开窍。

（3）方药：涤痰汤加减。

(4)处方:胆南星10g,法半夏9g,枳实10g,茯苓30g,陈皮10g,石菖蒲10g,竹茹10g,木香6g(后入),炙甘草6g。

(七)肝风内动证

(1)证候:小便不通,泛恶呕吐,皮肤瘙痒,头晕头痛,目眩,手足抽搐,烦躁不安,舌暗红,苔黄,脉弦数。

(2)治法:平肝潜阳,息风化浊。

(3)方药:天麻钩藤饮合大定风珠加减。

(4)处方:天麻15g,钩藤15g(后入),石决明30g(先煎),栀子10g,杜仲10g,桑寄生10g,牛膝12g,黄芩10g,夜交藤30g,茯神30g,生龙骨牡蛎各30g(先煎)。

(八)命门衰竭证

(1)证候:面色苍白,手足逆冷,汗出心悸,泛恶呕吐,口有尿味,尿少或尿闭,舌淡苔灰黑,脉沉迟。

(2)治法:温肾助阳,化气行水。

(3)方药:真武汤加减。

(4)处方:附子9g,肉桂6g,白术15g,茯苓15g,白芍30g,泽泻10g,车前子15g(包煎),山茱萸12g,黄芪30g,猪苓15g,甘草6g。

三、临证权变

本病多因水肿、癃闭、淋浊等病发展演变而来,一旦关格证候出现,即成笃重之证。证情多为虚证,或本虚标实之证,而以肺脾气虚,脾肾阳虚为重;或肺脾气血两虚,或肝肾阴虚,或相互兼见。从邪实来看,尿浊浸淫,久成浊毒,以肺脾气虚,不得宣达运化,而湿痰壅盛,浊毒弥漫;肝肾阴虚而阳亢风动,致成风、阳、痰、火与浊毒相杂之邪实。

临床对此证须有全面了解,正确估计,分清标本,别其缓急,急则治标,重用以降泻、息风、潜阳、清热、通窍之剂,标证缓解,当扶正固本,或标本同治,以温补气阳,滋养阴血之剂为主,调理脏腑,冀其徐徐康复,不可妄图速效。

具体治法的应用,一般情况下都应标本兼治。凡气虚阳虚者,多兼有浊毒之邪,治宜温阳降浊,益气降浊。凡血虚阴虚者,多兼风、火、痰、阳之邪,故治宜养血降浊,或滋阴降浊,同时火盛者,应清热凉血解毒;浊毒风火炽盛,窜扰血分,症见吐血、衄血者,宜清热凉血,活血止血;阳亢风动者,宜潜阳息风。治疗应及时得法,多能缓解症情。倘病重势急,用药可不过猛竣,如补阳常重用参附,补阴重用生地黄、玄参,清热用黄连、栀子,降浊用大黄、芒硝等,以免病重药轻,难以奏效。此外,应注意保护脾胃,常因浊气上逐而呕吐,方中当佐用竹茹、半夏、陈皮、姜、枣之类,和胃降浊。对病势演变应注意观察,及时处理,见有昏迷、抽搐、喘急、出血,都是病情恶化之征象,治疗应随时采取应变措施。

四、调护

关格病是由水肿、淋证、癃闭、臌胀、黄疸、肾痨等病证发展而来,预防本病,首先应防止以上诸病的发生和发展。若已经患了关格,尚需注意:绝对卧床休息,给予容易消化的高热量、高脂肪、低蛋白、富有维生素的饮食。皮肤发痒者,应保持皮肤清洁,每天以热水洗擦,不得用肥皂和酒精。呼吸有臭味者,宜多漱口。饮食不宜过咸,忌肥腻、炙烤等不易消化食物。

(徐 睿)

第五节 阳 痿

阳痿是指青壮年男子,由于虚损、惊恐、湿热等原因,致使宗筋失养而弛纵,引起阴茎痿弱不起,临房举而不坚,或坚而不能持久的一种病证。常见于西医学中的男子性功能障碍。

一、病因病机

(一)命门火衰

肾寄寓着命门,命门是滋生化育力量所在,为生命之本,称为真阳,亦称元阳。阴阳相互资生,源源无穷。主宰着生殖及生长发育。因房劳过度或少年误犯手淫,以致精气虚损,命门火衰,温养兴阳的功能衰弱,致阴器弛软不用。

(二)心脾受损

思虑忧郁,损伤心脾,心主温运血脉,脾为气血化生之源,心脾俱虚,致气血不足,精血化生温运功能不足,引起全身性虚弱,渐使宗筋失气血滋养,则弛纵不用;或脾胃虚弱,水谷精微不能化生气血而变生湿热,累及肝肾,湿热下注,而成阳痿。

(三)恐惧伤肾

惊恐伤肾,肾气虚怯则精气不充,致阴精亏损,命门火衰,下元失于温养,渐至阳痿不举,或举而不坚。

(四)湿热下注

多因饮食劳倦,损伤脾气,运化失司,湿聚蕴热,或外感湿热之邪蕴郁下注,浸淫肝肾,外阴为肾所主,肝的经脉循行经过阴器,湿热浸淫肝肾,宗筋弛缓,故发为阳痿。

总之,阳痿形成无不因肾精亏,命火衰。一般初起命火未至大衰程度,表现肾阳不振,阳事不举或举而不坚,难以支持性生活。久则正气渐伤,命门虚则痿软不能举。甚者肾精亏虚,导致脑髓不足,命门火衰,阴寒内生,出现阴阳两衰,脏腑功能不足的虚损证。所以阳痿病主要在肾,以及肝、脾、胃。

二、辨证论治

(一)阴虚火旺

(1)证候:阳痿,时起欲念而阳不能举,伴有头晕目眩,腰膝酸软,心烦,多梦,胸膈烦热,舌红少苔,脉细数。

(2)治法:滋阴降火。

(3)方药:知柏地黄丸加味。

(4)处方:生熟地黄各15 g,山茱萸15 g,山药30 g,菟丝子15 g,茯苓15 g,枸杞子15 g,五味子6 g,金樱子15 g,鳖甲30 g(先煎),牡蛎30 g(先煎),牡丹皮10 g,泽泻15 g,知母10 g,黄柏15 g。

(二)肾阳不足

(1)证候:年老久病或大病新愈,阴茎疲软,举而不坚,甚或勃起困难,见面色㿠白,头晕耳鸣,畏寒肢冷,夜尿清长,舌淡,苔薄白,脉沉细。

(2)治法:温补肾阳。

(3)方药:还少丹加减。

(4)处方:熟地黄 15 g,枸杞子 10 g,锁阳 15 g,阳起石 15 g(先煎),仙茅 15 g,巴戟天 15 g,淫羊藿 30 g,山茱萸 15 g,五味子 6 g,石菖蒲 10 g,肉苁蓉 15 g。

(三)肝郁气滞

(1)证候:功能性阳痿,平素心理压力大,性格内向,伴情绪抑郁或焦虑不安,或郁郁寡欢,兴趣全无,胸胁满闷,上腹饱胀,善太息等,舌质偏暗或正常,舌苔薄白,脉弦细或弦滑。

(2)治法:疏肝解郁起痿。

(3)方药:沈氏达郁汤加减。

(4)处方:柴胡 10 g,白芍 30 g,枳壳 15 g,川芎 15 g,制香附 10 g,青陈皮各 10 g,当归 10 g,广郁金 10 g,白蒺藜 15 g,山茱萸 15 g,五味子 6 g,合欢皮 15 g,甘草 6 g。

(四)湿热下注

(1)证候:常见嗜食肥甘厚味者,酒肉无度,阳道痿软,举而不坚,或少腹牵及睾部不适,阴囊潮湿,或小便淋沥不畅,口苦咽干,脉弦滑或弦数,舌红苔黄或腻。

(2)治法:清热利湿。

(3)方药:柴胡渗湿汤加减。

(4)处方:龙胆草 10 g,黄柏 10 g,柴胡 10 g,泽泻 10 g,防己 10 g,土茯苓 30 g,薏苡仁 30 g,苍术 10 g,五味子 6 g,白蔻仁 10 g,枳壳 10 g,金樱子 15 g,芡实 15 g,甘草 6 g。

(五)心脾两虚

(1)证候:久病体虚,长期脑力劳动,气血暗耗,伴性欲淡漠,勃起无力,或心悸自汗,面色少华,纳呆,舌淡苔薄白,脉沉细。

(2)治法:健脾养血、宁心安神。

(3)方药:归脾汤加味。

(4)处方:党参 30 g,黄芪 30 g,白术 15 g,茯神 15 g,当归 10 g,补骨脂 10 g,远志 15 g,菟丝子 10 g,金樱子 15 g,芡实 15 g,酸枣仁 15 g,龙眼肉 10 g,木香 10 g(后入),甘草 6 g。

(六)恐惧伤肾

(1)证候:素体胆气不足,坐卧不安,或房事惊吓,临房即痿,胆怯多虑,心悸易惊,或夜寐难安,遗精早泄。

(2)治法:补肾宁心安神。

(3)方药:桂枝龙骨牡蛎汤加减。

(4)处方:桂枝 10 g,生龙骨 30 g(先煎),生牡蛎 30 g(先煎),磁石 30 g(先煎),白芍 30 g,党参 30 g,巴戟天 10 g,石菖蒲 10 g,炙远志 10 g,当归 10 g,菟丝子 30 g,茯苓神各 15 g,炙甘草 6 g。

(七)气血瘀滞

(1)证候:常因跌仆损伤或久行久坐,负重过度,强力行房,金刃伤及络脉,或久病入络,引起血脉瘀滞,阳痿不起,见舌质暗紫,脉涩不利。

(2)治法:活血化瘀、通络起痿。

(3)方药:活血散瘀汤加减。

(4)处方:当归尾 10 g,赤芍 10 g,桃仁 10 g,川芎 10 g,苏木 10 g,牡丹皮 10 g,丹参 15 g,枳壳 10 g,全瓜蒌 15 g,木瓜 15 g,柴胡 10 g,金樱子 15 g,芡实 15 g。

(八)痰浊阻窍

(1)证候:抑郁症、癫痫或精神分裂症。除勃起困难外,常伴性欲淡漠,胸闷痞满,喉中异物或痰涎色白,口黏不爽,精神萎靡,头晕目眩,失眠心悸,神呆目滞,思维迟钝,脉弦滑或涩滞,舌苔白腻或微黄。

(2)治法:清化痰浊、通窍起痿。

(3)方药:温胆汤加减。

(4)处方:制半夏 9 g,青陈皮各 10 g,茯苓神各 15 g,竹茹 10 g,天竺黄 10 g,郁金 10 g,石菖蒲 10 g,炙远志 15 g,枳壳 10 g,炒酸枣仁 15 g,金樱子 15 g,芡实 15 g,炙甘草 6 g。

三、临证权变

阳痿的病因虽然复杂,但以房劳太过,频犯手淫为多见。病位在肾,并与脾、胃、肝关系密切。本病主要是命门火衰、心脾受损、恐惧伤肾、肝郁不舒、湿热下注等,导致宗筋失养而弛纵所致。辨证要点主要是辨别有火无火及分清脏腑虚实。阳痿的治疗主要从病因病机入手,属虚者宜补,属实者宜泻,有火者宜清,无火者宜温。命门火衰者,应温肾壮阳,滋肾填精,忌纯用刚热燥涩之剂,宜选用血肉有情温润之品;心脾受损者,补益心脾;恐惧伤肾者,益肾宁神;肝郁不舒者,疏肝解郁;湿热下注者,苦寒坚阴,清热利湿。节制房事,戒除手淫,调节好情志,都是重要的辅助治疗措施。

四、调护

阳痿由房劳过度引起者,应清心寡欲,戒除手淫;因全身衰弱、营养不良或身心过劳引起者,应适当增加营养或注意劳逸结合,节制性欲;由精神因素引起者,应调节好精神情绪;由器质性病变引起者,应积极治疗原发病;由药物影响性功能而致者,应立即停用。要树立战胜疾病的信心,适当进行体育锻炼,夫妻暂时分床和相互关怀体贴,这些都有辅助治疗作用。

(徐　睿)

第六节　遗　精

遗精是指因脾肾亏虚,精关不固,或火旺湿热,扰动精室所致的以不因性生活而精液频繁遗泄为临床特征的病症。本病发病因素比较复杂,主要有房事不节,先天不足,用心过度,思欲不遂,饮食不节,湿热侵袭等。有梦而遗精者,称为梦遗;无梦而遗精,甚至清醒时精液自出者,称为滑精。本病为男科疾病,其发病近年有增多之势,中医药治疗有较好的疗效。成年未婚男子,或婚后夫妻分居者,偶有遗精,且不伴有头晕、身倦等其他症状,属于生理现象。若遗精次数过多,常伴有头昏,精神萎靡,腰腿酸软,失眠等症者,则属病态,可参照本病治疗。西医学的神经衰弱、前列腺炎等引起的遗精,可参考本节辨证论治。

一、病因病机

(一)君相火旺,心肾不交

用脑过度,心阴暗耗,心火独亢,或多思妄想,恣情纵欲,损伤肾阴,肾阴亏,亢盛之邪火扰动亏虚之阴精,肾精不得固藏,则精液外泄,此为心肾阴虚火旺之遗精。

(二)肾虚,精关不固

肾主藏精,肝主疏泄。纵情,恣欲,早婚,房劳过度,频犯手淫,精液频遗,致疏泄无度,阴精亏虚,阴亏则阳失制而亢旺,阳亢疏泄太过,阴亏肾精不藏而遗精。或先天不足,禀赋素亏,下元虚惫,精关不固则遗精。病在肾肝。

(三)湿热下注,热扰精室

饮食不节,醇酒厚味,损伤脾胃,内生湿热,湿热流注于下,扰动精室致使精关不固,发生遗精。病在脾肾。

(四)劳伤心脾,气不摄精

中气不足,心脾气虚之人,每因劳累太过,气伤更甚,或思虑过度,郁伤脾气,亦可导致气不摄精而遗泄。

二、辨证论治

(一)君相火旺

(1)证候:少寐多梦,梦中遗精,伴有心中烦热,头晕目眩,精神不振,倦怠乏力,心悸不宁,善恐健忘,口干,小便短赤,舌质红,脉细数。

(2)治法:清心安神,滋阴清热。

(3)方药:黄连清心饮合三才封髓丹。

(4)处方:黄连10 g,生白芍30 g,肉桂3 g,阿胶10 g(烊化),龙骨30 g(先煎),牡蛎30 g(先煎),天冬10 g,生地黄15 g,玄参10 g,远志15 g,酸枣仁15 g,炙甘草6 g。

(二)湿热下注

(1)证候:遗精频作,或有梦或无梦,或尿时有少量精液外流,小便热赤浑浊,或尿涩不爽,口苦或渴,心烦少寐,口舌生疮,大便溏臭,或见脘腹痞闷,恶心,苔黄腻,脉濡数。

(2)治法:清热利湿。

(3)方药:程氏萆薢分清饮。

(4)处方:丹参15 g,萆薢15 g,石菖蒲10 g,乌药10 g,威灵仙15 g,白芷10 g(后入),茯苓15 g,皂角刺15 g,五味子6 g,金樱子15 g,芡实15 g,益智仁15 g,菟丝子15 g,牡蛎30 g(先煎)。

(三)劳伤心脾

(1)证候:劳累则遗精,心悸不宁,失眠健忘,面色萎黄,四肢困倦,食少便溏,舌淡,苔薄白,脉细弱。

(2)治法:调补心脾,益气摄精。

(3)方药:妙香散合归脾汤。

(4)处方:桃仁10 g,红花6 g,川芎6 g,赤芍10 g,金樱子15 g,芡实15 g,柴胡10 g,生地黄10 g,当归10 g,党参30 g,白术15 g,黄芪30 g,茯神15 g,远志15 g,酸枣仁15 g,木香10 g(后

入),鸡内金 10 g,炙甘草 6 g。

(四)肾虚不固

(1)证候:梦遗频作,甚至滑精,腰酸膝软,咽干,心烦,眩晕耳鸣,健忘失眠,低热颧赤,形瘦盗汗,发落齿摇,舌红少苔,脉细数。遗久滑精者,可兼见形寒肢冷,阳痿早泄,精冷,夜尿多或尿少水肿,尿色清,或余沥不尽,面色㿠白或枯槁无华,舌淡嫩有齿痕,苔白滑,脉沉细。

(2)治法:补肾益精,固涩止遗。

(3)方药:左归饮合金锁固精丸、水陆二仙丹。

(4)处方:生熟地黄各 12 g,枸杞子 12 g,当归 10 g,炒酸枣仁 12 g,白芍 30 g,杜仲 15 g,淫羊藿 15 g,怀牛膝 10 g,金樱子 15 g,芡实 15 g,益智仁 15 g,菟丝子 15 g,炙远志 6 g。

三、临证权变

遗精大抵因恣情纵欲,或思色不遂,或劳心过度,致相火妄动而生。少数因醇酒厚味,蕴生湿热,下扰精室而发生。故遗精初起正气未伤,多表现为相火、湿热之实证,治疗宜泻相火清湿热为主,宁心神,益肾精兼之,一般不得用固涩。然久泄不已,正气已伤,肾精匮乏,又当急需止遗,以免精髓流失,故或补阴,或补阳,都应配用固精止遗之品。精,是营养一身,生殖生命活动的物质精华,宜充盈而忌亏乏,固护精髓之法,贵在权变,要补泻涩利得当。临床多有遗泄无度,久用固涩无效者,大多是脾气不升,肾气不固所致,又非重用固摄所致奏效,而是当重用补益脾肾之气,固护精关,往往应手取效。故知母、黄柏之泄相火;人参、黄芪之益气升提,虽有一虚一实之异,但又都常分别用于遗精证。至于镇静安神,又当随证情的寒热虚实,分别选用益心气、养心血、清心热、敛心神而兼有安神功效之品。至于湿热下注的遗精,可演变或兼见膏淋、尿浊等症,遗精日久易兼见阳痿,都要参考各有关病证治疗。

四、调护

注意精神调养是治疗本病的关键。医护人员应鼓励患者,清心寡欲,排除杂念,以利于疾病的治疗。养成规律的生活习惯,节制性欲,戒除手淫。夜晚进食不宜过饱,睡前用温水洗脚,养成侧卧的习惯,被褥不宜过厚,衬裤不宜过紧。少食辛辣刺激性食品,以及姜、韭之类食物。

(徐 睿)

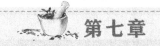

第七章

骨科病症的中医辨证治疗

第一节 落 枕

落枕又称失枕,多因睡眠后出现颈项部疼痛、活动受限等症状,是颈部软组织损伤的常见病,多见以青壮年,男性多于女性。

一、诊断要点

(1)多在睡眠后出现颈项部疼痛,疼痛可连及肩背。
(2)头常歪向患侧,活动受限,颈项不能自由旋转和后顾,旋转时与上身同时转动。
(3)颈项部肌肉僵硬、压痛。

二、病因病机

落枕多因睡眠时枕头过高、过低或过硬,或睡眠时头颈部过度偏转,使颈部肌肉长时间受到牵拉,处于过度紧张状态而发生静力性损伤。由于颈项部肌肉损伤,瘀血痹阻;或由于气血疏通发生障碍,卫外不固,风寒邪气趁虚而入,经筋受风寒而挛缩,发为落枕。

三、辨证与治疗

(一)主症
睡醒后颈项部疼痛,头歪向一侧,转动困难,疼痛连及肩背,颈部肌肉僵硬,压痛明显,局部喜热恶寒。舌苔薄白,脉浮紧;或舌质黯,脉弦。
(二)治则
温经散寒,舒筋活血。
(三)处方
阿是穴、外劳宫、后溪、悬钟。
(四)操作法
先针刺阿是穴、后溪、外劳宫、悬钟,用捻转泻法。在针刺的同时,令患者前后左右和旋转头颈部。局部喜热恶寒者,在阿是穴针刺后拔火罐,起罐后艾灸5分钟;颈项部因于瘀血者,在阿是穴刺络拔罐。
(五)方义
外劳宫又名落枕穴,位于手背侧,第2、第3掌骨之间,掌指关节后0.5寸处,是治疗落枕的经验效穴。手太阳经及其经筋分布在肩背部（所属的肌肉主要有冈上肌、冈下肌、肩胛提肌、头夹肌等），是动则病不可以顾，肩似拔，臑似折；足少阳经及其经筋循行于颈项部的侧面及耳乳突部位（所属的肌肉主要有斜方肌、胸锁乳突肌等），其病则"颈维筋急"，本病多发生在斜方肌、胸锁乳突肌及肩胛提肌。后溪、悬钟分属手太阳经和足少阳经，与局部阿是穴配合应用，远近结合，可达疏通颈项部经络气血，祛邪舒筋通络止痛的效应。

（赵家峰）

第二节　颈椎间盘突出症

一、概述

椎间盘由髓核、纤维环和软骨板构成，它的前部较后部高，使脊柱呈生理性前凸。颈椎间盘突出症多由急性或反复和轻微的外伤引起。

颈椎的下部负重较大，活动较多，又与相对固定的胸椎相连，故容易劳损而发生退行性改变。纤维环发生退变之后，纤维肿胀变粗，继而发生玻璃样变性。由于纤维环变性而弹性减退，难以承受椎间盘内的张力，产生断裂。当椎间盘受到头部屈伸活动时重力作用、肌肉的牵拉及外伤等影响时，椎间盘则向外膨出破裂，髓核也可经破裂的纤维环裂隙向后突出。

由于椎间盘向椎管突出的位置不同，则产生不同的表现，常见的突出位置有以下 3 种类型。

(一)侧方突出型

突出的位置在后纵韧带外侧、钩椎关节内侧。该处是颈神经根通过的部位，突出的椎间盘压迫脊神经根而产生根性症状。

(二)旁中央突出型

突出的部位偏于一侧，介于脊神经和脊髓之间。突出的椎间盘可压迫脊神经根和脊髓，产生单侧脊髓和神经根压迫症。

(三)中央突出型

突出部位在椎管中央，脊髓的前方，突出的椎间盘压迫脊髓腹面的两侧，产生脊髓受压的双侧症状。

二、诊断要点

(1)多见于 30 岁以上的中壮年，无外伤使者，起病多缓慢；有外伤史者，起病较急。

(2)颈后疼痛，卧床休息症状好转，活动或咳嗽后症状加重，疼痛向一侧或两侧肩、臂和手部放射。

(3)本病多发生于 C_6、C_7 或 C_5、C_6 椎间盘，颈椎 CT 和 MRI 检查可以帮助确诊。由于椎间盘突出的部位不同，压迫的组织不同，临床表现各不相同。①椎间盘侧方突出：主要症状为颈部受累神经根的上肢支配区疼痛与麻木。疼痛放射到一侧肩部和上肢；颈部僵硬，颈后肌痉挛，活动受限；在突出部位的棘突间有压痛；颈神经根牵拉试验和椎间孔加压试验阳性；受累神经节段支配区有感觉、运动及反射改变，以及肌力减退、肌肉萎缩等体征。②椎间盘旁中央突出：患者有椎间盘侧方突出的症状、体征；患者有单侧脊髓受压症状和体征，患侧下肢软无力、肌肉张力增强、腱反射亢进、巴宾斯基征阳性。③椎间盘中央突出：主要表现为脊髓受压症状和体征。下肢无力，平衡障碍，严重时可见下肢瘫痪；肌肉张力增高、腱反射亢进、踝阵挛、髌阵挛、巴宾斯基征阳性。

三、病因病机

本病主要位于督脉、手足太阳经、足少阴经。

（一）风寒阻滞

颈项劳损或年老体弱，卫外不固，风寒邪气趁虚入侵颈项，经络闭阻，气血运行不畅而发病。

（二）血瘀气滞

外力损伤头颈部，血溢脉外，瘀血停滞，阻碍经络气血运行而发病。

（三）肝肾亏损

肾主骨藏精生髓，肾虚则精亏，精亏则骨失其养，发为骨痿。肝主筋而藏血，筋附于骨，肝虚则筋失血养而萎软拘紧。

四、辨证与治疗

（一）风寒阻滞

1.主症

颈项疼痛，连及肩背和上肢，手臂麻木，项背喜热恶寒，疼痛与气候变化有关。舌苔薄白，脉紧。

2.治则

散风祛寒，温经通络。

（二）血瘀气滞

1.主症

有明显的损伤史，发病急，颈项部疼痛，痛连肩臂，强迫体位，头项活动受限。舌质暗，脉弦。

2.治则

活血化瘀，通经止痛。

（三）肝肾亏损

1.主症

发病缓慢，反复发作的颈项酸痛，上肢麻痛，劳累后加重，下肢无力、瘫痪、拘紧，腰部酸软，耳鸣，耳聋。舌质淡，脉沉细。

2.治则

调补肝肾，益精柔筋。

（四）治法

1.处方

天柱、阿是穴（颈夹脊穴）、后溪、列缺。

（1）风寒痹阻者：加大椎、外关。

（2）瘀血阻滞者：加膈俞、合谷、太冲。

（3）肝肾亏损者：加肝俞、肾俞、太溪。

（4）上肢疼痛者：加曲池、外关。

（5）上肢及手指麻木者：加外关、少商、商阳、关冲、少泽。

（6）下肢瘫痪、肢体拘禁者：加阳陵泉、悬钟、三阴交、照海。

2.操作法

天柱、阿是穴、后溪、大椎、外关、合谷、太冲、曲池针刺捻转泻法。列缺针刺得气后先用捻转泻法，之后用捻转补法。膈俞刺络拔罐法，用梅花针叩刺出血，再拔火罐。根据麻木的手指选取井穴，然后用三棱针点刺出血。肝俞、肾俞、太溪等穴针刺补法。

3.方义

本病除跌打损伤引起者之外，基本上属于本虚标实的病证，本虚或因于劳伤气血，卫气不固；或由于肝肾亏损，筋骨失养。表实多因于风寒痹阻或瘀血阻滞。本病治疗处方即基于此标本兼顾，颈夹脊穴是一组穴位，多选取压痛的部位（C_5、C_6、C_7），属于局部取穴，具有疏通经络、通经止痛的功效，对颈椎病变有良好效果。天柱属于足太阳经，又位于颈部，是疏通头项部经络、祛风散寒的主要穴位，正如《百症赋》所说："项强多恶风，束骨相连与天柱。"后溪是手太阳经的腧穴，"俞主体重节痛"；后溪又通于督脉，可通阳祛邪，疏通项背经气，所以后溪是治疗颈项疼痛和项背疼痛的主穴；列缺是手太阴经络穴，通于手阳明经，针刺泻之，具有宣肺祛邪、疏通经络的作用，多用于头项疼痛的治疗，正如《四总穴歌》曰："头项寻列缺"；列缺又通于任脉，任脉下入于肾，足少阴经筋"循脊内挟膂上至项，结于枕骨，与太阳之筋合"，故补列缺可助金生水，濡养筋骨，缓解颈项部筋肉的僵硬、疼痛，为治本之法。列缺配后溪，一个调任脉益阴潜阳，濡养筋骨；一个调督脉，通阳祛邪，使任督脉经气畅达，阴阳调和，百病可治。

手指麻木者，病因虽多，但病机总归于气血不调，治疗宗通经接气法，取井穴点刺出血，可获得良好效果。井穴是阴阳经的交会穴，有调达阴阳的作用；阴经属于阴而主血，阳经属于阳而主气；故井穴有调理气血的作用；阴经井穴配五行属于木，应于肝，肝藏血，主疏泄；阳经井穴配五行属于金，应于肺，肺主气，主治节，故井穴可调节气机和气血的运行。井穴点刺出血能行气活血化瘀，是治疗肢体麻木的有效穴位。

阳陵泉是筋之会穴，悬钟是髓之会穴，三阴交是足三阴经交会穴，补之养血益精，濡养筋骨，治疗肢体的拘紧和僵硬。照海是阴跷脉的交会穴，主治肢体的运动，"阴跷为病，阳缓而阴急"，善于治疗肢体的僵硬、拘挛。

（赵家峰）

第三节　肩部扭挫伤

肩部因受到外力打击、碰撞、或过度牵拉、扭捩而引起肩关节周围软组织的损伤，出现以肩部疼痛和活动障碍为主要症状称为肩部扭挫伤。

本病可发生于任何年龄，部位多在肩部上方或外侧方，并以闭合伤为其特点。本病属中医"肩部筋伤"范畴，针灸治疗用良好的效果。

一、诊断要点

(1)有明显外伤史：多因碰撞、跌倒、牵拉过度或投掷物体过度用力所致。

(2)肩部上方或外侧方疼痛，并逐渐加重，肩关节活动受限。挫伤者，皮下常出现青紫、瘀肿。扭伤者，当时可无症状，休息之后开始出现症状，并逐渐加重，有压痛。

(3)压痛：肱骨小结节处有明显的压痛，急性期可触及囊性肿物，慢性期可触及结节状阳性反应物。

(4)X线表现：排除肩关节各构成骨的骨折、关节脱位及肌腱断裂。

二、病因病机

(1)肩部受到外力的撞击、跌伤，或肩关节过度牵拉，扭捩等原因，引起肩部肌肉或关节囊的损伤或撕裂，使局部脉络损伤，瘀血闭阻，经络气血不通，发生肿胀疼痛及功能障碍。

(2)瘀血长期滞留，一则耗伤气血；二则阻滞经络气血的畅通，使局部筋肉失养，筋肉缺乏气血的濡养则挛急，挛急则痛，此"不荣则痛"是也。

三、辨证治疗

(一)瘀血阻滞

1.主症

多见于外伤初期，局部肿胀，疼痛拒按，功能受限，或见局部皮肤瘀青。舌苔薄白，脉弦或细涩。

2.治则

散瘀消肿，通络止痛。

3.处方

肩髃、肩髎、臑会、阿是穴、曲池、合谷、外关、商阳、关冲、少泽。

4.操作法

先取阿是穴刺络拔罐，再用三棱针点刺商阳、关冲、少泽出血。其余穴位均用捻转结合提插泻法。

5.方义

本证是由于瘀血阻滞经络气血不通所引起，阿是穴是病证的反应点，也是瘀血积聚的部位，根据"菀陈则除之"的治疗原则，所以对阿是穴刺络拔罐法，祛瘀血通经络以止痛。本病的病位在肩部的外侧，属于手三阳经的范畴，取三条经络的井穴点刺出血，可祛除三条经脉中的瘀血，消肿止痛；三条经的井穴均属于金，"金"应于肺，肺主气，点刺出血，又可清热消肿通经止痛。肩髃、肩髎、臑会属于局部取穴范畴，曲池、合谷、外关属于远端取穴。局部取穴与远端取穴相结合，可以获得更好的疏通经络的作用。

(二)筋肉失养

1.主症

肩部疼痛久病不愈，以酸痛为主，并有沉重感，劳累后或遇风寒则疼痛加重，得温则疼痛减轻。舌质淡苔薄白，脉沉细。

2.治则

补益气血,濡养筋肉。

3.处方

肩井、巨骨、天宗、肩髃、肩髎、臑俞、臂臑、臑会、曲池、少海、合谷、阳池、腕骨、足三里、三阴交。

4.操作法

诸穴均采用浅刺法,针刺后在肩髃、肩髎、臑俞加用艾条灸法,每穴温灸3分钟,留针30分钟。

(三)巨刺法

1.主穴

阳陵泉、上巨虚。

2.操作法

先在阳陵泉或上巨虚处寻找压痛点,一般常见于健侧,也可见于患侧。确定压痛点后,用0.30 mm×75 mm的毫针直刺50 mm左右,得气后,拇指向后提插捻转,使针感直达足趾。在运针的同时,令患者活动患肢,约3分钟疼痛可缓解。留针30分钟。

3.适应证

肩关节外伤后疼痛急性发作。

（赵家峰）

第四节 肘部扭挫伤

外力作用于肘关节并引起关节囊、关节周围韧带及筋膜等组织损伤,出现局部肿胀、疼痛及功能障碍的病证,称为肘部扭挫伤,中医称为"肘部伤筋"。

直接暴力的打击可造成肘关节挫伤,也可见于间接暴力的损伤,如跌仆、由高坠下、失足滑倒、手掌着地、肘关节处于过度扭转,即可导致肘关节扭伤。此外,在日常生活和工作中做前臂过度扭转动作,以及做投掷运动时姿势不正确,均可造成肘关节扭伤。

临床上以关节囊、侧副韧带和肌腱损伤较多见。受伤后可引起局部充血、水肿,严重者关节内出血、渗出,影响肘关节的功能。一般以桡侧副韧带损伤最为常见,尺侧次之。

一、诊断要点

(一)外伤病史

肘部疼痛、乏力,活动时疼痛明显加重。

(二)肘关节呈半屈曲位

伤侧肿胀明显,皮下瘀斑,甚至有波动感。

(三)活动受限

肘关节可以活动,但活动时常引起剧痛而影响活动。受伤部位可触及到明显的压痛点。

(四)X线表现

X片可排除肘部骨折及肘关节脱位。

二、病因病机

（1）筋主束骨而利关节，若外力过大，使筋肉的活动超出正常范围，即可造成筋肉撕裂，血溢脉外。离经之血阻滞经络，经气不通，不通则痛；筋伤、筋裂则致关节不利。

（2）直接暴力作用于肘部造成肘关节软组织损伤，如跌仆滑倒，手掌撑地，传导暴力使肘关节过度外展、伸直或扭转，均可造成筋肉撕裂，瘀血闭阻。

（3）骨折或关节脱位纠正后，肘关节挫伤、瘀血阻络则成为突出的病证。

总之，肘关节扭挫伤的主要病机是血溢脉外，离经之血瘀阻经络，气血不通，发为疼痛、肿胀、关节活动不利等症。

三、辨证与治疗

肘关节扭挫伤的主症：肘部疼痛，弥漫性肿胀，可见瘀斑，局部压痛，肘关节活动受限。舌质紫暗，或有瘀斑，脉弦或弦紧。

肘关节扭挫伤的病机主要是由血瘀阻滞所致，故治疗的总原则是散瘀消肿，活血止痛。但由于挫伤的部位不同，损伤的经络不同，治疗选用的穴位也不尽相同。

（一）经络辨证治疗

1.桡侧副韧带损伤

（1）主症：肘关节疼痛、肿胀、活动障碍，肘部外侧有明显的压痛点，侧扳检查阳性。

（2）治则：取手阳明、少阳经穴为主，针刺泻法，活血祛瘀。

（3）处方：曲池、天井、手三里、阿是穴、尺泽、合谷、商阳、关冲。

（4）操作法：先用三棱针点刺尺泽出血，出血量以血色由黯红变鲜红为度。再于商阳、关冲点刺出血，每穴出血3～5滴。其余诸穴均采用针刺泻法。也可在天井与手三里或曲池与合谷采用电针，选用疏密波。留针20～30分钟。每天或隔天治疗1次。

（5）方义：本病的病变部位主要在肘关节的桡侧，桡侧分布有手阳明和少阳经，根据"经脉所过，主治所及"的原则，故取二经穴位为主进行治疗。点刺尺泽出血，宗"菀陈则除之"，以排除局部的瘀血。点刺商阳、关冲出血，清除经络中的瘀血。其余穴位为疏通气血，通经止痛。

2.尺侧副韧带损伤

（1）主症：肘关节疼痛、肿胀、活动障碍，肘部尺侧面有明显的压痛点，侧扳检查阳性。

（2）治则：取手太阳、少阴经穴为主，针刺泻法，活血祛瘀疏通经络。

（3）处方：少海、曲泽、小海、天井、阴郄、后溪、少冲、少泽。

（4）操作法：先用三棱针点刺曲泽出血，出血量以血色由黯红变鲜红为度。同时在少泽、少冲点刺出血，每穴出血3～5滴。其余穴位均用针刺泻法。也可在少海、天井之间加用电针，采用疏密波。

（5）方义：本症的病变部位在肘关节的尺侧，尺侧分布有手少阴、太阳经，故取二经穴位为主进行治疗。点刺曲泽出血，以铲除局部的恶血，少冲、少泽点刺出血，意在排出经络中的瘀血，通经止痛。少海、小海、天井属于局部取穴法。阴郄是手少阴经的郄穴，气血深聚之处，善于治疗急性疼痛。后溪是手太阳经的"腧穴"，是治疗太阳经络疼痛症的重要穴位。

3.肱二头肌腱损伤

（1）主症：肘关节疼痛、肿胀、功能障碍，肱二头肌腱及其附着处有明显的压痛点。

（2）治则：取手太阴、厥阴经穴位为主，针刺泻法，活血祛瘀，通经止痛。

（3）处方：曲池、尺泽、曲泽、阿是穴、孔最、郄门、内关、少商、中冲。

（4）操作法：先取尺泽或曲泽用三棱针点刺出血，出血的血色从黯红变鲜红为止。刺少商、中冲出血，每穴3～5滴。其余诸穴均用泻法。也可在曲泽、孔最之间加用电针，采用疏密波。

（5）方义：孔最是手太阴经郄穴，郄门是手厥阴经郄穴。郄穴是气血深聚的部位，有良好的调气调血的作用，功善通经止痛。点刺尺泽、曲泽出血，可排除局部的瘀血，点刺少商、中冲出血，可消除经脉外的瘀血，瘀血消散，经络通畅，疼痛可止。曲池、阿是穴、内关针刺泻法，助其他穴位通经止痛。

（二）其他方法

1.巨刺法

（1）主穴：外侧副韧带损伤取健侧阳陵泉或足三里；内侧副韧带损伤取健侧阴陵泉；肱二头肌腱损伤取健侧膝关。

（2）操作法：用3寸的毫针，从阳陵泉透向阴陵泉，或足三里透向合阳；刺阴陵泉透向阳陵泉；刺膝关透向阳陵泉。用捻转手法，在捻转的同时令患者活动患肢，一边捻转针柄一边活动患肢。留针30分钟，每10分钟捻针1次，并活动患肢。

2.同经相应法

（1）桡侧副韧带损伤：商阳、关冲（患侧），足三里、阳陵泉（健侧）。

（2）尺侧副韧带损伤：少泽、少冲（患侧），内委中、阴谷（健侧）。

（3）肱二头肌腱损伤：少商、中冲（患侧），阴陵泉、曲泉（健侧）。

（4）操作法：先在患侧的井穴用三棱针点刺出血，每穴出血5～7滴，然后取健侧的经穴行浅刺雀啄术法，同时令患者活动患肢。留针30分钟，每隔10分钟行针1次。

（赵家峰）

第五节　腕部扭挫伤

腕部的结构复杂，活动范围大，可做屈、伸、内收、外展和环转运动，且活动频繁，常因各种运动不慎或用力不当，而造成腕部的扭挫伤，继而手腕部疼痛、肿胀和功能障碍等。

一、诊断要点

（1）主要表现：疼痛、肿胀和功能活动障碍。

（2）受伤轻者腕部仅有酸痛乏力和功能活动受限。

（3）检查：由于受外力不同，损伤的肌腱不同，经筋不同，在临床上表现不同，压痛点不同，针灸治疗也不同。①压痛点位于阳溪穴处：屈伸拇指时疼痛加重，属于拇长展肌、拇短伸肌损伤。②压痛点位于太渊穴处：主动偏桡侧屈腕时或被动偏尺侧伸腕时疼痛加剧，属于桡侧腕屈肌损伤。③压痛点位于神门穴处：主动偏尺侧掌屈或部被动偏桡侧背伸时疼痛加剧，属于尺侧腕屈肌损伤。④压痛点位于阳谷穴处：主动向尺侧屈腕被动向桡侧屈腕时疼痛加重，属于尺侧副韧带损伤。⑤压痛点位于阳池穴处：主动背屈或被动掌屈时疼痛加重，属于指总伸肌腱损伤。⑥压痛点位于大陵穴处:主动掌屈或被动背屈时疼痛加重属于腕屈指肌腱损伤。

二、病因病机

(一)瘀血壅滞

腕部扭挫伤多因外伤引起,跌仆闪挫、持重不当、过度扭曲等直接暴力或间接暴力作用于腕部,是关节周围的肌肉、肌腱、韧带过度牵拉,引起腕关节周围的筋肉、脉络受损,瘀血痹阻,气血壅滞,发为肿胀疼痛。

(二)邪瘀互结

由于伤后日久不愈,风寒湿邪乘虚而入,瘀血与邪气互结,闭阻经脉,气血不通,则筋肉僵硬酸痛乏力。

三、辨证与治疗

(一)病因辨证与治疗

1.瘀血壅滞

(1)主症:多见于损伤早期,腕部肿胀疼痛,拒按,皮肤灼热,功能障碍,舌质红,脉弦数。

(2)辨证:瘀血阻滞,经脉不通。

(3)治则:活血祛瘀,疏通经络。

(4)处方:曲池、阳溪、阳池、阳谷、阿是穴、井穴。

(5)操作法:曲池、阳溪、阳池、阳谷、阿是穴针刺泻法,快速捻转提插法,每隔5分钟捻针1次。阿是穴最好在术后出血,井穴用三棱针或较粗的毫针点刺出血。

(6)方义:本证属于瘀血壅滞经气不通证,宗内经"菀陈则除之者,出恶血也"和"血实宜决之"的治疗宗旨,针刺用放血和泻法,阿是穴是瘀血汇聚之处,针刺泻法并出其恶血,以祛瘀通络;取井穴出血,以祛除经络中散在的瘀血;曲池是手阳明经的合穴,阳明经多气多血,而曲池为之最盛,功善疏通经络、行气活血、消肿止痛;阳溪、阳池、阳谷属于局部配穴。本组配穴局部与远端相结合、祛除瘀血与通经活络相结合,既可祛瘀通络,又可消肿止痛,可获良好效果。

2.邪气与瘀血互结

(1)主症:伤后日久不愈,手腕僵硬,沉重冷痛,反复肿胀,屈伸不利,时重时轻。舌质胖淡,脉沉弦。

(2)治则:祛邪除瘀,温通经脉。

(3)处方:曲池、外关、合谷、腕骨、阿是穴。

(4)操作法:曲池、外关、合谷、腕骨针刺龙虎交战手法,阿是穴针刺泻法并用艾条灸5分钟,或艾炷灸7壮。

(5)方义:本证是病久不愈,瘀血未除,正气不足,外邪乘虚而入,属于虚实夹杂证,故采用龙虎交战手法,补泻兼施,扶正祛邪。曲池是手阳明经的合穴,多气多血,功在调补气血,通经祛邪;外关属于手少阳经,又通于阳维脉,阳维脉主表,功在祛邪通经;合谷是手阳明经的原穴,腕骨是手太阳经的原穴,可调理经络中的元气补益经气祛除邪气;阿是穴是瘀血与邪气互结的部位,针刺泻法以通经脉除瘀血、祛邪气,灸法可温经活血,散风祛寒利湿。

(二)经络辨证治疗

根据病变部位、功能状态和经络的循行分布,确定病变的经络,然后选取穴位进行治疗。

(1)疼痛位于阳溪穴处,屈伸拇指时疼痛加重。

治则:活血祛瘀,通经止痛,治取手阳明经为主。

处方:曲池、阳溪、合谷、商阳、少商。

操作法:曲池、合谷针刺泻法;商阳、少商用三棱针或较粗的毫针点刺出血;阳溪直刺施以雀啄术法,陈旧性损伤者加用灸法。

(2)疼痛位于太渊穴处,主动偏桡侧屈腕时疼痛明显。

治则:活血祛瘀,通经止痛,治取手太阴经穴为主。

处方:尺泽、孔最、太渊、少商。

操作法:尺泽、孔最针刺泻法;少商用三棱针或较粗的毫针点刺出血;刺太渊时避开动脉,浅刺并施以雀啄术法。

(3)疼痛位于神门穴处,主动偏尺侧掌屈时疼痛明显。

治则:活血祛瘀,通经止痛,治取手少阴经穴为主。

处方:少海、阴郄、神门、少冲。

操作法:少海、阴郄针刺泻法;少冲用三棱针或较粗的毫针点刺出血;神门直刺并施以雀啄术法,陈旧性损伤可加用灸法。

(4)疼痛位于大陵穴处,主动掌屈时疼痛明显。

治则:活血祛瘀,通经止痛,治取手厥阴经穴为主。

处方:曲泽、郄门、大陵、中冲。

操作法:曲泽、郄门直刺泻法;中冲用三棱针或较粗的毫针点刺出血;大陵直刺浅刺并是以雀啄术法。

(5)疼痛位于阳谷穴处,腕关节主动尺屈时疼痛明显。

治则:活血祛瘀,通经止痛,治取手太阳经穴为主。

处方:小海、阳谷、腕骨、少泽。

操作法:小海、腕骨针刺泻法;少泽用三棱针或较粗的毫针点刺出血;阳谷直刺并施以雀啄术法,陈旧性损伤者加用灸法。

(6)疼痛位于阳池穴处,腕关节主动背伸时疼痛明显。

治则:活血祛瘀,通经止痛,治取手少阳经穴为主。

处方:天井、外关、阳池、关冲。

操作法:天井、外关直刺泻法;关冲用三棱针或较粗的毫针点刺出血;阳池直刺并施以雀啄术,陈旧性损伤者加以灸法。

(三)特别治疗法

1.左右相应点治疗法

(1)取穴法:即左侧疼痛取右侧相应经络和相对应的穴位进行治疗,右侧疼痛取左侧相应的经络和相对应的穴位,如左侧阳溪穴处疼痛,取右侧手阳明经的阳溪穴进行治疗。

(2)操作法:选用 0.30 mm×25 mm(1 寸)的毫针向心平刺入皮下 12 mm(约 0.5 寸)左右,施以雀啄术,同时令患者活动患肢,留针 30 分钟,留针期间每 5 分钟行针 1 次,并同时活动患肢。

2.上下相应点治疗法

(1)取穴法:选取与扭伤部位同侧的肢体,疼痛在手腕部,取足踝部相应的经络上相对应的穴位,若疼痛的面积较大先找出对应的部位,然后再找出相应点。

(2)操作法:找出相应点后,选用 0.30 mm×25 mm(1 寸)的毫针呈向心方向平刺入穴位约 12 mm(0.5 寸),施以捻转手法约 30 秒钟。在捻针的同时令患者活动患肢。留针 30 分钟,每5～10 分钟行针1次。若患处疼痛面积较大,可先在上肢疼痛所属经络的井穴上点刺出血,疼痛面积可缩小,再找相应点。

3.同经相应取穴治疗法

(1)取穴法:是上下左右相应取穴法,即左侧手腕部疼痛,在右侧足踝部的相应经络上寻找对应的穴位,如左侧阳溪穴与右侧解溪穴、左侧阳谷穴与右侧昆仑穴、左阳池穴与右丘墟穴、左太渊穴与右商丘穴、左神门穴与右太溪穴、左大陵穴与右中封穴等相对应。

(2)操作法:先在上肢痛点所属经络的井穴用三棱针或较粗的毫针点刺出血,然后再针刺相应的穴位。用 0.30 mm×25 mm(1 寸)的毫针刺入皮下 12 mm(0.5 寸)左右,施以雀啄术 30 秒钟,在行针的同时,令患者活动患肢,留针 30 分钟,每5～10 分钟行针1次。

(赵家峰)

第六节 半月板损伤

半月板损伤是膝关节中最常见的损伤。多发生于青年人。

半月板位于膝关节间隙,有内侧半月板和外侧半月板。内侧半月板为"C"形,其后半部连于胫侧副韧带,故前半部松弛,后半部固定,扭转外力易造成交界处损伤。外半月板近似环形"O"。其前角附着于胫骨髁间隆起的后方,在内侧半月板后角附着点的前方。前后二角的附着点比较接近,且其外侧不与外侧副韧带相连,因而外侧半月板活动度较大;而正常膝关节有轻度外翻,所以外侧半月板受的压力亦大,故股骨外髁做前后滑动及旋转活动时,易发生损伤。

半月板随膝关节活动而发生移动,膝关节伸直时,半月板向前移动;屈曲时,半月板向后滑动;旋转时,半月板一侧向前,一侧向后。膝关节屈伸时,半月板紧贴胫骨平台关节面上,股骨内外髁关节面在半月板上面做前后运动。膝关节旋转时,半月板与股骨内外髁关节面紧紧相贴,胫骨平台在半月板下面做旋转活动,容易造成损伤。

一、诊断要点

(1)患者多有膝关节急性损伤史。受伤当时,膝关节有响声与撕裂感,随后立即疼痛。

(2)患肢肿胀、疼痛,不能主动伸直。

(3)患者行走时,膝软,乏力,自感关节稳定性差,在上下楼或在高低不平的道路上行走时,多有险些摔倒的现象。

(4)部分患者有关节交锁现象,即行走时突然感觉有异物卡在关节内,不能屈曲与行走,需自己慢慢活动膝关节或由他人按摩解锁后,才能继续行走。

(5)在关节间隙平面内侧或外侧有压痛点。慢性患者膝关节屈伸时,有弹响声。

(6)慢性期有肌肉萎缩,以股四头肌萎缩最为突出。

(7)检查。①急性期膝关节肿大,慢性期股四头肌萎缩,以股内侧肌最明显。②关节间隙有固定压痛:当压痛发生在主诉疼痛部位与半月板解剖部位相符时,具有较大的诊断意义。③麦克茂来氏试验(半月板弹性试验)阳性:检查者一手掌放患膝前面,另一手握足跟,外旋足部内收小腿,做屈伸膝关节活动,膝内侧有弹响与疼痛者,为内侧半月板破裂;反之,内旋足部,外展小腿,屈伸膝关节活动,膝外侧有弹响和疼痛者,为外侧半月板损伤。膝关节在全屈位弹响和疼痛,为后角损伤;屈膝90°弹响和疼痛,为全部破裂。④指压试验(克勒吉-布德氏检查法):这是检查半月板前角和边缘撕裂的较好办法。检查者给患者做膝关节的屈伸、旋转活动,拇指尖给半月板一定的压力,压痛点即为半月板损伤部。膝眼压痛为前角损伤;膝关节内、外侧间隙压痛,应考虑半月板边缘撕裂。

二、病因病机

在足部固定的情况下,膝关节在半屈曲位时,做内收、外展,或内外旋转,这时半月板卡在股骨髁和胫骨平台之间,若突然伸直或屈曲膝关节,半月板受到股骨和胫骨的夹挤、研磨,造成损伤。

半月板损伤的主要病因病机是扭伤筋肉,损伤血脉,血溢脉外痹阻经络发为疼痛、肿胀和功能障碍。或因瘀血阻滞脉络,卫外不固,湿浊入侵,蕴结成痰,痰瘀互结,病变日久不愈。或素体肝肾亏损,复加瘀血阻滞,筋骨失养,日久不愈。根据半月板病变的部位,外侧半月板损伤应属于足阳明经病证,内侧半月板损伤应属于足太阴经病证。

三、辨证与治疗

(一)瘀血阻滞

1.主症

膝关节肿痛,关节交锁,局部明显压痛,按之痛甚,屈伸受限,舌质黯红,脉弦。

2.治则

活血祛瘀,疏通经络。

3.处方

鹤顶、膝眼、足三里、阳陵泉。

加减:外侧半月板损伤加梁丘、厉兑;内侧半月板损伤加血海、三阴交、隐白。

4.操作法

屈膝120°,针鹤顶用40 mm(1.5寸)毫针,向髌骨下斜刺25 mm(1.0寸)左右,有针感向膝关节内传到,捻转泻法。针膝眼时应使针尖直达病变部位,捻转泻法。足三里、阳陵泉、梁丘、血海、三阴交直刺泻法。厉兑、隐白用三棱针点刺出血。

5.方义

本证是由于扭伤筋脉、瘀血阻滞所致,所以治疗的关键是活血祛瘀,取厉兑、隐白用三棱针点刺出血,意在破血祛瘀疏通经脉。厉兑配五行属于金,内应于肺,宗气藏于胸中以贯心脉,行血通脉,行血可祛瘀,通脉可除瘀血之痹阻。隐白配五行属于木,内应于肝,肝藏血,肝主疏泄,有疏通、调理全身气机的作用,进而促进气血的运行,气行则血行,故隐白有活血祛瘀的作用。外侧半月板损伤者病在阳明经,故治取阳明经穴为主;内侧半月板损伤者,病在足太阴经,故治取太阴经穴为主。其他穴位均属于局部取穴范畴。

(二)痰瘀互结

1.主症

损伤日久不愈,或手术之后,症见膝关节肿胀,酸痛乏力,屈伸受限,肌肉萎缩,舌质胖大色黯,舌苔白腻,脉滑。

2.治则

温化痰浊,祛瘀通络。

3.处方

鹤顶、血海、膝眼、足三里、阳陵泉、气海、丰隆、三阴交、太白。

4.操作法

鹤顶、膝眼、足三里、阳陵泉的操作法见瘀血痹阻证。血海直刺泻法并加刺络拔罐。气海直刺捻转补法,丰隆捻转泻法,三阴交、太白平补平泻法。膝眼加用灸法。

5.方义

本方的宗旨是活血祛瘀、健脾化痰、通经止痛。血海刺络拔罐破血祛瘀,三阴交活血化瘀,气海、足三里、太白益气健脾利湿化痰,丰隆功专豁痰通络。

(三)肝肾亏损

1.主症

损伤日久,肌肉萎缩,膝关节有轻度肿痛,静止时疼痛较明显,腰膝酸软乏力,舌质淡红,脉沉细。

2.治则

补益肝肾,濡养筋骨。

3.处方

鹤顶、膝眼、足三里、阳陵泉、关元、肾俞、太溪。

4.操作法

诸穴均针刺补法,并于关元、膝眼、足三里加用灸法。

5.方义

鹤顶、膝眼、足三里、阳陵泉属于局部取穴范畴。"膝乃筋之府",膝关节关系到肝脾肾的功能,本证取用肾俞、太溪属于背俞穴与原穴组合配穴法,补肾壮骨;关元是任脉和足三阴交的交会穴,针刺补法并灸,可健脾益气,培补肝肾,补筋肉壮筋骨。

(赵家峰)

第七节 踝关节扭伤

踝关节周围主要的韧带有内侧副韧带、外侧副韧带和下胫腓韧带。内侧为三角韧带,从内踝尖开始向下呈扇形展开,附着于距骨、跟骨和足舟骨,很坚韧不易损伤。外侧副韧带不如三角韧带坚韧,起自外踝,分为三个独立的韧带,止于距骨前外侧的前为距腓前韧带,止于跟骨外侧的为跟腓韧带,止于距骨后外侧的为距腓后韧带。下胫腓韧带又称胫腓联合韧带,是保持踝关节稳定的重要韧带。

踝关节扭伤为临床常见病,可发生于任何年龄,青壮年活动量较大,发病较多。本病占全身关节扭伤的 80% 以上。临床上一般分为内翻扭伤和外翻扭伤两大类,内翻扭伤多见。

一、诊断要点

(1)有明显的踝关节扭伤史。

(2)伤后踝部明显疼痛,不能着地,活动功能障碍。损伤轻者仅局部肿胀,损伤严重者整个踝关节均可肿胀,并有明显的皮下瘀斑,伤处有明显压痛,跛行步态,活动时疼痛加重。

(3)外踝扭伤时,将踝关节内翻时外踝疼痛加剧,外踝前下方有明显压痛。内踝扭伤时内踝前下方有明显压痛,被动外翻踝关节则内踝前下方剧痛。

(4)X线检查可排除内外踝的撕脱性骨折。

二、病因病机

踝关节扭伤多因在不平的路面行走、跑步、跳跃,或下楼梯、下坡时,踝跖屈位突然向外或向内翻转,外侧或内侧副韧带受到强大的张力作用所致。损伤轻者韧带捩伤或部分撕裂,重者韧带完全断裂或伴踝部骨折。足部活动失当,扭伤经筋及血脉,血溢脉外,瘀血阻滞,发为肿痛。

三、辨证与治疗

(一)经络辨证法

1.主症

扭伤之后,踝关节肿痛,或在外踝下方,或在内踝下方,局部有瘀斑,有明显压痛,走路跛行。舌质黯,脉弦。

2.治则

活血祛瘀,消肿止痛。

3.处方

(1)外踝扭伤:阳陵泉、丘墟、申脉、阿是穴、足临泣、至阴。

(2)内踝扭伤:三阴交、照海、商丘、然谷、阿是穴、隐白。

4.操作法

足临泣、至阴、隐白用三棱针点刺出血,阿是穴用皮肤针叩刺出血,或用毫针点刺出血。其余诸穴均用捻转泻法。

5.方义

本病外踝扭伤病在足太阳经、少阳经,治取二经穴位为主,内踝扭伤病在足太阴经、少阴经,治疗取太阴、少阴经穴为主。诸穴针刺捻转泻法,有活血祛瘀、消肿止痛的作用。点刺出血或三棱针放血,乃破血祛瘀、消肿止痛的重通法。

(二)同经相应取穴法

1.主穴

(1)外踝扭伤:患侧至阴、足窍阴;健侧与病变部位相对应的穴位,如阳池、阳谷、腕骨等。

(2)内踝扭伤:患侧隐白、大敦;健侧与病变部位对应的穴位,如太渊、神门等。

2.操作法

先取患侧井穴用三棱针点刺出血,出血5～7滴,血的颜色由黯红转变为鲜红。然后浅刺健侧与病变位置相对应的穴位,行雀啄术手法,同时令患者活动患肢和足踝部。留针30分钟,留针期间,每5分钟操作1次。

(赵家峰)

第八节　踝管综合征

踝管是踝关节内侧之纤维骨性隧道,踝管综合征是指胫后神经在经过踝关节内侧之纤维骨性隧道时受压而产生的一组症状。

踝管也称跖管,位于踝关节内侧,它的浅面为屈肌支持带,起于内踝尖,向后下止于跟骨内侧结节,深部为跟骨、距骨和关节囊,管内有肌腱(由前外向后内,排列的顺序为胫后肌腱、趾长屈肌腱和姆长肌腱)和神经(胫后神经)通过,肌腱周围有腱鞘。胫神经在出跖管时分出足底和足内外侧跖内、外侧神经。足底神经分布于足跟内侧,跖内、外侧神经分布于足底内外侧及足趾部。本病主要见于青壮年,男性多见,多数为从事体力劳动或体育运动者。

一、诊断要点

(1)多见于青壮年男性,从事体力劳动或体育活动者。

(2)早期常因行走、站立过久而出现足底和内踝后部不适感,休息后即可改善。

(3)随着病情的加重,上述症状反复出现,发作时间延长,患者有足底灼痛,晨起加重,跟骨内侧和足底麻木感或蚁行感。

(4)重者可出现足趾皮肤干燥、发亮,汗毛脱落及足底内在肌的萎缩。

(5)检查:踝管部位有梭形肿块,有叩击痛,并向足底扩散,足背伸时疼痛加剧。

二、病因病机

引起本病的主要原因是足部活动突然增加,踝关节反复扭伤,骨折畸形愈合;或局部慢性劳损,使踝管内肌腱因摩擦而产生腱鞘炎;或足外翻畸形,使支持韧带紧张、肥厚,加深了对胫后神经的压迫。上述种种原因导致腱鞘充血、水肿、肥厚,使管腔狭窄,压迫管内胫后神经而发病。

中医认为本病主要是由于筋脉损伤,瘀血阻滞,经脉不通而发病;或由于劳伤气血,经筋失养所致。病变位于足少阴、太阴经,因为足少阴经筋"起于小趾之下,并足太阴之筋,邪走内踝之下结于踵"。

三、辨证与治疗

(一)瘀血阻滞

1.主症

足底及内踝后方酸楚疼痛,行走或站久后加重,足底部灼痛,日轻夜重。舌黯红,舌苔薄白,脉弦。

2.治则

舒筋通络,活血祛瘀。

3.处方

三阴交、太溪、照海、然谷、阿是穴。

4.操作法

诸穴均用捻转泻法,针三阴交、太溪得气后,并使针感向足心、足趾传导。阿是穴先点刺出血,后用齐刺法。

5.方义

本病位于足少阴经,故治疗以少阴经穴为主,针刺泻法旨在活血祛瘀、通经止痛。阿是穴是瘀血凝结处,点刺出血,意在破血祛瘀,再于局部施以齐刺法,可加强祛瘀通经的作用。

(二)气血不足

1.主症

足内踝后方酸胀疼痛,局部皮肤发白、发凉、干燥,有梭形肿块,足底肌肉萎缩,有麻木感。舌质淡,脉弦细。

2.治则

益气养血,柔筋养筋。

3.处方

三阴交、太溪、照海、阿是穴、足三里。

4.操作法

诸穴均采用捻转补法,阿是穴用齐刺法,术后并用灸法。

5.方义

本病位于足少阴经,故治取足少阴经穴为主,取其原穴太溪补益肾精濡养筋骨;取八脉交会穴照海调阴柔筋;取三阴交、足三里补益气血,濡养经筋;取阿是穴用齐刺法并用灸法,医治病之筋结,疏解病之根源。

(赵家峰)

第九节　跟腱周围炎

跟腱由腓肠肌与比目鱼肌肌腱组成,是人体最强有力的肌腱之一,止于跟腱结节,能使踝关节做跖屈运动,承受负重步行、跳跃、奔跑等的强烈牵拉力量而不易被拉伤。小腿腓肠肌起自股骨内、外踝,两头于小腿后面的中、上部结合在一起,并向下移行成腱,再与其深层的比目鱼肌肌腱相合组成跟腱。

跟腱应隶属于足太阳经筋与足少阴经筋,因为足太阳之筋"结于踵,上循跟,结于腘",足少阴经筋"起于小指之下,并足太阴之筋,走内踝之下,结于踵,与太阳之筋合,而上结于内辅之下,并太阴之筋"。

一、诊断要点

(1)有急性扭伤史。

(2)踝部明显肿胀疼痛,不能着地,伤处有明显压痛、局部皮下瘀血。

(3)足跖屈抗阻力试验疼痛加重。

(4)慢性病者,跟腱周围变硬,踝关节屈伸疼痛减轻,屈伸活动受限,上下楼梯时不方便。

二、病因病机

本病多因急性拉伤引起,如准备活动不充分即做猛力踏跳或急速起跑动作,往往因肌肉急剧收缩而拉伤腱围组织。也可因反复做超过本人活动能力的跑、跳运动,逐渐劳损而发病。或慢性劳损,跟腱周围组织变性,导致腱围组织与跟腱之间产生粘连。

中医认为急性发作者多由于挫伤筋脉瘀血阻滞所致;慢性发作者多由于劳伤气血经筋失养,或由于局部瘀血长期阻滞,气血通行不利,经筋失于濡养所致。

三、辨证与治疗

(一)瘀血阻滞

1.主症

跟腱周围肿胀、疼痛,不能着地走路,局部皮下瘀斑,有明显压痛。舌质黯,脉弦。

2.治则

活血祛瘀,消肿止痛。

3.处方

委中、委阳、承山、昆仑、太溪、阿是穴、至阴。

4.操作法

委中、至阴用三棱针点刺放血,其余诸穴用捻转泻法。阿是穴采用关刺法,直刺跟腱的两旁,每侧各刺 2~3 针。

5.方义

本病位于足太阳、少阴经,故治疗以二经穴位为主。所取诸穴采用针刺泻法,活血祛瘀;点刺委中、至阴放血,旨在破血祛瘀,消肿止痛;本病属于经筋病证,故对阿是穴用关刺法,关刺法乃针刺筋病之法。

(二)经筋失养

1.主症

病情日久不愈,跟腱酸楚僵硬,踝关节屈伸不利,触之跟腱变硬。舌质黯,脉弦细。

2.治则

养血柔筋,活血祛瘀。

3.处方

承山、昆仑、三阴交、太溪、大钟、阿是穴。

4.操作法

承山、昆仑针刺用龙虎交战手法,三阴交、大钟、太溪针刺捻转补法,阿是穴采用关刺法。

5.方义

本病位于足太阳经筋与足少阴经筋,故选取二经穴位为主。承山、昆仑采用龙虎交战手法,补泻兼施,泻可去实,活血祛瘀,疏通经脉瘀血阻滞,又可调补气血养筋柔筋,解经筋之僵硬。针补三阴交、大钟、太溪补气血、益肾精以养筋柔筋,缓解经筋的挛急。

(赵家峰)

167

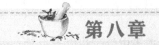

第八章

妇科病症的中医辨证治疗

第一节 闭 经

一、概述

闭经乃女子年逾二七之年而月事未至,或月经来潮以后又闭止不行。《黄帝内经》称闭经为"月事不来",亦称"不月"。闭经又分为原发性和继发性,女子年满 16 周岁,月经尚未来潮者,为原发性闭经;已建立起月经周期后又中断 6 个月以上,或根据自身月经周期计算停闭 3 个周期以上者,为继发性闭经。有各种原因以致闭经时间长达数年之久者,故为医者所重视研究。

若 2~3 个月不定期来潮者,属月经后期,又称月经稀发。如有规律地 2 个月一潮者称为"并月",3 个月一潮者称为"居经",又称"季经",尚未属闭经范畴。还有个别女子因阴道闭锁或处女膜闭锁,经血不能排出,则属于"隐经",又称假性闭经,经手术矫治即可,亦不在闭经之列。

二、病因病机

闭经的病因病机比较复杂,为月经病之顽难证。月经的产生与调节,主要在于肾气-天癸-冲任-子宫的相互作用与协调,同时与心、肝、脾、肺以及气血的整体协调有密切关系,从而具有定期藏泻的规律。《素问·上古天真论》说:"女子七岁,肾气盛,齿更发长;二七而天癸至,任脉通,太冲脉盛,月事以时下。"又说:"肾者主水,受五脏六腑之精而藏之,故五脏盛,乃能泻。"子宫的藏泻受肾之封藏、肝之疏泄的支配,必须先藏至盛满,然后才能泻。月经的主要成分是血,心主血脉,脾主统血及生化气血,肝藏血并主疏泄,故月经之定期来潮,又赖于脏腑气血的整体协调,而主要在于肾气之充盛。

《素问·评热病论》指出:"月事不来者,胞脉闭也。"《素问·阴阳别论》又说:"二阳之病发心脾,有不得隐曲,女子不月。"原发性闭经多因肾阴肾阳不足,以至天癸不至,冲任亏损而不通盛,先天禀赋不足,故生殖系统发育不良;亦有因青春期前曾患过全身消耗性疾病,如结核病等,因而影响脏腑气血之功能失常,内分泌失调所致者。继发性闭经者,本已有过月经来潮,由于各种原因的影响,尤其是产后失调,包括产后大出血、流产或引产后感染,或因排卵障碍,崩漏之后又出现闭经,或因环境突变、精神刺激,或继发于各种急慢性全身疾病,或盆腔内之局部器质性病变,或脑部的病变等,均可引致闭经。其病机有虚有实,或虚实杂见。虚者以肾气不充较常见,还有因脾气虚弱而不能生化气血,或亡血暴脱以致血枯经闭,均为血海空虚,来源匮乏,如壶中乏水,虽倾倒亦无以泻出;实证则有肝气郁结失于疏泄,或气滞血瘀而阻隔胞脉、胞宫,或痰湿凝聚以致胞脉不通,亦有因心气不得下通者,皆由邪气壅阻,胞脉不通,如壶中有水,但被异物阻隔,不能泻出。总之,闭经是脏腑气血失调的表现,原因复杂,矫正也不易。临证时必须详审病因病史。细为诊辨。

三、诊断要点

闭经作为一种疾病,其诊断需要结合病史,症状,辅助检查,寻找闭经原因,确定病变部位,再明确具体疾病所在。

(一)病史

根据原发性闭经和继发性闭经的不同了解相关情况。对于原发性闭经,应询问幼年时健康情况,是否曾患过某些严重急、慢性疾病(如结核),第二性征发育情况,家族情况等。对于继发性闭经,应询问既往月经情况(初潮年龄、月经周期、经期、经量、闭经期限及伴随症状等)、有无诱因(如精神因素、环境改变、体重增减、饮食习惯、运动、各种疾病及用药情况、手术史、职业等)、避孕药服用情况。已婚妇女询问生育史及产后并发症史等。

(二)症状

1.主要症状

无月经或月经停闭。表现为女性年龄超过 14 岁,第二性征未发育;或者年龄超过 16 岁,第二性征已发育,月经还未来潮;女性正常月经周期建立后,月经停止 6 个月以上;或按自身原有月经周期停止 3 个周期以上。

2.伴随症状

常可见阴道干涩,带下量少,或有腰酸腿软,头晕耳鸣,畏寒肢冷,神疲乏力,汗多,睡眠差,心烦易怒,食欲缺乏,厌食,小腹胀痛或冷痛,大便溏薄或干结,小便黄或清长等全身症状。

3.与病因有关的症状

(1)宫颈宫腔粘连综合征闭经可见周期性下腹疼痛。

(2)垂体肿瘤闭经可见溢乳,头痛。

(3)空泡蝶鞍综合征闭经可见头痛。

(4)席汉综合征闭经可见无力、嗜睡、脱发、黏液水肿、怕冷。

(5)丘脑及中枢神经系统病变所致闭经可见嗅觉丧失、体重下降。

(6)多囊卵巢综合征闭经可见痤疮、多毛。

(7)卵巢早衰闭经可见绝经综合征的症状。

(三)辅助检查

1.体格检查

检查全身发育情况,尤其是第二性征发育状况,以及内、外生殖器官有无畸形、缺陷等。

2.其他根据病因的检查

诊断性刮宫、子宫输卵管造影等用于了解子宫及子宫内膜状态与功能的检查;基础体温测定、阴道脱落细胞检查、宫颈黏液结晶检查、甾体激素测定、卵巢兴奋试验、B 型超声监测等了解卵巢功能检查;垂体兴奋试验、催乳素及垂体促性腺激素测定、CT 及 MRI 等了解垂体功能检查;染色体,血 T_3、T_4、TSH 检查等其他检查。

四、鉴别诊断

闭经主要与生理性的闭经相鉴别。

(一)青春期停经

少女月经初潮后,可有一段时间月经停闭,此属正常现象。

(二)妊娠期停经

已婚妇女或已有性生活史妇女原本月经正常,突然停经、或伴晨吐、择食等早孕反应,妊娠试验阳性,B超检查可见孕囊或胎心搏动,脉多滑数。

(三)哺乳期停经

产后正值哺乳期,或哺乳日久,月经未潮,妊娠试验阴性,妇科检查子宫正常大小。

(四)自然绝经

已近更年期,原本月经正常或先有月经紊乱,继而月经停闭,伴有更年期综合征表现,妇科检查子宫正常大小或稍小,妊娠试验阴性。

(五)特殊月经生理

避年、月经一年一行,无不适,不影响受孕;暗经是终身无月经,但有生育能力。

五、辨证论治

闭经的辨证,首先根据局部及全身症状,结合闭经的病史、病程及诱因进行虚实辨证,在此基础上,再进行脏腑气血辨证。闭经的治疗原则,是根据病证的虚实寒热,虚者补而通之,或补益肝肾,或调养气血;实者泻而通之,或活血化瘀,或理气行滞,或化痰调经,如有实证,亦不可一味峻补,反而留邪,而阻滞精血。

辨证要点如下。①辨虚证:特点为年逾 16 周岁尚未行经,或已行经而月经渐少、经色淡;或先有经期延后,继而停闭,伴或不伴全身其他症状;病程长者也多属虚;因骤伤精血、冲任损伤而月经突然停闭者也属虚(如刮宫太过、内膜基底层受损等)。属虚者多有先天不足或后天亏损或失血、房劳多产、多次人工流产刮宫病史,多见形体偏瘦,面色少华,伴见头晕失眠、疲倦乏力、纳食不佳、带下量少、阴道干涩、潮热汗出、烦躁等症,舌淡或红,脉细或弱,或细数。②辨实证:多为平素月经正常,骤然停闭,或伴有其他实象。属实者,有感寒饮冷、涉水、郁怒等诱因,尤出现在经前或行经之初,多见于形体壮实或丰腴,或伴胸胁胀满、腰腹疼痛或脘闷痰多等症,脉多有力。闭经的辨证治疗,重点在于引经与调经的辨证治疗。

(一)肾气不足

主证:年逾 16 周岁尚未行经,或初潮偏晚而常有停闭,或月经已潮而又后期量少至停闭,或体质纤弱,第二性征发育不良,或腰膝酸软,头晕耳鸣,或夜尿频多,或四肢不温,倦怠乏力,性欲淡漠,面色晦黯,眼眶黯黑,舌淡红,苔薄白,脉多沉弱。

治法:补肾益气,养血调经。

方药:加减苁蓉菟丝子丸加淫羊藿,紫河车。肉苁蓉 12 g,菟丝子 15 g,覆盆子 12 g,淫羊藿 12 g,桑寄生 12 g,枸杞子 12 g,当归 12 g,熟地黄 12 g,焦艾叶 6 ,紫河车粉 3 g(冲服)。每天 1 剂,水煎服。

加减:失眠多梦,加煅牡蛎 15 g、夜交藤 30 g 以安神;带下清冷、量多,加金樱子 12 g、芡实 15 g、巴戟天 12 g 以补肾固涩;四肢不温,加桂枝 6 g、肉桂 6 g(焗服)以补肾助阳。

(二)肝肾阴虚

主证:经量减少,色鲜红,质黏稠,既往月经正常,由于堕胎、小产、分娩后,或大病久病后,或月经骤然停闭,或月经逐渐减少、延后以至停闭。或腰酸腿软,或足跟痛,或带下量少,或阴道干涩,或手足心热,心烦少寐,或形体瘦削,头晕耳鸣,两目干涩,面色少华,毛发脱落,神疲倦怠,舌黯淡,苔薄白或薄黄,脉弦细而数或沉细无力。

治法:补益肝肾,养血通经。

方药:育阴汤。熟地黄12 g,山药12 g,川续断12 g,桑寄生12 g,杜仲12 g,菟丝子12 g,龟甲10 g(先煎),怀牛膝12 g,山茱萸12 g,海螵蛸10 g,白芍12 g,牡蛎12 g。每天1剂,水煎服。

加减:若有产时大出血或人流、诊断性刮宫过度,内膜基底层受损,加紫河车粉3 g(冲服)、肉苁蓉12 g、鹿角片10 g、鹿茸6 g以滋肾助阳。

(三)阴虚血燥

主证:月经周期延后,经量少,经色红、质稠,渐至停闭,潮热或五心烦热,颧红唇干,咽干舌燥,甚则盗汗骨蒸,形体消瘦,干咳或咳嗽咯血,大便燥结,舌红,苔少,脉细数。

治法:滋阴益血,养血调经。

方药:加减一阴煎加丹参,黄精,女贞子,制香附。生地黄12 g,熟地黄12 g,白芍12 g,知母10 g,麦冬12 g,地骨皮12 g,枸杞子12 g,菟丝子12 g,女贞子20 g,丹参12 g,黄精15 g,制香附10 g,甘草4 g。每天1剂,水煎服。

加减:阴虚肺燥咳嗽,加川贝母12 g以润肺止咳;咯血者,加阿胶10 g(烊服)、白茅根30 g、百合12 g、白及12 g以滋肺养阴;痨虫所致者,须结合抗结核治疗;阴虚肝旺,症见头痛、失眠、易怒者,加龟甲12 g(先煎)、牡蛎10 g(先煎)、五味子10 g、夜交藤30 g以益阴潜阳;阴中干涩灼热者,可用上方多煎一两次的药液外洗,或用大黄30 g、甘草10 g、青蒿10 g等药外洗。

(四)气血虚弱

主证:月经周期逐渐延长,月经量逐渐减少,经色淡而质薄,继而经闭。或有头晕眼花,心悸气短,食少,面色萎黄或苍白,神疲体倦,眠差多梦,毛发不泽或早见白发,舌淡,苔少或白薄,脉沉缓或细弱。

治法:益气养血,调补冲任。

方药:滋血汤加紫河车粉。人参12 g,怀山药20 g,黄芪20 g,茯苓12 g,川芎9 g,当归12 g,白芍12 g,熟地黄12 g,紫河车粉3 g(冲服)。每天1剂,水煎服。

加减:若眠差多梦者,加五味子15 g、夜交藤20 g以养心安神。

(五)气滞血瘀

主证:既往月经正常,突然停闭不行,伴情志抑郁或烦躁易怒,胁痛及乳房胀满或小腹胀痛拒按,嗳气叹息,舌质正常或黯或有瘀斑,苔正常或薄黄,脉沉弦。

治法:理气活血,祛瘀通经。

方药:膈下逐瘀汤加川牛膝。当归12 g,川芎9 g,赤芍12 g,桃仁12 g,红花8 g,枳壳12 g,延胡索12 g,五灵脂12 g,牡丹皮10 g,乌药12 g,制香附12 g,川牛膝15 g,甘草4 g。每天1剂,水煎服。

加减:烦躁胁痛,加柴胡9 g、郁金12 g、栀子9 g以疏肝泄热;热而口干,大便干结,加黄柏9 g、知母12 g滋阴泻火。

(六)痰湿阻滞

主证:月经量少、延后渐至停闭,色淡,质黏稠,形体日渐肥胖,或面部生痤疮,或面浮肢肿,或带下量多色白质稠,或胸胁满闷,或呕恶痰多,或神疲倦怠,心悸短气,舌淡胖嫩,苔白腻多津,脉滑或沉。

治法:健脾燥湿化痰,活血调经。

方药:苍附导痰丸加皂角刺、菟丝子。苍术9 g,香附12 g,茯苓12 g,法半夏12 g,陈皮9 g,甘草4 g,胆南星10 g,枳壳12 g,生姜3片,神曲12 g,皂角刺10 g,菟丝子15 g。每天1剂,水煎服。

加减:若呕恶胸胁满闷者,去菟丝子、神曲,加厚朴12 g、竹茹12 g、葶苈子10 g以行气化痰;痰湿化热,苔黄腻者,加黄连10 g、黄芩12 g以清热祛湿;痰郁化热,加黄芩12 g、鱼腥草20 g、夏枯草20 g以清热化痰;顽痰加昆布12 g、皂角刺10 g、浙贝母20 g、山慈菇20 g以祛痰;肾虚者,加枸杞子10 g、山茱萸12 g、淫羊藿12 g、肉苁蓉12 g补肾利水。

(七)寒凝血瘀

主证:月经停闭半年以上,胞宫感寒,小腹冷痛拒按,得热则痛缓,形寒肢冷,面色青白,小便清长,舌紫黯,苔白,脉沉紧。

治法:温经散寒,活血调经。

方药:温经汤(《妇人大全良方》)。人参12 g,当归12 g,川芎9 g,白芍12 g,肉桂10 g(焗服),莪术10 g,牡丹皮12 g,牛膝12 g,甘草4 g。每天1剂,水煎服。

加减:若面色黯黄,小腹冷痛较剧,舌紫黯,加艾叶10 g、熟附片10 g(先煎)、淫羊藿12 g以温经助阳。

(八)肾虚血瘀

主证:月经初潮较迟,或月经后期量少渐至闭经,或有多次流产史,或无全身症状,或伴腰酸腿软、头晕耳鸣、性欲淡漠、带下量少或无、阴道干涩疼痛,舌淡黯,苔白或少苔,脉沉细。

治法:补肾化瘀。

方药:左归丸去鹿角胶、龟甲胶,加丹参、红花、生山楂。熟地黄9 g,山药12 g,山茱萸12 g,枸杞子10 g,川牛膝15 g,菟丝子12 g,丹参12 g,红花5 g,生山楂12 g。每天1剂,水煎服。

加减:若见潮热汗出,加牡丹皮12 g、黄柏12 g以清热凉血化瘀。

经上述治疗后有首次月经来潮者,当根据患者出现的证候继续辨证调经治疗(参见辨证治疗),或施以周期治疗,以经后期滋补肾精、补养气血,经间期补肾活血、疏肝理气,经前期温补肾阳、健脾疏肝,经期行气活血、化瘀通经为法。

六、其他疗法

(一)中成药治疗

(1)少腹逐瘀丸:温经活血,散寒止痛。用于寒凝血瘀型闭经。口服,每次1丸,每天2次。

(2)血府逐瘀丸:活血祛瘀,行气止痛。用于气滞血瘀型闭经。口服,每次1丸,每天2次。空腹用红糖水送服。

(3)坤灵丸:调经养血,逐瘀生新。用于月经不调,或多或少,行经腹痛,子宫寒冷,久不受孕,习惯性流产,赤白带下,病久气虚,肾亏腰痛。口服,每次15丸,每天2次。

(4)八珍益母丸:益气养血,活血调经。用于气血两虚兼有血瘀证所致月经不调。每次1丸,每天 3 次。

(5)八宝坤顺丸:(大蜜丸):益气养血调经。用于气血虚弱所致的月经不调、痛经。口服,每次 1 丸,每天 2 次。

(6)妇科金丸:调经活血。用于体虚血少,月经不调,腰酸背痛等症。每次 1 丸,每天 2 次。

(7)乌鸡白凤丸(大蜜丸):补气养血,调经止带。用于月经不调,疲乏无力,心慌气短,腰腿酸软,白带量多。口服,每次 1 丸,每天 2 次。

(8)艾附暖宫丸:理血补气,暖宫调经。用于子宫虚寒,月经量少,后错,经期腹痛,腰酸带下等。每次 1 丸,每天 2 次。

(二)针灸治疗

(1)电针:选取天枢、血海、归来、三阴交、气冲、地机。操作:选腹部和下肢穴位组合成对,每次选用 1 对,接上电针仪,可选用密波,中等频率,通电 1~15 分钟。

(2)皮肤针:选取腰骶部膀胱经第一侧线、脐下冲任脉循行路线、归来、血海、足三里。操作:循各经反复叩打三遍,然后重点叩刺肝俞、肾俞、其后再叩刺其他各穴。中等刺激,隔天 1 次,5 次为 1 个疗程,疗程间休息 3~5 天。

(3)耳针:选取内分泌、卵巢、皮质下、肝、肾、神门。操作:每次选 3~4 个穴,毫针刺用中等刺激,隔天 1 次,留针 20 分钟,或在耳穴埋豆,每周 2~3 次。

(三)按摩治疗

全身推运,腰骶部加擦法,以透热为度;少腹部则振颤,摩腹,揉腹。取穴内关、合谷、肾俞、关元、中极、足三里、三阴交等。按摩垂体、甲状腺、肾上腺、生殖腺、子宫、腹腔神经丛等反射区。以上每天 1 次,15 次为 1 个疗程。

(四)穴位埋线治疗

选取主穴:天枢、带脉、子宫、脾俞、胃俞、肾俞、足三里均为双侧,关元、中极、中脘。操作:取消毒的弯盘、剪刀、镊子、纱布、3-0 医用羊肠线、7 号注射针头、35 mm×40 mm 针灸针。将羊肠线分别剪成长约 1 cm 的一小段放在 95% 的乙醇中,埋线时取出放在纱布上。局部皮肤消毒后,将针灸针穿入注射针头内,稍向后退少许,将羊肠线用镊子夹起,放进注射针头前端,羊肠线不要露出针头,然后倾斜地持注射针头及针灸针,快速将注射针头刺入皮内,针尖达患者肌肉层后,将注射针头稍向上提,同时将针灸针向下刺入,将羊肠线推入肌肉内,当针灸针针下有松动感时,说明羊肠线已进入肌肉内,即可将注射针头及针灸针一起拔出,再用棉签按压针孔片刻至血止。1 个月治疗 1 次,6 个月为 1 个疗程。

(曹怀宁)

第二节 经期延长

一、概述

月经周期正常,行经期超过 7 天,甚或淋漓不净达半月之久者,称为"经期延长",又称"月水不断"或"经事延长"。

西医妇科学中排卵型功能失调性子宫出血的黄体萎缩不全、盆腔炎性疾病、子宫内膜炎、子宫内节育器和输卵管结扎术后引起的经期延长等可参照本病辨证论治。

二、病因病机

本病的主要发病机制是气虚冲任不固，虚热血海不宁，血瘀血不循经，使经血失于制约而致经期延长。

(一)气虚

素体脾虚，或劳倦伤脾，中气不足，统摄无权，冲任不固，不能制约经血而致经期延长。《妇人大全良方》曰："妇人月水不断，淋漓腹痛，或因劳损气血而伤冲任。"

(二)虚热

素体阴虚，或多产房劳，或久病伤阴，阴血亏耗，虚热内生，热扰冲任，血海不宁，故致经期延长。王孟英曰："有因热而不循其常度者。"

(三)血瘀

素体抑郁，或郁怒伤肝，气郁血滞，或经期产后，摄生不慎，邪与血搏，结而成瘀，瘀阻胞脉，经血妄行，以致经期延长。

三、诊断要点

(一)病史

饮食、起居、情志失调史；盆腔炎性疾病性疾病史；宫内节育器避孕史。

(二)症状

行经时间超过 7 天，甚至淋漓 2 周；月经周期正常，或伴有经量增多。

(三)体征

妇科检查功能失调性子宫出血者盆腔多无明显器质性病变。盆腔炎性疾病、性疾病引起者，子宫等可有触痛。

(四)辅助检查

1.BBT 测定

BBT 呈双相型，但下降缓慢。

2.B 超检查

了解子宫有无器质性病变。

3.诊断性刮宫

功能失调性子宫出血患者于月经第 5～6 天刮宫，子宫内膜组织学仍能见到呈分泌反应的内膜，且与出血期及增生期内膜并存。

4.血液学检查

排除凝血功能障碍。

四、鉴别诊断

崩漏经血淋漓不断，甚者延续数十天或数个月不净，同时伴有月经周期及经量的紊乱。

五、辨证论治

经期延长应根据月经量、色、质的不同辨虚实。

治疗重在固冲止血调经,常用养阴、清热、补气、化瘀等治法,不宜过用苦寒以免伤阴,亦不可概投固涩之剂,以免致瘀。

(一)气虚证

主证:行经时间延长,经量多色淡质稀,神疲体倦,气短懒言,面色㿠白,纳少便溏,舌质淡,苔薄白,脉缓弱。气虚冲任不固,经血失于制约,故行经时间延长,量多;气虚火衰,血失气化,故见经色淡质稀;气虚阳气不布,则神疲体倦,气短懒言,面色㿠白;中气虚不运,则纳少便溏;舌淡苔薄白,脉缓弱,为脾虚气弱之象。

治法:补气摄血调经。

方药:举元煎。人参 10 g,炙黄芪 10 g,炙甘草 3 g,升麻 4 g,白术 3 g。

加减:若经量多者,可加阿胶养血止血,乌贼骨固冲止血,姜炭温经止血,炒艾叶暖宫止血;若失眠多梦者,酌加炒枣仁、龙眼肉以养心安神;若伴腰膝酸痛,头晕耳鸣者,酌加炒续断、杜仲、熟地黄以补肾益精。

(二)虚热证

主证:经行时间延长,量少质稠色鲜红,两颧潮红,手足心热,咽干口燥,舌红少苔,脉细数。阴虚内热,热扰冲任,血海不宁,则经行时间延长;阴虚水亏故经量少;火旺则经色鲜红质稠;阴虚阳浮,则两颧潮红,手足心热;虚火灼津,津液不能上承,故见咽干口燥;舌红少苔,脉细数,均为阴虚内热之象。

治法:养阴清热调经。

方药:两地汤。大生地黄 30 g,元参 30 g,白芍药 15 g,麦冬 15 g,地骨皮 9 g,阿胶 9 g。

加减:若月经量少者,加枸杞、丹参、鸡血藤养血调经;潮热不退者,加白薇、麦冬滋阴退虚热;若口渴甚者,酌加天花粉、葛根、芦根以生津止渴;若见倦怠乏力,气短懒言者,酌加太子参、五味子以气阴双补而止血。

(三)血瘀证

主证:经行时间延长,经量或多或少,色紫暗有块,小腹疼痛拒按,舌质紫暗或有瘀斑,脉弦涩。瘀血内阻,冲任不通,血不归经,而致经行时间延长,量或多或少;瘀阻胞脉,气血不畅,不通则痛,故经色紫暗,有血块,经行小腹疼痛拒按;舌质紫暗或有瘀斑,脉涩,亦为血瘀之象。

治法:活血祛瘀止血。

方药:桃红四物汤合失笑散。当归 12 g,川芎 9 g,芍药 12 g,熟地黄 15 g,桃仁 10 g,红花 6 g,炒蒲黄 10 g,五灵脂 10 g,益母草 30 g。

加减:若经行量多者,加乌贼骨、茜草固涩止血;若见口渴心烦,溲黄便结,舌暗红,苔薄黄者,为瘀热之征,酌加生地黄、黄芩、马齿苋、牡丹皮以清热化瘀止血。

六、其他疗法

(一)中成药

(1)功血宁胶囊:每服 1~2 粒,每天 3 次。用于血热证。

(2)归脾丸:每次 1 丸,每天 2 次。用于气虚证。

(3)补中益气丸:每次 1 丸,每天 2 次。用于气虚证。

(4)云南白药:每服 0.25~0.5 g,每天 3 次。用于血瘀证。

(二)针灸治疗

主穴:关元、子宫、三阴交。

配穴:肾俞、血海、足三里、太溪。

方法:每次取 3～4 穴,虚证用补法加灸,留针 30 分钟;实证平补平泻,留针 15 分钟。

（曹怀宁）

第三节 月 经 先 期

一、概述

月经周期提前 7 天以上,甚则一月 2 次,连续两个月经周期以上者,称为"月经先期",亦称"经行先期""经期超前""经早"。如果每次只提前 3～5 天,或偶尔提前一次,下一周期又恢复正常者,均不作本病论。

二、病因病机

本病发生的机理主要是冲任不固,经血失于制约,月经先期而至。引起冲任不固的原因有气虚、血热之分。气虚之中又有脾气虚弱、肾气不固之分,血热之中又有实热、虚热之别。此外,尚有因瘀血阻滞,新血不安,而致冲任不固,月经先期者,临床亦不鲜见。

(一)脾气虚弱

体质虚弱,或饮食失节,或劳倦过度,或思虑过多,损伤脾气,脾伤则中气虚弱,不能摄血归源,使冲任不固,经血失于统摄而妄溢,遂致月经先期来潮,脾为心之子,脾气虚则夺母气以自救,日久则心气亦伤,发展为心脾气虚。

(二)肾气不固

青年肾气未充,或绝经前肾气渐衰,或多次流产损伤肾气,使肾气不固,冲任失于约制,经血下溢而为月经先期。肾气不足,久则肾阳亦伤,发为肾阳虚,如阳虚不能温运脾阳则脾阳亦衰,发展为脾肾阳虚。

(三)阳盛血热

素体阳盛,或过食辛燥助阳之品,或外感邪热,或妇常在高温环境工作,以致热伏冲任,迫血下行,月经先期而至。

(四)肝郁血热

情志不畅,郁怒伤肝,木火妄动,下扰血海,冲任不固,血遂妄行,以致经不及期先来。此即《万氏女科·不及期而经先行》说:"如性急躁,多怒多妒者,责其气血俱热,且有郁也。"若肝气乘脾,脾土受制,则又可发展为肝脾气郁。

(五)阴虚血热

素体阴虚,或失血伤阴,或久病阴亏,或多产房劳耗伤精血,以致阴液亏损,虚热内生,热扰冲任,血海不宁,月经先期而下。《傅青主女科》说:"先期而来少者,火热而水不足也。"正是指的此类病机。

(六)瘀血停滞

经期产后,余血未尽,或因六淫所伤,或因七情过极,邪与余血相结,瘀滞冲任,瘀血内停,则新血不安而妄行,以致先期而至。

三、诊断要点

(一)病史

本病以月经周期提前 7 天以上、14 天以内,连续 2 个或 2 个以上月经周期,既往月经基本规律。

(二)症状

伴有经期、经色、经质的改变。

(三)检查

检查妇科内诊检查,排除炎性、肿瘤等器质性病变;测量基础体温;检测血中雌二醇、孕酮、促卵泡激素、促黄体生成素、体温的水平;B 超检查;诊断性刮宫取子宫内膜病检。

四、鉴别诊断

本病以周期提前为特点。但若合并经量过多或经期延长,应注意与崩漏鉴别。若周期提前十多天一行,应注意与经间期出血鉴别。

(一)崩漏

崩漏的诊断依据为月经不按周期妄行,出血量多如崩,或量少淋漓不尽,不能自止。

(二)经间期出血

经间期出血常发生在月经周期的 12~16 天(但不一定每次月经中间均出血),持续 1~2 小时至 2~3 天,流血量一般较少。而月经先期的量、色、质和持续时间一般与正常月经基本相同。

五、辨证论治

本病辨证,着重于周期的提前及经量、经色、经质的情况,结合形、气、色、脉,辨其虚、实。一般以周期提前或兼量多(亦可有量经少),色淡,质稀薄,唇舌淡,脉弱的属气虚。如周期提前兼见量多,经色鲜红或紫红,质稠黏,量或多或少,唇舌红,脉数有力的属阳盛血热(实热)。质稠,排出不畅,或有血块,胁腹胀满,脉弦,属肝郁血热。周期提前,经量减少(亦可有量正常或增多),色红,质稠,脉虚而数,伴见阴虚津亏证候者属虚热。周期提前伴见经色暗红,有血块,小腹满痛,属血瘀。本病若伴经量过多,可发展为崩漏。临证时应重视经量的变化。

本病的治疗原则,应按其疾病的性属,或补或泻,或养或清。如虚而夹火,则重在补虚,当以养营安血为主。或脉证无火,而经来先期者,则应视病位所在,或补中气,或固命门,或心脾同治,或脾肾双补,切勿妄用寒凉,致犯虚虚之戒。

(一)脾虚型

主证:月经周期提前,经量或多或少,经色淡红,质清稀。神疲乏力,气短懒言,小腹空坠,纳少便溏,胸闷腹胀,舌质淡,苔薄白,脉细弱。

治法:补脾益气,摄血固冲。

方药:可选用补中益气汤、归脾汤。归脾汤:人参、白术、黄芪、茯神、龙眼肉、当归、酸枣仁、远志、木香、炙甘草、生姜、大枣。补中益气汤:人参、黄芪、甘草、当归、陈皮、升麻、柴胡、白术。

加减:若经血量多,补中益气汤去当归之"走而不守,辛温助动",加炮姜炭、乌贼骨、牡蛎止血;腰膝酸软、夜尿频多,配用菟丝子、杜仲、乌药、益智仁益肾固摄;气虚失运,血行迟滞以致经行不畅或血中见有小块,酌加茜草、益母草、三七粉等活血化瘀。

(二)肾气不固型

主证:月经提前,经量或多或少,舌暗淡,质清稀,腰膝酸软,夜尿频多,色淡,苔白润,脉沉细。本证常见于初潮不久的少女或将近绝经期妇女。由于青春期肾气未盛,绝经前肾气渐衰,肾虚封藏失职,冲任不固,月经先期而潮。

治法:补肾气,固冲任。

方药:归肾丸、龟鹿补冲汤。归肾丸:熟地黄、山药、山茱萸、茯苓、当归、枸杞子、杜仲、菟丝子。龟鹿补冲汤:党参、黄芪、鹿角胶、艾叶、龟甲、白芍、炮姜、乌贼骨、炙甘草。

加减:经色暗淡、质清稀,肢冷畏寒者,归肾丸宜加鹿角胶、淫羊藿、仙茅,温肾助阳,益精养血;量多加补骨脂、续断、焦艾叶补肾温经,固冲止血;神疲乏力,体倦气短,加党参、黄芪、白术;夜尿频多配服缩泉丸。

(三)阳盛血热型

主证:月经提前,量多或正常,经色鲜红,或紫红,质稠黏,面唇色红,或口渴,心烦,小便短黄,大便干结,舌质红,苔黄,脉数或滑数。

治法:清热凉血,固冲调经。

方药:清经散、清化饮。清经散:牡丹皮、地骨皮、白芍、生地黄、青蒿、茯苓、黄柏。清化饮:白芍、麦冬、牡丹皮、茯苓、黄芩、生地黄、石斛。

加减:①清经散。若经量甚多者去茯苓以免渗利伤阴,并酌加炒地榆、炒槐花、仙鹤草等凉血止血;若经来有块,小腹痛,不喜按者为热邪灼血成瘀,酌加茜草、益母草以活血化瘀。②清化饮。如经量过多者,酌加地榆、大小蓟、女贞子、墨旱莲清热养阴止血;量少、色鲜红、有块,小腹痛而拒按者为热结血瘀,加丹参、益母草活血化瘀止血。

(四)肝郁血热型

主证:月经提前,量或多或少,经色深红或紫红、质稠,排出不畅,或有血块;烦躁易怒,或胸胁胀闷不舒,或乳房、小腹胀痛,或口苦咽干,舌质红,苔薄黄,脉弦数。

治法:疏肝清热,凉血固冲。

方药:丹栀逍遥散。牡丹皮、栀子、当归、白芍、柴胡、白术、茯苓、煨姜、薄荷、炙甘草。

加减:如气滞而血瘀,经行不畅,或夹血块者,酌加泽兰、丹参或益母草活血化瘀;两胁或乳房、少腹胀痛,酌加川楝子炭、延胡索疏肝行气,活血止痛;经量过多去当归。

(五)阴虚血热型

主证:月经提前。量少或正常(亦有量多者),经色深红、质稠。两颧潮红,手足心热,潮热盗汗,心烦不寐,或咽干口燥,舌质红苔少,脉细数。

治法:滋阴清热固冲。

方药:两地汤。生地黄、地骨皮、玄参、麦冬、阿胶、白芍。

加减:若阴虚阳亢,兼见头晕、耳鸣者可酌加刺蒺藜、钩藤、夏枯草、龙骨、牡蛎、石决明等平肝潜阳;若经量过多可加女贞子、墨旱莲、炒地榆以滋阴清热止血。

(六)血瘀型

主证:月经周期提前,经量少而淋漓不畅,色暗有块,小腹疼痛拒按,血块排出后疼痛减轻,全身常无明显症状。有的可见皮下瘀斑,或舌质暗红,舌边有瘀点,脉涩或弦涩。或小腹冷痛不喜揉按,肢冷畏寒,或胸胁胀满、小腹胀痛。

治法:活血化瘀,调经固冲。

方药:桃红四物汤、通瘀煎。桃红四物汤:当归、熟地黄、白芍、川芎、桃仁、红花。通瘀煎:当归尾、山楂、香附、红花、乌药、青皮、木香、泽泻。

加减:①桃红四物汤。如经量增多,或淋漓不尽者,酌加三七粉、茜草炭、炒蒲黄等化瘀止血;小腹胀痛者加香附、乌药行气止痛。②通瘀煎。瘀阻冲任、血气不通的小腹疼痛,加蒲黄、五灵脂化瘀止痛。小腹冷痛,不喜揉按,得热痛缓或肢冷畏寒者,宜加肉桂、小茴香、细辛温经散寒,暖宫止痛。如血量多,酌加茜草、大小蓟、益母草化瘀止血。血瘀而致月经先期,活血化瘀不宜选用峻猛攻逐之品,恐伤冲任,反致血海蓄溢紊乱,化瘀之剂亦不可过用,待月经色质正常,腹痛缓解,即勿再服。若瘀化而经仍未调,当审因求治以善其后。

六、其他疗法

(一)中成药治疗

(1)补中益气丸(药典):补中益气,升阳举陷。用于脾气虚所致月经先期,症见月经周期提前,经量或多或少,色淡红,质清稀;神疲乏力,面色萎黄,气短懒言,倦怠嗜卧,小腹空坠,纳少便溏,语声低微,脘闷腹胀;舌淡胖,边有齿痕,苔薄白,脉缓弱。用法用量:口服。小蜜丸1次9 g,大蜜丸1次1丸,1天2～3次。

(2)五子衍宗丸:补肾益精。用于肾气虚所致月经先期,症见月经周期提前,腰膝酸软,头晕耳鸣,面色晦暗或有暗斑,精神不振,夜尿频多,小便清长等。用法用量:口服。水蜜丸1次6 g,1天2次。

(3)固经丸:滋阴清热,固经止带。用于阴虚血热,月经先期,经血量多、色紫黑,赤白带下。用法用量:口服。1次6 g,1天2次。

(二)针灸治疗

(1)体针:①曲池、中极、血海、水泉。针刺行泻法,不宜灸。适用于阳盛血热证。肝郁血热证可配行间、地机。②足三里、三阴交、气海、关元、脾俞。针刺行补法,并施灸。适用于脾气虚弱证。③肾俞、关元、中极、阴谷、太溪。针刺行补法,可灸。适用于肾气不固证。④气海、三阴交、地机、气冲、冲门、隐白。针刺行泻法,可灸。适用于血瘀证。气滞血瘀者,加太冲、期门。因寒凝致瘀,重用灸法。

(2)耳针:卵巢、肾、内分泌、子宫。

(3)头针:双侧生殖区。适用于脾气虚弱及肾气不固证。

(曹怀宁)

第四节 月 经 后 期

一、概述

月经周期延长7天以上,甚至3～5个月一行,连续出现两个周期以上者称为月经后期,亦称

"月经错后""月经延后""经水过期""经迟"等。月经初潮后1年内,或进入更年期,周期时有延后,但无其他证候者,不作病论。

月经后期,医籍记述较多,诸如汉代《金匮要略》称其为"至期不来",并用温经汤治疗。唐代《备急千金要方·妇人方》有"隔月不来""两月三月一来"的证治。宋代《妇人大全良方·调经门》据王子亨所论,认为"过于阴"或"阴不及",即阴寒偏盛或阴精亏虚均可引起月经后期。到了明代,对于月经后期的认识和治疗实践都有长足的发展,如《普济本事方·妇人诸疾》谓:"盖阴胜阳则胞寒气冷,血不运行……故令乍少,而在月后。"而寒邪之来,《景岳全书·妇人规》更明确提出既有"阳气不足,则寒从内生",又有"阴寒由外而入"。同时张景岳还认识到"阴火内烁,血本热而亦每过期者。此水亏血少,燥涩而然",说明血热阴伤,也可引起月经后期。《万病回春·妇人科》认为月经过期而来,紫黑有块者为气郁血滞。在这一时期,月经后期的治法方药也很丰富,如张景岳主张血少燥涩,治宜"清火滋阴",无火之证治宜"温养血气",寒则多滞,宜在温养血气方中,加"姜、桂、吴萸、荜茇之类"。薛己、万全等还提出了补脾养血、滋水涵木、开郁行气、导痰行气等治法。到了清代,《医宗金鉴·妇科心法要诀》《女科撮要》等,在总结前人经验的基础上,又有所发挥,使对月经后期病因病机的认识,以及辨证治疗渐臻完善。

西医学功能失调性子宫出血,出现月经错后可参照本病治疗。

二、病因病机

月经后期的发生有虚实之不同。虚者多因阴血不足,或肾精亏虚,使冲任不充,血海不能如期满溢而致;实者多因血寒、气滞等导致血行不畅,冲任受阻,血海不能按时满盈,而使月经错后。

(一)血虚

素体虚弱,营血不足,或久病失血,或产乳过多,耗伤阴血,或饮食劳倦,损伤脾胃,生化无源,均可致阴血不足,血海空虚,不能按时满溢,以使月经周期错后。

(二)肾虚

先天禀赋不足,或房劳多产,损伤肾精,精亏血少,冲任不足,血海不能如期满溢,以致月经后期。

(三)血寒

素体阳虚,或久病伤阳,寒从内生,脏腑失于温养,生化不及,气虚血少,冲任不足,血海不能按期满盈;或经期产后,寒邪内侵,或调摄失宜,过食生冷,或冒雨涉水,感受寒邪,搏于冲任,血为寒凝,经脉受阻,故月经后期。

(四)气滞

素多抑郁,或忿怒忧思,情志内伤,气机郁滞,血行不畅,阻滞冲任,血海不能按时满溢,则经行延迟。

三、诊断要点

(一)病史

可有情志不遂,饮冷感寒史,或有不孕史。

(二)症状

月经周期延后7天以上,甚至3～5个月一行,连续发生两个周期以上。

（三）妇科及辅助检查

妇科检查子宫大小正常或略小。基础体温、性激素测定及B超等检查有助于本病诊断。

四、鉴别诊断

本病应与早孕、月经先后无定期、妊娠期出血病证相鉴别。

（一）早孕

育龄期妇女月经过期，应排除妊娠。早孕者，有早孕反应，妇科检查宫颈着色，子宫体增大、变软，妊娠试验阳性，B超检查可见子宫腔内有孕囊。

（二）月经先后无定期

月经先后不定期月经周期虽有延长，但又有先期来潮，而与月经后期仅月经延期不同。

（三）妊娠期出血病证

假如以往月经周期正常，本次月经延后又伴有少量阴道出血，或伴小腹疼痛者，应注意与胎漏、异位妊娠相鉴别。

五、辨证论治

月经后期的辨证，主要根据月经的量、色、质及全身症状辨其虚、实。若月经后期量少、色淡、质稀，头晕心悸者为血虚；量少、色暗淡、质清稀，伴腰酸腿软者为肾虚；量少、色暗或夹有血块，小腹冷痛喜温者为血寒；量少，色暗红，或夹有块，小腹胀痛而拒按为气滞。

（一）血虚

主证：经行错后，经血量少，色淡质稀，经行小腹绵绵作痛，面色苍白或萎黄，皮肤爪甲不荣，头晕眼花，体倦乏力，心悸失眠，舌淡苔薄，脉细弱。营血亏乏，冲任不充，血海不能按时满盈，则经行错后，经血量少、质稀、色淡；血虚胞宫、脉络失养，则小腹绵绵作痛；血虚不能上荣，则头晕眼花；血虚肌肤四肢失润，则面色苍白、萎黄，皮肤爪甲不荣；血虚气弱，则肢倦乏力；血虚心神失养，则心悸失眠。舌淡、脉细弱皆为血虚之征。

治法：补血益气调经。

方药：大补元煎。方中人参大补元气，气生则血长；山药、甘草补脾气，助人参以资生化之源；当归养血活血调经；熟地黄、枸杞、山茱萸、杜仲滋肝肾，益精血。诸药合用，大补元气，益精养血。

加减：若气虚乏力、食少便溏，去当归，加砂仁、茯苓、炙黄芪、白术以增强补脾和胃之力；心悸失眠，加炒枣仁、远志、五味子以宁心安神；血虚便秘，加肉苁蓉益精补血，润肠通便。若阴虚血少，五心烦热，口干舌燥可用小营煎，滋养肝肾，补益精血。

（二）肾虚

主证：月经周期延后，经量少，色暗淡，质清稀，或白带多而稀，腰膝酸软，头晕耳鸣，面色晦暗，舌淡，苔薄白，脉沉细。肾虚精亏血少，冲任不充，血海不能如期满溢，则月经周期延后，经量少；肾虚命门火衰，血失温煦，故色暗淡，质清稀；肾虚水失温化，湿浊下注，带脉失约，故白带清稀；肾虚外府失养，故腰膝酸软；精血亏虚，不荣于上，故头晕耳鸣，面色晦暗。舌淡，苔薄白、脉沉细均为肾虚之征。

治法：补肾填精，养血调经。

方药：当归地黄饮。方中以当归、熟地黄养血育阴；山茱萸、山药、杜仲补肾填精；牛膝通经血，强腰膝，使补中有行；甘草调和诸药。全方重在补益肾气，填精养血。

加减：若肾气不足，日久伤阳，症见腰膝酸冷者，可酌加菟丝子、巴戟天、淫羊藿等以温肾阳，强腰膝；白带量多者，酌加鹿角霜、金樱子温肾止带；若肾阴不足，精血亏虚，而见头晕耳鸣，加枸杞子、制首乌、龟甲、龙骨滋阴潜阳。本证也可服用肾气丸，每次1丸，每天2～3次。

(三)血寒

主证：经行错后，经血量少，色暗有块，经行小腹冷痛，喜温拒按，面色青白，畏寒肢冷，小便清长，舌暗红，苔白，脉沉紧或沉迟。阳虚寒盛，血少寒凝，经血运行不畅，则经行延迟，经血量少，色暗有块；寒凝阳伤，胞脉失煦，则少腹冷痛，喜温拒按；寒盛阳不外达，则面色青白，畏寒肢冷；膀胱失温，气化失常，则小便清长。舌脉均为寒盛之征。

治法：温经散寒，行血调经。

方药：温经汤。方中肉桂温经散寒，当归养血调经，川芎行血中之气，三药温经散寒调经；人参甘温补元，助归、芎、桂宣通阳气而散寒邪；莪术、牡丹皮活血祛瘀，牛膝引血下行，加强活血通经之功；白芍、甘草缓急止痛。全方有温经散寒、益气通阳、行血调经之功。

加减：若经血量少，加卷柏、鸡血藤行血调经；腹痛明显，加五灵脂、蒲黄活血祛瘀止痛；若中阳不足便溏者，加白术、山药、神曲健脾益气；若阳虚较重，形寒肢冷者，加巴戟天、淫羊藿温肾助阳。

(四)气滞

主证：月经延后，经血量少，色暗红有块，小腹胀痛，或胸胁、乳房胀痛不适，精神抑郁，喜太息，舌暗红，苔薄白或微黄，脉弦或涩。情志内伤，气机郁结，血为气阻，运行迟滞，则经行延后，经血量少，色暗有块；气机阻滞，气血运行不畅，则小腹、胸胁、乳房胀痛；情志所伤，气机不利，故精神抑郁，喜太息。舌脉所见为气机阻滞之征。

治法：理气行滞，活血调经。

方药：加味乌药汤加当归、川芎。方中乌药、香附疏肝理气行滞；砂仁、木香健脾和胃消滞；延胡索、槟榔利气宽中止痛；甘草调和诸药；加当归、川芎和血通经。诸药共奏疏肝行气、活血调经、止痛之功。

加减：若经量过少、有血块者，加鸡血藤、丹参以活血调经；若胸胁、乳房胀痛明显者，酌加柴胡、川楝子、王不留行以疏肝解郁，理气通络止痛；若月经量多，色红，心烦者，为肝郁化火，行经期酌加茜草炭、地榆、焦栀子清热止血。

六、其他疗法

可采用针灸疗法。

基本处方：气海、归来、血海、三阴交。

方中气海位于任脉，有调和冲任、补肾益气的作用；归来位于下腹部，可活血通经，使月水归来；血海和血调经；三阴交为足三阴经之会，益肾调血，补养冲任。

加减运用：肾虚加灸肾俞、太溪，补肾填精，养血调经，诸穴均针用补法；血虚者加足三里、脾俞、膈俞，调补脾胃以益生血之源，诸穴均针用补法；血寒者加天枢、中极灸之以温通胞脉，活血通经；气滞者加行间、太冲疏肝解郁，理气行血，诸穴均针用泻法。一般于经前5～7天开始治疗，至月经来潮，连续治疗3～5个周期。

另外，可选用耳针，取内分泌、肝、脾、肾、内生殖器等，每次取2～3穴，毫针刺，中等刺激，留针15～20分钟，隔天1次，也可用耳穴贴压法。另外，若为血寒者，可取气海、关元温针灸，或用太乙膏穴位贴敷。

(曹怀宁)

第五节 带 下 病

一、概述

带下量明显增多或减少,色、质、气味异常,或伴有全身或局部症状者,称带下病,古代又称为"白沃""赤沃""白沥""赤沥""下白物"等。本病首见于《素问·骨空论》:"任脉为病,女子带下瘕聚"。带下有广义和狭义之分,广义带下泛指经、带、胎、产等多种妇科疾病,因其多发生在带脉以下而名,故古人称妇产科医师为带下医。狭义带下指妇女阴中分泌的一种阴液。又有生理和病理之别,生理性带下是指女性发育成熟后,阴道内分泌的少量无色无臭的黏液,有润泽阴道的作用。妇女在月经期前后、经间期、妊娠期带下稍有增多者,或绝经前后带下减少而无明显不适者,均为生理现象,不作疾病论。带下病是妇科的常见病、多发病,常缠绵反复、不易速愈,且易并发月经不调、阴痒、闭经、不孕、癥瘕等病证。临床上带下过多以白带、黄带、赤白带、五色带为常见,但也有带下过少者,亦属带下病的范畴。本节所讨论的是带下病中的带下过多。

西医学的"阴道炎""宫颈炎""盆腔炎性疾病"等所致的白带增多,属于本病范畴。

二、病因病机

本病主要病因是湿邪为患,伤及任、带二脉,使任脉不固,带脉失约而致。湿邪又有内湿、外湿之分。内湿主要涉及脾、肾、肝三脏,脾虚失运,水湿内生;肾阳虚衰,气化失常,水湿内停;肝郁侮脾,湿热下注等均可产生内湿。外湿多因久居湿地,或冒雨涉水或不洁性交等感受湿邪引起。

(一)脾虚湿困

素体脾虚,或劳倦过度,或饮食所伤,或思虑太过,皆可损伤脾气,致其运化失职,水液不运,聚而生湿。湿性趋下,流注下焦,伤及任带,使任脉不固,带脉失约,故致带下过多。

(二)肾虚

先天禀赋不足,或年老体虚,或房劳过度,或早婚多产,或久病伤肾,致肾阳亏虚,命门火衰,寒湿内生,使带脉失约,任脉不固,而为带下病;或因肾气亏损,封藏失职,阴精滑脱,而致带下过多;亦有素体肾阴偏虚,或年老真阴渐亏,或久病伤阴,相火偏旺,虚热扰动,或复感湿邪,湿郁化热,伤及任带,任带约固失司,而为带下病。

(三)湿热下注

经行产后,胞脉空虚,摄生不洁,或淋雨涉水,居处潮湿等,皆可感受湿邪,蕴久化热;或因脾虚生湿,湿蕴化热;或肝气郁结,久而化热,肝郁乘脾,肝热脾湿,湿热互结,流注下焦,损伤任带二脉,而为带下过多。

(四)热毒蕴结

经期产后,胞脉空虚,摄生不慎,或房室不禁,或阴部手术消毒不严,或手术损伤,感染热毒,或湿热蕴久成毒,热毒损伤任带二脉,而为带下过多。

三、诊断要点

(一)临床表现

带下量明显增多,并伴带下色、质、气味的异常,或伴有阴部瘙痒、灼热、疼痛、坠胀,或兼有尿频、尿痛、小腹痛、腰骶痛等局部和全身症状。

(二)妇科检查

妇科检查可见各类阴道炎、宫颈炎症、盆腔炎性疾病、性疾病等炎症体征,也可发现肿瘤。

(三)辅助检查

外阴及阴道炎患者因病原体不同,阴道分泌物特点、性质也不一样,可通过阴道分泌物涂片检查以区分滴虫阴道炎、外阴阴道假丝酵母菌病、细菌性阴道病等。怀疑盆腔肿瘤或盆腔炎性疾病症者,可做宫颈刮片、B超等项检查以明确诊断。急性或亚急性盆腔炎性疾病时,血白细胞计数增高。

四、鉴别诊断

(1)带下呈赤色时,应与经间期出血、漏下鉴别。①经间期出血:经间期出血是在两次月经之间出现周期性的阴道少量出血,一般持续 2~3 天能自行停止。赤带者,绵绵不断而无周期性,且为似血非血之黏液。②漏下:漏下是对经血非时而下,量少淋漓不断,无正常月经周期而言。赤带者,是似血非血的赤色黏液,且月经周期正常。

(2)带下呈赤白带或黄带淋漓时,应与阴疮、子宫黏膜下肌瘤鉴别。①阴疮:阴疮为阴户生疮,伴有阴户红肿热痛,或积结成块,溃破时可有赤白样分泌物,甚至疮面坚硬肿痛、臭水淋漓等。带下浓浊似脓者,仍是由阴中分泌而由阴道而出的一种黏液,分泌物的分泌部位不相同,且无阴疮的局部症状。②子宫黏膜下肌瘤:子宫黏膜下肌瘤突入阴道时,可见脓性白带或赤白带,或伴臭味,与黄带、赤带相似。可通过妇科检查、B超检查加以鉴别。

(3)带下呈白色时,应与白淫、白浊鉴别。①白淫:是指欲念过度,心愿不遂时;或纵欲过度,过贪房事时,突然从阴道内流出的白色液体,有的偶然发作,有的反复发作,与男子遗精相类似。②白浊:是指由尿窍流出的混浊如米泔样物的液体,多随小便排出,可伴有小便淋漓涩痛。而带下过多出自阴道。此外,带下五色间杂,如脓似血,臭秽难闻者,应警惕宫颈癌、宫体癌、或输卵管癌。可借助妇科检查,阴道细胞学检查,或宫颈、子宫内膜病理检查,B超、宫腔镜、腹腔镜等检查作出鉴别。

五、辨证论治

本病主要以带下的量、色、质、气味的异常情况为依据,并结合全身症状、舌脉来辨清虚、实、寒、热。一般而论,量多、色淡、质稀者,多属虚、属寒;量多、色黄、质稠、有臭秽者,多属实、属热;带下量多、色黄或赤白带下,或五色带、质稠如脓、有臭味或腐臭难闻者,多为热毒。

治疗以除湿为主。一般治脾宜运、宜升、宜燥;治肾宜补、宜涩;治肝宜疏、宜达;湿热和热毒宜清、宜利。还可配合其他疗法以提高疗效。

(一)脾虚湿困

1.主证

带下量多,色白或淡黄,质稀薄,或如涕如唾,绵绵不断,无气味。面白无华,四肢不温,腹胀纳少,便溏,肢倦,或肢体浮肿。舌淡胖、苔白或腻,脉缓弱。

脾虚运化失职,水湿下注,伤及任带,使任脉不固,带脉失约,故致带下量多,色白或淡黄,质稀薄,或如涕如唾,绵绵不断;脾虚中阳不振,则见面白无华,四肢不温;脾虚失运,化源不足,机体失养,则肢倦,腹胀纳少,便溏,或肢体浮肿;舌淡胖、苔白或腻,脉缓弱,皆为脾虚湿困之征。

2.治法

健脾益气,升阳除湿。

3.方药

完带汤(《傅青主女科》):白术、山药、人参、白芍、苍术、甘草、陈皮、黑芥穗、柴胡、车前子。方中重用白术、山药以健脾益气止带;人参、甘草补气扶中;苍术健脾燥湿;白芍、柴胡、陈皮舒肝解郁,理气升阳;车前子利水除湿;黑芥穗入血分,祛风胜湿。全方脾、胃、肝三经同治,寓补于散之内,寄消于升之中,补虚而不滞邪,以达健脾升阳,除湿止带之效。

4.加减

若肾虚腰痛者,加杜仲、菟丝子、鹿角霜、覆盆子等温补肾阳;若兼见四肢不温,畏寒腹痛者,加黄芪、香附、艾叶、小茴香以温阳益气,散寒止痛;若带下日久,正虚不固者,加金樱子、芡实、乌贼骨、白果、莲肉、龙骨之类以固涩止带;纳呆者,加砂仁、厚朴以理气醒脾;便溏、肢肿者,加泽泻、桂枝以助阳化气利水。若脾虚湿郁化热,症见带下量多,色黄,质稠,有臭味者,宜健脾祛湿,清热止带,方用易黄汤(《傅青主女科》)。

(二)肾虚

1.肾阳虚

(1)主证:带下量多,清冷如水,绵绵不断。腰膝酸软冷痛,形寒肢冷,小腹冷感,面色晦黯,小便清长,或夜尿增多,大便溏薄。舌淡、苔白润,脉沉弱,两尺尤甚。

肾阳亏虚,命门火衰,气化失职,寒湿内生,任带不固,故见带下量多,质稀;腰为肾之府,肾虚腰膝失于温养,则腰膝酸软冷痛;阳虚寒盛,则形寒肢冷;小腹为胞宫所居之处,胞络系于肾,肾阳虚,胞宫失于温煦,故小腹有冷感;肾阳虚不能上温脾阳,下暖膀胱,则见大便溏薄,小便清长,或夜尿增多;面色晦黯,舌淡、苔白润,脉沉弱,两尺尤甚,为肾阳不足之象。

(2)治法:温肾助阳,固任止带。

(3)方药:内补丸(《女科切要》)。鹿茸、菟丝子、沙苑子、黄芪、肉桂、桑螵蛸、肉苁蓉、制附子、白蒺藜、紫菀茸。方中鹿茸、菟丝子、肉苁蓉温肾阳、益精髓,固任止带;黄芪益气固摄;沙苑子、桑螵蛸涩精止带;肉桂、制附子温肾壮阳;白蒺藜疏肝祛风;紫菀茸温肺益肾。全方共奏温补肾阳,涩精止带之效。

(4)加减:若便溏者,去肉苁蓉,加补骨脂、肉豆蔻、炒白术以补肾健脾,涩肠止泻;若小便清长或夜尿增多者,加益智仁、乌药、覆盆子以温肾缩尿;若畏寒腹冷甚者,加艾叶、小茴香以温中止痛;若带下如崩者,加人参、鹿角霜、煅牡蛎、巴戟天、金樱子以补肾益气,涩精止带。

2.肾阴虚

(1)主证:带下量或多或少,色黄或赤白相兼,质稠,或有臭气。阴部干涩,有灼热感或瘙痒,腰膝酸软,头晕耳鸣,五心烦热,咽干口燥,失眠多梦,或面部烘热。舌质红、苔少或黄腻,脉细数。

肾阴不足,虚火内生,复感湿邪,损伤任带二脉,故致带下量较多,带下色黄或赤白相兼,质黏稠,有臭气;阴精亏虚,阴部失荣,则阴部干涩、有灼热感或瘙痒;腰为肾之府,脑为髓海,肾阴虚腰膝、清窍失养,则腰膝酸软,头晕耳鸣;肾阴不足,虚热内生,故见五心烦热,咽干口燥;虚热扰乱心神,则失眠多梦;阴虚不能制阳,虚阳上扰,则见面部烘热;舌红、苔少或黄腻,脉细数,为阴虚夹湿之征。

(2)治法:滋阴益肾,清热止带。

(3)方药:知柏地黄丸(《医宗金鉴》)加芡实、金樱子。组成:熟地黄、山茱萸、山药、牡丹皮、茯苓、泽泻、知母、黄柏、芡实、金樱子。知柏地黄丸原方可滋阴降火,再加芡实益肾固精,健脾祛湿;金樱子固涩止带。诸药合用,共奏滋肾清热,除湿止带之功。

(4)加减:若兼失眠多梦者,加柏子仁、酸枣仁、远志、麦冬以养心安神;若咽干口燥甚者,加麦冬、沙参、玄参以养阴生津;若五心烦热甚者,加地骨皮、银柴胡以清退虚热;兼头晕目眩者,加墨旱莲、女贞子、白菊花、龙骨以滋阴清热,平肝潜阳;带下较多者,加乌贼骨、桑螵蛸固涩止带。

(三)湿热下注

1.主证

带下量多,色黄或呈脓性,质黏稠,有臭气,或带下色白质黏,如豆腐渣状。外阴瘙痒,小腹作痛,脘闷纳呆,口苦口腻,小便短赤。舌质红、苔黄腻,脉滑数。

湿热蕴积于下,或湿毒之邪直犯阴器胞宫,损伤任带二脉,故见带下量多,色黄或呈脓性,质黏稠,有臭气,或带下色白,质黏,如豆腐渣状,阴痒;湿热阻遏气机,则小腹作痛;湿热阻于中焦,则见脘闷纳呆,口苦口腻;湿热郁于膀胱,则小便短赤;舌红、苔黄腻,脉滑数,均为湿热内盛之征。

2.治法

清热利湿止带。

3.方药

止带方(《世补斋·不谢方》):猪苓、茯苓、车前子、泽泻、茵陈、赤芍、牡丹皮、黄柏、栀子、牛膝。方中茯苓、猪苓、泽泻利水渗湿止带;赤芍、牡丹皮凉血活血;车前子、茵陈清热利水,使湿热之邪从小便而泄;黄柏、栀子泻热解毒,燥湿止带;牛膝引诸药下行,直达病所,以除下焦湿热。

4.加减

若带下有臭气者,加土茯苓、苦参以清热燥湿;腹痛者,川楝子、延胡索以理气活血止痛;兼阴部瘙痒者,加苦参、蛇床子以清热杀虫止痒。若肝经湿热下注,带下量多,色黄或黄绿,质黏稠,呈泡沫状,有臭气,阴部瘙痒,烦躁易怒,头晕目眩,口苦咽干,便结尿赤,舌边红、苔黄腻,脉弦滑数。治宜清肝除湿止带,方用龙胆泻肝汤(《医宗金鉴》)。

(四)热毒蕴结

1.主证

带下量多,黄绿如脓,或赤白相兼,或五色杂下,质黏稠,气臭秽。小腹疼痛拒按,腰骶酸痛,口苦咽干,大便干结,小便短赤。舌质红、苔黄或黄腻,脉滑数。

热毒损伤任带二脉,故带下量多,赤白相兼,或五色杂下;热毒蕴蒸,则带下质黏如脓,且有臭气;热毒蕴结,瘀阻胞脉,则小腹、腰骶疼痛;热毒伤津,则见口苦咽干,大便干结,小便短赤;舌质红、苔黄或黄腻,脉滑数,均为热毒内蕴之象。

2.治法

清热解毒。

3.方药

五味消毒饮(《医宗金鉴》)加半枝莲、白花蛇舌草、土茯苓、薏苡仁、败酱草。五味消毒饮:蒲公英、金银花、野菊花、紫花地丁、紫背天葵子。方中蒲公英、金银花、野菊花、紫花地丁、紫背天葵子清热解毒;加半枝莲、白花蛇舌草、土茯苓、薏苡仁、败酱草既能清热解毒,又可利水除湿。全方合用,共奏清热解毒,除湿止带之功。

4.加减

若热毒炽盛,可酌加牡丹皮、赤芍以凉血化瘀;若腰骶酸痛,带下恶臭难闻者,加穿心莲、半枝莲、鱼腥草、椿根白皮以清热解毒除秽;若小便淋痛,兼有白浊者,加土牛膝、虎杖、车前子、甘草梢以清热解毒,利尿通淋。必要时应中西医结合治疗。

六、其他疗法

(一)外治法

(1)洁尔阴、妇炎洁等洗剂外洗,适用于黄色带下。

(2)止带栓塞散:苦参 20 g,黄柏 30 g,威灵仙 30 g,百部 15 g,冰片 5 g,蛇床子 30 g,雄黄 5 g。共为细末调匀,分 30 等份。每份用纱布包裹如球状,用长线扎口备用。用前消毒,每晚睡前,将药球纳入阴道内,线头留置于外,第 2 天拉出药球。经期禁用。适用于黄色带下。

(3)川椒 10 g,土槿皮 15 g。煎水坐浴。适用于白色带下。

(4)蛇床子 30 g,地肤子 30 g,黄柏 15 g。煎水坐浴。适用于黄色带下。

(二)热熨法

电灼、激光等作用于宫颈病变局部,使病变组织凝固、坏死、脱落、修复、愈合而达到治疗的目的。适用于因宫颈炎而致带下过多者。

(三)针灸治疗

(1)体针:主穴取关元、气海、归来。配穴根据肝郁、肾虚、脾虚之不同,分别取肝俞、肾俞、脾俞等穴。快速进针,用补法,得气之后不留针,每天 1 次,10 次为 1 个疗程。

(2)艾条灸:取穴隐白、大都。将艾条点燃,靠近穴位施灸,灸至局部红晕温热为度。每穴施灸 10 分钟左右,隔天 1 次,10 次为 1 个疗程。适用于治疗脾肾阳虚的带下病。

(四)中成药治疗

(1)乌鸡白凤丸:每次 1 丸,每天 2 次,口服。10 天为 1 个疗程。适用于脾肾虚弱者。

(2)愈带丸:每次 3～4 片,每天 3 次,口服。10 天为 1 个疗程。适用于湿热下注者。

(3)知柏地黄丸:每次 5 g,每天 2 次,口服。10 天为 1 个疗程。适用于阴虚夹湿者。

(曹怀宁)

第六节　子宫内膜异位症

一、概述

具有生长功能的子宫内膜组织出现在子宫以外身体其他部位时,称子宫内膜异位症。本病是女性不孕的主要原因之一,属中医学"不孕""痛经""月经不调""癥瘕"等范畴。由于其病变所在部位及病变轻重不同,临床症状差异很大,不孕是其临床主要表现之一。本病临床症状以痛经、不孕、月经紊乱等为典型表现,多发生在 25～45 岁的育龄妇女。文献报道,本病的发病率占育龄妇女的 7％～50％，不孕发生率高达 40％。有医院研究报道，因不孕或盆腔痛就诊的妇女中有 80％伴发子宫内膜异位症；无症状生育期妇女行输卵管结扎术时，发现 22％的妇女伴发子宫内膜异位症。有证据提示，子宫内膜异位症具有自限性，约 58％的患者的异位病灶能自行退缩和消失，而另一部分患者病变却呈进行性发展。

二、病因病机

内膜异位症以痛经和瘕为其主要症状和体征。引起痛经和瘕的基本病理为气血瘀阻，经络不通，不通则痛；瘀阻日久，成瘕。导致气血阻滞的原因或由经期，产后感受寒湿，阻滞脉络致血流不畅而腹痛；或由七情所伤，肝脾失调，肝郁气滞以致邪滞经脉；或由手术创伤如剖宫产，人工流产手术等导致气滞血瘀而腹痛，中医辨证为正虚邪实。

三、诊断要点

(一)病史

(1)发病于中青年妇女。

(2)月经史：初潮早，经期延长，周期缩短，伴原发性痛经，是内膜异位症的危险因素。

(3)妊娠和不孕：不孕是危险因素，妊娠有保护作用。

(4)手术史：可能有刮宫、剖宫取胎、肌瘤剥出术、剖宫产、会阴侧切手术史。

(5)遗传因素：有家族性发病倾向，和遗传基因有关。

(二)临床表现

(1)20％～30％的患者可无症状。

(2)痛经为主要症状，多为继发性痛经，呈进行性加剧，发生在经前、经时及经后 1～2 天，呈周期性。但亦有表现为非周期的慢性盆腔痛。

(3)原发或继发不孕：不孕可能由于粘连等机械因素，以及卵巢功能障碍、合并未破裂卵泡黄素化综合征及自身免疫因素等所致。

(4)月经失调：主要表现为周期缩短，经期延长。经前 2～3 天点滴出血。亦可为经量增多，少数为经量减少。

(5)性交疼痛。

(6)肠道症状：腹泻或便秘、里急后重、便血等。

(7)泌尿道症状：尿急、尿频、尿痛或血尿等。

(8)妇科检查：子宫位置正常或呈后位，活动或固定，大小正常或稍增大。病变累及卵巢者，可在一侧或两侧扪及囊性肿块，壁稍厚，张力高，与子宫、阔韧带、盆腔、后腹膜粘连而固定。典型体征是在后陷凹或宫骶韧带部位触及 1 个或多个大小不等质硬的结节，伴或不伴触痛。月经期结节增大，压痛更明显。

(三)辅助检查

1.血液检查

血清 CA125、抗子宫内膜抗体(EMAb)值的测定可提高子宫内膜异位症的诊断率，可作为药物疗效评价的指标。

2.影像学检查

B超检查有助于发现盆腔或其他病变累及部位的包块，了解病灶位置、大小和形状，对诊断卵巢内膜异位囊肿有重要意义。钡剂灌肠有助于发现直肠子宫陷凹及直肠阴道隔内的异位症病灶。必要时行盆腔 CT 及 MRI 检查。

3.腹腔镜检查

腹腔镜检查是子宫内膜异位症诊断的首选方法,可直接了解病灶范围和程度。

四、鉴别诊断

(一)卵巢恶性肿瘤

全身情况较差,病情发展迅速,疼痛呈持续性,与月经周期无关。检查可在子宫旁扪及较固定的包块,盆腔内可有散在的转移结节,但无明显压痛及触痛,常伴有腹水。B 超显示肿瘤包块以实性或混合性居多,形态多不规则。病理检查可明确诊断。

(二)卵巢囊肿

卵巢囊肿为一侧性,常无症状。检查可扪及球形囊性包块,表面光滑,边界清楚,活动,无明显压痛及触痛。B 超显示为形态规则的无回声区。

(三)盆腔炎性包块

盆腔炎性包块可有一侧或双侧附件包块、压痛,盆腔粘连时子宫位置固定、不活动,结核性盆腔炎还可出现子宫骶骨韧带和后陷凹的结核性结节。腹腔镜可助鉴别。

(四)子宫腺肌病

子宫腺肌病亦表现为痛经,甚至更剧烈,疼痛位于下腹正中。检查子宫呈对称性增大或局部凸起,质硬而有压痛,经期压痛更明显。B 超和腹腔镜检查可助鉴别。

(五)原发性痛经

痛经常于 1～2 天消失,而子宫内膜异位症的痛经持续时间长,进行性加重,甚至非周期性疼痛,经期加重。妇科检查和 B 超检查可助鉴别。

(六)其他

子宫内膜异位囊肿破裂时须与卵巢囊肿蒂扭转、异位妊娠、黄体破裂、盆腔炎性疾病、阑尾炎等鉴别。

五、辨证治疗

子宫内膜异位症诸多症状表现与"血瘀"相关,而"血瘀"又有寒热虚实之区别。临床治疗在立足于基本病机的基础之上,又应当辨其虚实夹杂,特别是针对其临床主要的症状表现,结合适当的辨病与辨证相结合,或补肾、活血化瘀以调经,或补肾活血促排卵助孕,或活血化瘀散结消癥。

(一)气滞血瘀

主证:渐进性痛经,经前或经期小腹呈胀痛,痛处固定,经来不畅,淋漓不尽,或经来量多,血色紫黯有块,块下则痛减,胸胁、乳房作胀,或腹中有块,固定不移,经期肿块胀痛明显,舌质紫黯,舌边或有瘀点,脉弦涩或弦缓。

治法:理气活血,逐瘀止痛。

方药:膈下逐瘀汤。

(二)寒凝血瘀

主证:经前或经期小腹冷痛,或经期绞痛,喜温,得热则舒,经行不畅,淋漓不尽,或经行量少,经色黯有块,面色苍白,肢冷,畏寒,舌淡,苔薄白或白腻,脉沉紧。

治法:温经散寒,活血祛瘀止痛。

方药:少腹逐瘀汤。

(三)气虚血瘀

主证:常有多产或堕胎、人流史,月经先期、量多、色淡,月经延长,或崩漏伴小瘀块,小腹坠痛,会阴及肛门坠感,经来二便意频,或便溏,舌淡胖有齿印,脉细缓。

治法:益气活血,去瘀止痛。

方药:举元煎合失笑散加三七。

(四)瘀热互结

主证:经前或经行发热,小腹灼热疼痛拒按;月经提前、量多、色红质稠有块或淋漓不净;烦躁易怒,溲黄便结;盆腔结节包块触痛明显;或不孕,舌红有瘀点,苔黄,脉弦数。

治法:清热凉血,活血化瘀。

方药:小柴胡汤合桃核承气汤加牡丹皮、红藤、败酱草。

(五)肾虚血瘀

主证:婚久不孕,月经推后或量少,淋漓不尽,色黯淡,有血块,经期、经后小腹、腰骶、少腹坠胀作痛,平素头晕耳鸣、腰膝酸软、眠少多梦,纳呆便溏,舌质紫黯,或舌边尖有瘀斑、瘀点,脉沉细弦。

治法:补肾养血,活血化瘀。

方药:补肾活血方。

六、其他疗法

(一)中成药治疗

(1)散结镇痛胶囊:功效软坚散结,化瘀定痛。用于子宫内膜异位症(痰瘀互结兼气滞证)所致的继发性痛经、月经不调、盆腔包块、不孕等。口服,每次 4 粒,每天 3 次。于月经来潮第一天开始服药,连服 3 个月经周期为 1 个疗程。

(2)桂枝茯苓丸:功能活血化瘀、化痰散结、清热解毒、疏肝止痛。用于瘀血阻滞证所引起的子宫肌瘤、卵巢囊肿、子宫内膜异位症、慢性盆腔炎性疾病、子宫腺肌病等症。口服,每次 6 g,每天 3 次,连服 3 个月经周期为 1 个疗程。

(二)针灸治疗

(1)体针:①针刺行间、中极、气海、次髎、地机、血海。每天 1 次或隔天 1 次,15 次为 1 个疗程。可调气活血,行瘀止痛。②针刺气海、关元、中极、脾俞、肾俞,加灸关元。疗程同上。功能温经化瘀。③针刺肾俞、命门、关元、大赫、足三里,加灸中脘。疗程同上。功能补气益血。④针刺中极、关元、三阴交、气海。每周 1 次,提插平补平泻,进针 10 分钟行运针提插,留针 20 分钟。用于子宫内膜异位症痛经。⑤针刺三阴交、归来、天枢、血海,平补平泻,留针 30 分钟。用于子宫内膜异位症痛经。

(2)腹针:取穴引气归元(中脘、下脘、气海、关元),中极,外陵,双侧下风湿点。外陵中刺,余穴均针刺至地部,留针 30 分钟。用于子宫内膜异位症痛经。

(3)灸法:隔姜灸神阙、关元、三阴交,中等艾炷 5~7 壮。隔天 1 次。用于寒凝血瘀者。

(曹怀宁)

第七节 卵 巢 早 衰

一、概述

卵巢早衰是指因卵巢功能过早衰竭致使女性 40 岁之前出现闭经,同时伴有低雌激素,高促性腺激素水平的一种疾病。中医学无卵巢早衰之名,与古籍记载的"月水先闭""经水早断"最为相似。

二、病因病机

中医认为本病的发生与肾虚密切相关,累及肝、心、脾多脏。月经的形成有赖于肾。

据有关报道,卵巢早衰占妇女总人群的 1%～3.8%,原发性闭经占 10%～28%,继发性闭经占 4%～18%。卵巢早衰在 40 岁之前的发病率为 1/100,30 岁之前为 1/1 000,20 岁之前为 1/10 000,且发病率呈逐年上升的趋势。卵巢早衰病因复杂,治疗上相当棘手,严重影响了患者的身心健康。中医学无卵巢早衰之名,与古籍记载的"月水先闭""经水早断"最为相似。气、天癸、冲任、胞宫的生理功能的协调,故卵巢早衰闭经多责之于肾气、天癸、冲任、胞宫的失衡。先天不足、后天失养是本病的病因;肾精匮乏、冲任虚衰是本病发病的基本病机;脾失健运、肝郁不疏是本病发病的促动因素。本病属虚实夹杂之证,虚为本,实为标,虚多实少。

本病的病因病机不外乎虚实两端,属虚者责之于肾、肝、脾之虚损,精、气、血之不足,血海空虚,经血无源以泻;属实者多责之于气、血、寒、痰之瘀滞,胞脉不通,经血无路可行。

(一)肝肾阴虚

《傅青主女科·经水先后无定期第十七》中曰"经水出诸肾""经水早断,似乎肾水衰涸""肾气本虚,何能盈满而化经水外泄"。若先天禀赋不足,肾气未盛、久病及肾,或房事过度,或多产、坠胎、小产等耗竭精血,损伤及肾。肝肾同源,肾主藏精,肝藏血,若肝肾阴虚,导致冲任不能充养,不能化为经血,乃至经水渐少直至闭经。

(二)肾虚肝郁

《万氏妇人科》云:"忧愁思虑,恼怒怨恨,气郁血滞,而经不行。"若精神刺激、长期工作生活压力较大,七情内伤、情志抑郁或其他脏腑病证长期不愈,影响了肝的疏泄功能,或肾的藏精功能,而致肝气郁滞,血行不畅,肾虚胞宫失养致经闭不行。

(三)脾肾阳虚

多由感受寒邪较重,或久病耗气损伤脾肾之阳气,或其他脏腑的亏虚,累及脾肾两脏等引起。脾虚阳气不足,冲任气血不充,血海不能满溢,遂致月经停闭。

(四)心肾不交

思虑过度,或者心情抑郁,心火亢盛,向下损耗肾水,肾失阴液濡养,或者过劳伤肾,引起心肾不交,肾精亏损,血海不能满溢,遂致月经停闭。

(五)肾虚血瘀

患者久病脏腑功能低下,精气血不能互化,冲任气血不足,虚瘀互结;或手术伤损经络经脉,不能传送脏腑化生之气血；或离经之血瘀滞冲任，损伤肾气，致肾虚血瘀，经血当至未至，胞宫新血不生，血海不能满溢，遂致月经停闭。

(六)气血两虚

《本草衍义·衍义总叙》曰："夫人之生以气血为本……思虑过当，多致劳损……女则月水先闭。"平素思虑过度，损伤心脾，或大病久病耗伤气血，冲任气血衰少而致闭经。

三、诊断要点

(一)病史

多数患者无明确诱因。少数可有家族遗传史；自身免疫性疾病引起的免疫性卵巢炎病史；幼时腮腺炎及结核、脑炎、盆腔器官感染史；盆腔放射、全身化疗、服用免疫抑制剂及生殖器官手术等医源性损伤史；吸烟饮酒、有毒有害物质接触史；或在发病前有突发的惊恐或持续不良的精神刺激史。

(二)症状

月经不规则是首要线索，患者一般是先出现月经周期延后、经期缩短、经量减少、不规则子宫出血，而后逐渐发展为闭经；少部分患者月经周期可正常，突然出现闭经；部分患者或可出现潮热等绝经过渡期症状。如由自身免疫性疾病引起的 POF 可出现相关疾病的表现。

(三)体格检查

妇科检查：生殖器官萎缩、阴道黏膜充血、皱襞消失。

(四)实验室检查

1.辅助检查

(1)生殖内分泌激素测定：间隔一个月持续两次以上 FSH≥40 IU/L，E_2≤73.2 pmoL/L。

(2)染色体检查：对于 25 岁以下闭经或第二性征发育不良者，可行染色体核型分析。25 岁以上继发闭经者，很少有染色体核型异常。

(3)B 型超声检查：子宫内膜菲薄或子宫及卵巢萎缩，卵巢中无卵泡。

2.诊断标准

具有以下 3 条则可以诊断：①40 岁前闭经；②两次以上血清 FSH≥40 IU/L；③E_2≤73.2 pmoL/L。

四、鉴别诊断

(一)高催乳素血症

临床表现是月经稀发、闭经及非哺乳期乳汁自溢。PRL≥25 μg/L。B 型超声可见卵巢内有发育的卵泡。血清 LH、FSH 及 TSH 的水平均正常。

(二)多囊卵巢综合征

多囊卵巢综合征可出现月经稀发或闭经、不孕，临床以高雄激素血症、高胰岛素血症及代谢综合征表现为主，血清 FSH 水平在正常范围。常伴有肥胖、多毛、痤疮及黑棘皮症等。

(三)希恩综合征

产后大出血和休克持续时间过长导致垂体梗死和坏死，引起低促性腺激素性闭经，同时伴有肾上腺皮质、甲状腺功能减退。临床表现为脱发、闭经、阴毛和腋毛脱落、低血压、畏寒、嗜睡、贫血、消瘦等症状。

(四)中枢神经-下丘脑性闭经

中枢神经-下丘脑性闭经包括精神应激性、神经性厌食、体重下降、剧烈体育运动、药物等引起的下丘脑分泌促性腺激素释放激素功能失调或抑制引发闭经。

(五)抵抗性卵巢综合征

抵抗性卵巢综合征又称卵巢不敏感综合征,亦属 FSH 升高之高促性腺闭经。镜下卵巢形态饱满,具有多数始基卵泡及初级卵泡,很易与 POF 相鉴别。

五、辨证治疗

卵巢早衰以肾虚为本,常影响到心、肝、脾等脏腑,辨证注意有无水湿、痰浊、瘀血之类兼夹证。

(一)肝肾阴虚

主证:月经周期延后,量少,色红,质稠,或闭经;五心烦热,烘热汗出,失眠多梦,阴户干涩、灼热痛,头晕耳鸣,腰膝酸软,两目干涩,视物昏花,舌红,少苔,脉弦细数或脉细数。

治法:滋养肝肾,养血调经。

方药:左归丸。熟地黄 24 g,山药 12 g,山茱萸 12 g,菟丝子 12 g,鹿角胶 12 g,龟甲胶(烊服)12 g,枸杞子 12 g,川牛膝 9 g。每天 1 剂,水煎服。

加减:如阳气偏亢而见头痛剧烈,夜睡不寐,加石决明 12 g 以平肝潜阳。

(二)肾虚肝郁

主证:月经周期延后,量少,色黯,夹有血块或闭经;腰膝酸软,烘热汗出,精神抑郁,胸闷叹息,烦躁易怒;舌质淡黯,苔薄黄,脉弦细尺脉无力。

治法:补肾疏肝,理气调经。

方药:二仙汤合并柴胡疏肝散加减。淫羊藿 15 g,仙茅 10 g,巴戟天 15 g,当归 10 g,菟丝子 30 g,柴胡 10 g,枳壳 15 g,香附 15 g,白芍 15 g,川芎 10 g,陈皮 10 g。每天 1 剂,水煎服。

加减:潮热盗汗加糯稻根 20 g、浮小麦 20 g 以止汗、益气、除热;心悸明显加煅龙骨 20 g(先煎)、煅牡蛎 20 g(先煎)以重镇降逆;失眠多梦加夜交藤 20 g、百合 12 g 以养心安神;腰痛甚者加川续断 12 g、杜仲 12 g 以补肝肾,强筋骨。

(三)脾肾阳虚

主证:月经周期延后,量少,色淡,质稀或闭经;腹中冷痛,面浮肢肿,畏寒肢冷,腰膝酸软,带下清冷,性欲淡漠,久泻久痢或五更泻;舌淡胖,边有齿印,苔白滑,脉沉迟无力或脉沉迟弱。

治法:温肾健脾,养血调经。

方药:四逆汤合并当归补血汤加减。熟附子 15 g(先煎),干姜 10 g,甘草 10 g,黄芪 30 g,当归 6 g,党参 20 g,茯苓 15 g,白术 15 g。每天 1 剂,水煎服。

加减:如肾虚而见腰酸,加淫羊藿 12 g、川续断 12 g 以温补肾阳;寒滞者加桂枝 10 g、细辛 3 g 以辛温香窜,通阳祛瘀,温经通络。子宫发育不良者,加紫石英 10 g、紫河车粉 10 g 以养肾气,益精血。

(四)心肾不交

主证:月经周期延后,量少,色红,质稠或闭经;心烦不寐,心悸怔忡,失眠健忘,头晕耳鸣,腰酸膝软,口燥咽干,五心烦热;舌尖红,苔薄白,脉细数或尺脉无力。

治法:清心降火,补肾调经。

方药:黄连阿胶汤。黄连 3 g,阿胶 10 g(烊),黄芩 10 g,白芍 15 g,鸡子黄一枚。每天 1 剂,水煎服。

加减:若潮热盗汗,情志异常,悲伤欲哭,加百合 15 g、浮小麦 20 g、甘草 10 g、大枣 15 g 以养阴安神;若严重失眠,坐卧不宁者,加龙骨 20 g(先煎)、牡蛎 20 g(先煎)以安神定志;若心火过亢而见口舌糜烂,心烦不寐,加淡竹叶 15 g、黄柏 10 g、知母 10 g 以清降心火。

(五)肾虚血瘀

主证:月经周期延后,量少,色黯,质稠或闭经;头晕耳鸣,腰膝酸软,口干不欲饮,胸闷胁痛,口唇紫黯;舌质紫黯,边有瘀点或瘀斑,苔薄白,脉沉涩无力。

治法:补肾益气,活血调经。

方药:归肾丸合桃红四物汤。熟地黄 24 g,枸杞子 12 g,山茱萸 12 g,菟丝子 12 g,茯苓 12 g,当归 12 g,怀山药 12 g(炒),杜仲 12 g(盐炒),川芎 10 g,白芍 10 g,桃仁 10 g,红花 10 g。每天 1 剂,水煎服。

加减:肾气不足者可选加淫羊藿 12 g、巴戟天 12 g 以温补肾阳;血瘀较甚者,加泽兰 10 g、刘寄奴 10 g、川牛膝 12 g 以活血化瘀通经;兼肝郁气滞者加柴胡 6 g、香附 9 g 以疏肝解郁。

(六)气血虚弱

主证:月经周期延后,量少,色淡,质稀,或闭经;神疲肢倦,头晕眼花,心悸气短,面色萎黄,舌淡,苔薄白,脉细弱或沉缓。

治法:补气养血,和营调经。

方药:人参养荣汤。党参 15 g,黄芪 15 g,白术 15 g,茯苓 20 g,陈皮 10 g,甘草 10 g,熟地黄 15 g,当归 5 g,白芍 15 g,五味子 10 g,远志 10 g,肉桂 1.5 g(焗服)。每天 1 剂,水煎服。

加减:腰酸者加杜仲 12 g、川续断 12 g、菟丝子 15 g 以补肾;失眠者加酸枣仁 15 g、柏子仁 15 g 以养心安神。

六、其他疗法

(一)中成药治疗

(1)六味地黄丸:滋阴补肾,适用于肾阴亏损所致的头晕耳鸣,腰膝酸软,骨蒸潮热,盗汗遗精。蜜丸,每次 9 g,每天 2 次,早晚分服。

(2)妇科调经片:养血柔肝,理气调经。用于肝郁血虚所致的月经不调、经期前后不定、行经腹痛。口服,每次 4 片,每天 3 次。

(3)参茸白凤丸:益气补血,调经。用于气血不足,月经不调,经期腹痛。口服,水蜜丸每次 6 g,大蜜丸每次 1 丸,每天 1 次。

(4)天王补心丸:滋阴养血,补心安神。用于心阴不足,心悸健忘,失眠多梦,大便干燥。每次 1 丸,每天 2 次。

(5)定坤丸:补气养血,舒郁调经。用于冲任虚损,气血两亏,身体瘦弱,月经不调,经期紊乱,行经腹痛,崩漏不止,腰酸腿软。每次 1 丸,每天 2 次。

(6)归脾丸:益气健脾,养血安神。用于心脾两虚,气短心悸,失眠多梦,头昏头晕,肢倦乏力,食欲缺乏。用温开水或生姜汤送服,每次 6 g,每天 3 次。

(二)针灸治疗

(1)体针。A组:关元、归来、子宫、中极、三阴交、足三里、血海、太冲、太溪。B组:膈俞、肝俞、脾俞、肾俞、关元俞、次髎穴。两组穴位交替使用。方法:关元、三阴交、太溪、肾俞、关元俞用补法,其余平补平泻法,得气后留针 30 分钟,每隔 10 分钟行针 1 次。隔天 1 次,3 个月为 1 个疗程,2 个疗程为限,每疗程之间休息 1 周。加减:阳虚者加以温针灸,烦躁易怒、失眠不寐配内关、神门以镇静安神;外阴干涩、瘙痒配会阴以养阴止痒;体倦乏力、食少纳呆、食后腹胀配脾俞、关元以补脾益气。

(2)腹针:中脘、下脘、气海、关元,中极、气穴(双)。患者平卧位,暴露腹部,先在腹部从上至下触诊明确无阳性体征,取穴并做好标记,对穴位的皮肤进行常规消毒,采用"薄氏腹针专用针"一次性管针,避开毛孔及血管把管针弹入穴位,针尖抵达预计的深度后,留针 20 分钟,无须行针。开始每天治疗 1 次,连续 3 天,以后隔 3 天治疗 1 次,共治疗 4 周。

(3)灸法:选用艾箱进行。穴位选取肾俞、脾俞、气海、足三里。操作:患者仰卧,艾箱置于穴位上。每穴 1 壮,每天 1 次,每周治疗 5 次,20 次为 1 个疗程。

(4)耳穴压豆:将王不留行籽置 0.5 cm² 胶布上并贴压神门、卵巢、脑点、肝、脾、肾、内分泌等耳穴,胶布固定,同时用指尖间断按压耳穴,每次间隔 0.5 秒,以患者略感胀、沉重、刺痛为度,每穴每次点压 20 下,每天 3 次,每次一侧耳,两耳交替,每周 3 次,治疗 3 个月。

(三)穴位埋线

选取肝俞、脾俞、肾俞、胆俞、三阴交、阳陵泉(均双侧)。将穴位分为 2 组,左侧背俞穴配右侧下肢穴为一组,右侧背俞穴配左侧下肢穴为一组。2 组穴位轮流埋线。操作:先将 3-0 号外科医用羊肠线剪成 1.0 cm 装入消毒液中浸泡备用。施治时,在穴位处皮肤常规消毒,选用 8 号注射针头,28 号毫针(1.5 寸)作针芯。先将针芯向外拔出约 2 cm,镊取一段约 1.0 cm 已消毒的羊肠线从针头斜口植入,左手拇指、食指绷紧或捏起进针部位皮肤,右手持针快速刺入穴内,并上下提插,得气后,向内推针芯,同时缓慢将注射针头退出,将羊肠线植入穴位深处,检查羊肠线断端无外露,无出血,按压针孔片刻,敷以创可贴。埋线区当天不得触水,以防感染,指导患者埋线 2 天后,每天睡前自行按压穴位 10~20 分钟。疗程:埋线治疗期(15 天埋线 1 次,4 次为 1 个疗程),埋线巩固期(1 个月埋线 1 次,4 次为 1 个疗程)。

(曹怀宁)

第八节 不 孕 症

一、概述

夫妇同居 1 年以上,配偶生殖功能正常,有正常性生活,精液常规检查正常,未避孕而未受孕者,或曾孕育过,未避孕又 1 年以上未再受孕者,称为"不孕症",前者称为"原发性不孕症",后者称为"继发性不孕症"。古称前者为"全不产""无子""绝产""绝嗣""绝子"等,后者为"断绪"。

也有分为绝对不孕和相对不孕,夫妇一方有先天或后天解剖生理方面的缺陷,无法纠正而不能妊娠者称为绝对不孕;夫妇一方因某种因素阻碍受孕,导致暂时不孕,一旦得到纠正仍能受孕者称相对不孕。

随着辅助生殖技术的发展,以往一些认为不可治愈的不孕症可以通过这项技术得以改善。

目前我国不孕症发生率为 7％～10％，不孕因素可能在男方、女方或男女双方。男方因素占 30％～40％，女方因素约占 40％，男女双方因素占 10％～20％。

二、病因病机

不孕与肾的关系密切，男女双方在肾气盛、天癸至、任通冲盛的条件下，女子月事以时下，男子精气溢泻，两性相合，便可媾成胎孕。可见不孕主要与肾气不足，天癸、冲任、胞宫的功能失调，或脏腑气血不和，影响胞宫胞脉功能有关。

三、诊断要点

(一)临床表现

有正常性生活，男方生殖功能正常，未经避孕 1 年未孕；或伴有月经失调、闭经、痛经、溢乳、带下异常等病症。

(二)体格检查

(1)全身检查：了解营养及第二性征发育情况，排除导致不孕的非妇科因素。

(2)妇科检查：了解生殖道包括外阴、阴道、宫颈、子宫及盆腔有无器质性病变，如畸形、炎症、肿瘤等。

(三)辅助检查

(1)卵巢功能检查：了解卵巢有无排卵及黄体功能状态。如基础体温测定、B 超监测排卵、阴道脱落细胞涂片检查、子宫颈黏液结晶检查、宫内膜活检、女性激素测定等。

(2)输卵管通畅试验：常用输卵管通液术、子宫输卵管碘油(或碘水)造影及 B 超下输卵管过氧化氢溶液通液术。除检查子宫输卵管有无畸形、是否通畅、有无子宫内膜结核和肌瘤外，还有一定的分离粘连的治疗作用。

(3)免疫因素检查：如抗精子抗体(ASAB)、抗内膜抗体(EMAB)、性交后精子穿透力试验。

(4)宫腔镜检查：怀疑有宫腔或宫内膜病变时，可做宫腔镜检查或做宫腔粘连分离。

(5)腹腔镜检查：上述检查均未见异常，或输卵管造影有粘连等，可做腹腔镜检查，可发现术前未发现的病变，如子宫内膜异位症、盆腔粘连等。亦可做粘连分离术、内异病灶电凝术、多囊卵巢打孔术。必要时剖腹探查。

(6)CT、MRI 检查：对诊断垂体病变引起的不孕有帮助。

四、鉴别诊断

(一)不孕与疼痛

很多不孕患者经常有疼痛症状表现，最常见的是子宫内膜异位症中的痛经，经行疼痛剧烈，甚者可晕厥，有的伴有性交痛、月经不调等症状。盆腔炎患者也常出现盆腔疼痛、疲劳后加剧，伴带下增多、腰酸、发热、月经不调等。输卵管梗阻者常有下腹疼痛、腰骶酸痛、带下增多、月经不调等症状。其他尚有子宫肌瘤、卵巢囊肿等。

(二)不孕与月经不调

月经不调者常由于生殖内分泌紊乱而使卵子发育不成熟，排卵功能障碍，子宫内膜发育不良等致不孕，因而临床上会出现月经不调、功能失调性子宫出血、黄体功能不全、卵泡不破裂黄素化综合征、闭经、溢乳闭经综合征、多囊卵巢综合征等疾病。

(三)不孕与带下

带下是临床常见的一个症状,正常女性有带下,故有"十女九带"之说,此称为生理性带下。阴道 pH 为 4~5,偏酸性,能杀菌自净,起到保护阴道的作用。不孕与带下有一定的关系,带下增多,影响阴道的酸碱度,这不利于精子的存活。带下又往往是妇科某些炎症性疾病所出现的症状,临床常见病有阴道炎(如滴虫性阴道炎、霉菌性阴道炎)、子宫颈炎、盆腔炎等疾病。其他如子宫肌瘤、机体虚弱、气血不足也会出现带下。

五、辨证论治

(一)肾虚不孕

主证:婚后数年不孕,月经失调,量少色淡,质地稀薄,腰膝酸软,头昏耳鸣,神疲乏力,下腹冷痛,小便清长,四肢不温,性欲淡漠,舌淡苔薄,脉沉细。

治法:补肾温阳,调经助孕。

方药:毓麟珠(《景岳全书》)加减,常用药味是党参、白术、茯苓、当归、白芍、川芎、菟丝子、杜仲、鹿角片、熟地黄、淫羊藿等。

本型多见于月经不调、内分泌紊乱的患者。

(二)脾虚血少

主证:婚后不孕,胃纳不佳,食后作胀,神疲乏力,带下量多,少腹下坠感,头昏目花,心悸怔忡,面色㿠白或萎黄,四肢不温,大便溏薄,面目浮肿,下肢水肿,月经不调,经量或多或少,经色淡质薄,舌淡苔薄,舌边有齿印,脉虚。

治法:健脾益气,补血助孕。

方药:归脾汤(《济生方》)加减。常用药味是党参、黄芪、白术、当归、龙眼肉、茯苓、木香、远志、枸杞子、炙甘草等。

本型多见于子宫小、月经不调、黄体不健、内分泌失调的患者。

(三)胞宫寒冷

主证:婚后不孕,经期推迟,经量较少,色黯有块,形寒肢冷,少腹冷痛,得温则舒,阴中冷感,带下清冷,小便清长,腰脊酸楚,苔薄白,脉沉紧。

治法:暖宫散寒,调经助孕。

方药:艾附暖宫丸(《沈氏尊生书》)加减。常用药味是艾叶、香附、当归、川断、吴茱萸、熟地黄、肉桂、黄芪、白芍、川芎等,本方还可加用紫石英。

本型多见于月经不调、闭经、痛经、功能失调性子宫出血、子宫内膜异位症的患者。

(四)肝肾亏损

主证:婚久不孕,月经不调,经行量少、色淡,月经衍期,甚则闭经,腰膝酸软,头昏目眩,心悸心烦,夜寐少眠,耳鸣如蝉,轰热汗出,口干咽燥,大便秘结,有时乳胀,舌淡苔薄,脉细小弦。

治法:滋养肝肾,调理冲任。

方药:调肝汤(《傅青主女科》)合归肾丸(《景岳全书》)加减。常用药味是当归、白芍、熟地黄、怀山药、山茱萸、巴戟天、菟丝子、枸杞子、茯苓等。

本型常见于子宫小、月经不调、内分泌紊乱的患者。

(五)阴虚内热

主证:婚后不孕,月经不调,形体消瘦,两颧潮红,自感内热,手足心热,口干不欲饮,大便秘结,小便黄赤,夜寐汗出,舌红少苔,脉细数。

治法:养阴清热,调经助孕。

方药:知柏地黄丸(《医宗金鉴》)加减。常用药味是知母、黄柏、生地黄、泽泻、牡丹皮、山茱萸、当归、山药、茯苓等。

本型常用于月经不调、内分泌失调、盆腔炎的患者。

(六)肝郁气滞

主证:婚后不孕,月经不调,可有月经过多、崩漏,也可月经过少,甚则闭经,经色紫黯,质地黏稠,少腹胀痛,两乳作胀,胸胁胀痛,时欲叹息,性情急躁,心烦易怒,口干目赤,大便秘结,苔薄或质红,脉弦。

治法:疏理肝气,化瘀通脉。

方药:开郁种玉汤(《傅青主女科》)加减。常用药味是半夏、茯苓、陈皮、青皮、香附、木香、槟榔、莪术、川芎、当归等。

本型常见于月经不调、经后乳胀、盆腔炎、子宫内膜异位症的患者。

(七)血瘀阻滞

主证:久不孕育,下腹胀痛,痛有定处,甚则形成肿块,月经不调,经色紫黯,或夹血块,痛经,面色黧黑,皮肤干燥无光泽,舌质紫黯或有瘀点,脉细涩。

治法:活血化瘀,逐瘀止痛。

方药:血府逐瘀汤(《医林改错》)加减。常用药味是桃仁、红花、当归、川芎、赤芍、生地黄、枳壳、柴胡、桔梗、甘草、牛膝等。

本型常见于输卵管梗阻、痛经、子宫内膜异位症、盆腔炎、卵巢囊肿、子宫肌瘤的患者。

(八)痰湿阻滞

主证:婚后不孕,形体肥胖,月经衍期,甚至闭经,经行量少,经色黯,质稠厚,带下量多质稠厚,性欲淡漠,头晕目眩,面色㿠白,胸闷泛恶,胃纳不佳,苔白腻,脉濡滑。

治法:除湿化痰。

方药:苍附导痰丸(《叶天士女科》)加减。常用药味是苍术、香附、白术、陈皮、半夏、天南星、茯苓、石菖蒲、枳壳、神曲等。

本型常见于月经不调、多囊卵巢综合征、闭经、未破裂卵巢黄素化综合征、内分泌失调者的患者。

(九)湿热蕴积

主证:婚后不孕,下肢腰骶酸痛,带下增多,色黄或黄赤,月经先期量多,色红,神疲乏力,时有低热,胃纳不佳,口干不欲饮,病情缠绵,久治难愈,苔厚腻或黄腻,脉濡数或濡滑。

治法:清热利湿,调经助孕。

方药:安盆消炎汤(经验方)加减。常用药味是红藤、紫花地丁、银花、连翘、蒲公英、香附、薏苡仁、桔梗、龙胆草等。

本型常见于盆腔炎、带下病、输卵管梗阻、子宫内膜异位症、免疫性不孕的患者。

(十)肾亏瘀阻

主证:有流产史,经常腹痛、腰酸,经行腹痛加剧,月经不调,先后不定期,经量或多或少,经色黯,有时性交痛,苔薄,质黯,脉沉细。妇检:子宫活动度差,有粘连增厚,压痛,包块。BBT 呈坡形上升,高温持续时间短。

治法:活血化瘀,补肾调经。

方药:补肾祛瘀方(经验方)加减,常用药味是淫羊藿、仙茅、熟地黄、山药、香附、三棱、莪术、鸡血藤、丹参等。

本型常见于盆腔炎、带下病、输卵管梗阻、子宫内膜异位症、免疫性不孕的患者。

六、其他疗法

(一)针灸治疗

(1)针刺:取穴关元、气海、水道、归来、足三里、三阴交、大陵,隔天1次,治疗瘀血阻滞,输卵管不通所致不孕。

(2)埋针:取穴任脉、中极、关元、冲脉、大赫、三阴交、血海,在月经第1天即埋针,有促排卵作用。

(二)注射法

(1)丹蒲注射液(丹参、赤芍、蒲公英、败酱草):4 mL,每天1~2次,肌内注射,治盆腔炎、子宫内膜异位症等所致不孕。

(2)丹参注射液:10 mL加入5%葡萄糖溶液500 mL静脉滴注,功用活血化瘀通络,治瘀血阻滞之输卵管梗阻、子宫内膜异位症之不孕。

(3)外敷法:将口服中药的药渣放醋炒热后(或用粗盐炒热后)外敷,能止痛与缓解症状。

(4)灌肠法:将口服中药多煎出150 mL做保留灌肠,或另开灌肠方,有学者的经验方是三棱、莪术、赤芍、蜂房、皂角刺、蒲公英煎水150 mL保留灌肠,多用于输卵管梗阻、子宫内膜异位症者。

（曹怀宁）

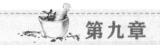

第九章

风湿免疫科病症的中医辨证治疗

第一节　类风湿关节炎

类风湿关节炎是一种以对称性、慢性、进行性多关节炎为主要表现的自身免疫性疾病。其侵犯的靶器官主要是关节滑膜，滑膜炎可反复发作，而致关节软骨及骨质破坏，最终导致关节畸形及功能障碍。本病可累及多器官、多系统，引起系统性病变，常见有心包炎、心肌炎、胸膜炎、间质性肺炎、肾淀粉样变及眼部疾病等。类风湿关节炎多发于 40～50 岁的中年女性，男女发病率之比为 1∶3 左右。我国发病率为 0.32％～0.36％。

根据类风湿关节炎的临床表现当属于中医学痹病的范畴，与"历节""顽痹""尪痹"等相似。对于本病，后世医家逐渐完善其理法方药，如宋代《太平圣惠方》《圣济总录》记载大量治疗本病的方药。明·李梴《医学入门》说："顽痹，风寒湿三邪交侵……初入皮肤血脉，邪轻易治；留连筋骨，久而不痛不仁者难治，久久不愈。"强调本病的顽固性。万全《保命歌括》言："须制对症药，日夜饮之，虽留连不愈，能守病禁"，是说本病只要坚持对症用药，即使不能治愈，也能控制病情进展，强调本病治疗的长期性。

近年来，随着中医、中西医结合研究的不断深入，本病无论在基础理论研究，还是临床经验的积累方面，均取得了可喜的成果。中医药治疗本病具有自身优势和特点。

一、病因病机

一般将类风湿关节炎的病因病机概括归纳为正气亏虚、邪气侵袭、痰浊瘀血三方面，简称为"虚、邪、瘀"。

(一)正气虚弱

即人体精气血津液等物质不足及脏腑经络组织功能失调。正气亏虚，外邪易侵。《黄帝内经》特意强调了"邪之所凑，其气必虚"，在《素问·评热病论》中曰："风雨寒热，不得虚，邪不能独伤人。"故正气不足，诸虚内存，是本病发生的重要内部原因。正虚主要与以下因素有关。①禀赋不足，《灵枢·五变》曰："粗理而肉不坚者，善病痹"，即是说先天腠理不密，肌肉疏松者，邪气易侵，而易致痹病；②劳逸失度，《素问·宣明五气》曰："久立伤骨，久行伤筋"，指出了劳累过度，耗伤正气，气血不足，而伤筋骨致病；③病后产后，气血大亏，内失荣养，外邪易侵，而致本病。唐·昝殷《经效产宝》曰："产后伤虚，腰间疼痛，四肢少力，不思饮食。"

(二)邪气侵袭

邪气侵袭指六淫之邪侵袭人体。《黄帝内经》中多次强调了外邪的致病作用，《素问·痹论》

曰"所谓痹者,各以其时重感于风寒湿之气"。《素问·评热病论》则有"不与风寒湿气合,故不为痹"。《灵枢·刺节真邪》也有"邪气者……其中人也深,不能自去"。汉·华佗《中藏经》继承并发展了这一观点,增加了"暑邪"致痹,并首次明确了风寒暑湿为痹病的病因,提出"痹者,风寒暑湿之气中于人,则使之然也""痹者闭也,五脏六腑感于邪气……故曰痹"。概括地说明风、寒、湿、热邪是痹病发生发展的外部条件。邪气侵袭的主要因素:①季节气候异常;②居处环境欠佳;③起居调摄不慎。

(三)痰瘀瘀血

瘀血痰浊气滞是痹病的一个重要病理变化,故《素问·痹论》说"痹在于脉则血凝而不流",《素问·调经论》则说"血气不和,百病乃变化而生"。《素问·调经论》中曰:"血气与邪并客于分腠之间,其脉坚大。"《素问·五藏生成》说:"卧出而风吹之,血凝于肤者为痹。"《灵枢·阴阳二十五人》曰:"切循其经络之凝涩,结而不通者,此于身皆为痛痹,甚则不行,故凝涩。"《素问·平人气象论》说:"脉涩曰痹。"以上这些是说患痹之人必有"瘀血"存在,而导致气血壅滞,痹阻经脉。《中藏经》曰:"气痹者,愁忧喜怒过多……",强调情志瘀滞而致痹。宋·陈言《三因极一病证方论》谓:"支饮作痹。"明·方贤《奇效良方》则进一步说:"支饮为病,饮之为痰故也。"清·董西园提出的"痹非三气,患在痰瘀"是对此病因的最佳概括。痰瘀气滞的主要因素:①七情瘀滞;②跌仆外伤;③饮食所伤。

正气亏虚、邪气侵袭、痰瘀气滞三者关系密切。正虚是类风湿关节炎发病的内在因素,起决定性作用;邪侵是发病的重要条件,在强调正虚的同时,也不能否认在一定条件下,邪气致病的重要性,有时甚至起主导作用;不通(痰瘀)是发病的病理关键。在本病发展变化过程中,病理机制甚为复杂。一般可以出现以下四种情况:①邪随虚转,证分寒热;②邪瘀搏击,相互为患,"不通"尤甚;③邪正交争,虚因邪生,"不通""不荣"并见;④正虚痰瘀,相互为患,交结难解。痹必有虚、痹必有邪、痹必有瘀,凡类风湿关节炎患者体内虚邪瘀三者共存,缺一不可。但不同的患者,虚、邪、瘀三者的具体内容不同、程度不同。虚邪瘀三者紧密联系,相互影响,相互为患,互为因果,形成双向恶性循环,即正虚易感邪,邪不祛则正不安;正虚则鼓动气血无力易致瘀,瘀血不祛新血不生则虚更甚;瘀血阻滞则易留邪,邪滞经脉则瘀血难祛。使类风湿关节炎的临床表现错综复杂,变证丛生。

本病的病性是本虚标实,正虚(肝肾脾虚)为本,邪实、痰瘀为标。基本病机是素体本虚,气血不足,肝肾亏损,风寒湿邪痹阻脉络,流注关节,痰瘀痹阻。本病初起,外邪侵袭,多以邪实为主。病久邪留伤正,可出现气血不足、肝肾亏虚之候,并可因之造成气血津液运行无力,而风寒湿等邪气侵袭,又可直接影响气血津液运行,如此恶性循环,导致痰瘀形成。痰瘀互结终使关节肿大、强直、畸形而致残,不通不荣并现。病位在肢体、关节、筋骨、脉、肌肉,与肝、脾(胃)、肾等脏腑关系密切。病变后期多累及脏腑,可发展成脏腑痹。

二、临床表现

(一)关节表现

类风湿关节炎常表现为对称性多关节炎、持续性梭形肿胀和压痛,常伴有晨僵。受累关节以近端指间关节、掌指关节、腕、肘、肩、膝和足趾关节最为多见,伴活动受限。最为常见的关节畸形是腕和肘关节强直、掌指关节的半脱位、手指向尺侧偏斜和呈"天鹅颈"样及"纽扣花"样等表现。需细致检查的具体关节包括双手近端指间、掌指关节,双侧腕关节、肘关节、肩关节及膝关节等

28个关节,检查内容应包括关节肿胀、触痛、压痛、积液和破坏5个方面。

(二)关节外表现

大约有40%的类风湿关节炎患者有关节外表现。关节外表现的出现,常提示患者预后不佳,其致死率较无关节外表现者高,尤其合并有血管炎、胸膜炎、淀粉样变性和费尔蒂(Felty)综合征患者。类风湿关节炎的关节外表现男女发病相当,可见于各年龄段。

1.类风湿结节

类风湿结节多见于类风湿因子(RF)阳性的患者,其发生率为20%~25%,类风湿结节的出现多反映病情活动及关节炎较重。其表现为位于皮下的软性无定形可活动或固定于骨膜的橡皮样小块物,大小不等,直径数毫米至数厘米,一般数个,无自觉症状,多见于关节隆突部及关节伸面经常受压部位,如肘关节的鹰嘴突、坐骨和骶骨的突出部位、头枕部及手足伸肌腱、屈肌腱及跟腱上。经过积极治疗可短期内消失。

2.血液系统异常

类风湿关节炎患者可出现正细胞正色素性贫血,在患者的炎症控制后,贫血也可以改善。在病情活动的类风湿关节炎患者常可见血小板计数增多。当类风湿关节炎患者合并脾肿大及白细胞计数减少时需考虑Felty综合征,Felty患者也可出现血小板计数减少。

3.肺部病变

类风湿关节炎患者肺部受累很常见,其中男性多于女性。可出现弥漫性肺间质纤维化、肺实质疾病及胸膜炎。肺间质病变是影响患者预后的重要因素,弥漫性肺间质纤维化多发生在晚期患者,出现咳嗽,呼吸困难、气促及右心衰竭表现;X片可见肺部弥漫性蜂窝状阴影,预后不良。肺实质结节通常无临床症状,多见于RF阳性、滑膜炎较为广泛的类风湿关节炎患者;X片上可见肺部小结节,可单发或多发。胸膜炎大多临床上没有症状;有症状者可出现胸痛、胸膜摩擦音,可以发生中至大量胸腔积液,胸膜活检可见类风湿结节。

4.心脏病变

心脏病变可表现为心包炎、心肌炎、心瓣膜病变等。其中心包炎最常见,常随原发病的缓解而好转。同时类风湿关节炎本身也是发生心血管病变的独立危险因素。

5.眼部病变

眼部病变常见巩膜或角膜的周围深层血管充血,视物模糊,如干燥性角结膜炎和巩膜外层炎、慢性结膜炎;其他少见的有葡萄膜炎、表层巩膜结节病变和角膜溃疡。

6.神经系统病变

神经受压是本病患者出现神经系统病变的常见原因。最常见的受累神经有正中神经、尺神经和桡神经。末梢神经损害,指、趾的远端较重,常呈手套、袜套样分布,麻木感,感觉减退,振动感丧失。

7.其他

部分患者常伴有乏力、低热、食欲减退等症状。类风湿关节炎可引起肾脏损害,为并发淀粉样病变。但近年来认为,既然类风湿关节炎是结缔组织病,其本身引起肾小球肾炎也是可能的。

三、治疗

类风湿关节炎目前尚无特效疗法,治疗的目的是保持关节活动和协调功能,在不同的病期采用不同的疗法,并充分个体化。治疗原则:①抗炎止痛,减轻症状;②控制和减轻病情活动,防止或减少骨关节破坏;③最大限度保持关节功能;④尽量维持患者正常生活和劳动能力。

(一)一般措施

(1)类风湿关节炎急性期由于关节明显肿痛,必须卧床休息,症状基本控制后才能逐渐适度活动。

(2)由于本病病程长,容易反复发作,故在调养中要十分注意生活起居。

(3)急性期过后,应逐渐增加活动锻炼,包括主动和被动活动,并与理疗相结合。

(4)在整个病程中,应避免或去除诱因,如寒冷、潮湿、疲劳、精神刺激、外伤及感染等。

(5)饮食应含丰富的蛋白质及维生素,增加营养。适宜的膳食调补,对本病的治疗有益。

(二)活动期治疗

活动期多出现在类风湿关节炎早中期,以邪实痹为主,治疗以"祛邪通络"为原则,常运用疏风散寒,清热利湿,行气活血等法。

1.辨证论治

(1)风寒湿痹。

主症:肢体关节疼痛,重着、肿胀、屈伸不利。冬春、阴雨天易作,局部皮色不红,触之不热,遇寒冷疼痛增加,得热痛减,舌质淡,苔白,脉弦。①风偏胜者:疼痛游走不定,或呈放射性、闪电样,涉及多个关节,以上肢多见,或有表证;舌苔薄白,脉浮缓。②寒偏胜者:痛有定处,疼痛剧烈,局部欠温,得热则缓;舌苔薄白,脉弦紧。③湿偏胜者:疼痛如坠如裹,重着不移,肿胀不适,或麻木不仁,以腰及下肢为多见;舌苔白腻,脉濡。

治法:祛风通络,散寒除湿,活血养血。

方药:通痹汤(《娄多峰论治风湿病》)。当归、丹参、海风藤、独活、钻地风各18 g,鸡血藤、透骨草、香附各21 g。若风偏胜者,加防风9 g,羌活12 g,威灵仙15 g;寒偏胜者,加制川乌、制草乌、桂枝各9 g;湿偏胜者,加薏苡仁、萆薢各30 g;风湿痹阻者,以羌活胜湿汤加减;兼气虚者,加黄芪、白术各30 g;兼阳虚者,加淫羊藿、仙茅各15 g;疼痛部位不同,可加引经药。

本证为邪实痹寒证,多见于类风湿关节炎病程的早期,好发于春秋或冬春季节更替之时,多由外感风寒湿之邪,痹阻关节经络所致,病位较浅,多在肌表经络之间,经治后易趋康复。但若体弱,或失治误治易兼见气虚、阳虚之象。患者往往对气候变化敏感,甚则局部肌肉萎缩、关节僵硬等。

(2)风湿热痹。

主症:肢体关节游走性疼痛、重着,局部灼热红肿,或有热感,痛不可触,遇热则痛重,得冷稍舒,口渴不欲饮,烦闷不安,溲黄,或有恶风发热,舌红,苔黄腻,脉濡数或浮数。

治法:疏风除湿,清热通络。

方药:清痹汤(《娄多峰论治风湿病》)。忍冬藤60 g,败酱草、青风藤、老鹳草各30 g,土茯苓21 g,丹参20 g,络石藤18 g,香附15 g。诸药相合,共达疏风除湿、清热通络之目的。若风邪胜者,加防风9 g,羌活18 g,灵仙、海桐皮各15 g;热邪胜者,加生石膏30 g,知母20 g;湿邪胜者,加薏苡仁30 g,萆薢15 g;风热表证者,加金银花15 g,连翘9 g。

本证为邪实痹热证,多见于类风湿关节炎病程的早期,多由外感风湿热之邪,或感风寒湿邪郁久化热,痹阻关节经络所致,病位不深,应积极治疗。若治疗不当,热毒炽盛,病邪深入,治疗困难,故掌握病机,及时施治极为重要。

(3)湿热痹阻。

主症:肢体关节肿胀、疼痛、重着,触之灼热或有热感,口渴不欲饮,身热,舌质红,苔黄腻,脉濡数或滑数。

治法:清热利湿,活血通络。

方药:当归拈痛汤(《医学启源》)。知母、泽泻、猪苓、白术各 20 g,当归、人参、葛根、苍术各 15 g,茵陈、羌活各 12 g,升麻、防风、黄芩各 9 g,炙甘草 6 g。若发热明显者,加生石膏、忍冬藤各 30 g;关节红肿热痛、斑疹隐隐者,加生地黄、牡丹皮、元参各 20 g;关节肿胀明显者,加白花蛇舌草、菝葜各 30 g,萆薢 20 g;下肢肿痛明显者,可加川牛膝、木瓜、薏苡仁各 30 g。

本证是类风湿关节炎临床常见证型之一,多见于类风湿关节炎的活动期,治疗时尤应注重清热除湿,热邪虽可速清,而湿邪难以快除,湿与热相搏,如油入面,胶着难愈,故本证可持续时间较长。若失治误治,病延日久,病邪深入,必然殃及筋骨,而致骨质破坏。本方的特点是祛邪为主,且祛邪不伤正,兼扶正通络。临证根据情况适当加减变化,效果突出。

(4)热毒痹阻。

主症:关节红肿热痛,不可触摸,动则疼甚,屈伸不利,肌肤出现皮疹或红斑,高热或有寒战,面赤咽痛,口渴心烦,甚则神昏谵语,溲黄,大便干,舌红或绛,苔黄,脉滑数或弦数。

治法:清热解毒,凉血通络。

方药:清瘟败毒饮(《疫疹一得》)加减。生石膏、生地黄、犀角(水牛角代替)各 30 g,桔梗、黄芩、甘草各 9 g,牡丹皮、生栀子、知母、玄参各 20 g,连翘、赤芍各 15 g,竹叶、黄连各 12 g。诸药合用,共奏清热解毒,凉血通络之功。若肿痛者,加防己 20 g,忍冬藤 30 g,桑枝、苍术各 15 g;高热神昏谵语者,加安宫牛黄丸;衄血、尿血者,加藕节炭 20 g,白茅根 15 g,茜草 12 g;有痰瘀化热者,加黄柏 9 g。

本证是类风湿关节炎的急性活动期,此时可配合成药针剂如清开灵注射液、双黄连注射液等清热解毒凉血通络,必要时配合西药如非甾体抗炎药、糖皮质激素等以"急则治其标"。病情稳定后逐步撤减西药,以中药巩固治疗。

(5)寒湿痹阻。

主症:肢体关节冷痛、重着、顽麻,痛有定处,屈伸不利,昼轻夜重,畏冷肢凉,遇寒痛剧,得热痛减,或痛处肿胀,舌质胖淡,舌苔白滑,脉弦紧、弦缓或沉紧。

治法:祛湿散寒,通络止痛。

方药:顽痹寒痛饮(《娄多峰论治风湿病》)。独活、老鹳草、络石藤、黄芪、丹参、鸡血藤各 30 g,当归、醋元胡各 20 g,桂枝 15 g,制川乌、制草乌各 9 g,甘草 10 g。全方共奏温经散寒,通络止痛之效。若偏湿者,加薏苡仁 30 g,防己 15 g;关节畸形者,加炒山甲 9 g,乌梢蛇 15 g,全蝎 12 g 等。

本证为邪实痹寒证,多见于类风湿关节炎病程的早期,好发于春秋或冬春季节更替之时,多由外感风寒湿之邪痹阻关节经络所致,以邪实为主,应积极正确治疗,以免病久体虚,病邪深入。

(6)寒热错杂。

主症:肢体关节疼痛、肿胀,自觉局部灼热,关节活动不利,全身畏风恶寒,舌苔黄白相兼,脉象紧数;或关节红肿热痛,伴见结节红斑,但局部畏寒喜热,遇寒痛增,苔黄或白,脉弦或紧或数;或关节冷痛,沉重,局部喜暖,但伴有身热不扬,口渴喜饮;或肢体关节疼痛较剧,逢寒更甚,局部畏寒喜暖、变形,伸屈不利,伴午后潮热,夜卧盗汗,舌质红,苔薄白;或寒痹症状,但舌苔色黄;或热痹表现,但舌苔色白而厚。

治法:益气养血,通经活络。

方药:顽痹尪羸饮(《娄多峰论治风湿病》)。黄芪、桑寄生、制首乌、透骨草各30 g,当归、丹参各20 g,白术、五加皮各15 g,淫羊藿、炒山甲各10 g,乌梢蛇12 g,甘草9 g。全方共奏益气养血,通经活络之效。若偏寒者,加桂枝12 g,制川乌、制草乌各9 g;偏热者,加败酱草20 g,牡丹皮15 g;气虚重者,用黄芪30 g;血虚者,加熟地黄20 g;关节畸形者,加全蝎15 g;肌肤麻木者,加丝瓜络20 g;肌肉瘦削者,加山药30 g;纳呆者,加炒山楂、炒麦芽各15 g;不寐者,加炒枣仁15 g,夜交藤20 g;痰瘀互结、留恋病所者,可加破血散瘀搜风之土鳖虫、蜈蚣等虫类药。

本证可见寒热并存,其病机复杂,但非寒热之邪并侵,而多由气血不通,壅滞经脉,形成虚实寒热夹杂、错综复杂的状态,为邪实之痹。治疗扶正祛邪、清热散寒兼顾,但以益气养血,活血通络为主。

以上方药,水煎服,每天1剂;病情严重者,每天2剂。

2.特色专方

(1)乌头汤:乌头6 g,麻黄、芍药、黄芪、炙甘草各9 g,白蜜400 mL。乌头与蜜先煎,然后以水600 mL,煮取200 mL,去滓,纳蜜煎中,更煎之,服140 mL,每天1剂。温经散寒,除湿宣痹。适用于类风湿关节炎寒湿痹阻证,症见关节疼痛剧烈,每逢阴雨天或值冬季频作,遇寒加剧,得温则减,痛处不红不热,恶寒,舌淡苔白或腻或滑,脉弦紧等。运用乌头汤加味治疗类风湿关节炎患者64例,对照组24例口服雷公藤总甙片,连服2个月。结果治疗组在改善关节疼痛、肿胀、晨僵及功能障碍等方面较对照组明显好转($P<0.01$)。药理研究表明乌头汤有较明显的抗炎镇痛作用。

(2)白虎加桂枝汤:知母18 g,石膏30~50 g,甘草、粳米各6 g,桂枝9 g。水煎服,每天1剂。清热通络,疏风胜湿。适用于类风湿关节炎感寒后日久化热,热象偏重而寒湿未解,或病邪为湿热,但机体阳气偏盛之时,症见关节红肿疼痛,局部畏寒、怕风,口渴喜饮,舌红苔黄腻,脉数有力等。研究表明本方具有镇痛、抗炎、退热的作用。

(3)木防己汤:生石膏30 g,桂枝18 g,木防己、杏仁各12 g,生香附、炙甘草各9 g,苍术15 g。水煎服,每天1剂。清利湿热。适用于类风湿关节炎湿热痹阻证,症见关节红肿疼痛,屈伸不利甚则僵硬、变形。运用加减木防己汤内服治疗类风湿性滑膜炎216例,疗程3个月,结果显示,临床缓解144例,占66.67%;显效28例,占12.96%;有效24例,占11.11%;无效20例,占9.26%;总有效率为90.74%。

(4)桂枝芍药知母汤:桂枝、麻黄、知母、防风各12 g,芍药9 g,甘草6 g,生姜、白术各15 g,附子10 g。水煎服,每天1剂。祛风除湿,温经散寒,滋阴清热。适用于类风湿关节炎寒热错杂证,即对于局部或全身辨证寒热不明显,或寒热并存,症见关节局部灼热感而全身畏寒怕风,遇寒疼痛加剧;或关节肿胀畏寒,遇寒加重,但触之局部发热;或上肢热下肢凉,或下肢热上肢凉。张氏运用本方治疗类风湿关节炎患者28例,对照组28例给予甲氨蝶呤治疗,疗程均为12周,结果治疗组有效率明显高于对照组,且晨僵时间、关节疼痛指数、关节功能障碍指数、ESR均明显较对照组降低或减少($P<0.05$)。

3.中药成药

(1)雷公藤总甙片:每次10~20 mg,每天3次,饭后服。3个月为1个疗程。祛风解毒、除湿消肿、舒筋通络。用于类风湿关节炎活动期,风湿热瘀,毒邪阻滞者。有抗炎及抑制细胞免疫和体液免疫等作用。本药有一定毒性,服药期间需定期复查血常规、肝肾功能,有生育要求的患者慎用。

(2)正清风痛宁:有效成分为青藤碱。片剂 20 mg,饭前口服,每次 1～4 片,每天 3 次。2 个月为 1 个疗程。针剂每支 2 mL,含盐酸青藤碱 50 mg,开始每次 25 mg,每天 2～3 次,若无不良反应,改为 50 mg,可用肌内注射、局部压痛点、关节穴位、离子导入等方法给药。如出现皮疹,或少数患者发生白细胞计数减少等不良反应时,停药后即可消失。祛风除湿,活血通络,利水消肿。适用于类风湿关节炎风寒湿痹证,症见肌肉酸痛,关节肿胀,疼痛,屈伸不利,麻木僵硬等。具有较强的抗炎、消肿、止痛、免疫抑制与调节作用。

(3)寒痹停片:由马钱子(制)、乳香(制)、没药(制)、生地黄、青风藤、川乌(制)、淫羊藿、草乌(制)、薏苡仁、乌梢蛇等组成。片剂 0.3 g,成人每次 3～4 片,每天 3 次口服,或遵医嘱。温经通络,搜风除湿,补肾壮阳,消肿定痛。用于本病风寒湿痹,腰膝冷痛,屈伸不利者。

(4)湿热痹片:由苍术、川牛膝、地龙、防风、防己、粉萆薢、黄柏、连翘、忍冬藤、桑枝、威灵仙、薏苡仁等组成。每次 6 片,每天 3 次。祛风除湿,清热消肿,通络定痛。用于类风湿关节炎湿热痹阻证,症见肌肉或关节红肿热痛,有沉重感,步履艰难,发热,口渴不欲饮,小便黄等。

(5)香丹注射液:主要成分降香、丹参。20～30 mL 加入 5％葡萄糖注射液 250 mL 稀释后,静脉滴注,每天 1 次,1 个疗程 10～15 天。扩张血管,增进冠状动脉血流量。用于类风湿关节炎血瘀血热者。本药治疗类风湿关节炎具有调节免疫、激活 SOD 活性、降低血黏度的作用。

(6)双黄连注射液:主要成分金银花、黄芩、连翘等。静脉滴注,20～30 mL 加入 5％葡萄糖注射液或 0.9％氯化钠注射液 250 mL 稀释后,静脉滴注,每天 1 次,1 个疗程 10～15 天。清热解毒,适用于本病风湿热痹,发热为主者,可起到加强抗炎和抗病毒作用。

(7)清开灵注射液:主要成分胆酸、珍珠母(粉)、猪去氧胆酸、栀子、水牛角(粉)、板蓝根、黄芩苷、金银花。20～30 mL 加入 5％葡萄糖注射液或 0.9％氯化钠注射液 250 mL 稀释后,静脉滴注,每天 1 次,1 个疗程 10～15 天。清热解毒,化痰通络,醒神开窍。用于类风湿关节炎热毒痹阻者。在退热,止痛,降低红细胞沉降率方面疗效明显。

(8)灯盏花素注射液:主要成分灯盏花素,20～30 mL 加入 5％葡萄糖注射液或 0.9％氯化钠注射液 250 mL 稀释后,静脉滴注,每天 1 次,1 个疗程 10～15 天。用于本病见有瘀象者。灯盏花素具有抗炎止痛,修复微血管病变,提高某些酶活性,改善微血管通透性,改善微循环和组织代谢等功效。

(三)缓解期治疗

缓解期多出现于类风湿关节炎的中晚期,以正虚痹、痰瘀痹为主,多表现为本虚为主或虚实并见。病机特点多为本虚标实、虚实夹杂。故治疗以"扶正为主兼祛邪通络"为原则,标本兼顾,可选用滋补肝肾,益气养血,养阴温阳,健脾益胃等法。

1.辨证论治

(1)虚热证。

主症:四肢关节肿胀、僵硬、疼痛,局部热感,活动不利,发热(自觉发热、五心烦热、头面烘热、骨蒸潮热)或低热不退,颧红,乏力,盗汗,口鼻干燥,咽干咽痛,口干苦欲饮,小便短黄,大便干结,舌质红少津,无苔或薄黄苔,脉细数。

治法:滋阴清热,通经活络。

方药:历节清饮(《娄多峰论治风湿病》)。忍冬藤 60 g,嫩桑枝、晚蚕沙、土茯苓、草薢、青风藤、丹参、生黄芪各 30 g,香附、怀地、石斛、知母各 20 g,山栀子 12 g,防己 15 g。全方共奏滋阴清热,通经活络之功。若兼风热表证加连翘 9 g,葛根 20 g;气分热盛者,加生石膏 15 g;湿热盛者,加防己 12 g,白花蛇舌草、薏苡仁、菝葜各 30 g;伤阴者,加麦冬 20 g,玉竹 15 g;若痛不可触近者,加片姜黄 9 g,海桐皮 15 g。

(2)虚寒证。

主症:肢体关节筋骨冷痛,肿胀,抬举无力,屈伸不利,形寒肢冷,四肢欠温,腰膝冷痛喜温,神疲乏力,男子阳痿,女子宫寒,月经后期、痛经,小便频数色白,舌淡胖,苔白滑,脉沉迟无力。

治法:温阳散寒,通络止痛。

方药:阳和汤(《外科证治全生集》)加味。熟地黄、黄芪、淫羊藿、丹参各 30 g,当归、杜仲各 20 g,鹿角胶 15 g,肉桂、白芥子、姜炭、制川乌、制草乌各 9 g,制附片 3~9 g,麻黄、生甘草各 6 g。全方共奏温阳散寒,通络止痛之效。若风胜者,加防风 9 g,羌活、灵仙各 20 g;寒胜者,加细辛 3~5 g;湿胜者,加炒薏苡仁 30 g,萆薢 20 g,苍术 15 g;阳虚便溏明显者,加巴戟天,补骨脂各 30 g。本证临床以妇女产后感邪所致的类风湿关节炎多见,临床上除温阳散寒外,还应益气养血。

(3)肝肾亏虚。

主症:四肢关节肿胀、僵硬、疼痛,甚则变形,功能受限,伴头晕眼花、耳鸣,形体消瘦,腰膝酸困不适,失眠多梦,男子遗精,女子月经量少等,舌质红或淡红,无苔、少苔或薄黄苔,脉细数。

方药:独活寄生汤(《备急千金要方》)。独活 25 g,桑寄生、当归、芍药、熟地黄各 20 g,茯苓、人参各 18 g,杜仲 15 g,牛膝、川芎、秦艽各 12 g,防风 9 g,肉桂、甘草各 6 g,细辛 3 g。诸药相伍,共奏滋补肝肾,通经活络之功。若寒偏盛者,加细辛 3 g,麻黄 9 g,或加制川乌、制草乌各 9 g;热偏重者,加生石膏 20 g,土茯苓、败酱草各 30 g,牡丹皮 15 g;风偏胜者,加威灵仙 15 g,重用防风 12 g;湿邪偏盛者,加防己 15 g,蚕沙 12 g,五加皮 10 g;气虚者加黄芪 30 g;关节畸形者,加炒山甲 6 g,乌蛇 15 g,全蝎 12 g;脾虚腹满,食少便溏者,加白术 30~60 g,薏苡仁 30 g,焦三仙各 9~12 g;上肢疼痛明显者,加姜黄、羌活各 15 g;阳虚明显者,加附子 9 g,淫羊藿 10 g,或配服鹿茸。本证多见于类风湿关节炎中晚期、骨质破坏者,遵循"缓则治其本"的原则,滋补肝肾,强筋壮骨,抑制骨质破坏。

(4)气血两虚。

主症:四肢骨节烦疼,僵硬,变形,肌肉萎缩,筋脉拘急,怕风怕冷,手足发麻,神疲乏力,气短懒言,面色淡白或萎黄,头晕目眩,唇甲色淡,心悸,纳呆,多梦或失眠,常伴见腰膝酸软无力、气短,女子月经量少色淡,延期甚或经闭,舌淡无华或舌淡红,苔少或无苔,脉沉细或细弱无力。

治法:益气养血,通阳蠲痹。

方药:黄芪桂枝青藤汤(《娄多峰论治风湿病》)。黄芪 90 g,桂枝 15 g,白芍、青风藤、鸡血藤各 30 g,炙甘草 6 g,生姜 5 片,大枣 5 枚。上药相伍,共奏益气养血,通阳蠲痹之功。若风邪偏盛者,加海风藤 30 g;湿邪偏盛下肢为甚者,白芍用量不宜超过 30 g,去甘草,加萆薢、茯苓各 30 g;寒邪偏盛,冷痛局部欠温,遇寒加重,得温舒者,重用桂枝,加川乌、草乌各 9 g,或加细辛 3 g;痹久兼痰浊内阻,关节肿大,局部有结节或畸形,色淡暗者,加胆南星、僵蚕各 9 g;兼瘀血肢体刺痛,舌质紫暗或有瘀斑者,重用鸡血藤,加山甲珠 9 g,赤芍 12 g,丹参 30 g;气虚甚而乏力少气,倦怠者,可重用黄芪 120 g,加党参 15 g;伴畏风自汗者,去生姜,减青风藤、桂枝,加防风 9 g,白术 15 g,或加五味子 10 g,牡蛎 20 g;血虚心悸,肢体麻木者,重用白芍,加首乌、枸杞各 15 g;偏阴血虚者,咽干耳鸣,失眠梦扰,盗汗,烦热,颧红,加左归丸治之;肿胀甚者加白芥子、皂角各 6 g。

本证为正虚痹,多见于类风湿关节炎晚期,病久耗气伤血者。本方以扶正治本为主,临床可

207

根据病情将药物用量加减:如黄芪 90~120 g,桂枝 15~30 g,白芍 30~60 g,青风藤 30~45 g,鸡血藤 15~30 g,炙甘草 6~9 g,大枣 5~10 枚。临床观察,黄芪用 30 g 左右,疗效多不明显,用至 90~120 g 效果显著,曾在辩证无误的情况下,发现个别患者按方中剂量服 2~3 剂后,出现头胀痛、目赤、或身痛加重,或腹泻等现象,一般 6 剂药后,或配佐药或减量续服,上述反应可逐渐消失,故本方黄芪用量宜从 30 g 开始,逐步加大剂量,疗效显著。

(5)气虚血瘀。

主症:肢体关节肌肉刺痛,痛处固定不移,拒按,往往持久不愈,或局部有硬结、瘀斑,或关节变形,肌肤麻木,甚或肌萎着骨,肌肤无泽,面淡而晦暗,身倦乏力,少气懒言,口干不欲饮,妇女可见闭经、痛经,舌质淡紫有瘀斑或瘀点,脉沉涩或沉细无力。

治法:益气养血,活血化瘀。

方药:补阳还五汤(《医林改错》)加减。生黄芪 30~60 g,当归尾、白术各 15 g,赤芍、川芎、茯苓、丹参各 12 g,红花、桃仁各 9 g,地龙、党参各 10 g,升麻、桂枝、甘草各 6 g。诸药合用,共奏益气养血,活血化瘀之功效。若偏寒者,加制附子 6 g;上肢重者,加桑枝 15 g,威灵仙 12 g;下肢大关节肿痛者,加川牛膝 15 g,川续断、独活各 20 g,生薏苡仁 30 g;气虚多汗、心悸者,可合生脉散加减。

(6)痰瘀互结。

主症:关节肿痛变形,痛处不移,多为刺痛,屈伸不利,或僵硬,局部色暗,肢体麻木,皮下结节,面色黧黑,肌肤失去弹性按之稍硬,或有痰核瘀斑,或胸闷痰多,眼睑浮肿,口唇紫暗;舌质紫暗或有斑点,苔白腻或薄白,脉弦涩。

治法:活血祛痰,行气通络。

方药:化瘀通痹汤(《娄多峰论治风湿病》)加减。当归 18 g,丹参、透骨草各 30 g,鸡血藤 21 g,制乳香、制没药各 9 g,香附、延胡索、陈皮各 12 g,白芥子 9 g,云茯苓 20 g。诸药相合,共达活血化痰,行气通络之目的。若偏寒者,加桂枝 12 g,制川乌 9 g;偏热者,加败酱草 30 g,牡丹皮 15 g;气虚者,加黄芪 30 g;血虚者,加首乌、生地黄各 20 g;关节畸形者,加炒山甲 9 g,乌蛇 18 g,全蝎 15 g;伴见血管炎、脉管炎患者,合四妙勇安汤以清热解毒,活血养阴,量大力专;臂肘肿胀者,多为淋巴回流阻塞,加莪术,或指迷茯苓丸配以水蛭、泽兰、蜈蚣。本证为痰瘀痹,多见于类风湿关节炎中晚期,病程漫长,久病不愈,正气亏虚,多痰多瘀,痰瘀胶结,难以祛除,又加重病情,形成恶性循环。因此化瘀祛痰应与扶正结合起来,痰瘀才能祛除。

以上各证型若关节疼痛甚者,可选用石楠叶、老鹳草、岗稔根、忍冬藤、虎杖、金雀根等;由于本病顽固难愈,非草木之品所能奏效,故可参以血肉有情之物如蕲蛇、乌梢蛇、白花蛇等外达肌肤,内走脏腑之截风要药,以及虫蚁搜剔之虫类药。

以上方药,水煎服,每天 1 剂;病情严重者,每天 2 剂。

2.特色专方

(1)黄芪桂枝五物汤:由黄芪、芍药、桂枝各 9 g,生姜 18 g,大枣 12 枚等组成。功用益气补血,固表温阳,调和营卫,散寒通脉。适用于类风湿关节炎气血亏虚,或日久不愈,脏腑功能衰退,风寒湿之邪乘虚而入,痹阻经络、关节,症见关节肌肉酸痛无力,肢体麻木,筋惕肉瞤,肌肉萎缩,少气乏力,心悸自汗,头晕目眩,面色少华,舌淡胖边有齿印,苔薄白,脉细弱等。

(2)热痹清片:由忍冬藤、黄芪、生地黄、络石藤、制马钱子等组成。功用益气养阴,清热通络,祛风除湿。虚热证为类风湿关节炎的常见证型,多见于类风湿关节炎中晚期,根据全国名老中医娄多峰教授多年的临床实践及实验研究,创制的热痹清片治疗虚热证类风湿关节炎,取得了显著疗效。

(3)三藤汤:由忍冬藤 20 g,青风藤、海风藤、羌活、独活、怀牛膝、续断、泽泻、泽兰、桑寄生各 15 g,淫羊藿、巴戟天各 12 g,白僵蚕 10 g,地鳖虫 8 g 等组成,功用补肝肾,强筋骨,祛风除湿。适用于类风湿关节炎晚期肝肾亏虚证。每天 1 剂,水煎服,3 个月为 1 个疗程。

(4)活络通痹汤:由伸筋草、透骨草、丹参各 30 g,羌活、独活、秦艽、防风、当归、红花、桂枝、元胡、香附、全蝎、乌梢蛇各 10 g,蜈蚣 3 条,三七 3 g(冲)等组成。功用舒筋通络,活血化瘀,温经散寒,祛湿消肿,理气止痛。每天 1 剂,水煎服。亦可将生药加工成水丸,每次 6～8 g,每天 3 次。若患者病程长,身体虚弱,周身倦怠者,加黄芪、党参、熟地黄、枸杞子;若患者脾虚厌食,服药后腹中隐隐作痛者,加陈皮、白术、鸡内金、焦三仙;若服药后出现腹泻,加白术、云茯苓、诃子、芡实;若服药后出现咽干、舌燥、口渴、唇裂,加元参、知母、黄芩、石斛;若关节肿胀严重,加茯苓、薏苡仁、防己、萆薢以利水渗湿、清热消肿;服药后汗多者,加生龙牡、芡实、麻黄根。

(5)补肾祛寒治尪汤:由川续断、熟地黄各 12～15 g,补骨脂、骨碎补、淫羊藿、赤芍、白芍、知母、牛膝各 9～12 g,制附片 6～12 g,桂枝 9～15 g,独活 10 g,威灵仙 12 g,麻黄 3～6 g,伸筋草 30 g,松节 15 g,防风、苍术各 6～10 g,炙山甲 6～9 g 等组成。功用补肾祛寒,化湿疏风,活瘀通络,强筋壮骨,用于肾虚寒盛证者。若上肢关节较重者,去牛膝,加片姜黄、羌活各 9 g;瘀血明显者,加血竭 0.7～0.9 g(分冲)、皂角刺 5～6 g,自然铜(醋淬先煎)10 g;兼有低热,或自觉肢体,关节发热者,去淫羊藿,加黄柏 10～12 g(黄酒浸泡 3 小时后捞出入煎)、地骨皮 10 g;腰腿痛明显者,去苍术,加桑寄生 15～30 g,加重川续断、补骨脂、牛膝的用量;筋挛节曲,肢体蜷缩者,去苍术、防风、松节,加入生薏苡仁 30 g,木瓜 9～12 g,白僵蚕 6～9 g,加重白芍、桂枝用量;服药数十剂或百余剂,病情约已减轻 2/3,将此汤药 5 剂,共为细末,每服 3～4 g,每天 2～3 次,温黄酒或温开水送服。病程既久,故服药亦需较长时间,才能渐渐见效。

3.中药成药

(1)白芍总苷胶囊:白芍干燥根中的芍药苷、羟基芍药苷、芍药花苷、芍药内酯苷、苯甲酰芍药苷等具有生理功效成分的混合物,总称白芍总苷。其中,芍药苷的含量占总苷的 90% 以上。口服,每次 0.6 g(2 粒),每天 3 次,3 个月为 1 个疗程。本品能改善类风湿关节炎患者的病情,减轻患者的症状和体征,并能调节患者的免疫功能。不良反应为大便次数增多。

(2)尪痹片:由生地黄、熟地黄、续断、附子(制)、独活、骨碎补、桂枝、淫羊藿、防风、威灵仙、皂角刺、羊骨、白芍、狗脊(制)、知母、伸筋草、红花等组成。功用补肝肾,强筋骨,祛风湿,通经络。用于类风湿关节炎晚期,症见久痹体虚,关节疼痛,局部肿大,僵硬畸形,屈伸不利者。口服,薄膜衣片每次 4 片,每天 3 次。

(3)益肾蠲痹丸:由骨碎补、熟地黄、当归、徐长卿、土鳖虫、僵蚕(麸炒)、蜈蚣、全蝎、蜂房(清炒)、广地龙(酒制)、乌梢蛇(酒制)、延胡索、鹿衔草、淫羊藿、寻骨风、老鹳草、鸡血藤、葎草、生地黄、虎杖等组成。功用温补肾阳,益肾壮督,搜风剔邪,蠲痹通络。用于类风湿关节炎症见发热、关节红肿热痛、屈伸不利,肌肉疼痛、瘦削,或关节僵硬、畸形者。研究表明,本药具有抗炎、消肿、镇痛,调节机体细胞免疫和体液免疫作用;能降低滑膜组织炎症、减少胶原纤维沉着、修复关节软骨细胞缺损部位等。饭后口服,每次 8 g,疼痛剧烈可加至 12 g,每天 3 次。

(4)黄芪注射液:主要成分黄芪。20～30 mL 加入 5% 葡萄糖注射液 250 mL 稀释后,静脉滴注,每天 1 次,1 个疗程 10～15 天。功用益气养元,扶正祛邪,养心通脉,健脾利湿。用于类风湿关节炎气虚、阳虚者。本药治疗类风湿关节炎有提高机体免疫力的作用。

(5)生脉注射液：主要成分红参、麦冬、五味子。20～30 mL 加入 5％葡萄糖注射液 250 mL 稀释后，静脉滴注，每天 1 次，1 个疗程 10～15 天。功用益气养阴，复脉固脱。用于类风湿关节炎气阴两虚者。

(6)红花注射液：主要成分为红花黄色素、红花苷和红花红色素。20 mL 加入 5％葡萄糖注射液或 0.9％生理盐水注射液 250 mL 稀释后，静脉滴注，每天 1 次，1 个疗程 10～15 天。功用活血化瘀、消炎止痛。用于类风湿关节炎有瘀寒征象者。

（徐　睿）

第二节　系统性红斑狼疮

系统性红斑狼疮是自身免疫介导的以免疫性炎症为突出表现的弥漫性结缔组织病，血清中出现以抗核抗体为代表的多种自身抗体和多系统累及是系统性红斑狼疮的两个主要临床特征。本病好发于生育年龄女性，多见于 15～45 岁年龄段，女：男为(7～9)：1。

本病因其临床表现多样化，在中医学文献中并无相似的病名，但对其临床表现有类似描述。如对面部红斑及全身皮疹称为阴阳毒、阳毒发斑、蝴蝶斑、日晒疮、鬼脸斑、面游风、血风疮等。若累及周身，称为"周痹"，而多关节疼痛属于"痹证"，有肾炎、肾功能损害属"水肿"，有肝脏损害属"黄疸""胁痛"，有心脏损害属"心悸"，有胸腔积液者属"悬饮"。红斑狼疮是一个全身性多脏器受损的疾病，很难归于中医学某一独立病证之中，临床时必须根据其主要表现，进行辨证施治。

随着各领域对系统性红斑狼疮基础理论和临床诊断治疗研究的不断深入，其治疗渐达成共识，从疾病的复杂性到治疗过程中许多免疫抑制药物不良反应的发生，更领悟到对该病要重视整体治疗。中医学核心是整体观念与辨证论治，对该病的切入点关键是中医、西医优势互补。危急重症系统性红斑狼疮治疗需依赖西医西药以挽救患者生命，主要用非甾体抗炎药、糖皮质激素和免疫抑制剂等药物治疗本病，而轻中度系统性红斑狼疮或稳定期患者可充分发挥中医中药特色，提高患者生存质量和寿命。

一、病因病机

系统性红斑狼疮发病的内因为先天禀赋不足，体质虚弱，加之七情内伤，劳累过度或久病失养，以致阴阳气血失去平衡，气滞血瘀，经络阻隔，毒邪犯脏而致。这是本病的内在基础。外因为感受外邪，饮食失调，药物诱发，外受热毒之邪侵袭，是导致本病发作的外部条件。

(一)先天不足

本病多有先天禀赋不足，阴阳失调，肾阴亏损。女子体阴而用阳，阴常不足，少女、少妇正值气火旺盛之时，多有阴虚内热，外邪乘虚而入，"邪入于阴则痹"，痹阻先在阴分，阴虚为本，如若房事不节，命相火动，水亏于下，火炎于上，阴火消烁，真阴愈亏，病久阴血暗耗，阴损及阳，气阴两虚，时有外感引发，病深则阴阳两虚。

(二)肝肾阴虚

先天肝肾阴虚，阴虚不能制火，以致邪火内生，邪毒又与肝肾不足互为因果，先天阴亏导致后天阳亢,阳亢又进一步灼伤阴津,热毒日盛,阴液益虚,由气入血,致使气血逆乱,阴阳失调。

(三)六淫外伤

风、暑、火、燥等阳邪,阳热亢盛,消灼阴液,是其主要外因,冬春有风寒外袭,由腠理而入,与气血阻滞脉络,化热则伤阴;夏有湿热交阻,盛暑则阳光灼热,暑热由皮肤而入,酿成热毒;秋有燥热伤津,津亏血燥而口眼干燥,瘀滞痹阻则关节酸痛。风寒暑湿燥火,外能伤肤损络痹阻经脉,内能损及气血津液、五脏六腑,无处不至。

本病基本病机是素体虚弱,真阴不足,热毒内盛,痹阻脉络,内侵脏腑。病位在经络血脉,以三焦为主,与心、肝、脾、肾密切相关,可及肺、脑、皮肤、肌肉、关节,遍及全身多个部位脏腑。本病的性质是本虚标实,肝肾阴虚血虚为本,郁热、火旺、瘀滞、积饮为标。本病初病在表,四肢脉络痹阻,先表后里,由表入里,由四肢脉络入内而损及脏腑气血津液。入内由上焦而下,渐至中焦,而后入下焦,由轻渐重,由浅渐深。在表在上焦较为轻浅,入里入下焦病为深重,若表里上下多脏同病,当为重症,如再由下而上,弥漫三焦,五脏六腑俱损,上入巅脑是为危急重症。

二、临床表现

(一)全身表现

系统性红斑狼疮的全身表现缺乏特异性,包括发热、乏力、体重减轻等。在病程中约有80%的患者出现发热,其中多数为高热,体温可持续在39 ℃,也可为间歇性发热,少数患者出现低热。有80%～100%的患者病程早期出现乏力症状,可早于皮疹、关节肿痛等症状。有60%～70%的患者出现体重下降,病情恶化前体重可迅速下降。

(二)皮肤黏膜表现

皮肤表现是系统性红斑狼疮常见的症状。有55%～85%的患者出现皮肤损害,28%的患者皮损早于其他系统损害,常见的皮肤损害有红斑、光过敏、脱发、雷诺现象、口腔溃疡、荨麻疹、皮肤血管炎等。

(三)骨骼肌肉系统表现

1.关节病变

系统性红斑狼疮的关节病变是疾病活动的表现之一,也是最常见的一种首发症状。研究证实88%～100%的患者可有关节痛或关节炎。关节炎表现为关节肿胀、压痛及活动受限,有时有关节积液。

2.肌腱、肌肉等软组织病变

10%的系统性红斑狼疮患者出现肌腱端病。表现为附着于骨部位的韧带、肌腱或关节囊的炎症,如跟腱炎、跖筋膜炎及上髁炎等。还有少数患者发生自发性肌腱断裂,如髌下韧带、跟腱等。皮下结节在本病的发病率为5%～7%,多见于关节旁,如鹰嘴及掌指关节伸侧。本病约半数患者出现肌肉症状,可分为炎症性肌病及药物相关性肌炎两种情况。系统性红斑狼疮的炎症性肌病常是轻度至中度,表现为四肢近端肌群肌痛、肌压痛和肌无力。血清肌酸磷酸激酶及乳酸脱氢酶等肌酶升高。肌电图为肌源性损害或无明显异常。

(四)肾脏表现

肾脏表现是系统性红斑狼疮最重要的临床表现之一,几乎所有的系统性红斑狼疮患者在病程中均可出现肾脏受累,尿毒症是系统性红斑狼疮患者严重的并发症,也是造成系统性红斑狼疮患者死亡的重要原因。

(五)呼吸系统表现

在系统性红斑狼疮中,呼吸系统受累相当多见,病变侵及胸膜、肺实质、气道、肺血管和呼吸肌等处,其临床表现可有胸痛、咳嗽、呼吸困难等。约半数系统性红斑狼疮患者出现肺及胸膜病变,主要包括胸膜炎、肺间质纤维化、狼疮肺炎和肺血管病变,出现肺部病变的系统性红斑狼疮患者往往预后不佳。

(六)心血管系统表现

心脏病变是系统性红斑狼疮最重要的临床表现之一,具有较高的发病率和病死率。心脏受累的发病率为52%～89%。系统性红斑狼疮可累及心脏各个部分,包括心包、心肌、心内膜及冠状动脉,可有心包炎、心肌炎、心内膜炎及瓣膜损害等病变。心包炎是系统性红斑狼疮最常见的心脏表现,它可以无症状或有短暂的心包摩擦音,也可以有大量的心包积液,一般是渗出液,很少发展为心脏压塞或缩窄性心包炎,常伴有胸腔积液。

(七)神经和精神表现

系统性红斑狼疮有各种各样的神经精神病变。神经系统的各个部分均可受累,临床表现多种多样,癫痫是中枢神经系统受累最常见的一种表现,甚至是许多患者的首发症状。系统性红斑狼疮患者的精神表现包括精神病、情感障碍、器质性脑病综合征、认知损害、药物反应(特别是糖皮质激素)、生物节律紊乱及自主神经系统紊乱等。系统性红斑狼疮患者的精神表现变化迅速,临床上大约有40%的患者以抑郁症状为主,25%表现为躁狂症,5%为双相性情感障碍,15%呈精神分裂症或偏执型精神病,还有10%的患者出现急进性谵妄。

(八)血液系统表现

超过半数系统性红斑狼疮患者在病程中出现血液系统异常,以贫血最多见。几乎所有系统性红斑狼疮患者在病程的某一时期均可能出现贫血,贫血的轻重与病程和病情的严重程度有关,多数患者为轻度至中度贫血。白细胞计数减少发生率仅次于贫血。白细胞计数减少与疾病活动、药物治疗、自身抗体及骨髓功能降低有关。血小板计数减少可以是系统性红斑狼疮病情活动的一种临床表现。

(九)消化系统表现

消化系统各个部位均可受累,缺乏特征性,可出现食欲缺乏、恶心、呕吐、腹痛或腹泻、急性腹膜炎、胰腺炎、胃肠道出血、肠坏死、穿孔或肠梗阻等。常有轻度至中度肝大或脾大,肝酶升高及黄疸等。

三、治疗

(一)急性活动期治疗

系统性红斑狼疮活动期应遵循规范化的治疗方案,急性发作者,一般表现为热毒炽盛、邪毒攻心、热邪犯脑等,此期中医辨证以邪实为主,不主张单用中药,尤其是伴有系统损害者,但在应用激素及免疫抑制剂治疗的同时,加用中药治疗可起到强化疗效,减轻毒副作用的双重作用。值得注意的是,对重型狼疮患者,主张用方精简,针对患者最主要的问题,各个击破,切不可囫囵吞枣式地顾及多个症状,这样药效不够,不能使药达病处。

1.辨证论治

(1)气营热盛。

主症:高热不恶寒或稍恶寒,满面红赤,红斑红疹,咽干目赤,口渴喜冷饮,尿赤而少,大便干结,气急喘息,关节疼痛。舌红苔黄,脉滑数或洪数。

治法:清热泻火,凉血祛斑。

方药:三石汤合清瘟败毒饮加减。水牛角、生石膏、滑石、生地黄、鲜芦根各 30 g,玄参、金银花、知母、黄芩、鲜菖蒲、牡丹皮各 15 g,紫草 20 g,赤芍 10 g。高热不退加牛黄粉、羚羊角粉或紫雪散,以加强清热除火之力;关节痛加忍冬藤、桑枝各 15 g 治痹通络,又有清热之力;衄血,尿血加藕节炭、白茅根各 10 g 清热凉血;如有头痛呕吐寒战,舌苔转黄厚,有热毒之象者,加黄连、黄柏、大黄、贯众各 10 g,板蓝根 20 g 等清热解毒。相当于系统性红斑狼疮急性发作期,加用中药治疗可增强疗效。

(2)热毒炽盛。

主症:发病急骤,高热持续不退或弛张热,烦躁,口渴,面赤,面部或手指新发红斑,关节肌肉疼痛。甚者皮肤紫癜,便血,尿血等,或狂躁谵语、神昏惊厥,小便黄赤,大便秘结。舌质红绛,苔黄,脉弦细数或滑数。

治法:清热解毒,凉血消斑。

方药:十八子克斑汤(《李志铭经验妙方》)。羚羊角粉 3 g(冲服,或羚羊角丝 10 g,先煎半小时),白花蛇舌草、生石膏各 30 g,救必应、野菊花、金银花、生地黄、牡丹皮、地丁各 20 g,连翘、赤芍、地龙各 15 g,桔梗 10 g。神昏谵语者,可加安宫牛黄丸或紫雪丹 1 丸,研末冲服;惊厥狂乱者,可加钩藤、僵蚕各 15 g,或珍珠母 30 g;面部红斑明显者,可加茜草、红花各 15 g;鼻衄者,可加白茅根、侧柏炭适量;关节肿痛者,可加海风藤、乌梢蛇、路路通各 15 g;大便干结者,可加火麻仁 30 g,或生大黄 5～10 g(后下);小便短赤者,可加车前草、泽泻各 15 g。相当于系统性红斑狼疮急性发作期,加用中药治疗可尽快缓解症状,减少西药治疗的不良反应。

(3)热郁积饮。

主症:胸闷胸痛,心悸怔忡,时有微热,咽干口渴,烦热不安,红斑丘疹。舌红苔厚腻,脉滑数、濡数,偶有结代。

治法:清热蠲饮,利水渗湿。

方药:葶苈大枣泻肺汤合泻白散加减。葶苈子、桑白皮、生石膏、生地黄、生薏苡仁各 30 g,白芥子、知母、沙参、黄芩、猪苓、茯苓、郁金、枳壳各 15 g,五加皮 20 g,杏仁、甘草各 10 g,大枣 10 枚。体壮实者可用制甘遂末吞服,以攻遂水饮,得泻即可,不宜多用;发热加板蓝根、大青叶 10 g 加强清热之力;畏冷或白痰多者加桂枝 10 g 以通调水道,反佐化饮;心悸、脉结代加玉竹、五味子、丹参各 10 g,龙齿 20 g 养心宁神;咳痰加浙贝母、炙百部 10 g 清肺止咳;气急胸闷加炙苏子、瓜蒌皮、川厚朴各 10 g 宽胸顺气。此证型相当于系统性红斑狼疮引起心脏损害,表现为心包炎、心肌炎、心瓣膜炎及胸膜炎等,在治疗中可加用中药调节改善患者症状。

(4)脑虚瘀热。

主症:头昏头痛,低热不退,口干口渴,甚至神昏谵妄,胡言乱语,躁狂不已,或四肢抽搐,口吐痰涎,皮肤瘀斑。舌质紫暗或有瘀斑,苔黄,脉数而滑。

治法:健脑化瘀,安神定志。

方药:补脑祛瘀方加减。生地黄、何首乌、白蒺藜各 30 g,枸杞子、麦冬、天麻、蔓荆子、赤芍、泽兰、茯苓、半夏各 15 g,知母 20 g,川芎、陈皮、制穿山甲、僵蚕各 10 g,甘草 5 g。头痛严重加全蝎、蜈蚣,白蒺藜加至 60 g;神志不清加安宫牛黄丸;癫痫样抽搐加钩藤、制南星、石菖蒲各 10 g。此证型相当于系统性红斑狼疮引起轻度脑损害,脑电图可以轻度异常改变。

在临床论治中,我们着重强调在疾病的治疗过程中要寻找中医治疗的切入点,在急性期使用大量糖皮质激素、免疫抑制剂的过程中,出现各种副反应的时候,加用中医药治疗,改善患者症状,使患者平稳过渡。具体治疗则需要结合患者年龄、体质、病情及出现的兼夹证等各种状况分别论治。如重型狼疮患者,临床激素治疗量大、疗程长,若出现消化道反应,恶心呕吐、胃痛、腹泻、食欲缺乏等,可加用小半夏加茯苓汤调理脾胃,用药:茯苓、法半夏、白术、陈皮各 10 g,酒黄精、党参各 15 g,临床应用效果颇佳,一般 2～3 剂即可改善患者食欲缺乏等症状情况。又如在应用免疫抑制剂的过程中,患者常出现月经不调、不孕等,辨证应用中药四物汤及失笑散,用药:熟地黄 15 g,桃仁、五灵脂、蒲黄、当归、白芍、川芎各 10 g,柴胡 3 g,可改善患者月经情况。如出现肝功能有异常,中医辨证可见患者口苦纳呆,两胁胀痛,月经提前,经血暗紫带块,烦躁易怒;或肝脾大,皮肤红斑、瘀斑等,治法可加用大柴胡汤以加强活血养肝,清热退黄,用药:柴胡、郁金、知母、猪苓、枳壳、川楝子、泽兰各 15 g,生地黄、女贞子、黄芩、败酱草、蒲公英、茵陈各 30 g,大黄 10 g,甘草 5 g,大枣 5 枚。如针对合并胸闷气短、失眠多梦的患者,治以益气养阴,安神宁志,用药:天冬、人参、茯神各 15 g,黄芪、当归、白芍、丹参、莲子心各 10 g,柏子仁、远志各 20 g 等。如出现股骨头坏死等,则要提倡活血养血,行瘀通络的治法。总之,在临床辨证中,可见多种情况交织在一起,即使在辨证方面也要掌握主要矛盾,从主要矛盾着手,意虽繁而方药从简。

2.特色专方

(1)犀角地黄汤(《备急千金方》):由犀角(现以水牛角代替)、生地黄、赤芍、牡丹皮等组成。清热解毒、凉血散瘀。用于热毒炽盛证,症见:高热,神志时清时昧,面部红斑加深,皮肤青紫瘀点、鼻衄、出血、舌红,苔黄,脉弦数。

(2)紫雪丹(《太平惠民和剂局方》):由人工麝香、羚羊角、犀角(水牛角代替)、朱砂、滑石、寒水石、磁石、生石膏、玄参、升麻、甘草、青木香、沉香、玄明粉、火硝、黄金、丁香等组成。清热镇痉、开窍。用于狼疮高热或各种感染高热、烦躁,神志不清,语言错乱,舌质红绛,苔黄厚且干。本品为散剂,每次 1.5～3 g,吞服。现中成药中去黄金粉。

(3)清营汤(《温病条辨》):由犀角(现用水牛角代替)、生地黄、玄参、竹叶、金银花、连翘、黄连、丹参、麦冬等组成。清营解毒。用于狼疮或感染引起的高热、神志不清,舌红绛而干。

(4)羚角钩藤汤(《通俗伤寒论》):由羚羊角、桑叶、川贝母、钩藤、菊花、白芍、竹茹、茯神、鲜生地黄等组成。清肝息风。用于系统性红斑狼疮脑损害,出现神昏,手足抽搐,头痛且晕,高热不退。

(5)清瘟败毒饮(《疫疹一得》):由生石膏、生地黄、犀角(以水牛角代替)、黄连、栀子、玄参、黄芩、知母、赤芍、牡丹皮、竹叶、连翘、桔梗、甘草等组成。清热解毒。用于系统性红斑狼疮血管炎合并溃疡感染。

3.中药成药

(1)狼疮丸:由金银花、连翘、丹参、赤芍、蒲公英、白鲜皮、桃仁、红花、蜈蚣等 17 味中药组成。每丸 9 g,日服 2 次,持续 3～5 年。单用狼疮丸者 96 例,有效率 85%,激素加中药者 230 例,有效率 92%,对活动期患者,用狼疮丸和激素治疗 3～11 个月之后停用激素或减量者,有效率 72.6%,比单用激素症状控制快,体力恢复较好,很少出现激素不良反应。

(2)青蒿制剂:对盘状红斑狼疮有一定效果。青蒿蜜丸,每丸 10 g,每天 3 次,每次 1～2 丸。浸膏片,每片 0.3 g,约含青蒿生药 1 g,每次 3～5 片,每天 2～3 次。

(3)复方金养片:有清热解毒功效,用于治疗系统性红斑狼疮和盘状红斑狼疮时,每片 0.6 g,每天16~24片,分3次服,4周为1个疗程。

(4)昆仙胶囊:由昆明山海棠、淫羊藿、枸杞子、菟丝子组成,功效补肾通络,祛风除湿。主治系统性红斑狼疮关节肿胀疼痛,屈伸不利,蛋白尿,肢体浮肿,结节红斑,皮肤血管炎等,每粒0.3 g,每次2粒,每天3次,口服。

(二)慢性缓解期治疗

系统性红斑狼疮缓解期由于机体自身免疫炎症得到控制,组织、器官损伤处于修复或慢性损伤阶段,此期为患者免疫功能低下,中医辨证以正虚为主,应采用以中药为主,西药为辅的中西医结合治疗方案:中药配合小剂量糖皮质激素或免疫抑制药物,以求组织、器官损伤的修复作用。此阶段患者以阴虚内热为最常见,但阴虚内热常与血热、瘀热相互交结。通过中药内服配合外治法等综合治疗,起到巩固疗效、增强机体抵抗力、延缓病情的进一步发展和防止疾病复发的作用。

1.辨证论治

(1)阴虚内热。

主症:长期低热,手足心热,面色潮红而有暗紫斑片,口干咽痛,渴喜冷饮,目赤齿衄,关节肿痛,烦躁不寐。舌质红少苔或苔薄黄,脉细数。

治法:养阴清热,祛湿除痹。

方药:玉女煎合增液汤加减。生地黄、生石膏、生薏苡仁、忍冬藤、虎杖各30 g,麦冬、玄参、黄芩、知母各15 g,川牛膝、白薇、凌霄花各10 g,生甘草5 g。关节痛者加海风藤、秦艽各15 g,乌梢蛇10 g;低热加青蒿、地骨皮各10 g;口干加石斛、鲜芦根各10 g;脱发加何首乌、熟地黄各10 g,制黄精20 g等。阴虚内热为本病常见证,临证用药不可过用温燥之药以耗津伤液,选药当以护阴为主。两方分别出自《景岳全书》和《温病条辨》,两者合用而辨证加减,功可养阴清热,补泻并投,标本兼顾,使诸症可愈。

根据多年的临床经验,研制中药制剂祛斑养阴颗粒治疗系统性红斑狼疮阴虚内热患者,取得较显著疗效。祛斑养阴颗粒以六味地黄丸为主方,加柴胡、黄芩、益母草、女贞子、僵蚕、八月札而成。六味地黄丸滋肾阴,清虚火,三补三泻,尤适于系统性红斑狼疮患者。系统性红斑狼疮病程长,久病必瘀,经络不通,加柴胡、僵蚕行气活血,通经络;八月札健脾理气,既可解气郁,又可顾护脾胃;系统性红斑狼疮患者多有面部红斑,上焦有热,以黄芩清上焦之热毒;女贞子补益肝肾。诸药合用,共奏滋阴清热、凉血解毒之功效。临床研究证实祛斑养阴颗粒剂结合西药治疗能维持患者疾病稳定,显著改善轻中度疾病活动度患者生存质量,对高疾病活动度患者生存质量也有一定的作用。还证实了祛斑养阴颗粒是治疗阴虚内热型狼疮的有效药物,结合西药对稳定病情起协同作用,能有效地治疗系统性红斑狼疮,更好控制疾病,提高系统性红斑狼疮患者生存质量。

(2)瘀热痹阻。

主症:手足瘀点累累,斑疹斑块暗红,两手白紫相继,两腿青斑如网,脱发,口糜,口疮,鼻衄、肌衄,关节肿胀疼痛,月经延期,小便短赤,有蛋白血尿,却无水肿,低热或自觉烘热,烦躁多怒。苔薄舌红,舌光红刺或边有瘀斑,脉细弦、涩数。

治法:清热凉血,活血散瘀。

方药:生地黄散加减。生地黄、红藤、丹参、积雪草、六月雪、接骨木各30 g,玄参、黄芩、川牛膝、鬼箭羽各15 g,知母20 g,川芎10 g。若肌衄鼻衄,血小板减少,加制首乌、茜草、生藕节、生地黄榆、水牛角各10 g;雷诺现象严重,寒热错杂者,加麻黄6 g,桂枝、红花各10 g活血通络,温凉并用;闭经加当归、益母草15 g活血通络;关节肿痛,加忍冬藤、岗稔根各10 g清热祛风、活血通络;蛋白尿加杜仲、赤小豆各 15 g 补肾利水。

(3)气血两亏。

主症:面色无华,甲床苍白,气短无力,头晕目眩,皮肤红斑、瘀斑,甚至鼻衄、月经量多色淡。舌质淡苔薄白,脉细弱或沉细无力。红细胞计数减少为临床突出表现。

治法:益气补血,凉血祛斑。

方药:八珍汤加减。生地黄、熟地黄、何首乌、女贞子、藕节、黄芪各 30 g,枸杞子 20 g,山茱萸肉、茜草、白术、知母、白芍各 15 g,陈皮 10 g,生甘草 5 g。鼻衄加阿胶、枳壳各 10 g,墨旱莲 15 g;红细胞计数减少加当归、鹿角片、阿胶各 10 g;血小板减少,加羊蹄根、花生衣各 10 g,加重何首乌用量;白细胞计数减少,加生黄芪、白术、女贞子各 20 g。

(4)脾肾两虚。

主症:面色不华,但时有潮红,两手指甲亦无华色,神疲乏力,畏寒肢冷时而午后烘热,口干,小便短少,两腿水肿如泥,进而腰股俱肿,腹大如鼓。舌胖、舌偏红或偏淡均有齿痕,苔薄白腻,脉弦细、细数或细弱。

治法:滋肾填精,健脾利水。

方药:济生肾气丸加减。生地黄、熟地黄、生黄芪、黑大豆、石龙芮、脱水草各 30 g,麦冬 12 g,龟甲、猪苓各 20 g,白术、泽泻、赤小豆、大腹皮、枳壳、川牛膝各 15 g。面色不华,血红蛋白、白细胞下降加黄芪、女贞子、制何首乌各 20~30 g;腰膝酸痛加杜仲、川续断、桑寄生 15 g;面部潮红加知母、黄芩各 10 g;畏冷舌淡,脉细弱,加桂枝、附子各 6~10 g;蛋白尿加猫爪草、金樱子、淫羊藿各 10 g;胃纳不振,大便溏薄,加山药、芡实、鸡内金、山楂各 10 g;头晕头痛,血压升高者,加菊花、钩藤、白蒺藜、天麻各 15 g;恶心呕吐,二便俱少者,加大黄、延胡粉、木香、川朴各 10 g;已出现慢性肾衰竭、氮质血症或尿毒症,必须及时利尿通便也可用桃仁承气汤灌肠。此型脾肾虚衰为发病根本,损及全身脏腑经络,病程缠绵渐进,日久难复,一般见于狼疮肾炎、慢性肾功能不全。

也可用十八子救斑汤(《李志铭经验妙方》)。由熟附子(黑顺片)10~30 g(需先煎 2 小时)、穿山龙、黄芪各 30 g,牛大力、白术各 20 g,防风、防己、白豆蔻、山茱萸、牡丹皮、泽泻各 15 g,土鳖虫、怀牛膝各 10 g 等组成。有温肾壮阳,健脾利水,化瘀散结之功。全身浮肿明显者,可加猪苓、茯苓各 30 g,肉桂 10 g;腹水明显者,可加大腹皮、益母草、车前草各 20 g,或茯苓皮、牵牛子各 20 g;胸腹胀满者,可加葶苈子、白芥子各 15 g,陈皮 10 g;肝郁胁痛者,可加柴胡 10 g,白芍、郁金各 15 g;纳呆食少者,可加藿香、广木香各 10 g,鸡内金 15 g;小便不利者,可加益母草、车前草各 20 g;月经不调者,可加益母草 30 g,当归、王不留行各 15 g 或当归、川芎、桃仁、红花各 10 g。

缓解期的治疗中要注意扶正,中药治疗的结果就是要达到调整脏腑的阴阳平衡来恢复人体免疫功能的稳定状态,最大限度地消除抗体,调节免疫功能。尤其在病情控制后,逐渐撤减激素时,一般在泼尼松口服量为 10~15 mg 时,病情常有复发,以中药为主辨证治疗则上升为主导地位,能调节整体脏腑功能,提高机体免疫力,增强防病能力,可使激素顺利撤减至维持量或停服,继续巩固疗效。同时为达到一个稳定状态,就要从解决患者最基本的兼证开始,不能只顾本病而不顾其他兼证,在这一阶段的治疗中,重在一个"顺"字,把所有病症中出现的症状一一解决,让所有可以诱发疾病发病的"逆"因素消除,即达到一个阴阳平和的状态。如系统性红斑狼疮患者需长期甚至终身服药,易伤脾胃,且饮食不节、不洁也可造成本病的发作。因此,在治疗中始终要不忘固护脾胃,不但要告诫系统性红斑狼疮患者忌食易使本病发作的辛辣刺激等食物,在治疗上也要注意对脾胃的保护。在治疗时用药尽量精简,勿加重脾胃负担;同时应健脾养胃,遣方时可适当加入神曲、麦芽、陈皮、山楂、鸡内金等;或在患者出现相关胃肠道症状时,及时中药调理,使患者平稳过渡。

2.特色专方

(1)六味地黄丸(《小儿药证直诀》):由熟地黄、山茱萸、山药、泽泻、牡丹皮、茯苓等组成。滋阴补肾。用于系统性红斑狼疮肾阴不足,虚火上炎。症见面部红斑,口腔溃疡,口眼干燥,耳鸣,腰膝酸软,蛋白尿,舌质偏红,苔薄白,脉细弱。

(2)青蒿鳖甲汤(《温病条辨》):由青蒿、炙鳖甲、生地黄、知母、牡丹皮等组成。养阴清热。用于狼疮低热不退,盗汗,口干,心烦,颧红,苔薄,质红,脉细数。

(3)龟鹿二仙胶(《医方考》):由鹿角、龟甲、人参、枸杞子等组成。填补精血,益气壮阳。用于系统性红斑狼疮,红、白细胞计数减少,蛋白尿,腰酸膝软,乏力少气,月经不调,遗精,苔薄白,舌质淡红或偏红,脉细弱。

(4)十八子平斑汤(《李志铭经验妙方》):由青蒿 30 g,鳖甲、玄参、生地黄、山药各 20 g,麦冬、重楼、知母、黄柏、山茱萸、土牛膝、僵蚕各 15 g,柴胡 10 g 等组成。滋阴潜阳,滋养肝肾,清热除邪,健脾疏肝。用于阴虚内热型系统性红斑狼疮。

3.中成中药

(1)正清风痛宁缓释片:主要成分为盐酸青藤碱,功效祛风除湿、活血通络、利水消肿,有抗炎及免疫抑制作用,治疗系统性红斑狼疮关节肿痛、蛋白尿、肢体浮肿,每片 60 mg,每次 120 mg,每天 2 次。

(2)雷公藤总甙片:功效祛风解毒、除湿消肿、舒筋通络,有抗炎及抑制细胞免疫和体液免疫等作用,对系统性红斑狼疮及盘状红斑狼疮皮肤病变、关节肿痛、蛋白尿、自身免疫性肝炎有一定疗效。每片 10 mg,每次 20 mg,每天 3 次。

(3)白芍总苷胶囊:是中药白芍的一种提取物,其主要包括芍药苷、轻基芍药苷、芍药花苷、芍药内酯苷及苯甲酯芍药苷等几种成分。用法:每次 2 粒,每天 2～3 次。临床中发现其优势在于可起到稳定病情及护肝降酶的作用,而且不良反应较少偶有软便,减量或停药即可。

(徐　睿)

第三节　骨关节炎

骨关节炎又称增生性关节炎、肥大性关节炎、退行性关节炎或骨关节病,是一种关节软骨的非炎症性退行性变,并在关节边缘有骨赘形成。临床以关节疼痛、活动受限和关节畸形为主要表现。骨关节炎根据其病因可分为原发性骨关节炎和继发性骨关节炎。好发于负重大、活动多的关节,如膝、手、髋、脊柱等。骨关节炎发病率较高,是最常见的风湿性疾病之一。流行病学调查显示,女性发病率高于男性,分别为 2.59/1 000 和 1.71/1 000,尤其是绝经后妇女更多见。年龄与骨关节炎密切相关,年龄越高,发病率越高。40 岁人群的患病率为 10%～17%;60 岁以上的人口中,50%的人群在 X 线上有骨关节炎表现,其中 35%～50%有临床表现;75 岁以上的人口中,80%以上的人可有骨关节炎症状。该病的致残率可高达 53%。

骨关节炎在中医学称为"骨痹","病在骨,骨重不可举,寒气至,骨髓酸痛,名曰骨痹"。其记载首见于《素问·长刺节论》中，认为是一种寒湿病。《张氏医通》曰："骨痹者，即寒痹痛痹也，其症痛苦攻心，四肢挛急，关节浮肿"。详细描述了本病的症状，并认为本病病性属寒。《类证治裁》曰："骨痹即寒痹、痛痹也，苦痛彻骨，安肾丸"。强调了以补肾为主的治疗方法。

目前，骨关节炎的药物治疗主要是非甾体消炎止痛药及软骨保护剂，关节病变严重的甚至需要手术治疗，它们疗效确切，但不良反应也比较明显；近年来中医药在骨痹的治疗中越来越突出其优势，通过内治与外治相结合、理疗与中药相结合的方法，取得了较显著的疗效。

一、病因病机

骨痹的形成，乃邪实正虚之变。邪实是外力所伤、瘀血内滞或外邪侵袭，经脉痹阻。如《素问·痹论》曰："风寒湿三气杂至，合而为痹也。"正虚是肾元亏虚、肝血不足、脾气虚弱等，致骨失所养，筋骨不坚，不能束骨而利机关。如《诸病源候论·腰痛不得俯仰候》曰："肾主腰脚……劳损于肾，动伤经络，又为风冷所侵，血气击搏，故腰痛也。"《灵枢·本神》说："脾气虚则四肢不用"。邪实、正虚，往往交杂兼并为患，难以截然分开。

(一)肾元亏虚，肝血不足

肾为先天之本，主骨，充髓。肾气盛，肾精足，则机体发育健壮，骨骼的外形及内部结构正常强健。肝为藏血之脏，肝血足则筋脉强劲，束骨而利关节，静可以保护诸骨，充养骨髓；动可以约束诸骨，免致过度活动，防止脱位。然人过半百，正气渐衰，脏腑虚亏，肝肾精血不足；肾元亏虚，肝血不足，骨骼的发育会出现异常，产生骨骼发育不良，关节先天畸形，稍经劳累或外伤，便致气血瘀滞，产生疾病。更兼筋肉不坚，荣养乏源，既无力保护骨骼，充养骨髓，又不能约束诸骨，防止脱位，一经频繁活动，磨损严重，易致关节过早过快地发生退行性变。

(二)外力损伤

外力损伤是根据受力的大小和方向产生，也与关节的构造有关。关节在正常状态下，可以在一定时间内承担一定强度的力而不受损伤，但超过一定强度或时间，则必然引起损伤。一时性超强度的外力包括扭伤、挫伤、撞击、跌伤等；长时间承受非超强度的外力则为劳损，通常由于姿势不正确，特定状态的持续紧张等。当这些外力作用关节以后，可以引起受力最集中的局部发生气血逆乱，严重的导致筋损骨伤，血流不循常道而溢于脉外，形成瘀血凝滞，必然引起关节结构的损伤，失去滋养，久而久之，则出现退行性病变。

(三)外感风寒湿邪

风寒湿是自然界的正常气候变化。在气候发生剧变而防御功能下降的情况下，这种气候变化可以侵犯脊柱、关节等，成为致病因素。再者老年体弱，气血不足，卫外不固，腠理不密，风寒湿邪更易乘虚内侵、闭阻经络。风寒湿邪可以两种或三种同时入侵而发病，也可以单独为害。如感受风寒，居住潮湿之地，冒雨涉水，均可以引起颈项酸痛、肢体酸麻、腰臀胀痛等，这是因为外邪经肌表经络，客于脊柱、关节及其周围筋骨，导致脊柱、关节的全部或某一局部发生气机运行阻滞。或由风邪束于肌表，或由寒邪收引血脉，或由湿邪浸淫经络，气不能贯通，血不能畅行，乃生成邪瘀痹阻之证。在发病过程中，邪气也常常相互影响，并可以在一定条件下相互转化。如寒邪入里，可能转化为热，湿邪日久也常可寒化或热化。风寒湿邪致病常与季节有关，如春季多风、长夏多湿、冬季多寒。必须指出，外邪致病往往是在肝肾不足、先天亏虚等情况下，脊柱、关节外观结构不良，或有内在筋骨不坚，而后感外邪，阻滞气血，使之运行不畅，从而成为发病原因。

此外，脾为后天之本，主肌肉、四肢，主运化。脾虚运化失司，痰湿内生，湿痰瘀阻经络，经脉不通,亦可导致关节病变。

二、临床表现

(一)症状

本病多表现为慢性迁延性发病,起病缓慢,无明显周身症状,只有少数病例表现为急性炎症过程。其特点为逐渐发生的关节疼痛、肿胀、晨僵、关节积液及骨性肥大,可伴有活动时的骨擦音、功能障碍或畸形。

1.关节疼痛

本病最常见的表现是关节局部的疼痛,负重关节及双手最易受累。一般早期为轻度或中度间断性隐痛,休息时好转,活动后加重,随病情进展可出现持续性疼痛,甚至睡眠中痛醒,或导致活动受限。

2.关节僵硬

关节僵硬一般指静止后僵硬,无论何时,病变关节若保持一个姿势较长时间不活动,当开始活动时则出现关节僵硬或胶黏感,称为静止后僵硬。常见于以下 2 种情况。①晨僵:患者可出现晨起肘关节僵硬及黏着感,活动后可缓解。本病的晨僵时间较短,一般数分钟至十几分钟,很少超过半小时。②坐位一段时间后,站起时困难,且不能立即行走,需活动几下关节后才能较方便行走,尤其见于老年人下肢关节病变。若继续进行较多的关节活动,则疼痛加重。

3.其他症状

随着病情进展,可出现关节挛缩、不稳定,休息痛,负重时加重,并可发生功能障碍。在整个病程中,多数患者存在局部畏寒凉、喜温热,遇阴雨天或气候变化时病情加重。

(二)体征

1.压痛

受累关节局部可有压痛,在伴有关节肿胀时尤为明显。

2.关节肿胀

早期为关节周围的局限性肿胀,随病情进展可有关节弥漫性肿胀、滑囊增厚或伴关节积液。后期可在关节周围触及骨赘。

3.关节摩擦音

关节摩擦音主要见于膝关节的骨关节炎。由于软骨破坏、关节表面粗糙,出现关节活动时骨摩擦音(感)、捻发感或咔嗒声,或伴有关节局部疼痛。

4.滑膜炎

局部发热、渗出、滑膜增厚,还可伴有关节压痛、肌无力、肌萎缩等。

5.关节畸形和半脱位

疾病后期,由于软骨丧失、软骨下骨板塌陷、骨囊变和骨增生,可出现受累关节畸形和半脱位。

6.活动受限

出现伴有疼痛或不伴有疼痛的关节活动减少。

(三)不同部位的骨关节炎

1.手

指间关节炎多为原发性,远端指间关节肥大,在末端指骨底部出现结节,质硬似瘤体,称为赫伯登结节,出现于近端指间关节的称为布夏尔结节。结节一般不疼痛,但可有活动不便和轻度麻木刺痛,并可引起远端指间关节屈曲及偏斜畸形,部分发展较快的患者可有急性红肿疼痛表现。第一腕掌关节受累后,其基底部的骨质增生可出现方形手畸形。

2.膝

膝是最常累及的关节之一,多见于肥胖女性,疼痛表现为休息痛,可有关节积液,活动时关节有咔嚓音,病情进展时膝关节活动受限,可引起失用性肌萎缩,甚至发生膝外翻或内翻畸形。

3.脊柱

颈椎受累比较常见,可有椎体、椎间盘及后突关节的增生和骨赘。钩椎关节边缘的骨赘可使颈神经根穿离椎间孔时受挤压,而出现反复发作的颈局部疼痛,且可有手指麻木及活动欠灵等。椎体后缘的骨赘可突向椎管而挤压脊髓,引起下肢继而上肢麻木无力,甚而有四肢瘫痪。颈椎受累压迫椎-基底动脉,引起脑供血不足的症状。胸椎退行性变较少发生。而在腰椎,主要症状为腰痛伴坐骨神经痛,体检局部有压痛,直腿抬高试验阳性,可有感觉、肌力和腱反射的改变。

4.髋

髋关节的原发性骨关节炎在我国较为少见,多继发于股骨头及股骨颈骨折后缺血性坏死,或先天性髋脱位、类风湿关节炎等疾病。临床主要以髋部疼痛为主要表现,如疼痛呈持续性,可出现走路跛行,病情严重时,髋关节屈曲内收,代偿性腰椎前凸,检查髋关节局部压痛,活动受限,"4"字试验阳性。

5.足

跖趾关节常有受累,除了出现局部疼痛、压痛和骨性肥大外,还可出现外翻等畸形。

6.其他

原发性全身性骨关节炎常发生于绝经期妇女,有多个关节累及,一般均有急性疼痛阶段,急性症状缓解后,关节功能不受损。弥漫性特发性骨质增生症多见于老年男性,骨赘大量增生,患者有轻度疼痛和关节强硬感,尚能够保持较好的活动。

三、辅助检查

(一)滑膜液检查

滑膜液透明、淡黄色、黏稠度正常或降低,但黏蛋白凝固良好。

(二)血常规

血常规可显示轻度白细胞计数升高,以单核细胞为主,而滑膜腔积液的分析有助于排除其他关节疾病。

(三)影像学检查

超声、X线、MRI、关节镜检查等,其中关节镜检查是骨性关节炎诊断的金标准,可以直接观察关节软骨的肿胀、磨损情况,明确半月板的破裂部位、蜕变程度及滑膜增生程度等。但关节镜缺点为不能显示软骨深层改变及软骨下骨质改变情况,且属于有创检查。X片无法反映软骨早期病变,而随病程进展,在中晚期X片可表现为关节间隙狭窄,软骨下骨囊性变,关节边缘骨赘形成等,晚期可出现关节游离体甚至关节半脱位。如下蹲痛则加拍髌骨轴位像,可发现髌外倾或半脱位。MRI可显示早期关节软骨退变、软骨下骨硬化、小的囊性变、膝关节交叉韧带松弛变细、半月板变性、撕裂及滑囊病变、关节腔积液等病变情况,对诊断和治疗具有较大的指导作用。

四、诊断与鉴别诊断

(一)诊断

骨关节炎的诊断主要依据病史、临床表现、体格检查、实验室及影像学等辅助检查,诊断并不困难。尤其是 X 线检查是本病的重要诊断依据,但 X 线表现并非特异性。对于老年关节痛患者,如无其他检查异常,则多为骨关节炎。目前,国内多采用美国风湿病学会的诊断分类标准。

1.手关节标准

有手关节痛或僵硬,伴以下 4 条中至少 3 条者。

(1)双手第 2、3 指的远端指间和近端指间关节和第一腕掌关节,此 10 关节中有 2 个或更多的关节呈硬组织的肥大。

(2)有至少 2 个远端指间关节呈硬组织的肥大。

(3)掌指关节受累(肿胀)少于 3 个。

(4)上述 10 个关节中至少有 1 个出现畸形。

2.膝关节标准

有膝痛及该膝 X 线显示有骨赘,同时伴有下述任意 1 条者。

(1)年龄>50 岁。

(2)受累膝僵硬<30 分钟。

(3)有骨摩擦音。

3.髋关节标准

髋痛同时有以下 3 条中至少 2 条者。

(1)红细胞沉降率<20 mm/h。

(2)X 线显示股骨或股骨头有骨赘。

(3)X 线显示至少有髋关节间隙狭窄。

(二)鉴别诊断

本病可与筋痹、骨痿等相鉴别。

1.筋痹

骨痹与筋痹都有筋腱拘挛、疼痛、关节屈伸不利等共同症状,但骨痹往往有关节的僵硬、肿胀、畸形等特征。

2.骨痿

骨痹与骨痿都有乏力、活动障碍等症状,但前者有关节肿胀疼痛,肌肉萎缩并不明显;而骨痿则无关节肿痛,而骨重不举、肌肉萎缩明显突出。

五、治疗

(一)辨证论治

1.肾虚髓亏

(1)主症:多为中老年患者,腰腿酸软,关节疼痛无力,活动不灵活,不能久立远行,病情反复不愈,遇劳则腰脊、颈项或四肢关节疼痛更剧。舌淡红,苔薄白,脉细。

(2)治法:补肾益精。

(3)方药:六味地黄丸加味。熟地黄、鸡血藤各 30 g,山茱萸 12 g,山药、白芍各 15 g,茯苓、泽

221

泻、牡丹皮、木瓜各10 g。诸药合用,全方功可补肾益精、通经活络。颈项疼痛加葛根20 g,羌活15 g;肢体麻木加鸡血藤、黄芪各30 g,桑枝10 g;跟骨疼痛加牛膝20 g;上肢疼痛加海风藤、伸筋草各30 g,青风藤20 g;腰痛甚者加杜仲、川续断各15 g,狗脊、巴戟天各12 g。肾虚为本病的最基本病机,补肾则为最基本大法,而六味地黄丸为最基本用药。临床上常根据偏阴虚、偏阳虚及患病部位的不同而随证加减。

2.肝血不足,肾阳亏虚

(1)主症:关节僵硬冷痛,屈伸不利,甚则关节变形,腰膝酸软,下肢无力,足跟疼痛,形寒肢冷,口淡不渴,尿频便溏,男子阳痿,女子月经后延。舌淡胖嫩,苔白滑,脉沉弦无力。

(2)治法:调补肝肾,和营养血。

(3)方药:壮骨蠲痹汤。熟地黄、骨碎补、淫羊藿、生黄芪各15 g,肉苁蓉、当归、牛膝各10 g,白芍20 g,甘草、三七粉(冲服)各6 g。诸药合用,全方功可调补肝肾和营养血。湿重者去熟地黄,加薏苡仁30 g;有热者加黄柏6 g;有寒者加鹿角胶10 g。肝主筋,肾主骨,肝肾同源。肾虚髓亏,肝血也常不足。本病患者年老体弱,肝肾亏虚为本,故须肝肾同治,强筋壮骨,不可偏废,才能相得益彰。

3.寒凝瘀阻

(1)主症:骨节冷痛,疼痛剧烈,得寒加重,得热则减,夜间痛甚,伴关节冷感或麻木,功能活动受限,全身畏冷,四肢不温。舌淡暗,苔白,脉沉迟弦。

(2)治法:散寒活血、祛瘀散结。

(3)方药:阳和汤加味。熟地黄、鸡血藤、威灵仙各15 g,白芥子、炮穿山甲、制乳没各10 g,麻黄、鹿角胶(烊化)、制川草乌各9 g,肉桂3 g(冲服),炮姜炭6 g,蜈蚣2条,细辛3 g,甘草5 g。诸药合用,全方功可散寒活血、祛瘀散结止痛。痛在上肢者加姜黄10 g,青风藤、透骨草各15 g;痛在腰背者加地龙、胡芦巴各10 g,补骨脂15 g;痛在下肢者加木防己、独活、木瓜、泽兰各15 g;寒湿甚,加制川乌或制草乌10 g。肝肾亏虚之体,寒邪最易侵入,阴寒凝滞,瘀阻经脉而发痹痛。故调补肝肾以治本,祛风散寒、化瘀通络以治标。标本兼治,内外并举,方能奏效。

4.气血两虚

(1)主症:关节酸痛无力,时轻时重,活动后更为明显,肢体麻木,面色少华,心悸气短,自汗乏力,食少便溏。舌淡苔白或薄少,脉细弱无力。

(2)治法:补益气血。

(3)方药:八珍汤加味。党参30 g,黄芪、茯苓、川续断、杜仲、怀牛膝、五加皮、独活各15 g,白术、白芍、当归、川芎各10 g,熟地黄20 g,甘草5 g,细辛3 g。诸药合用,功可补益气血。加减:头颈部疼痛加粉葛根15 g,羌活10 g;上肢疼痛加桑枝15 g,桂枝5 g,姜黄10 g;指端关节疼痛加豨莶草、透骨草各15 g;腰部疼痛加狗脊6 g;下肢重用杜仲、怀牛膝至20 g。本证气血两虚,非十全大补汤不能胜任。老龄阶段,虽为气血两虚证,肾气也不足,也可用补中益气汤和桂枝汤加淫羊藿、巴戟天等共奏益气养血,通经活络,补肾壮阳之功。若阴虚有热者加知母、黄柏以滋阴除热。

5.肾虚血瘀

(1)主症:腰脊或颈项四肢关节疼痛如锥刺,痛有定处而拒按,俯仰转侧不利,形寒肢冷,小便清长,病情反复不愈。舌质紫暗,或有瘀斑,脉弦涩。

(2)治法:补肾活血化瘀。

(3)方药:骨刺丸。熟地黄、骨碎补、制马钱子、鸡血藤、肉苁蓉各60 g,三七、乳香、没药、川芎各 30 g。诸药合用,功可补肾活血化瘀。研末,炼蜜为丸,每丸重 6 g,早晚各 1 丸,3 个月为 1 个疗程。加减:痛在腰腿者,加乌梢蛇、独活各 15 g;痛在腰以上者,去牛膝加姜黄 10 g;血瘀明显者,加三七片、血竭、苏木各 10 g。本证病机关键是肾虚血瘀,脾为后天之本,实乃脾肾俱亏,治疗当以益肾祛瘀补脾为大法。临床上可以四君子汤(常以黄芪易人参)益气补中、健脾养胃,菟丝子、枸杞子、鹿衔草补肝肾、强筋骨、祛风湿,三棱、莪术、田七片破血散瘀、行气止痛,佐少量怀牛膝引药下行,直达病所,可收到意想不到的效果。

(二)特色专方

1.灵仙汤

由威灵仙、淫羊藿、黄芪各 30 g,透骨草、木瓜各 15 g,穿山甲、牛膝、防己各 10 g 等组成。有报道用本方治疗 108 例膝骨性关节炎患者,治愈 71 例,总有效率达 93.21%。

2.蠲痛健膝汤

由千斤拔 20 g,穿山龙、鸡血藤、伸筋草各 18 g,狗脊、路路通各 15 g,威灵仙、木瓜、牛膝各 12 g,独活、红花各 10 g 组成。本方治疗 64 例膝关节骨性关节炎,痊愈 31 例,好转 30 例,无效 3 例,总有效率达 95.3%。

3.当归四逆汤加减

由鸡血藤 25 g,当归、白芍各 15 g,乌梢蛇、通草各 12 g,大枣 10 g,桂枝 9 g,细辛、炙甘草各 6 g 组成。应用本方治疗膝关节骨性关节炎 85 例,优 30 例,良 28 例,可 23 例,无效 4 例,总有效率达 95.27%,优良率达 68.23%。

4.强骨散

由红花、制乳香、制没药、葛根、生麻黄、细辛、赤芍、威灵仙、骨碎补、地龙、露蜂房、鸡血藤、天南星、天麻、熟地黄、山茱萸、巴戟天、菟丝子、当归、川芎、桃仁等组成。应用本方治疗颈椎增生,取得较好临床疗效。

5.黄芪川断牛膝汤

由骨碎补、怀牛膝各 15 g,续断、鹿角霜、川芎各 12 g,细辛 10 g,黄芪 30 g 组成。发于颈椎者加葛根、白芷各 10 g;发于腰关节者加杜仲 12 g、熟附片 10 g;发于膝关节者加松节 12 g、木瓜 15 g;夹瘀者加鸡血藤、丹参各 20 g。应用本方治疗老年性骨关节炎 64 例,显效 89.06%,总有效率为 92.19%。

6.蠲水汤

由白花蛇舌草、土茯苓、泽泻各 30 g,车前草 20 g,赤芍、夏枯草、透骨草、黄柏各 15 g,刘寄奴、王不留行各 12 g,全蝎 9 g(研末冲服)组成。应用本方治疗膝关节退变合并滑膜炎 42 例,取得了理想疗效,总有效率为 95%。

(三)中药成药

1.抗骨增生胶囊

由熟地黄、鸡血藤、肉苁蓉、莱菔子、狗脊、骨碎补、女贞子、淫羊藿、牛膝等组成。补腰肾,强筋骨,活血止痛。口服每次 5 粒,每天 3 次。

2.骨刺平丸

由黄精、羌活、独活、威灵仙、鸡血藤、补骨脂、刺五加、莱菔子等药组成。祛风除湿,行气活血,强筋壮骨。口服每次 3 片,每天 3 次。

3.壮腰健肾丸

由狗脊、黑老虎、千斤拔、桑寄生、菟丝子、女贞子、鸡血藤、金樱子、牛大力等药组成。壮腰健肾,养血化瘀,祛除风湿。口服每次一大丸,每天2～3次。

4.筋骨痛消丸

由丹参、鸡血藤、香附等药组成。活血行气,温经通络,消肿止痛。口服每次3g,每天2次,温开水送服。

5.风湿祛痛胶囊

由苍术、黄柏、白花蛇、乌梢蛇、蕲蛇、鸡血藤、红花、乳香、蜂房、土鳖虫、地龙、全蝎、蜈蚣等药组成。活血化瘀,通经透骨,祛风通络,扶正祛邪。口服每次5粒,每天3次。

6.仙灵骨葆胶囊

由淫羊藿、续断、丹参、知母、补骨脂、地黄等药组成。滋补肝肾,强身健骨,接骨续筋。口服每次3粒,每天2次。

(张　超)

第四节　骨质疏松症

骨质疏松症(osteoporosis,OP)是以骨量减少、骨的微观结构退化为特征的,致使骨的脆性增加,以致易发生骨折的一种全身性骨骼疾病。骨质疏松症发病率高、危害性大,已受到全球医学界的高度重视。在过去,我国60岁以上的1.2亿人中,OP的患者4 000万～5 000万人,女性骨质疏松患病率为60%～70%,男性为25%～30%,WHO将其列为三大老年病之一。

中医学中虽无骨质疏松症之名,但类似本病的症状则早在《黄帝内经》中就有记载,并散见于历代医书,根据其病因病机和临床表现,归结为"骨枯""骨痿""骨蚀""骨痹""骨极"等。本病最早出自《素问·痿论》,篇中云:"肾气热,则腰脊不举,骨枯而髓减,发为骨痿",提出了"骨痿"之名。阐述了驼背是骨痿的一种临床表现,病机为骨髓失充,病位在肾,是因肾阴虚所致。明代秦景明《症因脉治》中亦有"肾虚劳伤之症……腰脊如折……""精虚劳伤之症,大骨枯槁……尻以代踵,脊以代头"的记载。此与现代医学骨质疏松症之腰背酸痛、乏力、龟背等症状相似。总结后世医家虽有痿证、虚劳、骨痿、骨痹、骨极、腰痛之名,根据其临床表现,将骨质疏松症定性为"骨痿"比较准确。

近年来,随着中医、中西医结合研究的不断深入,本病无论在基础理论研究,还是临床经验的积累方面,均取得了可喜的成果,中医药治疗本病具有自身优势和特点。

一、病因病机

骨痿的病因病机主要在于肝脾肾亏虚,气虚血瘀,湿邪痹阻或湿热内蕴,骨失所养,经脉运行不畅所致。

(一)肝肾亏虚

肾为先天之本,性命之根,肾藏精,主骨生髓。《素问·痿论》曰:"肾气热,则腰脊不举,骨枯而髓减,发为骨痿。"《景岳全书·痿证》曰:"肾者,水脏也,今水不胜火,则骨枯而髓虚,故足不任身,发为骨痿。"《寿世保元》中云:"年高之人,筋骨柔弱无力,多因肾气虚。"说明肾虚肾精不足、骨髓失养可致骨骼脆弱无力,临床可出现腰背酸痛、胫膝酸软等骨质疏松症状。《灵枢·经脉》亦曰:"足少阴气绝则骨枯……骨不濡则肉不能著也,骨肉不相亲则肉软却……发无泽者骨先死。"认为肾虚是引起骨质疏松的主要原因。

(二)脾失健运

脾主运化,充养肾精,即所谓:"肾之合骨也,其荣在发,其主脾也。"(《素问·五藏生成》)。脾虚,肾失所养,进一步导致肾虚,从而使骨髓失养而致骨痿。脾为后天之本,气血生化之源,为百骸之母,主升清而布散水谷精微,通过肾脏调节作用于骨。脾气虚弱,中阳不振,气血不足,津液不布,肌肉消瘦,倦怠乏力,肢体痿弱不用;脾胃虚损,则精微不得四布,经脉空虚,则骨质松变;脾胃疲惫,气化失司,气不行血,血不化精,则精不能生骨,最终发为骨痿。

(三)血瘀

血液运行依赖元气推动,元气为肾精所化,肾精不足,无源化气,必致血瘀,即肾虚血必瘀;脾虚则气的生化乏源而致气虚,气虚不足以推动血行,则必成血瘀。如王清任《医林改错》指出:"元气既虚,必不能达于血管,血管无气,必停留而瘀。"肾阳、脾阳不足,不能温养血脉,常使血寒而凝;肾阴、肝阴不足,虚火炼液,可致血稠而停;脾具有统摄血液在脉中运行而不致溢出脉外的功能,若脾虚则不能统摄血液,而致血溢脉外,留于体内而成瘀血;肝郁则气滞,气滞则血瘀。而瘀血一旦留于体内,又进一步损伤正气,影响脏腑的气化功能,结果出现脏器愈衰、瘀血愈积的恶性循环状态。正如《素问·调经论》所说:"血气不和,百病乃变化而生。"机体骨骼的生长发育离不开气血的滋润与濡养,气血瘀滞,骨髓失养,渐发本病。

(四)湿邪痹阻或湿热内蕴

久居湿地,湿邪痹阻或日久化热蕴于四肢经络,浸淫经脉,脉络阻滞,筋骨失养,而致骨痿。

骨痿的病因病机为本虚标实,本虚为主,湿邪和瘀血亦是重要致病因素,往往虚实夹杂为病。

二、临床表现

(一)疼痛

疼痛是原发性骨质疏松症最常见的症状,以腰背痛多见,占疼痛患者中的70%~80%。疼痛沿脊柱向两侧扩散,仰卧或坐位时疼痛减轻,直立时后伸或久立、久坐时疼痛加剧,日间疼痛轻,夜间和清晨醒来时加重,弯腰、肌肉运动、咳嗽、大便用力时加重。一般骨量丢失12%以上时即可出现骨痛。老年骨质疏松症时,椎体骨小梁萎缩,数量减少,椎体压缩变形,脊柱前屈,腰肌为了纠正脊柱前屈,加倍收缩,肌肉疲劳甚至痉挛,产生疼痛。新近胸腰椎压缩性骨折,亦可产生急性疼痛,相应部位的脊柱棘突可有强烈压痛及叩击痛,一般2周后可逐渐减轻,部分患者可呈慢性腰痛。若压迫相应的脊神经可产生四肢放射痛、双下肢感觉运动障碍、肋间神经痛、胸骨后疼痛类似心绞痛,也可出现上腹痛类似急腹症。若压迫脊髓、马尾还影响膀胱、直肠功能。

(二)身长缩短、驼背

身长缩短、驼背多在疼痛后出现。脊椎椎体前部几乎多为松质骨组成,而且此部位是身体的支柱,负重量大,尤其第11、12胸椎及第3腰椎,负荷量更大,容易压缩变形,使脊椎前倾,背曲加剧,形成驼背,随着年龄增长,骨质疏松加重,驼背曲度加大,致使膝关节挛拘显著。每人有24节椎体,正常人每一椎体高度约2 cm,老年人骨质疏松时椎体压缩,每椎体缩短2 mm左右,身长平均缩短3~6 cm。

(三)骨折

骨质疏松症发生骨折的特点：①在扭转身体、持物、开窗等日常室内活动中，即使没有明显较大的外力作用，便可发生骨折；②骨折发生的部位较固定，多发生于胸椎、腰椎、桡骨远端及股骨颈部、肱骨外髁颈，其中脊柱压缩性骨折发生率很高；③各种骨折的发生分别与年龄及绝经（女性）有一定关系。

(四)呼吸功能下降

胸、腰椎压缩性骨折，脊椎后弯，胸廓畸形，可使肺活量和最大换气量显著减少，患者往往可出现胸闷、气短、呼吸困难等症状。

三、辅助检查

(一)血钙、磷和碱性磷酸酶

在原发性骨质疏松症中，血清钙、磷，以及碱性磷酸酶水平通常是正常的，骨折后数月碱性磷酸酶水平可增高。

(二)血甲状旁腺激素

应检查甲状旁腺功能除外继发性骨质疏松症。原发性骨质疏松症者血甲状旁腺激素水平可正常或升高。

(三)骨转换生化标志物

骨转换生化标志物就是骨组织本身的代谢（分解与合成）产物，简称骨标志物。骨转换标志物分为骨形成标志物和骨吸收标志物，前者代表成骨细胞活动及骨形成时的代谢产物，后者代表破骨细胞活动及骨吸收时的代谢产物，特别是骨基质降解产物。在正常人不同年龄段，以及各种代谢性骨病时，骨转换标志物在血液循环或尿液中的水平会发生不同程度的变化，代表了全身骨骼的动态状况。这些指标可以升高，也可用于监测治疗的早期反应。

(四)晨尿钙/肌酐比值

正常比值为 0.13 ± 0.01，尿钙排量过多则比值增高，提示有骨吸收率增加可能。

(五)其他辅助检查

1.X 线检查

骨质疏松在 X 片上，基本改变是骨小梁数目减少、变细和骨皮质变薄。纤细的骨小梁清晰可见，此与骨质软化所致的粗糙而模糊的骨小梁形态截然不同，颅骨变薄，出现多发性斑点状透亮区，鞍背和鞍底变薄，颌骨牙硬板致密线的密度下降或消失，脊柱的椎体骨密度降低，出现双凹变形，椎间隙增宽，椎体前缘扁平，呈楔形（椎体压缩性骨折）；四肢长骨的生长障碍线明显。骨质疏松易伴发骨折和骨畸形，如股骨颈骨折、肋骨、骨盆骨折与畸形等。处于生长发育期的骨质疏松患者可出现干骺端的宽阔钙化带、角征和骨刺。

2.骨质疏松指数测量

骨质疏松指数测量可确定有无骨质疏松及其程度，但其敏感性较差，难以发现早期骨质疏松患者。

3.骨密度测量

该测量包括以下 4 点。①单光子吸收骨密度测量：单光子吸收法骨密度测量值不仅能反映扫描处的骨矿物含量，还可间接了解全身骨骼的骨密度和重量。优点是患者无痛苦，接受的放射量很低，简单易行，成本低廉，并可多次重复。其敏感度为 $1\%\sim3\%$，测定值变异系数为 $1\%\sim$

2%。单光子吸收法骨密度测量主要反映的是皮质骨的变化,对于脊椎骨、骨小梁的改变反映较差,即使采用小梁较丰富的跟骨作为测量部位,亦难以了解脊椎骨小梁的变化。②双光子吸收法骨密度测量:双光子吸收扫描采用 153 gd 装在 2 个部位,测定股骨颈及脊椎骨的 BMC。由于骨质疏松首先发生在小梁骨,所以与单光子吸收法比较,能更早期发现骨质疏松。③CT 骨密度测量:目前,主要有 2 种 CT 骨密度测量方法,即单能量 CT 骨密度测量(SEQCT)和双能量 CT 骨密度测量(DEQCT)。本法主要用于脊椎骨的骨密度测定,可直接显示脊椎骨的横断面图像。DEQCT 的准确性高于 SEQCT,而后者的精确性较前者高。④双能 X 线吸收测量:双能 X 线吸收法(DXA)是目前测量骨矿密度(BMD)和骨矿含量(BMC)的最常用方法,具有自动化程度高,放射线辐射量低,扫描时间短,准确度和精密度高等优点。

四、诊断与鉴别诊断

(一)诊断

建议参照世界卫生组织(WHO)推荐的诊断标准。基于DXA:骨密度值低于同性别、同种族正常成人的骨峰值不足 1 个标准差属正常;降低 1~2.5 个标准差为骨量低下(骨量减少);降低程度等于和大于 2.5 个标准差为骨质疏松;骨密度降低程度符合骨质疏松诊断标准同时伴有一处或多处骨折时为严重骨质疏松。骨密度通常用 T 值表示,T 值＝(测定值－骨峰值)/正常成人骨密度标准差。T 值用于表示绝经后妇女和大于 50 岁男性的骨密度水平。对于儿童、绝经前妇女及小于 50 岁的男性,其骨密度水平建议用 Z 值表示,Z 值＝(测定值－同龄人骨密度均值)/同龄人骨密度标准差。

(二)鉴别诊断

本病应与痿证、痉病、转筋、痹证鉴别。

1.痿证

其表现为肢体痿软不用,肌肉萎缩,无骨骼改变的症状和体征,无抽筋。

2.痉病

因神明受扰、筋脉拘急挛缩而引起的急性危重症,临床表现为颈项强急、四肢抽搐,甚则口噤、角弓反张等。

3.转筋

转筋是筋脉牵掣引起的手足拘急,不得屈伸,甚则牵引腹部拘急疼痛的一种病证。若是暴吐暴泻后的转筋谓之霍乱转筋,属急危重症,需及时抢救。

4.痹证

痹证主要表现为四肢关节疼痛,活动受限,或广泛的肌肉疼痛,或腰背疼痛。

五、治疗

(一)辨证论治

1.肾阴虚

(1)主症:腰背部疼痛或驼背,或足跟痛,日轻夜重,下肢酸软乏力,头发稀疏,耳鸣,或头晕,或齿摇发落等。舌质红,少苔,脉细或细数。

(2)治法:滋阴补肾壮骨。

(3)方药:六味地黄丸加减。熟地黄 10 g,山药、山茱萸、牡丹皮、龟甲、黄精各 15 g,茯苓、鹿茸各20 g。兼气虚者加党参10 g、黄芪20 g;疼痛甚者加延胡索、白芍各15 g。

2.肝肾亏虚

(1)主症:周身骨痛,骨骼变形,腰膝酸软,筋脉拘急,消瘦憔悴,步履蹒跚,反应迟钝,成人则表现为早衰,出现发落齿摇、阳痿遗精、耳鸣耳聋、健忘等,舌淡,苔白,脉弦或沉细。

(2)治法:补益肝肾,强筋壮骨。

(3)方药:壮骨丸加减。熟地黄10 g,狗骨、龟甲、当归、白芍、陈皮、知母、黄精各15 g,牛膝20 g。症状明显者可加枸杞、木瓜各10 g,鸡血藤30 g;头晕目眩者加钩藤、山茱萸各10 g。

3.脾胃虚弱

(1)主症:腰背四肢关节疼痛,四肢无力,肌肉衰萎,骨骼变形,活动不利,面色㿠白,口淡、自汗,面浮肢肿,少气懒言,肠鸣腹痛,便溏,舌淡胖嫩苔白或水滑,脉弦沉无力或迟细。

(2)治法:健脾养胃,强筋壮骨。

(3)方药:补中益气汤加减。黄芪30 g,甘草、人参、当归、陈皮、柴胡各10 g,升麻6 g,白术15 g。气血两虚重用参、芪,加枸杞、龙眼肉各10 g;气阴两虚重用参、芪加五味子、麦冬;热伤胃阴加玉竹、石膏、天花粉、石斛各10 g。

4.湿热浸淫

(1)主症:腰背酸痛,肢体无力,以下肢为重,手足麻木,喜凉恶热,身重面黄,胸脘痞闷,舌苔黄腻,脉濡数。

(2)治法:清热化湿,活络壮骨。

(3)方药:二妙散加味。苍术、白术、黄柏、苦参、萆薢、羌活、独活各10 g,薏苡仁30 g,土茯苓20 g,威灵仙、鸡血藤各15 g。痛甚者加延胡索、白芍各15 g;脾虚湿胜者,加山药15 g、茯苓20 g。

5.气滞血瘀

(1)主症:症见骨痛,腰背疼痛,腰膝酸软,胁肋胀闷,走窜疼痛或见四肢关节畸形,舌暗红,苔白腻,脉沉弦。

(2)治法:活血行气、生新壮骨。

(3)方药:身痛逐瘀汤。秦艽、羌活、香附各3 g,川芎、甘草、没药、五灵脂(炒)、地龙各6 g,桃仁、红花、当归、牛膝各9 g。若微热,加苍术、黄柏各10 g,若虚弱,加黄芪30～60 g。

(二)特色专方

1.滋阴益肾方

菟丝子、补骨脂、枸杞、黄精各15 g,麦冬、五味子、女贞子各10 g。水煎服,日1剂。适用于骨痿属肾阴虚者。

2.温补肾阳方

山药、补骨脂、菟丝子、杜仲、肉苁蓉各15 g,桂枝、制附子各10 g,黄芪20 g。水煎服,日1剂。适用于骨痿属肾阳虚者。

3.脾肾阳虚方

肉苁蓉、牛膝、骨碎补各15 g,淫羊藿、羌活、独活、桂枝各10 g,制川乌5 g,薏苡仁20 g。水煎服,日1剂。适用于骨痿属脾肾阳虚者。

4.肝肾阴虚方

生地黄、白芍、麦冬、骨碎补各15 g,知母、桂枝、秦艽、当归、丹参、土鳖虫各10 g,鳖甲30 g。

水煎服,日1剂。适用于骨痿属肝肾阴虚者。

5.桂枝芍药知母汤

桂枝、麻黄、知母、防风各12 g,芍药9 g,甘草6 g,生姜、白术各15 g,附子10 g(炮)。水煎服,日1剂。本方具有祛湿、祛风、清热、散寒、通络、活血、补虚的作用。适用于骨质疏松辨证寒热不明显,或寒热并存者。挛痛难以伸屈、得热则减者,倍加附子、麻黄;身体滞重、关节沉着肿胀、天阴增剧者,倍加白术、知母、甘草;日轻夜重者倍加知母、芍药。

6.湿热痹泰

生石膏30 g,薏苡仁20 g,络石藤、土茯苓、忍冬藤各15 g,防己、秦艽、地龙、鳖甲、穿山甲、牛膝、苍术、知母各10 g,细辛3 g,黄柏6 g。水煎服,日1剂。祛湿清热、通络止痛。此方为深圳市中医院协定处方,用于湿热盛者。湿热伤气阴,加太子参、麦冬、山药;湿重者加泽泻、佩兰、豆蔻;脾胃虚弱者加茯苓、山药、鸡内金。

7.补肾通痹泰

薏苡仁、茯苓各20 g,海风藤15 g,桑寄生、杜仲、续断、狗脊、秦艽、独活、淫羊藿、牛膝、补骨脂各10 g,羌活6 g,三七粉3 g。强脊壮督,补益肝肾,祛风除湿、活血通络。小腿抽筋者加白芍;身痛较甚者加延胡索、路路通、威灵仙;肾阳虚者加附子、肉桂;肾阴虚者加熟地黄、枸杞;疼痛较剧者,可酌加制川乌、制草乌、白花蛇等。此方为深圳市中医院协定处方,根据多年的临床实践,有较好的疗效。

8.金铃子散合复元活血汤化裁

金铃子、延胡索、当归、桃仁各10 g,红花、炮山甲各6 g,柴胡15 g,甘草5 g。水煎服,日1剂。解郁理气调血。用于气滞血瘀诸痛证。

(三)中药成药

1.益肾蠲痹丸

由骨碎补、熟地黄、当归、延胡索、寻骨风、仙鹤草、全蝎、蜂房、地龙、土鳖虫、老鹳草、徐长卿、鸡血藤、淫羊藿、鹿衔草、乌梢蛇、僵蚕、虎杖、蜈蚣、地黄等组成。温补肾阳,益肾壮督,搜风剔邪,蠲痹通络。适用于骨痿属肾虚寒凝证者。

2.仙灵骨葆胶囊

由淫羊藿、续断、丹参、知母、补骨脂、地黄等组成。滋补肝肾,接骨续筋,强身健骨。适用于骨痿属肾虚寒凝证者。

3.骨疏康颗粒

由淫羊藿、熟地黄、骨碎补、黄芪、丹参、木耳、黄瓜籽等组成。补肾益气,活血壮骨。主治肾虚,气血不足所致的中老年骨质疏松症,伴有腰脊酸痛,足膝酸软,神疲乏力。

4.补中益气丸

由炙黄芪、党参、白术(炒)、当归、升麻、柴胡、陈皮、炙甘草等组成。健脾益气。适用于骨痿属脾胃气虚者。

5.四妙丸

由苍术、牛膝、黄柏(盐炒)、薏苡仁等组成。清热利湿。为治湿热痿证之妙剂,适用于骨痿属湿热浸淫者。

6.大黄䗪虫丸

由熟大黄、土鳖虫(炒)、水蛭(制)、虻虫(去翅足,炒)、蛴螬(炒)、干漆(煅)、桃仁、炒苦杏仁、黄芩、地黄、白芍、甘草等组成。祛瘀血、清瘀热、滋阴血、润燥结。该方特点是以通为补,祛瘀生新,缓中补虚,适用于骨痨属气虚血瘀者。

(张　超)

第五节　结节性红斑

结节性红斑是由于血管炎引起的较常见的结节性皮肤病,是一种累及真皮血管和脂膜组织的反应性炎性疾病。主要表现为小腿伸侧的散在皮下结节,表面鲜红或紫红色,按之有硬节,可有疼痛。本病好发于中青年女性。男女发病率之比约为1.3∶6。春、秋两季为发病高峰期。

中医古代文献中没有关于"结节性红斑"的明确记载,但是从其临床表现来看,有"瓜藤缠""三里发""腿游风""梅核火丹""湿毒流注"等称谓。《医宗金鉴》谓:"'腿游风'一此证两腿内外,忽生赤肿,形如堆云,焮热疼痛,由荣卫风热相搏结滞而成……以当归拈痛汤,清解治之。"

结节性红斑的治疗主要是寻找病因,治疗和消除原发疾病,急性发作时给予消炎止痛等对症处理及使用糖皮质激素,结节可在数周内消退,但易反复,迁延不愈。近年来,临床应用中医、中西医结合治疗,临床效果颇佳,特别是在后期治疗、防止复发方面充分发挥了中医治疗的优势,不良反应小,安全性高。

一、病因病机

本病的病因主要为湿邪黏腻停滞,郁久化热,湿热蕴结于肌腠脉络,湿热下注,气滞血瘀,经络阻塞,顽湿聚结而发病;或禀赋虚弱,正气不足,营卫气血失调,加之嗜食肥甘厚腻、辛辣之品,致使营卫、气血、津液运行不畅,气滞湿阻,瘀血痰浊停滞。湿热与血瘀为结节性红斑发病的主要原因,主要病变机制在于两者相互影响,进一步影响血液运行,导致血行不利,瘀而为结。本病发病部位在肌肉腠理之间,邪气与肌腠相搏击而形成红斑。

二、临床表现

结节性红斑按发病时期有以下临床特点。

(一)初期

发病时皮下结节周围出现红斑,其中间部分可触及硬结,红斑颜色多为鲜红色,可有疼痛及压痛。

(二)中期

发病约2周,红斑颜色逐渐加深加暗,变为暗红色或淡紫色,红斑数目不定,大小不一,小如蚕豆,大如核桃,分布不均。结节一般不破溃,但邻近的几个结节可以融合为一个较大的结节,此期疼痛及压痛可更为明显。

(三)后期

发病3～6周,结节可逐渐消退,但可游走再发,此起彼伏,患处可有色素沉着,一般不留瘢痕,此期的特点是结节红斑此消彼长,迁延不愈。

三、辅助检查

(一)常规检查

(1)血常规:本病急性期的病例血常规常有白细胞计数轻度升高,分类相对淋巴细胞增多。

(2)血生化抗链球菌溶血素可增高,C反应蛋白、红细胞沉降率升高。

(3)某些由结核菌感染所致病例,结核菌素试验可呈阳性反应。

(4)胸部X线及CT等影像学检查,主要针对结核感染病因的排查。

(二)组织病理检查

组织病理表现为间隔性脂膜炎的改变,早期脂肪间隔小血管及毛细血管扩张、增多,纤维间隔水肿,血管周围中性粒细胞浸润,在管壁有炎症的浸润和内膜增生,部分管腔可闭塞;晚期间隔增宽,炎症细胞以淋巴细胞、组织细胞为主,可见多核巨细胞,浸润的炎症细胞也见于与间隔邻近的脂肪小叶中。

(三)其他检查

若由其他结缔性组织病继发者,可根据不同疾病的实验室检查提供支持。

四、诊断与鉴别诊断

(一)诊断

(1)发病年龄多为中青年女性。发斑前和发斑时可伴有发热、咽痛、关节疼痛等全身症状。

(2)结节性红斑多发生于小腿伸侧,可对称分布,有时可涉及臀部。

(3)红斑为鲜红色或暗红色,分布疏散,可对称,邻近数个可融合成团,大小不一,小如花生米,大如核桃,有自觉疼痛,触之有压痛,数目可至十到数十个,表面不易破溃。

(4)病情常有反复,呈此消彼长,迁延难愈。

(二)鉴别诊断

在痹病范畴中,出现皮肤红斑之病有两种,一种是内脏痹(红斑狼疮),面部可出现"蝴蝶形红斑";另一种是瓜藤缠(结节性红斑),在小腿出现"结节状红斑",颇有特色,临床须仔细鉴别。

五、中医治疗

(一)辨证论治

《医宗金鉴·外科心法要诀·瓜藤缠》详尽描述了该病发生的部位及临床特点,曰:"此证生于腿胫,流行不定,或发一、二处,疮顶形似牛眼,根脚漫肿,若绕胫而发,即名瓜藤缠,结核数枚,日久肿痛。"其病机始因阴虚而血分生热,复感湿邪,湿渐化热,湿热互结,流注于下;继则湿热阻遏气化,反耗精液,遂成阴虚有热、血脉不通而致瘀,使气血运行失畅发病。因阴虚血分有热,故斑色红或紫;湿邪流注于下,故硬结多见于下肢;湿性缠绵,故该病常易复发、缠绵难愈;瘀血阻滞于脉络,不通则痛,故疼痛压之越甚。《本草纲目》谓其主"一切风湿气,及诸肿毒、痈疽疥癣、杨梅诸恶疮,散热解毒",故治宜清热祛湿、活血解毒为主。

从中医辨证观讲,红斑是由于血分有热,外发肌肤而成;结节是由于痰瘀互阻,经络不通而生;下肢疾病多兼湿邪。本病表现以皮肤结节为主,因此辨结节是本病辨证论治的重要环节,同时需结合全身证候、舌脉综合分析。结节红斑色鲜红属阳,色淡红或紫黯属阴。阳斑治疗以清热利湿解毒为主,阴斑治疗偏重益气行血散瘀。本病的病机关键在于"湿""热""瘀",治疗时应特别权衡痰湿、血热和瘀阻的轻重缓急,有针对性地用药。体内的脏腑功能失调,导致气血运行障碍,外发肌肤就会发生多种皮肤病变。临床治疗时要注意调整好脏腑功能,利气活血,阴阳调和,机体才能达到新的平衡,从而治愈疾病。总之,本病初期多实证,以湿热毒蕴为主要表现,中期以血热血瘀为主,后期可表现出气虚痰凝征象,分期治疗,可取得较好疗效,但活血化瘀通络应贯穿于本病治疗的始末。临床上常用清宣灵动之品,使红斑慢慢消散,切不可急功近利。临床常见分型如下。

1.湿热下注

(1)主症:下肢结节,肤色深红,腿踝浮肿,甚则局部漫肿、压之凹陷,疼痛轻微,关节疼痛明显,身倦乏力,小便短赤,大便不调,舌质红,苔黄腻,脉沉濡或沉细数。

(2)治法:清热祛湿,活血通络。

(3)方药:凉血五根汤加减(《赵炳南临床经验集》)。白茅根、板蓝根、蒲公英、薏苡仁各30 g,茜草根、紫草根、瓜蒌根、金银花、连翘、白术、萆薢、赤芍、牛膝、泽泻各15 g。关节疼痛者,加秦艽、桑寄生各15 g;结节明显者,加夏枯草15 g,浙贝母20 g;寒湿者,加桂枝15 g,熟附子30 g。全方诸药共奏清热祛湿、活血祛瘀通络之功效,切合结节性红斑之病机,尤其适于早期血热证,湿热证,临床疗效显著,不易复发。

2.血热内蕴

(1)主症:红斑结节绕胫而发,大小不等,个数不定,斑色赤紫,灼热疼痛,触之发硬,按之痛增,发热烦躁,咽痛口渴,神疲倦怠,或伴关节肿胀酸痛,大便秘结,小便短赤。舌质红绛,舌苔黄厚或黄燥,脉象滑数或弦数。

(2)治法:清热解毒,凉血化瘀,通络散结。

(3)方药:十八子消结汤(《李志铭经验妙方》)。败酱草、土茯苓、牡丹皮、茜草各20 g,连翘、金银花、草河车(重楼)、紫花地丁、地龙各15 g,皂角刺、牛膝各10 g。阳明热盛,壮热口渴引饮者,可加生石膏30 g,知母15 g,或白花蛇舌草30 g;邪入少阳,寒热往来,口苦咽干者,可加柴胡10 g,黄芩15 g;邪入阴分,骨蒸潮热者,可加青蒿、地骨皮各20 g;咽喉肿痛甚者,可加岗梅、山豆根各15 g;头痛甚者,可加苦丁茶、菊花各15 g;斑色鲜红而痛者,可加紫草20 g,赤芍15 g;红斑肿大明显者,可加浙贝母、鬼箭羽各15 g;红斑硬结不消者,可加昆布、山慈菇各15 g,或白芥子10 g,猫爪草15 g;下肢肿甚者,可加萆薢20 g,防己15 g,薏苡仁30 g;舌苔厚腻,湿气重者,可加藿香、木棉花各10 g,或厚朴花、白豆蔻各10 g,鸡蛋花15 g;食欲缺乏者,可加布渣叶、独脚金各15 g;大便秘结者,可加生大黄10 g,或番泻叶、芦荟各10 g;小便短赤者,可加车前草20 g,或白茅根30 g。共奏清热解毒,凉血化瘀,通络散结之功效,此型最为常见,且多属实证、阳证,以此为基础,随证加减,卓有疗效。

3.寒湿阻络

(1)主症:结节暗红或紫暗,遇寒加重,反复发作,经久不愈,伴面色苍白,心悸气短,手足厥冷,舌淡苔薄白,脉细弱无力。

(2)治法:散寒祛湿,通络和营。

(3)方药:当归四逆汤加减(《伤寒论》)。当归10 g,桂枝、芍药、牛膝、大枣各15 g,鸡血藤30 g,细辛、甘草各3 g。足踝肿甚者,加防己、陈皮、茯苓各15 g;气虚明显者,加党参、龙眼肉各10 g。因寒湿为患,阻塞经络腠理,气血凝滞而发病,病程缠绵,难以速愈,此方共奏温经散寒、除湿通络之功。

4.痰瘀互结

(1)主症:病情缓慢,反复发作,结节坚硬,顽固难消,久治不愈,足踝肿胀,下肢沉重,畏寒肢冷,肤色紫暗,舌有瘀点、瘀斑,苔白滑,脉沉细弦滑。

(2)治法:活血化瘀,祛痰散结。

(3)方药:桃红四物汤加减(《医宗金鉴》)。红花 12 g,桃仁、当归、川芎、赤芍各 10 g,生地黄 15 g,丹参 20 g,鸡血藤 30 g。气虚明显,加黄芪、党参各 15 g,白术、茯苓各 10 g;阳虚明显,加熟附片、肉桂、淫羊藿各 10 g;结节大者,加夏枯草 15 g,生牡蛎 30 g;痒者,加苦参、白鲜皮各 15 g;痛甚者,加延胡索 12 g,有活血化瘀,祛痰散结之功效。

本病中医学称为"瓜藤缠",病因复杂,但归根结底乃一"痰"字作祟。正如朱丹溪云:"凡人身上、中、下有块,多是痰。"痰湿凝聚使气血运行障碍,形成肿块结节,故凡病久不愈者,硬结节多不易消退,皮损呈暗红色,疼痛隐隐。痰之为患,有形无形,内而脏腑,外而筋骨肌腠,无所不至。痰浊凝聚,停驻局部留连不退而成斑块结节,且痰浊属阴湿之邪,诚如水流,其性趋下,故常发于双下肢,痰性黏滞,常缠绵难愈且易反复。

结节性红斑的治疗应重视调理血分,从"瘀"论治。由于瘀血受阻,碍及气之流行,凝滞不通,故局部作痛,血初离经,则结聚而成红斑。离经瘀滞日久,则色转黯褐,故临床初起多为色赤,久则转黯。瘀乃有形之物,故结节触之坚硬。瘀血既是一种病理产物,又是一个致病因素。而瘀血日久,必致成毒。湿、热、瘀、毒相互胶结,病机复杂,以致久久难愈。因本病已伤及血分,所以本病不管致病原因如何,都得重视血分的治疗。瘀滞得行、得散,则气血流畅而结节红斑可消。正如唐容川在《血证论》说:"既已成瘀,不论初起,已久,总宜散血,血散瘀去则寒、热、风湿均无遗留之迹矣。"因此,本病的治疗应以"湿热毒瘀"为主线,同时不忘活血通络,根据引起血瘀的病因不同而辨证治疗。

本病病程长,反复发作,正气易损,强调缓解期积极治疗一段时间,治疗不应强调邪气而忽视正虚。扶正首先顾护脾胃,因脾胃为气机升降枢纽、气血生化之源,调补脾胃方能求其本。若脾虚失运,可聚湿生痰,痰湿下注,阻于经络,血脉不通,凝而成结;或脾虚气血生化乏源致正气不足、卫表不固,感邪郁于肌表,气虚血行不力,凝而成瘀,从而加重本病。《本草通玄》谓白术为"补脾胃之药,更无出其右者。土旺则能健运,故不能食者,食停滞者,有痞积者,皆用之也。土旺则能胜湿,故患痰饮者,肿满者,湿痹者,皆赖之也"。常用白术、茯苓、砂仁、半夏等,若纳呆、呕恶,则加法半夏、砂仁等,如小半夏加茯苓汤,一般 3～5 剂则见效较明显,待脾胃纳化正常、气机通顺,则有助病自除。其次,中医理论强调"久病入络""怪病多痰""久病必瘀",治疗不忘化痰、活血、通络,根据引起疾病的病因病理不同而辨证治疗。

(二)特色专方

1.四妙勇安汤

由银花藤、玄参、当归、鸡血藤各 30 g,红藤 20 g,桃仁、红花、白芷各 10 g,桔梗 15 g,甘草 3 g 等组成。清热解毒、养血活血、通络散结。用于热毒较盛者。日 1 剂,水煎服,100 毫升/次,每天 3 次,2 周为 1 个疗程。

2.实脾饮(《济生方》)

由茯苓、白术、炙甘草各 10 g,附子 6 g(先煎)、干姜、厚朴、木香、草果、木瓜各 6 g 等组成。温阳实脾,行气利水。本病常由于脾虚失运,水湿内生,湿郁化热而下注;或体虚之人,气血不足,寒湿易于外袭,客于腠理,终致脉络阻隔,气血壅滞而生结节。本病好发于下肢,"脾主肌肉四肢",本病治疗重点在治脾。

3.湿热痹泰

由石膏 30 g,薏苡仁 20 g,土茯苓、忍冬藤、络石藤各 15 g,炒苍术、川牛膝、秦艽、防己、醋鳖甲、炮山甲、地龙、知母各 10 g,黄柏 6 g,细辛 3 g 等组成。祛湿清热、通络止痛。用于结节性红斑之湿热证。此方为深圳市中医院院内协定方,每天 2 次。

4.萆薢渗湿汤

由黄柏 12 g,萆薢、元胡、茜草各 15 g,茯苓、生薏仁、滑石、银花藤各 30 g,牡丹皮 20 g,泽泻、川牛膝各 10 g 等组成。清热化湿,通络止痛。用法:加水浸泡药物 30~60 分钟,煎 2 次,两次药液混合后分 2 次服,10 天为 1 个疗程。现代药理研究认为黄柏含有黄柏酮,具有杀菌消炎作用;萆薢、茯苓、生薏仁、滑石、泽泻均有清热利湿之功,且泽泻现代药理研究有抑制结核菌的作用。

5.膈下逐瘀汤

由当归、红花、生地黄、伸筋草、川牛膝各 12 g,川芎、桃仁、赤芍、牡丹皮、乌药、香附、五灵脂各 9 g 等组成。中药每天 1 剂,前两煎混合分两次口服,第 3 煎湿敷患处 30 分钟,治疗 2 周。本方由桃红四物加味而成,现代医学研究证实,四物汤具有增强机体非特异性免疫功能的作用;桃仁、红花等抗炎镇痛,扩张血管,改善微循环;金银花可抗病毒、细菌等多种病原微生物。本方既能针对病因(病原微生物感染、微循环障碍等)又能针对表证(发热、炎症、疼痛等)起到很好的治疗与调节作用。临床研究表明膈下逐瘀汤加减治疗结节性红斑起效快,治愈率高,无不良反应,复发率低。

6.通络方

由牡丹皮、赤芍、川牛膝各 15 g,王不留行、泽兰、当归、红花、桃仁各 10 g,白花蛇舌草、土茯苓、忍冬藤各 30 g,生甘草 5 g 等组成。清热凉血,解毒化瘀。用于血热内蕴证。日 1 剂,水煎服,每天 2 次,2 周为 1 个疗程。

(三)中药成药

1.通络开痹片

由马钱子粉、防风、红花、木瓜、川牛膝、当归、全蝎等组成。祛风通络、活血散结。用于痰瘀互结证。用法:每次 3 片(每片 0.3 g),每天 1 次。

2.丹参酮胶囊

丹参酮是中药丹参根的脂溶性提取物,为二萜醌酮类化合物的总称,可参与机体的多种生物化学反应,表现出多种药理作用。丹参酮的广谱抗菌、抗炎、活血化瘀及糖皮质激素样作用使其在结节性红斑中的治疗中疗效显著。用法:每次 4 粒,每天 3 次,连服 2 周。

3.雷公藤总甙片

雷公藤总甙片可用于结节性红斑的治疗,经临床病例观察,尤其对于首次发病、病程较短者疗效更佳,不良反应较小,且停药后很快消失。据相关报道治疗结节性红斑 40 例,方法:雷公藤总甙片按 1 mg/kg,分 3 次服用。6 周为 1 个疗程。结果:痊愈 23 例,显效 10 例,有效 5 例,无效 2 例,总有效率 95%。雷公藤总甙具有抗炎、抑制细胞免疫及体液免疫的作用,可用于炎症性、变应性及自身免疫性疾病。

4.脉络舒通颗粒

由黄芪、金银花、黄柏、苍术、薏苡仁、当归、白芍、甘草、玄参、水蛭、蜈蚣、全蝎、甘草组成。清热解毒、化瘀通络、利水消肿。每包 20 g，每次 1 包，每天 1 次，温开水冲服，据报道治疗结节性红斑有效率 86.05%。

5.新癀片

新癀片主要由九节茶、肿节风、三七、牛黄、珍珠粉等药物组成，口服每次 3 片，每天 3 次；外用新癀片白醋调敷红肿疼痛患处，疗程 2 周。有报道新癀片治疗湿热瘀阻型结节性红斑安全有效，并能有效缩短临床痊愈天数，总有效率为 97%。

6.川芎嗪注射液

川芎嗪注射液 120 mg 加入 5% 葡萄糖注射液 250 mL 中静脉注射，每天 1 次。川芎嗪有抗过敏、抗血管炎症作用，可抑制血小板释放功能，减轻血管炎症反应。有利于血管炎症的消退，治疗结节性红斑的疗效显著，有效率 93%。

7.灯盏花素注射液

其主要成分是黄酮类如灯盏甲素、灯盏乙素等，后者发挥了扩血管和修复血管的主要作用。灯盏花素 40 mg 加入 5% 葡萄糖注射液 250 mL，稀释后静脉滴注，每天 1 次，1 周为 1 个疗程，总疗程为 3 周。可有效改变皮损及周围组织的微循环和血液流变学性质，使微血管有效灌注条件全面改善，从而达到快速畅通和修复血管及其组织的作用。

8.红花注射液

有效成分为红花黄色素、红花醌苷、红花素、新红花苷，活血化瘀，消肿止痛。主治血瘀之症。方法：用 5% 葡萄糖注射液 250 mL 加红花注射液 10~15 mL 静脉滴注，每天 1 次。15 天为 1 个疗程，一般用 2~3 个疗程。

（张　超）

第六节　系统性硬化症

系统性硬化症（systemic sclerosis，SSc）又称硬皮病，是一种原因不明的以局限性或弥漫性皮肤增厚和纤维化为特征的慢性结缔组织病。结缔组织的异常增生，不仅在皮肤真皮层内增生造成皮肤肿胀，继以变厚变硬，最终萎缩，而且还可累及血管、肺、消化道、肾、心等出现内脏受损的症状。系统性硬化症一般以皮肤受累范围为主要指标分为多种亚型，它们的临床表现和预后各不相同。本病发病率不太高，女性多见，男女发病比例（1∶3）~5，发病年龄多在 30~50 岁，儿童相对少见。

根据 SSc 的临床症状及病情过程，中医学属于痹病范畴，与痹病中的"皮痹"相似。如累及内脏器官，则属"肺痹""心痹""肾痹"等脏腑痹的范畴，为疑难风湿病之一。宋代《圣济总录》中辩证采用羌活汤、天麻散、天麻丸等治疗本病。明·李中梓在《医宗必读》中提出"疏风养血"的治疗原则。清·沈金鳌《杂病源流犀烛》认为皮痹"有皮肤麻木者，是肺气不行也"，治宜芍药补气汤。

近年来，随着中医、中西医结合研究的不断深入，本病无论在基础理论研究，还是临床经验的积累方面，均取得了一定的成果，中医特色疗法治疗本病具有自身优势和特点。

一、病因病机

本病初起,多为外邪侵袭,以实证多见。中期多为气血阴阳亏虚,以虚证多见。晚期多为痰浊、瘀血,并累及肺、脾、肾等脏腑,以虚实夹杂多见。

(一)外邪痹阻

素体虚弱,卫外不固,或调养不慎,外邪乘虚而入,或卒然遇风寒湿等外邪,邪侵体表,留于肌肤,发而为痹;或风寒湿邪郁而化热,湿热蕴结皮肤而致本病。

(二)气血亏虚

平素饮食不节,或忧愁思虑,损伤脾胃,气血生化不足,或久病不愈,气血暗耗,气血亏虚,不能温煦、濡养皮肤,而发本病。

(三)肾阳虚衰

先天禀赋不足,或房劳伤肾,或脾阳虚弱,损及肾阳,或痹病日久,元气被耗,而导致肾阳虚衰,阴寒内生,寒凝痹阻,且阳虚不能濡养皮肤,发为本病。

(四)痰阻血瘀

湿邪久滞为痰,或气虚、阳虚推动无力,或寒凝气滞,津液不化,或脾失健运,水湿壅盛,聚湿成痰,痹阻皮肤而为痹;或气滞血行不畅而成瘀,阻滞于皮肤亦可发为本病。

综上所述,本病病位在皮肤,与肺、脾、肾等脏腑有关。其主要病因是外邪侵袭,其中以寒、湿、热邪为主。其内在因素则是脏腑失调,气血亏虚。基本病机为经脉痹阻,皮肤失荣。病性分为虚、实和虚实夹杂。实证多为寒、湿、热等外邪侵袭,或痰瘀留滞皮肤,痹阻经脉。虚证多为气血阴阳亏虚,皮肤失于濡养,不荣而痹。肺脾肾功能失调,气血津液运行障碍,进而形成痰浊瘀血,阻滞于皮肤,形成虚实夹杂之证。

皮痹日久,出现胸闷、气喘、纳少腹胀、气短心悸、月经不调、遗精阳痿等症状,多由皮痹日久不愈,复感外邪,内舍于肺发为肺痹,并可累及脾、肾等脏腑。因肌肉和皮肤相连,皮痹日久不愈,亦可出现肌肉酸胀疼痛的肌痹表现。

二、临床表现

弥漫性皮肤型 SSc 和局限性皮肤型 SSc 为本病主要的两种亚型,占本病大多数,SSc 一般多指这两种。其中局限性皮肤型占 SSc 的 95％,女性多见,常先有雷诺现象,以后手指皮肤渐出现水肿、硬化、色素加深。病情进展缓慢,内脏受侵犯较晚。弥漫性皮肤型占 SSc 的 5％,男女发病相近,病情进展迅速,内脏受侵早而严重者,病死率高,为局限性皮肤型的 3 倍。鉴于两型硬皮病具有共同临床表现,现归纳叙述如下。

(一)雷诺现象

80％的患者以此为首发症状。是由寒冷、情绪紧张等刺激诱发的血管痉挛。典型的雷诺现象是指(趾)皮肤的变化:白→紫→红。可伴双手麻木、对称性肿胀或僵硬,甚或针刺样疼痛,指腹变薄或凹陷,甚至引起溃疡。雷诺现象可先于其他症状几月甚至几年发生。近年研究发现,SSc患者肢端发生雷诺现象时,内脏(心、脑、肾等)也可出现缺血表现,被称为内脏雷诺现象。

(二)皮肤病变

皮肤病变一般要经过 3 个阶段。①水肿期:皮肤紧张变厚,皱纹消失,有绷紧感,早期有腊肠样改变,呈无痛性非凹陷性水肿。②硬化期:皮肤增厚变硬如皮革,呈蜡样光泽,紧贴于皮下组织,不能捏起。③萎缩期:皮下组织及肌肉萎缩,皮肤变薄而光滑如羊皮纸样,紧贴于皮下骨面,皮纹消失,毛发脱落。几乎所有病例皮肤病变都从手指开始,继而面部、颈部受累;或向心性扩展,累及上臂、肩、前胸、背、腹和腿。有的可在几个月内累及全身皮肤,有的在数年内逐渐进展,有的呈间歇性进展,通常皮肤受累范围和严重程度在 3 年内达到高峰。手指可呈爪状,肘、膝关节可屈曲挛缩。面部硬化呈面具脸,鼻部硬化鼻尖似鹰嘴,口唇变薄,收缩呈放射状沟纹,口裂变小。胸部皮肤紧缩,影响胸廓运动。皮肤色素沉着,或有色素斑,髭毛脱落,少汗,皮脂消失。少数硬化的指端及关节处发生顽固性溃疡。皮肤钙质沉着见于病程较晚期,多见于大关节及手指等处。

(三)关节肌肉病变

多关节痛和肌肉疼痛常为本病早期症状,也可出现明显的关节炎,约 29% 可有侵蚀性关节病。由于关节周围肌腱、筋膜、皮肤的纤维化,导致关节疼痛,严重者呈屈曲挛缩,功能受限。特别在腕、膝、踝等处伸肌腱硬化粗糙,活动时有摩擦感,或表现为腕管综合征。受累关节可有少量积液,早期呈滑膜慢性炎症浸润和纤维素沉着,晚期滑膜下结缔组织纤维化,指骨由于溶解而变短变细。部分患者有肌炎表现,表现为肌痛、肌无力及肌萎缩,实验室检查可有肌酶升高,肌电图示肌源性损害,肌活检示间质纤维变性,可与多发性肌炎重叠。

(四)内脏系统病变

1.消化系统受累

消化系统受累为本病的常见表现,消化道的任何部位均可受累,以食道病变最多见,60% 的患者有吞咽困难,少数有胸骨后烧灼不适、反酸。早期患者无症状时即可出现,晚期出现反流性食管炎,严重者出现食管溃疡或狭窄。若累及小肠,出现蠕动减慢和扩张,从而引起消化不良及脂肪泻;大肠病变可出现肠胀气及顽固性便秘;直肠括约肌受累出现大便失禁或直肠脱垂等。

2.肺部病变

肺部病变是本病最常见表现之一,主要是肺间质纤维化和肺动脉高压导致通气功能和换气功能障碍,是本病患者发生死亡的重要原因之一。患者有活动后气喘、干咳、呼吸困难等,体征有呼吸加快、湿罗音等;肺动脉高压晚期可发展为肺心病,预后很差。本病合并肺癌的发生率较高,是普通人群的 5 倍。

3.心脏纤维化

心脏纤维化是引起心脏受累的主要原因,也是本病患者发生死亡的重要原因之一。病理检查 80% 患者有片状心肌纤维化。心包、心肌、传导系统均可受累,表现为呼吸困难、气短、胸闷、心悸、心前区疼痛等。

4.肾受损

肾受损主要包括肾危象、慢性肾疾病和炎症性肾损害。肾脏受累可表现为镜下血尿、高血压、肌酐清除率下降、氮质血症等。部分患者可出现急骤进展性高血压,表现为剧烈头痛、恶心、呕吐、视力下降和急性肾衰竭等,为硬皮病肾危象。

5.其他

包括神经系统病变,如三叉神经痛、多发性神经炎、周围神经病等;甲状腺病变如甲状腺炎、甲状腺纤维化;另有患者合并干燥综合征;少部分患者合并肝脏损害,见胆汁性肝硬化、肝结节增生、肝外梗阻性黄疸等。

(五)CREST 综合征

CREST 综合征是局限性皮肤型 SSc 的亚型,即钙质沉着、雷诺现象、食管运动失调、手指硬化及毛细血管扩张等。此型患者病情进展一般较缓慢,预后也较好。

另外,不足 1% 的 SSc 仅有内脏损害而无皮肤硬化,即无皮肤硬化的 SSc。表现:①食管运动障碍,十二指肠扩张,结肠袋形成;②雷诺现象,甲皱毛细血管扩张,少尿性肾衰竭;③以上症状伴肺动脉高压或肺间质病变。

三、辅助检查

(一)一般常规检查

血常规基本正常,红细胞沉降率活动期可增快,可有血清 γ 球蛋白增高,部分患者类风湿因子阳性。

(二)免疫学抗体检测

(1)血清 ANA 阳性率可达 90% 以上,核型为斑点型和核仁型,后者更具诊断意义。

(2)抗着丝点抗体(ACA)是与 SSc 相关的抗体,80% 的 CREST 综合征患者阳性,弥漫性皮肤型 SSc 仅有 10% 的患者阳性,此抗体阳性的患者常伴皮肤毛细血管扩张和皮下钙质沉积。

(3)抗 Scl-70 抗体是与 SSc 相关性较强的抗体,约 30% 的患者阳性,但肺间质纤维化危险性增加。

(4)抗 RNA 多聚酶抗体阳性患者发生肾危象的危险性增加。

(三)甲皱毛细血管显微镜检查

1.早期

少量的增粗、巨大毛细血管,少量毛细血管出血,没有毛细血管丢失证据。

2.活动期

大量巨大毛细血管和出血,中度的毛细血管的丢失,没有或轻度的血管分叉。

3.晚期

少量或没有巨大毛细血管和出血,毛细血管的大量缺失和大量无血管区域,毛细血管排列混乱,毛细血管呈分叉状或树权状。

(四)病理活检

硬变皮肤活检见网状真皮致密胶原纤维增多,表皮变薄,表皮突消失,皮肤附属器萎缩。真皮和皮下组织内(也可在广泛纤维化部位)可见 T 淋巴细胞大量聚集。甲褶毛细血管显微镜检查显示毛细血管袢扩张与正常血管消失。

四、诊断与鉴别诊断

(一)诊断

目前广泛采用美国风湿病学会的分类诊断标准。

1.主要标准

有近端皮肤硬化,即手指和掌指(跖趾)关节近端皮肤增厚、紧绷、肿胀。这种改变可累及肢体、面部、颈部和躯干(胸、腹部)。

2.次要标准

次要标准主要包括以下 3 点。①指硬化:上述皮肤改变仅限手指;②指尖凹陷性瘢痕或指垫消失:由于缺血导致指尖凹陷性瘢痕,或指垫消失;③双基底部纤维化:在立位胸片上,可见条状或结节状致密影,以双侧肺底为著,也可呈弥漫斑点或蜂窝状肺。要排除原发性肺部和其他疾病所引起的这种改变。

凡具有主要标准或 2 项以上次要标准者,可诊断为 SSc。

此外,雷诺现象,多发性关节炎或关节痛,食道蠕动异常,皮肤活检示胶原纤维肿胀和纤维化,血清 ANA、抗 Scl-70 抗体和抗着丝点抗体均有助于诊断。

(二)鉴别诊断

主要是与肌痹、脉痹等疾病相鉴别。

1.肌痹

两者可同时并存,由于都以肌肤症状为主,故易于混淆。本病以皮肤改变为主,症状见皮肤水肿,皮肤变色,或有红斑鳞屑性斑疹、变硬等。而肌痹病变主要在肌肉,表现为肌肉疼痛无力,酸楚麻木、肢体怠惰,严重者可见肌肉瘦削、四肢痿软,但无皮肤坚硬等损害。

2.脉痹

两者均可见到皮肤损害。脉痹可见皮肤红肿疼痛,皮下有硬结,或见指端冷痛,肤色苍白或紫黯,后期有皮肤萎缩。而本病可见皮色淡紫,甚至指端逆冷、发绀等,起病即有皮肤不仁、板硬等皮肤受病的症状,皮下无硬结,可出现皮肤硬化和脏腑受累的症状,而无脉痹征象。

五、治疗

(一)辨证论治

1.寒湿痹阻

(1)主症:肤紧肿胀、皮肤不温,肤色正常或淡黄,关节冷痛,屈伸不利,口淡不渴,时有咳嗽;舌淡,苔白或白腻,脉紧。

(2)治法:散寒除湿通络。

(3)方药:麻黄汤(《圣济总录》)加减。炙麻黄、人参各 15 g,炮附子、黄芩、防风各 9 g,桂枝、川芎各 12 g,白术、茯苓各 25 g。若苔厚腻湿胜者,加薏苡仁、苍术各 25 g;寒甚阳虚者,加肉桂、干姜各 9 g;皮肤晦暗者,加丹参 30 g;关节疼痛者,加威灵仙、海风藤各 20 g;皮肤肌肉萎缩者,加黄芪 25 g,刺猬皮 15 g,水蛭 10 g。

本证多见于 SSc 早期,多由寒湿之邪侵袭所致。外邪侵袭皮肤,留滞脉络,气血被阻,寒性收引,湿胜则肿,故肤紧肿胀。寒湿痹阻,阳气不通,皮肤四末不得温养,故皮肤不温。寒湿痹阻经络关节,则关节冷痛,屈伸不利。寒湿从皮肤而入,侵犯肺卫,肺失宣肃,故时有咳嗽。本证相当于硬肿期,治疗不宜一味求热,用大热之药,补阳莫忘滋阴,以免耗伤津液,加重瘀阻。

2.湿热痹阻

(1)主症:肤紧肿胀、皮肤热感,肤色略红或紫红,或皮肤疼痛,身热口渴,小便短赤;舌红苔黄厚腻,脉滑数有力。

(2)治法:清热除湿,佐以通络。

(3)方药:宣痹汤(《温病条辨》)加减。知母 20 g,薏苡仁 30 g,滑石、蚕沙各 15 g,苦参 12 g,连翘 10 g,甘草 6 g。若发热者,加柴胡 12 g,黄芩 12 g;肢体疼痛者,加忍冬藤 30 g;口渴者,加天花粉 15 g;阴虚明显者加玄参 15 g;舌体暗红者,加川芎 12 g,丹参 20 g。

本证多见于 SSc 急性活动期,多由素体阳盛,外感寒湿,邪从热化所致。湿热蕴结皮肤,故肤紧肿胀,皮肤热感,肤色红。湿热阻络,气血不通故皮肤作痛。热邪随经入里故身热,热伤津液故口渴。本证表现多样,但均有热象,治以清热除湿通络为主,辅以祛风活血,方用吴鞠通的宣痹汤加减。

3.气血亏虚

(1)主症:肤硬不仁,肌肉瘦削,肤色淡黄,局部毛发稀疏或全无,周身乏力,头晕目眩,声怯气短,面色不华,爪甲不荣,唇舌色淡;舌有齿痕,苔薄白,脉沉细无力。

(2)治法:益气养血,佐以通络。

(3)方药:黄芪桂枝五物汤(《金匮要略》)加减。黄芪、鸡血藤各 30 g,当归、白芍各 20 g,桂枝、生姜各 12 g,大枣 5 枚。若头晕目眩者,加柴胡、升麻各 9 g;肌肤麻木者,加丝瓜络 20 g;肌肉瘦削明显,加山药 30 g;食欲缺乏者,加炒山楂 15 g,炒麦芽 15 g;不寐者,加炒酸枣仁、首乌藤各 20 g。

本证多见于 SSc 晚期,皮痹日久,气血耗伤,外邪与痰瘀闭阻皮肤,阻滞经络,气血不行,营卫不通,致皮肤失荣,故肤硬不仁,肌肉消瘦,肤色淡黄。发为血之余,血虚则毛发稀疏脱落。气血虚不能上达头目则见头晕目眩,面色不华,周身乏力、声怯气短、爪甲不荣。本证相当于萎缩期,多有内脏损害,治疗补益气血为主,兼温肾健脾,活血通络,方用黄芪桂枝五物汤加减。

4.脾肾阳虚

(1)主症:肤硬而凉,肢冷形寒,肌肉瘦削,精神倦怠,毛发脱落,气喘,面色㿠白,腹痛泄泻,腰膝酸软;舌质淡,舌体胖,苔白,脉沉细无力。

(2)治法:补益脾肾,温阳散寒。

(3)方药:右归饮(《景岳全书》)合理中汤(《伤寒论》)加减。熟地黄、山药、巴戟天、淫羊藿各 30 g,山茱萸、干姜各 9 g,制附子、肉桂各 12 g,枸杞子、党参、白术各 20 g。若肌肉瘦削明显者,加黄芪、当归各 20 g;肤色暗滞,或舌暗有瘀斑者,加赤芍 15 g,丹参 20 g;纳少者,加炒山楂 20 g;大便溏泄者,加薏苡仁 30 g,莲子肉 15 g;腹胀者,加厚朴 9 g,木香 15 g;关节痛甚者,加乌梢蛇、威灵仙各 20 g。

本证多见于 SSc 晚期,病久阳虚寒凝,气血不行,故肤硬而凉;阳虚不能温养四末皮肤,故见肢冷形寒;皮肤不荣则毛发脱落;脾主肌肉,脾阳虚,脾失健运,气血津液不能布达肌肤,故面色㿠白、肌肉瘦削。肾阳虚衰,肾不纳气,故见气喘。腰为肾之府,肾阳虚衰则见腰膝酸软,腹痛泄泻。本证相当于萎缩期,可有内脏损害,治疗温补脾肾为主,兼益气养血,活血通络。方用右归饮合理中汤加减。

5.痰阻血瘀

(1)主症:肤硬如革,顽麻,肤色暗滞,肌肉瘦削,关节疼痛强直或畸形,屈伸不利,胸背紧束,转侧仰俯不便,吞咽困难,胸痹心痛,妇女月经不调;舌暗,有瘀斑、瘀点,苔厚腻,脉滑细涩。

(2)治法:活血化瘀,祛痰通络。

(3)方药:桃红四物汤(《医宗金鉴》)合二陈汤(《太平惠民和剂局方》)加减。当归 30 g,熟地黄、羌活、茯苓各 20 g,桃仁 15 g,红花、川芎、白芍、陈皮各 12 g。若关节痛甚者,加青风藤 30 g;肢冷肤寒者,加制附片 9 g,桂枝 12 g;肌肉瘦削者,加黄芪、山药各 20 g;吞咽困难者,加苏梗、枳壳各 9 g;胸痹心痛者,加薤白 20 g,延胡索 15 g;皮肤水肿者,加白芥子 15 g,土茯苓 25 g,浙贝母 12 g,水蛭 10 g。

本证多见于 SSc 的中期,多为痰瘀痹阻所致。痰阻血瘀,凝结皮肤,故肤硬如革。肤色暗滞,血瘀之症。痰瘀深入筋骨关节则见关节疼痛、强直或畸形。痰瘀阻滞,气血不达,肌肉失荣,故皮肤顽麻,肌肉消瘦。痰瘀阻滞于胸中,气血不畅,故见屈伸不利、胸痹心痛胸背紧束,转侧仰俯不便等症。痰阻喉道,气机不利故见吞咽困难。瘀血阻于胞宫,故见月经不调。本证相当于硬化期,治疗以祛痰化瘀为主,辅以温阳理气。方用桃红四物汤合二陈汤加减。

6.血瘀寒凝

(1)主症:肤硬如革,色暗发凉,肢体关节刺痛,甚则强直,遇寒痛剧,痛处固定,皮肤触之发凉,有瘀斑,月经色暗有块;舌质瘀暗,有瘀点,苔薄白,脉沉紧细涩。

(2)治法:温阳通络,散寒祛瘀。

(3)方药:乌头汤(《金匮要略》)合身痛逐瘀汤(《医林改错》)加减。丹参 20 g,乌头(先煎)、炙麻黄、地龙、当归、浙贝母、羌活各 15 g,桃仁、红花、川芎、穿山甲各 12 g。若阳虚寒甚痛剧者,加制附子 9 g;消瘦者,加山药 20 g;脾虚食欲缺乏者,加焦三仙各 20 g;胸闷咳喘者,加薤白 15 g,半夏 9 g,瓜蒌 20 g;皮肤变硬者,加皂角刺、土鳖虫、僵蚕、刺猬皮各 15 g,水蛭 10 g。

本证多见于 SSc 的中期,多因素体阳虚,复感外邪,寒凝血流瘀滞而致寒凝血瘀。阳虚不能温阳皮肤,故见肤硬如革、发凉。瘀血痹阻于肢体,故见关节刺痛。寒凝肌肤,故见皮肤有瘀斑,瘀阻胞宫,故月经色暗有块。本证相当于硬化期,治疗以活血化瘀,温经散寒为主,辅以理气养血。方用乌头汤合身痛逐瘀汤加减。

以上方药,水煎服,每天 1 剂;重症每天可连服 2 剂。

(二)特色专方

1.二仙乌蛇蝉衣汤(《中国现代名医验方荟海》)

由黄芪、党参、淫羊藿各 30 g,补骨脂 18 g,丹参、乌梢蛇各 15 g,仙茅 10 g,蜂房、土鳖虫、红花、蝉衣各 9 g,砂仁 6 g,蜈蚣(米砂研冲)2 条等组成。温补脾肾,调和气血,化瘀软坚。治硬皮病,症见面色苍白,颈背、前胸和上肢皮肤肿胀僵硬,肌肤麻痹,不知痛痒,难以捏起,光滑如涂蜡,肤色淡褐,呼吸困难,四肢不温,纳食减少,舌淡胖嫩,舌苔白,脉沉细。水煎服,每天 1 剂。

2.乌枝方(《中国中医秘方大全》)

由伸筋草、生黄芪、连翘各 12 g,制川乌、制草乌、桂枝、全当归、桑寄生、川牛膝、汉防己、玄参各 9 g,羌活、独活各 4.5 g,秦艽、炒防风各 6 g,白芥子 1.5 g 等组成。祛邪化痰,补益肝肾。治系统性硬皮病。若雷诺症者,去玄参,加附子、丹参、泽兰、漏芦;肌肉关节酸麻痛者,加泽兰、丹参、白薇、贯众;咳嗽者,加麻黄、前胡、桔梗;尿蛋白阳性者,加白术、黑种豆、玉米须、米仁根;肝脏损害者,加黄芩、香附、牡丹皮。水煎服,每天 1 剂。

3.双蛇双参方(《中国中医秘方大全》)

由黄芪、党参、当归、丹参各 15 g,赤芍、川芎、淫羊藿、蝮蛇、蕲蛇、鸡血藤各 9 g,红花、桂枝、甘草各 6 g,肉桂 3 g 等组成。温阳通络,活血化瘀,调和营卫,扶正祛邪。治系统性硬皮病。若心悸或脉结代者,加枣仁、茯神、远志;肺虚气急、气短者,加沙参、麦冬、桔梗、川贝母;吞咽困难者,加旋覆花、代赭石、陈皮、枳壳;肾阴虚者,加女贞子、墨旱莲、玄参;脾虚便溏者,加白术、怀山药、陈皮、茯苓;肢端溃疡者,加元胡或制乳香、制没药。水煎服,每天 1 剂。

4.桃益参红汤(《中国中医秘方大全》)

由丹参、鸡血藤各 15 g,泽兰、川郁金、益母草、苏木、川芎、熟地黄、桃仁、红花、赤芍、当归各 9 g 等组成。活血化瘀。治各型硬皮病。水煎服,每天 1 剂。同时可配用川乌、草乌、川桂枝各 9 g,炮姜 6 g,鸡血藤、草红花、伸筋草、透骨草各 15 g。煎汤外洗皮损处。

5.硬皮病1号方

由泡参、茯苓、黄芪、熟地黄、白芥子、皂角刺、地肤子、蛇床子各30 g,白术、仙茅各20 g,白附子、麻黄各15 g,草果、血竭各10 g,当归6 g等组成。每天1剂,水煎服,每次100 mL,每天3次,30天为1个疗程。临床运用本方治疗SSc患者37例,结果基本痊愈5例,显效11例,有效18例,无效3例,总有效率91.89%。

6.补肺健脾方

由黄芪、党参、山药、茯苓、炒白术、丹参各30 g,积雪草20 g,桑白皮15 g,桂枝、五味子各10 g,麻黄5 g等组成。有学者将61例SSc随机分2组治疗6个月,治疗组31例给予本方配合糖皮质激素、胃动力药口服,对照组30例只给予激素和胃动力药,结果治疗组总有效率90.3%,优于对照组70.8%($P<0.05$),提示补肺健脾方配合西药对硬皮病及其并发的肺纤维化及食道僵硬有较好的防治作用。

7.温阳化浊通络方

由黄芪、桂枝、淫羊藿、丹参、白芥子、香附、全蝎等组成。温阳化浊通络。研究表明,本方能明显抑制SSc皮损成纤维细胞Ⅰ、Ⅲ胶原蛋白mRNA的表达,进而降低胶原沉积,减轻皮肤硬化,改变病情。

8.加味麻黄附子细辛汤

由炙黄芪、制附子(先煎)各15 g,熟地黄12 g,鹿角片(先煎)、当归、桂枝、赤芍、炒白芍、巴戟天、威灵仙、肉苁蓉、王不留行籽各9 g,净麻黄、红花各6 g,羌活、独活各5 g,细辛3 g等组成。温经助阳,活血通络,调和营卫,开泄腠理。若阴虚内热者,则去细辛,减量制附子及桂枝。水煎服,每天1剂,分2次煎服。

(三)中药成药

1.薄芝片

本药具有调节免疫的功能和调节胶原代谢作用。适用于本病皮肤萎缩者。片剂,口服,每天3次,每次3片;或薄芝糖肽针2 mL,肌内注射;或4 mL,静脉滴注,每天1次。

2.积雪苷片

积雪草提取物,为积雪草苷制成的片剂。每片含积雪草总苷6 mg,54～72 mg/d,分3次口服,疗程6～12个月。适用于硬皮病。本药具有抑制胶原增生作用。

3.当归丸

当归、甘草。活血通络,补血养血。用单味当归及当归为主的复方,用于治疗硬皮病等,都有一定疗效。口服,蜜丸,每丸重9 g,每次1丸;水丸,每次15～20粒,每天2次;浓缩丸,每10粒相当2.5 g当归,每次15～20粒,每天2次。研究表明,当归可增强红细胞输氧功能,降低血小板集聚及抗血栓形成,能改变血液黏滞凝聚状态;当归对Ⅱ、Ⅲ型变态反应性炎症有抑制作用。

4.瘀血痹冲剂

由乳香(制)、威灵仙、红花、丹参、没药(制)、川牛膝、川芎、当归、片姜黄、香附(炙)、黄芪(炙)等组成。活血化瘀,通络止痛。用于本病瘀血阻络证。冲剂,每袋10 g。口服,每次1袋,每天3次。小儿酌减。孕妇忌服。3周为1个疗程。

5.消栓口服液(《医林改错》)

由生黄芪、归尾、川芎、赤芍、地龙(去土)、桃仁、红花等组成。补气活血,通络化瘀。适用于本病气虚血瘀者。口服液,每支10 mL。口服,每次1～2支,每天2～3次。

6.丹参(冻干)粉针剂

主要成分为丹参素钠、原儿茶醛、阿魏酸、丹参酸 B、丹参酸 C 和迷迭香酸等水溶性总酚。每次 0.8 g 溶于氯化钠注射液 500 mL 中静脉滴注,每天 1 次。适用于本病瘀血明显者。研究显示,丹参冻干粉针静脉注射能显著改善皮肤损害和内脏损害的症状,而且也能改善血液流变学指标,降低过氧化脂质(LPO)、增加超氧化物歧化酶(SOD),改变内环境,且无不良反应发生。冻干粉针剂型能防止丹参素钠的水解,使其药效稳定。

7.脉络宁注射液

由玄参、牛膝、红花、党参、石斛、金银花、炮山甲等组成。补益肝肾,养阴清热,活血化瘀。适用于硬皮病、新生儿硬肿症等。注射液,每支 10 mL。静脉滴注,每次 10~30 mL,加入 5%葡萄糖注射液或氯化钠注射液 250~500 mL 中滴注,每天 1 次,10~14 天为 1 个疗程,重症患者使用 2~3 个疗程。实验研究证明本品具有扩张血管,改善血液循环,提高纤溶活性,降低血纤维蛋白原含量,减少血小板聚集,降低血液黏稠度,改善微循环等多种作用。

(张　超)

第七节　闭塞性脉管炎

闭塞性脉管炎是以中动脉节段性、小动脉节段性、非化脓性炎症和动脉腔内血栓形成为特征的慢性闭塞性疾病,主要累及四肢远端的中、小动脉,伴行静脉和浅表静脉也常受累,故常简称为脉管炎。好发于青壮年男性、老年人或糖尿病患者。我国北方较南方多见,以冬春季节为发病高峰。

根据闭塞性脉管炎的临床表现,一般将其归类于中医学脱疽、脱痈、脱骨疽、脱骨疔、十指零落等范畴。明·汪机《外科理例·卷六》记载有脱疽的最早病案分析,提出在疾病的不同阶段采用不同的治疗原则。清·陈实功的《外科正宗》有"脱疽论"专篇,对本病的病因、病机、辨证、治疗皆做了详细的论述。

闭塞性脉管炎的治疗重点是促进侧支循环,改善患肢的血液循环。随着中西医结合研究的不断深入,越来越多的临床观察及研究证明,治疗脱疽中西药合用,可起到相辅相成的功效,尤其是在疾病的后期治疗及改善肢体活动方面可发挥中医药的独特优势。

一、病因病机

本病因体内正气亏虚,气血不足,外邪乘虚而入,客于肌表,日久侵及经筋骨肉,发为本病。

四肢为诸阳之末,得阳气而温。过食膏粱厚味致脾气不健,化生不足,气血亏虚,内不能荣养脏腑,外不能充养四肢,脾肾阳气不足,不能温养四肢,复感寒湿之邪,则气血凝滞,经络阻遏,不通则痛;四肢气血不充,失于濡养,则皮肉枯槁不荣,汗毛脱落;房劳过度或情志不舒致肝肾不足,或寒邪郁久化热蕴毒,湿热浸淫,则患趾(指)红肿溃脓。热邪伤阴,病久可致阴血亏虚,肢节失养,皮肉枯槁,而致趾(指)焦黑坏死,甚则坏疽脱落。

总之,本病是由于脾气不健,肝肾不足,寒湿侵袭,凝滞脉络所致。以肝脾肾亏虚为本,外感寒湿为标,而气血凝滞、经脉阻塞为其主要病机。《素问·痹论》:"痹在于脉则血凝而不流",可见脱疽的病位在血脉,病机重点为"瘀",瘀血贯穿整个脱疽发生发展的过程。

二、临床表现

本病起病隐匿,病情进展缓慢,常呈周期性发作,经过较长时间病情才逐渐加重。临床症状主要是由于肢体动脉血流减少后肢体缺血而引起,病情的轻重则因血管阻塞的部位、范围和侧支循环建立程度,以及局部有无继发感染等情况而有所不同。

(一)疼痛

疼痛是最突出的症状。根据疼痛的程度不等,可分为两种。①间歇性跛行:当患者行走一段路程后,小腿或足部肌肉发生胀痛或抽痛,被迫止步,休息片刻后,疼痛迅速缓解,再行走后疼痛又复出现,这种症状称为间歇性跛行;②静息痛:患肢处于休息状态疼痛经久不息,其痛剧烈,夜间尤甚,患肢抬高时加重,下垂时减轻。

(二)发凉和感觉异常

患肢发凉、怕冷是常见的早期症状,皮肤温度降低,以趾(指)端最明显。因神经末梢受缺血影响,患肢的趾(指)可出现胀胀感、针刺感、烧灼感或麻木等感觉异常。

(三)皮肤色泽改变

动脉缺血可致皮色苍白,伴有浅层血管张力减弱而皮肤变薄者,尚可出现潮红或青紫。

(四)游走性血栓性浅静脉炎

游走性血栓性浅静脉炎可见于50%以上的患者,多位于足背和小腿浅静脉。

(五)营养障碍性病变

因缺血引起程度不同的皮肤干燥、脱屑、皲裂,汗毛脱落,趾(指)甲增厚、变形和生长缓慢,小腿变细,肌肉松弛、萎缩,趾(指)变细。

(六)动脉搏动减弱或消失

足背动脉或胫后动脉和桡动脉或尺动脉的搏动常减弱或消失。

(七)坏疽或溃疡

这是肢体缺血的严重后果,常发生于趾(指)端。

三、辅助检查

(一)实验室检查

1.血液凝血和溶纤维蛋白因子测定

测定抗凝血酶Ⅲ、纤维蛋白溶酶原、α_2-巨球蛋白等了解血液是否存在高凝状态。

2.血、尿及肝肾功能检查

了解患者全身情况,测定血脂、血糖及凝血指标,明确有无高凝倾向和其他危险因素。

3.风湿免疫系统检查

排除其他风湿系疾病可能,如 RF、CRP、抗核抗体、补体、免疫球蛋白等。

4.组织病理学检查

组织病理学检查是最后的确诊手段。病变的特点是血管全层非化脓性炎症,而且呈节段性,节段之间有正常的内膜管壁,血管内膜增生。

(二)影像学检查

1.彩色多普勒检查

简单方便的无创检查,对血管进行多普勒检查可明确血管的形态,有无闭塞、狭窄,闭塞狭窄位置、长度及程度,可观测血流动力学指标。

2.CT 血管成像

CT 血管成像可清晰显示血管走行、形态及管腔粗细,对狭窄部位做出准确判断,敏感性、特异性达 90％以上,主干可达 100％和 98％。无创且可以显示血管腔和血管壁的病变,对钙斑、血栓的显示更佳。

3.磁共振血管成像检查

敏感性达 95％左右,特异性达 90％。

4.动脉造影检查

动脉造影是诊断血管疾病的"金标准"。在做最后确诊及术前评估时都可以通过动脉造影来明确血管病变的具体情况。典型征象多为肢体动脉节段性狭窄或闭塞,病变部位多局限于肢体远侧段,可见"树根"状、"蜘蛛"状和"螺旋"状的侧支血管。

四、诊断与鉴别诊断

(一)诊断

中国中西医结合学会周围血管疾病专业委员会制订的诊断标准如下。

(1)几乎全为男性,发病年龄 20～40 岁。

(2)有慢性肢体动脉缺血性表现:发凉、怕冷、麻木、间歇性跛行、瘀血、营养障碍改变等,常累及下肢,上肢发病者少。

(3)40％～60％有游走性血栓性浅静脉炎病史和体征。

(4)各种检查证明,肢体动脉狭窄、闭塞的位置多在腘动脉及其远端动脉(常累及肢体中小动脉)。

(5)有吸烟史,或有受寒冻史。

(6)在疾病活动期,患者血液中 IgG、IgA、IgM、抗动脉抗体、免疫复合物阳性率增高,T 细胞功能指标降低。

(7)动脉造影显示病变多在股动脉、腘动脉及其远端动脉多见,动脉呈节段性闭塞、狭窄,闭塞段之间的动脉和近心端动脉多属正常,动脉闭塞的近远端多有树根形侧支循环动脉。

(二)鉴别诊断

主要是与血痹、臁疮等疾病相鉴别。

1.血痹

血痹因风寒之邪侵及血脉,或因情志刺激,使络脉挛急不和,营血不从而发病,以阵发性肢末对称的间歇性发白、紫暗或潮红、冷痛,遇冷加重,或见红斑为主要表现的疾病。

2.臁疮

臁疮多由于经久站立或负担重物,劳累耗伤气血,中气下陷,而致下肢气血运行无力,气血瘀滞,肌肤失养。复因局部损伤,湿热之邪乘虚而入,湿热蕴结于下而成,主要以小腿下部的慢性皮肤溃疡为表现。而脱疽是由于脾气不健,肝肾不足,寒湿侵袭,凝滞脉络所致,除了有患肢末端发凉、酸胀麻木等症状外,尚有皮肤溃疡或肢端坏疽甚则坏死等表现,而血痹、臁疮皆不伴有肢端的坏死。从病因病机及临床表现上三者较易鉴别。

五、治疗

(一)急性发作期治疗

脱疽急性发作期的发病,或因脾气不健,或因肝肾不足,复感寒湿之邪,致经脉痹阻,气血凝滞,不通则痛。寒邪蕴而化热成毒,湿热壅盛,致患处肿胀疼痛。脱疽急性期之主要症状特点是疼痛剧烈,故急性期病因以邪实为主,治当以祛邪为主要原则,或温阳散寒,或清热利湿,兼活血化瘀。

1.辨证论治

(1)寒湿阻络。

主症:患趾(指)喜暖怕冷,麻木,酸胀疼痛,多走疼痛加剧,稍歇痛减,皮肤苍白,触之发凉,跌阳脉搏动减弱。舌淡,苔白腻,脉沉细。

治法:温阳散寒,活血通络。

方药:阳和汤加味。熟地黄、威灵仙各 30 g,鹿角胶、木通各 20 g,桂枝、当归、独活、白芥子各 15 g,细辛、炮姜炭各 10 g,地龙、肉桂、甘草各 6 g。诸药合用,共奏温阳散寒,活血通络之功。肢端逆冷者,加熟附片 15 g;结节不消者,加鳖甲 10 g,乌梢蛇 15 g;剧痛者,加蜈蚣 2 条;肾阳虚者,加菟丝子 20 g,淫羊藿 15 g。

(2)血脉瘀阻。

主症:患趾(指)酸胀疼痛,夜难入寐,步履艰难,患趾(指)皮色暗红或紫暗,下垂更甚,皮肤发凉干燥,肌肉萎缩,跌阳脉搏动消失。舌暗红或有瘀斑,苔薄白,脉弦涩。

治法:活血化瘀,通络止痛。

方药:桃红四物汤加味。桃仁、红花、川芎、制乳香、制没药各 10 g,鸡血藤、生黄芪、玄胡各 30 g,赤芍 20 g,当归 15 g,水蛭、甘草各 6 g。诸药合用,共奏活血化瘀,通络止痛之功。瘀滞重者,加土鳖虫、地龙各 6 g;肿胀疼痛甚者,加生薏苡仁 20 g,防己、木瓜各 15 g;疼痛不止者,加元胡 10 g;伴有游走性静脉炎者,加金银花、蒲公英、紫花地丁各 15 g。

(3)湿热毒盛。

主症:患肢剧痛,日轻夜重,局部肿胀,皮肤紫暗,浸淫蔓延,溃破腐烂,肉色不鲜;身热口干,便秘溲赤;舌红,苔黄腻,脉弦数。

治法:清热利湿,活血化瘀。

方药:四妙勇安汤加味。金银花、玄参、重楼、土茯苓各 30 g,生地黄、当归、蒲公英、黄柏各 15 g,地龙、甘草各 6 g。诸药合用,共奏清热利湿,解毒活血之功。发热者,去生地黄,加黄芩、连翘各 15 g;红肿甚者,加赤小豆、白茅根各 30 g;溲黄便秘结者,加生大黄 10 g;疼痛剧烈者,加穿山甲、土鳖虫各 10 g;苔厚湿重者,去玄参、生地黄,加泽兰 10 g,薏苡仁 30 g,或加佩兰 10 g,防己 15 g。以上方药,水煎服,每天 1 剂。

脱疽急性期的主要发病原因在于气血凝滞、经脉阻塞,不通则痛。正所谓"痈疽原是火毒生,经络阻隔气血凝",由此可见,脱疽的病机重点为"瘀",故活血化瘀为治病的关键。温阳散寒、清热利湿之法,目的在于使邪去以助血流,血流瘀自去,血流畅通,内可荣养脏腑,外可充养四肢,故临床中不论何因导致气血痹阻,皆可考虑活血化瘀之法。临床发现本病患者的血液黏度、血液凝固性增高,提出提示血液流变学的改变可引起本病,这也与中医的病机特点相符合。现代药理研究证实,活血化瘀药,尤其是虫类药,多具有改善血液循环及抗凝血的功能,如土鳖虫的提取液及水提醇沉液分别具有抗血栓形成和溶解血栓的作用,提取物可抑制血小板聚集和黏附率。临床中常用的活血化瘀药物有桃仁、红花、土鳖虫、水蛭、蛀虫、穿山甲、地龙、露蜂房、蕲蛇等。临床中,活血化瘀药常与行气药相配伍,气行则血行而不滞,与中医理论中的"气为血之帅""血为气之母"合拍。

2.特色专方

(1)独活寄生汤:独活、牛膝各 9 g,桑寄生、党参、桂枝各 15 g,杜仲、秦艽、茯苓、防风、川芎、当归、芍药、熟地黄各 12 g,细辛、甘草各 6 g。功效:祛风湿,止痹痛,益肝肾,补气血。适用于脱疽之寒湿痹阻见关节冷痛、四肢不温者。水煎服,每天 1 剂。

(2)当归四逆汤:当归 12 g,桂枝、芍药各 9 g,细辛 3 g,大枣 8 枚,通草、炙甘草各 6 g。本方具有温经散寒,养血通脉的功效,适用于脱疽见手足厥寒,口不渴,舌淡苔白,脉沉细者。水煎服,每天 1 剂。

(3)毛冬青汤:毛冬青 150 g,蒲公英、白花蛇舌草 30 g,当归、玄参各 60 g,炮穿山甲 15 g,大黄、生甘草各 10 g。本方具有清热解毒,化瘀通脉的功效,适用于脱疽之湿热偏盛者。食欲减退者,加鸡内金 10 g;发热者,加柴胡、黄芩各 10 g,金银花 30 g;下肢肿胀者,加黄柏、苍术各 10 g。水煎分 4 次服,每天 1 剂。

(4)散寒通脉汤:熟附子、桂枝、炙甘草各 15 g,细辛、炮姜各 10 g,生薏苡仁、鸡血藤各 30 g,当归、川芎、通草各 12 g,独活 20 g,乳香、没药各 6 g。本方功可温阳通脉化瘀,适用于脱疽之寒邪痹阻致瘀者。水煎服,每天 1 剂。

(5)清热通脉汤:忍冬藤 50 g,蒲公英、紫花地丁、野菊花、丹参、赤芍、玄参、车前子、猪苓、泽泻各 30 g,乳香、没药各 6 g,地龙、防己、炙甘草各 15 g。本方功可清热解毒,利湿通脉,适用于脱疽之热毒盛者。水煎服,每天 1 剂。

(6)活血通脉汤

当归、金银花、川芎各 30 g,赤芍、土茯苓各 90 g,桃仁 60 g。本方可清热散结,活血化瘀,适用于脱疽之瘀滞重证。水煎服,每天 1 剂。

3.中药成药

(1)脉管炎片:药物组成包括丹参、红花、乳香(制)、郁金、川芎、生地黄、降香、没药(制)。具有活血化瘀,通经活络,改善血液循环的功效。用法:每次 4~8 片,每天 3 次。

(2)毛冬青片:毛冬青功擅活血化瘀,清热解毒。其有效成分黄酮苷可直接作用于血管平滑肌使外周血管扩张,缓解血管痉挛,促进肢体血液循环,并有抗菌消炎的作用。每次 5 片,每天 3 次,温开水送服。

(3)独活寄生丸:药物组成包括白芍、川芎、当归、党参、独活、杜仲、防风、茯苓、甘草、牛膝、秦艽、肉桂、桑寄生、熟地黄、细辛。具有祛风湿,散寒邪的功效。现代研究发现其有抗炎、镇痛、改善微循环的作用。用法:每次 1 丸,每天 2 次,温开水送服。

(4)通塞脉片:药物组成包括当归、牛膝、黄芪、党参、石斛、玄参、金银花、甘草。具有活血通络、益气养阴的功效,可用于血栓闭塞性脉管炎(脱疽)的毒热证期。用法:每次 5~6 片,每天 3 次,温开水送服。

(5)丹参川芎嗪注射液:由丹参素、川芎嗪制成,有活血化瘀,抗血小板凝集,扩张冠状动脉,降低血液黏度,加速红细胞流量,改善微循环等作用。用法:丹参川芎嗪注射液 5 mL 加入 5%葡萄糖注射液 250~500 mL 静脉滴注,每天 1 次。

(6)毛冬青注射液:有效成分为黄酮苷,可直接作用于血管平滑肌使外周血管扩张。取毛冬青针剂 2～4 mL,肌内注射,每天 1～2 次。1～3 月为 1 个疗程。

(7)复方丹参注射液:肌内注射时,复方丹参注射液 2～4 mL,每天 1～2 次;静脉滴注时,复方丹参注射液 20 mL 加入 10％葡萄糖溶液 500 mL 中,每天 1 次,2～4 周为 1 个疗程。

(二)临床缓解期治疗

寒邪郁久化热蕴毒,热盛伤阴;脾气不健,脾主运化不及,气血化生乏源,加之脱疽日久,耗伤气血,导致气血两虚,无以濡养四肢。故缓解期往往疼痛不明显,多见皮肤干燥,疮面久不愈合。又因瘀血贯穿整个脱疽发生发展的过程,故本期治疗当以养血活血为治疗原则,或清热以养阴,或益气养血,兼以活血化瘀。

1.辨证论治

(1)热毒伤阴。

主症:皮肤干燥,毫毛脱落,趾(指)甲增厚变形,肌肉萎缩,趾(指)呈干性坏疽,口干欲饮,便秘溲赤。舌红,苔黄,脉弦细数。

治法:清热解毒,养阴活血。

方药:顾步汤加减。黄芪 30 g,紫花地丁、金银花、蒲公英各 20 g,菊花、牛膝、石斛、当归各 12 g,人参 10 g,甘草 6 g。诸药同用,以清热解毒为主,兼养阴活血。若热盛者,可加虎杖 15 g,玄参 10 g;口渴明显,大便便秘者,加玄参、生地黄各 20 g,大黄 6 g。

(2)气血两虚。

主症:病程日久,坏死组织脱落后疮面久不愈合,肉芽暗红或淡而不鲜,倦怠乏力,不欲饮食,面色少华,形体消瘦。舌淡,少苔,脉细无力。

治法:益气养血,活血通络。

方药:人参养荣汤加减。党参、黄芪、熟地黄各 15 g,白术、白芍、茯苓各 12 g,当归、五味子、远志、陈皮各 10 g,肉桂 3 g,大枣 10 个,生姜 3 片。诸药合用,共奏补益气血,活血通络之功。若见余毒未清者,加玄参、金银花各 15 g,忍冬藤 10 g;若见血虚有寒者,可酌情加肉桂 5 g;若气虚明显者,加大黄芪用量至 45 g。以上方药,每天 1 剂,缓解期可长期服药。

闭塞性脉管炎缓解期当以益气健脾、滋阴养胃为治疗大法。腐肉脓汁乃由气血化生,腐去脓尽后必会耗伤气血,气血不足则无以生新,难以生肌收口。因胃为水谷之海,气血化生之源,脾主运化水谷精微,脾胃健运则气血充足,创面愈合较速。现代研究证明,一些健脾胃、补益气血的药物具有减少血栓形成的功效,比如黄芪可降低血小板黏附力,减少血栓形成;当归有明显的抗血栓作用。

2.特色专方

(1)十全大补汤。药物组成:党参、黄芪各 15 g,白术、川芎、当归、赤芍、白芍、山药各 9 g,茯苓、熟地黄各 12 g,炙甘草 6 g。本方具有补益气血的功效,适用于坏疽之疮面久不愈合者。水煎服,每天 1 剂。

(2)滋阴清热活血通脉汤。药物组成:金银花、当归、玄参、甘草各 12 g,乳香、没药各 6 g,牛膝、鸡血藤各 25 g,石斛 15 g。本方可滋阴清热,解毒消肿,适用于热毒炽盛之阴血亏虚者。水煎服,每天 1 剂。

(3)加减顾步汤。药物组成:金银花、川牛膝、石斛各 30 g,当归 20 g,黄芪 15 g。本方适用于热盛伤阴者。水煎服,每天 1 剂。

(4)补阳还五汤加味。药物组成:黄芪50 g,元参25 g,当归20 g,桂枝15 g,穿山甲10 g,赤芍、桃仁、红花、地龙各8 g,川芎、羚羊角各6 g,全蝎3 g。本方功可补气通经行血,适用于脱疽日久之气虚瘀阻者。水煎服,每天1剂。

(5)益气通脉汤。药物组成:红参15 g,黄芪30 g,鸡血藤20 g,赤芍、红花、白芷、路路通、附片各10 g。本方可温经散寒,益气通脉,适用于气血亏虚,血行不畅者。水煎服,每天1剂。

3.中药成药

(1)十全大补丸:主要成分为白芍、白术、川芎、当归、党参、茯苓、肉桂、熟地黄、炙甘草、炙黄芪。本方可温补气血,适用于脱疽日久之气血两虚者。口服,每次9 g,每天2~3次。

(2)虎潜丸:主要成分为黄柏、龟板、知母、熟地黄、陈皮、白芍、锁阳、虎骨(用代用品)、干姜。适用于脱疽创面敛后,筋骨不利,肌肤欠温者。用法:每次1丸,每天2次,温开水送服。

(3)双红活血胶囊:主要成分为藏红花、红景天、黄芪、当归、川芎、苏木、胆南星、地龙、牛膝等。有益气活血,祛瘀通脉功效。口服,每次3~4粒,每天3次。

(张 超)

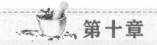

第十章

肿瘤科病症的中医辨证治疗

第一节 鼻 咽 癌

一、概述

鼻咽癌为原发于鼻咽部的恶性肿瘤,早期症状不明显,而症状明显者,多已出现转移。鼻咽癌发病有明显的种族及地域的差异,并存在家族高发倾向。中国及东南亚各国发病率高,据(美国)国立癌症研究所(NCI)统计,全世界每年新增咽癌病例近6.5万例,约80%的癌发生在我国,而我国主要多见于广东、广西、湖南、福建、江西、浙江等省(自治区)。种族差异表现在世界四大人种中的蒙古人种高发,典型的例子是同属蒙古人种但已世代居住在北极地区的因纽特人仍高发。总体来看,鼻咽癌在我国好发于男性,男女性发病率之比例为(2~4)∶1,40~60岁为高发年龄段。鼻咽癌的病因尚未明确,可能与EB病毒感染、化学致癌因素、遗传因素、癌基因与抑癌基因失控等因素相关。

中医古文献中没有鼻咽癌之病名,但历代中医学家在长期的医疗实践中,已经观察到了与鼻咽癌相关的症状,许多医籍中已有记载,现认为鼻咽癌属于中医学的"鼻痔""鼻衄""鼻渊""凛疡""控脑砂""上石疽""失荣"等范畴。鼻咽癌的病因病机可能与心肺热盛、肝肺毒热、心肺之热下移胃肠等有明显关系,这个在古代的医家就有记载。

二、病因病机

在古文献中,对鼻咽癌的病因病机有正气虚弱、寒客经络、肝气郁结、火毒痰凝、气滞血瘀等几种认识。近代中医认为,鼻咽癌的发生与机体内外多种致病因素有关。鼻咽癌的发生主要是因为机体正气亏虚又复感六淫之邪,邪从鼻窍而入,伤及鼻和心肺,久则鼻病。或因饮食不节、情志失调、久病不愈或先天禀赋不足等致机体正气亏虚,若邪毒复犯鼻窍或肺脏,鼻之气机不畅,鼻络受阻,气血凝滞或痰浊结聚与邪毒结聚则成鼻咽癌。正如《济生方》曰:"夫鼻则肺之候,职欲常和,和则吸引香臭矣。若七情内郁,六淫外伤,饮食劳役,致鼻气不得宣调,清道狐塞。其为病也:为蛆、为痈、为息肉、为疮疡、为清涕、为窒塞不通、为浊脓,或不闻香臭。此皆肺脏不调,邪气蕴积于鼻,清道壅塞而然也。"

归纳起来,其病主因正气虚弱,复受外邪、内伤,致气血凝滞或痰浊结聚,经络受阻,局部积聚而成;或痞塞日久,积聚壅结,化火化热,火毒内困而成。鼻咽癌临床常见的病因病机有以下几个方面。

(一)心肺热盛

"肺开窍于鼻,肺气通于鼻""心肺有病而鼻之不利也""心肺之经有热,或邪热犯肺,上焦热盛,气血不和,热迫血溢,故会出现鼻衄;气血凝滞,津液垂塞停结则变生息肉、肿块而鼻塞。"如《素问·脏别论》曰:"五气入鼻,藏于心肺。心肺有病而鼻为之不利也。"又如《诸病源候论》曰:"脏腑有热,热乘血气,血性得热即流溢妄行,发于鼻衄。"

(二)肝胆毒热

情志不畅,肝失条达,肝郁气逆,气郁化火,肝木乘脾,脾土受伤,则运化失健,水湿内停,痰浊内生,阻滞脉络,气血凝聚,痰浊团结,积结成块。或胆热上扰,灼津为痰,痰毒凝结,阻滞鼻窍,乃生肿块。又肝胆相表里,肝胆毒热内生,胆热移于脑,则辛颈鼻渊,故而见头痛、耳聋等,髓海失养则耳鸣。《素问·气厥论》曰:"鼻渊者,浊涕不止也。"《外科正宗》又称鼻渊为"脑漏""脑崩"。

(三)气滞血瘀

情志不遂,肝气郁结,疏泄失常,气机不宣,肝藏血失职,血之运行不畅,则气滞血瘀,上入颅额,瘀阻经脉。

(四)气阴两虚

素体阴亏,或病久热毒伤阴,终成阴虚毒结之症而发病。

总之,本病的发生是因正虚于内,邪毒乘虚侵袭,致脏腑功能失调,痰热瘀毒等搏结于鼻窍,阻塞经络,日久而成癌肿。因此,本病病位在鼻咽,与心肺、肝胆和胃肠等脏腑功能失调有关,属本虚标实之证。发展下去,脏腑功能失调不能控制,正不胜邪,则癌毒流窜至脑、肝、肺及骨等处,病不易治,预后不良。

三、辨证论治

(一)辨证要点

鼻咽癌的中医辨证治疗首先要辨明病程的阶段,明确病变的早、中、晚期的不同,以选择适当的治疗方案;其次要辨明病邪的性质,分清虚实、寒热、血瘀、痰阻、热毒等;还要辨明脏腑病位,病位在鼻咽、在脑、在颈项、在缺盆或在骨,与心肺、肝胆或胃肠等是否有关。一般来说,病位在鼻咽,与心肺或肝胆、胃肠等功能失常有关,而未波及这些脏腑或脑、颈项、缺盆和骨等,病尚属早期;若病波及脑、颈项、缺盆、骨、心肺、肝胆或胃肠等,则病已属晚期。

(二)治疗要点

早期鼻咽癌以放射治疗(简称放疗)为主,中医药辨证扶正治疗为辅,并兼治放疗的毒副反应;晚期或复发的病例在化疗或手术治疗时也应配合中医药扶正治疗;不能放化疗或手术治疗的晚期患者,以中医药辨证治疗为主,这时应标本兼治,或以扶正为主,兼以祛邪。

(三)分证论治

对于鼻咽癌的辨证分型,在湖南郴州召开的全国鼻咽癌会议上讨论定为未经治疗的鼻咽癌分为痰浊凝聚、气血凝结、火热内困3个证型,将经放疗、化疗的鼻咽癌分为津液耗伤、脾胃失调和阴血亏损3个证型。这一分型基本涵盖了鼻咽癌的各种证候,受到了较多医家的推崇。但仍有一些医家提出了4~6个证型,如又分为热毒内阻型、痰浊凝聚型、气阴两虚型、气血凝结型等;又分为肺热痰瘀型、瘀血阻络型、血瘀痰凝型、气血亏虚型、肝郁气结型等。而放疗后分为阴津亏耗型、脾气虚弱型、肺胃阴伤型、脾胃气虚型、肝肾阴虚型、气血两亏、瘀血内停型等;化疗后分为脾胃气虚型、气血两虚型、阴阳两虚型等。

从上述分型中可以看出,辨证时有偏重于实,有偏重于虚及虚实夹杂,但基本证型类似。综上所述,可以将鼻咽癌的辨证分型归纳为以下类型。

1.综合治疗前

(1)热毒内阻型。

主证:鼻咽部肿物多呈菜花状溃烂,渗血,腐物黄浊秽臭,时常衄血,涕痰黄稠,头痛鼻塞,耳闷耳鸣,烦躁易怒,复视,视物模糊,口歪嘴斜,口苦口干,渴喜冷饮,大便干结,小便黄,颈部肿块,舌质红或紫或有瘀斑,舌苔黄,脉弦细、弦滑、滑数。

治法:泻火解毒,散结消肿。

方药:主要包括以下7点。

柴胡清肝汤加减:由柴胡15 g,黄芩15 g,栀子12 g,生地黄15 g,当归12 g,白芍15 g,川芎12 g,天花粉15 g,牛蒡子12 g,连翘15 g,芦荟12 g,龙胆草10 g,甘草6 g组成。水煎,每天1剂,分3次服。随证加减:鼻衄不止加茜草根、仙鹤草、三七粉;咽干无津加天花粉、太子参、玄参、葛根;口腔黏膜溃烂,吞咽疼痛加白鲜皮、海桐皮、地肤子、苦参。

五根汤:由紫草根30 g,白茅根30 g,山豆根15 g,薏米根15 g,板蓝根12 g组成。水煎,每天1剂,分3次服。口干较甚,加太子参、天花粉;口腔黏膜溃疡,用青黛散调冰片涂局部。

红娘子赤芍汤:由红娘子、赤芍、丹参、生南星、生半夏、生川乌、生地黄、盐霜柏、入地金牛、蛇总管、墨旱莲、川芎、全蝎、僵蚕、盐蛇等组成。随证加减,水煎,每天1剂,分3次服。本方适用于风热毒气,蕴积脏腑,或气血凝滞,堵塞经络而出现颅神经症状者。

抗鼻咽癌Ⅲ号:由生地黄、水牛角、黄连、黄芩、赤蒲公英、板蓝根、牡丹皮、墨旱莲组成。水煎,每天1剂,分3次服。

双箭汤:由蛇泡簕、老鼠簕、入地金牛、土鳖虫、鳖甲、苍耳子、穿山甲、白茅根、钩藤(后下)、丹参、野菊花、铁包金组成。水煎,每天1剂,分3次服。头痛加白芷、生南星、生半夏、生川乌;鼻衄加仙鹤草、茅根、紫珠草、白及;鼻塞加辛夷花、苍耳子、野菊花;咽痛加山豆根、威灵仙、露蜂房;咽糜烂加金丝草、马勃、金银花、岗梅根;耳鸣加磨盘草、女贞子、墨旱莲。本方多用于晚期癌肿患者,经放疗或化疗病情未控制或放疗后复发者。

黄芩栀子汤:由黄芩、栀子、牡丹皮、山豆根、银花、连翘、鱼腥草、苡仁、白术组成。水煎,每天1剂,分3次服。

双花二虫汤:由双花、牡丹皮、蜈蚣、全蝎、莪术、当归、连翘、地丁、板蓝根、大青叶、桃仁、红花、白花蛇舌草、半枝莲组成。水煎,每天1剂,分3次服。

(2)气阴两虚型。

主证:鼻咽部癌肿后期、癌肿扩散,腐溃出血,形体消瘦,面容干黄憔悴,头晕,神疲乏力,心悸气短,口咽干燥,张口障碍,耳鸣,颧赤,舌红,脉沉细。

治法:益气养阴,解毒消肿。

方药:主要包括以下4点。

生脉散加味:由太子参15 g,麦冬15 g,五味子12 g,炙黄芪15 g,黄精15 g,制何首乌15 g,生地黄12 g,熟地黄15 g,百合15 g,石斛15 g,炙甘草6 g组成。水煎,每天1剂,分3次服。随证加减:疲倦乏力、头晕心悸选加枸杞子、煅龙骨、牡蛎;气血双亏加白术、党参、当归、鸡血藤。

参麦苍耳汤:由人参须、麦冬、苍耳子、茜草、丹参、五味子、龟板、天花粉、金银花、骨碎补组成。水煎,每天1剂,分3次服。方中人参须、麦冬加龟板、天花粉大补气阴;苍耳子、金银花祛邪解毒;茜草、丹参、骨碎补活血祛瘀。

固本培元汤:由夜交藤30 g,当归15 g,白芍15 g,白术15 g,党参15 g,茯苓15 g,熟地黄15 g,五味子15 g,大枣5枚组成。水煎,每天1剂,分3次服。

抗鼻咽癌Ⅳ号:由玄参、黄精、山药、黄芪、党参、白术、甘草、沙参、麦冬、五味子、女贞子、菟丝子、墨旱莲组成。水煎,每天1剂,分3次服。

(3)痰浊凝聚型。

主症:鼻咽肿块多呈结节状,色灰白,表面溃烂,有黏浊腐物,或颈部包块质硬无痛,并见头重头晕,鼻塞涕黏,胸闷痰多,呕恶食欲缺乏,大便溏薄,口眼歪斜,舌偏,舌淡胖嫩,有齿痕,苔白或厚腻,脉弦滑。

治则:化浊除痰,散结消肿。

方药:主要包括以下4点。

清气化痰丸加减:由制半夏12 g,陈皮12 g,杏仁12 g,胆南星10 g,枳实10 g,瓜蒌15 g,黄芩12 g,茯苓15 g,半枝莲15 g,白花蛇舌草15 g,山慈菇12 g,石上柏12 g组成。水煎,每天1剂,分3次服。随证加减:食欲缺乏、恶心呕吐加竹茹、法半夏、陈皮、生姜、鸡内金;倦怠无力头晕目眩加党参、炒白术、山药。

抗鼻咽癌Ⅱ号:由党参、制南星、制半夏、白术、苍术、厚朴、茯苓、山药、陈皮、苡仁、扁豆、砂仁、猪苓组成。水煎,每天1剂,分3次服。本方适用于脾虚而致痰浊凝聚者。

二陈南星汤:由茯苓、半夏、陈皮、甘草、南星组成。水煎,每天1剂,分3次服。

二陈瓜蒌汤:由半夏、杏仁、瓜蒌、生苡仁、陈皮、茯苓、甘草、竹茹、桑白皮组成。水煎,每天1剂,分3次服。

(4)气血凝结型。

主证:鼻咽部肿物多呈块状隆起,或结节状,色暗红质硬,易出血,并见头痛鼻塞,涕中带血,口苦咽干,耳内闷胀或刺痛,胸胁胀痛,舌质紫暗,有瘀点,苔薄,脉弦细或细涩。

治则:活血化瘀,软坚散结。

方药:主要包括以下几点。

通窍活血汤加减:由桃仁12 g,红花10 g,川芎10 g,赤芍10 g,鸡血藤15 g,郁金10 g,八月札10 g,地鳖虫10 g,苍耳子6 g,茜草根12 g组成。瘀滞明显者,加僵蚕、地龙、蜈蚣、全蝎。水煎,每天1剂,分3服

软坚散结汤:由牡蛎30 g,葵树子30 g,白花蛇舌草30 g,莪术15 g,三棱10 g,七叶一枝花15 g,法半夏10 g,生南星10 g,夏枯草10 g,佛手10 g组成。水煎,每天1剂,分3次服。

(5)肝郁气结型。

主证:头痛头晕,耳鸣耳聋,烦躁易怒,失眠多梦,精神抑郁,胸胁隐痛,口苦咽干,颈部肿块,舌边尖红、苔薄白或薄黄,脉滑或弦滑、弦数。

治则:疏肝解郁,清热泻火,行气散结。

方药:主要包括以下几点。

清肝平胃饮:由藤梨根60 g,布楂叶30 g,女贞子15 g,八月札15 g,山楂15 g,墨旱莲15 g,郁金10 g组成。水煎,每天1剂,分3次服。

川楝菖蒲汤:由川楝子、菖蒲、白芍、生牡蛎、皂角刺、玄参、瓜蒌、夏枯草、生硼砂(冲服)组成。

随症加减。水煎,每天1剂,分3次服。

红娘子龙胆汤:由红娘子、龙胆草、入地金牛、苍耳子、钩藤、丹参、赤芍、夏枯草、野菊、七叶一枝花、蛇泡簕、生南星、壁虎组成。随证加减。水煎,每天1剂,分3次服。本方适用于鼻咽癌有颈部淋巴结转移者。

2.放疗后

(1)阴津亏耗型。

主证:口干唇燥,咽痛,甚则影响进食,大便干结,舌质绛或舌红有瘀斑,苔少乏津或无苔、生芒刺,脉细数或弦数。

治则:养阴清热,生津润燥

方药:主要包括以下几点。

百合养津汤:由蛇泡簕30～60 g,石上柏30 g,太子参15 g,玄参15 g,生地黄15 g,百合15 g,桔梗15 g,野菊花15 g,连翘12 g组成。水煎,每天1剂,分3次服。随证加减:头晕加白芷、首乌;头痛加钩藤、蔓荆子;鼻塞加苍耳子、野菊花;鼻血加茜根、侧柏叶;耳鸣或舌边瘀斑加女贞子、墨旱莲;咽痛加山豆根、露蜂房;口腔黏膜白点加连翘、马勃;鼻咽分泌物多或臭味用三生滴鼻水滴鼻。

白莲解毒汤:由白花蛇舌草45 g,生地黄30 g,鸡血藤30 g,半边莲30 g,半枝莲30 g,女贞子30 g,雪梨干30 g组成。水煎,每天1剂,分3次服。咽痛明显加菊花10 g,玄参10 g;放射性皮肤溃疡,用冰冻霜湿敷患部。

滋阴抗瘤汤:由玄参30 g,沙参30 g,生地黄30 g,白花蛇舌草30 g,金银花30 g,天冬15 g,麦冬15 g,山豆根10 g组成。水煎,每天1剂,分3次服。头痛鼻塞加辛夷花、白芷;便秘加大黄。

生地黄豆根汤:由玄参、天花粉、生地黄、麦冬、北沙参、金银花、野菊花、薄荷、山豆根等组成。水煎,每天1剂,分3次服。血瘀加桃仁、红花、三棱、牡丹皮、赤芍、蒲黄等;气虚乏力和白细胞下降加黄芪、人参、女贞子、鸡血藤、黄精等;口腔溃疡加苦参、花蕊石等,外用冰硼散或锡类散等;咽喉肿痛甚加羚羊角粉、琥珀粉、冰片等喷患处;鼻衄加墨旱莲、白及等;便秘加牛蒡子、火麻仁、大黄、番泻叶等;声音嘶哑加瓜蒌皮、桔梗、僵蚕、木蝴蝶、胖大海等;干湿性脱皮外用二黄煎、龟板散等。

沙麦泻白汤:由干地黄、玄参、沙参、地骨皮、石斛、葛根、麦冬、玉竹、天花粉、桑叶、白扁豆、桑白皮、谷芽、山楂肉、神曲、麦芽、竹茹等组成。水煎,每天1剂,分3次服。本方适用于放疗中出现肺胃阴虚证象者。

生竹汤:由北沙参、石斛、生地黄、玄参、女贞子、玉竹、枸杞组成。水煎,每天1剂,分3次服。

抗鼻咽癌Ⅰ号:由生地黄、石斛、沙参、天花粉、野百合、天冬、麦冬、知母、牡丹皮、芦根、金银花、枸杞子、女贞子、丹参、生南星、生半夏、石上柏等组成。水煎,每天1剂,分3次服。

(2)脾气虚弱型。

主证:头昏,神倦,乏力,食欲缺乏,厌食,手足麻木,大便溏薄,舌淡红,苔薄或白腻、黄腻,脉细弱或细滑。

治则:健脾益气。

方药:主要包括以下几点。

陈夏六君汤:由人参、姜半夏、藿香、白术、茯苓、陈皮、布渣叶、神曲、麦芽、谷芽、山楂、甘草组成。脾虚较甚加黄芪、五爪龙、吉林参等。水煎,每天 1 剂,分 3 次服。

参米仁汤:由黄芪、茯苓、佩兰、苦参、太子参、党参、瓜蒌、薏苡仁、蔻仁、白术、竹茹组成。血瘀选加牡丹皮、赤芍、桃仁、红花、三棱、蒲黄;脾虚选加淮山药、扁豆、莲子;痰壅选加半夏、陈皮、浙贝母;湿盛选加芦根、白茅根;气虚乏力和白细胞下降选加黄芪、人参、女贞子、鸡血藤、黄精;口腔溃疡选用生地黄、金银花、苦参、玄参、花蕊石、野菊花,外用冰硼散或锡类散;咽喉肿痛甚者用羚羊角粉、琥珀粉、冰片等研末喷吹患处;鼻衄选加生地黄、墨旱莲、白及;便秘选加牛蒡子、火麻仁、大黄、番泻叶;声音嘶哑选加瓜蒌皮、桔梗、僵蚕、木蝴蝶、胖大海;干湿性皮炎可外用二黄煎、龟板散等。水煎,每天 1 剂,分 3 次服。本方适用于脾虚兼湿热较显著。

健脾活血汤:由鸡血藤 30 g,淮山药 15 g,茯苓 15 g,党参 15 g,桑葚子 10 g,炙甘草 6 g 组成。水煎,每天 1 剂,分 3 次服,或隔天 1 剂,或间断服。本方适用于经放疗及攻邪治疗后,病情基本稳定,作为扶正巩固疗效用。

参草益津汤:由天花粉 30 g,麦芽 30 g,墨旱莲 30 g,白茅根 30 g,党参 15 g,白术 15 g,云茯苓 15 g 组成。头晕加白芷、首乌;头痛加钩藤、蔓荆子;鼻塞加苍耳子野菊花;鼻血加茜根、侧柏叶;耳鸣或舌边瘀加女贞子、墨旱莲;咽痛加山豆根、蜂房;口腔黏膜白点加连翘、马勃;鼻咽分泌物多或臭味用三生滴鼻液滴鼻。水煎,每天 1 剂,分 3 次服。病情稳定,体力基本恢复后,改服冲服剂(上药加工成干糖粉剂);3 年以上患者隔天服煎药 1 剂。

调元汤:由党参、桑寄生、白茅根、鸡血藤、菟丝子、丹参、茯苓、白术、大枣、麦芽、石上柏、茉莉花、甘草组成。头痛加钩藤、白芷、生南星、生半夏、生川乌;鼻衄加仙鹤草、紫珠草、白及;鼻塞加辛夷花、苍耳子、野菊花;咽痛加山豆根、威灵仙、露蜂房;咽糜烂加金丝草、马勃、金银花、岗梅根;耳鸣加磨盘草、女贞子、墨旱莲。水煎,每天 1 剂,分 3 次服。

人参苍耳汤:由人参、丹参、木通、苍耳子、白术、茯苓、山药、陈皮、甘草、薄荷组成。水煎,每天 1 剂,分 3 次服。本方适用于放疗后脾气虚弱者。

(3)肺胃阴伤型。

主证:口干咽燥,喜饮,干咳,痰少,食欲缺乏,大便干结,舌红,苔薄黄干或苔脉细数。

治则:养阴生津,清热解毒。

方药:主要包括以下几点。

麦冬汤加味:由麦冬 15 g,天冬 15 g,生地黄 15 g,玄参 15 g,北沙参 30 g,石斛 15 g,桑叶 15 g,七叶一枝花 20 g,太子参 30 g,天花粉 30 g,白花蛇舌草 30 g 组成。水煎每天 1 剂,分 3 次服。

龟板地黄汤:由龟板 18 g,熟地黄 15 g,生地黄 15 g,墨旱莲 15 g,淮山药 15 g,茯苓 15 g,女贞子 15 g,山茱萸 12 g,知母 12 g,牡丹皮 9 g,泽泻 9 g 组成。水煎,每天 1 剂,分 3 次服。本方适用于放疗中、后期而出现肺肾阴亏者,放疗结束后可长期间断服,有提高机体免疫机能,防止或延迟复发和转移的作用。

(4)肝肾阴虚型。

主证:头晕眼花,视蒙,耳鸣耳聋,腰膝酸软,或低头时有触电感从脊传出,重者肢体瘫痪,女子月经紊乱或停经,舌红干,苔少,脉细数无力。

治则:滋补肝肾。

方药:主要包括以下几点。

一贯煎或杞菊地黄丸加减:由北沙参 30 g,玉竹 30 g,熟地黄 20 g,枸杞子 15 g,麦冬 15 g,黄精 15 g,女贞子 15 g,菟丝子 15 g,墨旱莲 15 g,山茱萸 15 g,阿胶 15 g(烊化服)组成。水煎,每天

1剂,分3次服。

益气养阴汤:由太子参30 g(或西洋参15 g),白花蛇舌草30 g,半枝莲30 g,石斛20 g,天花粉20 g,玄参15 g,麦冬15 g,生地黄15 g,女贞子15 g,甘草6 g组成。放疗开始后即服中药,放疗期间每天1剂,连服6天,休息一天,4周为1个疗程,连续服用3个疗程至放疗结束。放疗后半年内每周维持5~6剂;放疗后半年以上每周服3剂,持续2年以上,水煎服。临床使用时须随证加减:鼻塞加苍耳子10 g,辛夷花10 g;涕血加仙鹤草15 g,墨旱莲15 g,侧柏叶15 g;痛加白芷10 g,羌活10 g;面麻、舌歪、复视加蜈蚣5条,僵蚕6 g,钩藤15 g;颈淋巴结肿大超过8 cm×8 cm,加生南星30 g,生牡蛎30~60 g,夏枯草20 g;生南星用于散结消肿的剂量要大,疗效较好,通常用量为30 g,个别病例用至60 g。临床应用时,只要把药物煎煮4小时以上,则不易发生毒副作用。咽喉肿痛加射干10 g,牛蒡子10 g,山豆根10 g,胖大海5枚;咳嗽无痰加北沙参30 g,百合20 g,川贝10 g(另研末,冲服),桔梗10 g;舌质红绛和青紫,舌尖边瘀点或瘀斑加丹参10 g,赤芍10 g,红花6 g;气血虚(或白细胞计数减少至3 000以下),加首乌20 g,黄精20 g,补骨脂15 g,鸡血藤30 g,黄芪(或党参)30 g。

(5)瘀血内停型。

主证:面色晦暗,口干但饮水不多,或头痛且痛处固定,舌青紫或舌面现瘀斑、瘀点,脉细涩。

治则:活血化瘀,养阴生津。

方药:通窍活血汤合麦冬汤加减。由延胡索30 g,白花蛇舌草30 g,麦冬20 g,沙参20 g,生黄芪20 g,赤芍15 g,丹参15 g,田七12 g,红花6 g组成。水煎,每天1剂,分3次服。

(6)脾胃气虚型。

主证:恶心食欲缺乏,甚则呕吐,少气乏力,大便溏,口干,舌淡,苔白腻,脉细软。

治则:健脾益气,和胃降逆。

方药:香砂六君子汤加减。由党参30 g,淮山30 g,麦芽30 g,茯苓20 g,苏梗20 g,白术15 g,法半夏15 g,鸡内金15 g,砂仁10 g(后下),木香10 g(后下)组成。水煎,每天1剂,分3次服。

中医认为放射线属热毒之邪,极易耗气伤阴。鼻咽癌患者接受放疗"阴虚"最为明显,尤以"肺胃阴伤"型多见。故"养阴生津"为其治疗的基本原则。而对放疗后出现青紫舌(或舌面出现瘀斑、瘀点)的鼻咽癌患者,除常规给予活血化瘀中药外,更应严密观察是否有复发、转移。

3.化疗后

(1)脾胃气虚型。

主证:恶心,呕吐,食欲缺乏,乏力,便清,舌淡红,苔薄白,脉细。

治则:健脾益气,和胃降逆。

方药:陈夏六君汤加减。由扁豆30 g,茯苓20 g,法半夏15 g,党参15 g,白术15 g,紫苏15 g,陈皮10 g,砂仁6 g(后下),木香6 g(后下)组成。水煎,每天1剂,分3次服。

(2)气血两虚型。

主证:面色无华,唇甲淡白,少气乏力,畏风自汗,头晕目眩,手指发麻,女子月经渐少或停经,舌淡,苔薄白,脉细弱。

治则:益气补血。

方药:八珍汤加减。由黄芪30 g,党参30 g,淮山30 g,大枣30 g,熟地黄15 g,枸杞子15 g,桂圆肉15 g,升麻15 g,白术12 g,当归12 g组成。水煎,每天1剂,分3次服。

（3）阴阳两虚型。

主证：面色㿠白，畏寒肢冷，腰膝酸软，夜尿频多，口干，盗汗，舌淡白，苔薄白，脉沉细。

治则：滋阴补阳。

方药：左归丸合肾气丸加减由熟地黄 20 g，枸杞子 15 g，怀牛膝 15 g，菟丝子 15 g，山茱萸 15 g，炮附子 12 g，补骨脂 15 g，巴戟天 12 g，锁阳 12 g，龟板胶 9 g（烊化后服）组成。水煎，每天 1 剂，分 3 次服。

中医认为化疗药物属攻伐之品，极易耗气伤血，尤其对患者的脾胃功能影响很大。而脾胃为"后天之本""气血生化之源"，留得一分胃气，便留得分生机。故"健脾益气"为其常用方法。

（四）中药成药

1.黄蛶丹

由雄黄 25 g，硼砂 30 g，蜈蚣 50 条组成。共研细末，炼蜜为丸，梧桐子大。分 1 个月服，每天 2 次，吞服。本方具有化痰，解毒，消肿功效。

2.玉枢丹

由千金子霜、红大戟、朱砂、麝香、冰片、山慈菇、雄黄、五倍子组成。本方为水丸，每瓶 60 g。每次 1.5 g，每天 2 次，温开水送服。本方具有化痰开窍，避秽解毒，消肿止痛功效。适用于鼻咽癌辨证属痰热壅盛者。

3.黄丸

由牛黄、麝香、乳香、没药、黄米饭组成。本方为糊丸，每瓶装 3 g，每次 3 g，每天 2 次，温开水或黄酒送服。本方具有清热解毒，活血消肿功效。适用于凝火互结的鼻咽癌。

4.六神丸

由牛黄 5 g，珍珠 5 g，麝香 3 g，蟾酥 3 g，冰片 3 g，雄黄 3 g 组成。上药炼成丸剂，每服 5～10 粒，日服 2～3 次，小儿酌减。本品对放化疗后口腔溃疡有明显疗效。

5.喉症散

由玄明粉、青果炭、天花粉、青黛、生石膏、象牙屑、人中白、硼砂、冰片组成。上药研细末为散外涂。本方具有解毒祛腐功效。适用于鼻咽癌放疗后口腔腐疡者。

6.鼻咽灵

由山豆根、麦冬、半枝莲、石上柏、白花蛇舌草、天花粉组成。上药加工成片剂，每次 4 片，每天 4 次，15 天为 1 个疗程。适用于鼻咽癌放疗后患者，不仅能减轻放疗的毒副反应和后遗症，同时也具有预防复发、转移和延长生存期的远期疗效。

7.鼻咽解毒冲剂

由党参、重楼、龙胆草、野菊花、茅莓、两面针、苍耳子组成。每次 1 袋（20 g），每天 2 次，30 天为 1 个疗程。本方具有清热解毒，消炎止痛功效。适用于毒热壅盛或放疗后鼻咽癌。

8.鼻咽癌滴鼻剂

将砂与醋制成 15%～20%砂滴鼻剂，每天 3～4 次滴鼻，每疗程为 2～3 个月。本方具有清热，解毒，散结功效。适用于鼻咽癌放疗后。

（徐　睿）

第二节 喉 癌

一、概述

喉癌为头颈部常见的恶性肿瘤之一。喉癌的发病率在世界各地差异很大,意大利的瓦雷泽、巴西的圣保罗和印度的孟买为世界三大高发区,波兰的华沙、法国和西班牙的部分地区为亚高发区,美国为喉癌的中等发病区,北欧为低发区。在我国喉癌占全身肿瘤的 1％～2％,占头颈部恶性肿瘤的 3.3％～8.1％,在头颈部肿瘤中占第 1～2 位,且近年来有上升的趋势。本病好发于年龄为 40～60 岁,男女的比例为(2～10)：1。喉癌的病理类型以鳞状细胞癌最多,占喉癌的 90％～98％,其他有基底细胞癌,腺癌少见。喉癌病因未明,但流行病学研究已肯定了吸烟和酗酒与喉癌的发生有着明确的相关性。本病的治疗以综合疗法为主,包括喉部分切除术、放疗、化疗、放疗和化疗的联合应用等。早期病例的 5 年生存率可达 80％以上,晚期病例如采取综合治疗,5 年生存率仍可达 50％以上。

中医古籍虽没有喉癌这一病名,但有不少类似喉部肿瘤的记载,如宋·僧阙名藏本《咽喉脉证通论》曰:“上蒸于喉,结成如菌……或微痛,或木而不痛。梗死喉间,饮食有碍。”金·窦汉卿《疮疡经验全书》载:“锁喉疮者……发于听会之端,注于悬膺之侧,初生如凛病,不能饮食,闭塞难通。”清·杨龙九的《囊秘喉书》道:“(喉百叶)咽喉中有生肉,层层相叠,渐肿有孔,出臭气者。”故喉癌实际上就属“喉菌”“喉痹”“锁喉疮”“喉百叶”等范畴。

二、病因病机

中医古籍对喉癌的病因病机早有论述,宋代僧阙名藏本《咽喉脉证通论》曰:“此因食膏粱厚味过多,热毒积于心脾二经,上蒸于喉,结成如菌。”清代高秉钧《疡科心得集》载:“喉菌……因忧郁气滞,血热而生。”清代沈善谦《喉科心法》道:“喉菌风……由肝火挟胃热而成。”

中医认为,喉为气之通道,可呼吸,主发音,属肺。肝、肾经络循行至此,若风热之邪内犯,肺气失宣,痰热内结,或因情志不舒,肝郁气结,气郁化火,瘀血渐生,久则耗气伤阴而为气阴两虚之证。或因七情内伤,肝肾不足,阴虚阳亢,热与痰结,或因嗜膏粱厚味,脾胃湿蕴,蕴而化热,湿热熏蒸。痰、湿、热、瘀、毒聚于喉部,变生结块,则成喉菌。

三、辨证论治

喉癌初起时,多见咽喉不适或咽有异物感,若不治疗,热毒灼伤肺络,则见声嘶、咽痛;若到晚期,痰瘀热毒,阻塞气道,流窜颈部,则见气促,呼吸困难,颈部肿核等。喉癌的中医辨证治疗,可分综合治疗前(放疗、手术、化疗之前)和综合治疗后(放疗、手术或化疗后)两大类。

(一)分证论治

1.综合治疗前

(1)风热犯肺型。

主证:鼻塞,咽喉部不适或隐痛,干咳无痰,咽干口燥,声音嘶哑,饮水不多,舌边尖红,苔薄白或薄黄脉浮数。

治则：清热宣肺，解毒散结。

方药：包括以下几点。

桑菊饮加减：由白花蛇舌草 30 g，板蓝根 25 g，桑叶 15 g，野菊花 15 g，连翘 15 g，桔梗 15 g，牛蒡子 15 g，川贝 10 g，黄芩 10 g，薄荷（后下）6 g，金果榄 6 g 组成。水煎，每天 1 剂，分 3 次服。1 个月为 1 个疗程，一般可连用 2～3 个疗程。

僵蚕蜂房汤：由半枝莲 30 g，白花蛇舌草 30 g，天冬 15 g，麦冬 15 g，露蜂房 15 g，银花 15 g，玄参 12 g，山豆根 12 g，僵蚕 12 g，马勃 10 g 组成。水煎，每天 1 剂，分 2～3 次服。

（2）肝气郁结型。

主证：喉部不适，有异物感，声音嘶哑，口苦咽干，吞咽不利，妨碍饮食，头晕目眩，胸胁胀满，舌燥，苔薄黄，脉弦。

治则：疏肝解郁，清泻肝火。

方药：丹栀逍遥散加减。由柴胡 10 g，当归 10 g，白芍 10 g，白术 10 g，茯苓 10 g，山栀 9 g，丹皮 6 g，甘草 4.5 g，薄荷 3 g 组成。水煎，每天 1 剂，分 3 次服。1 个月为 1 个疗程，一般可连用 2～3 个疗程。

（3）肺胃积热型。

主证：咽喉肿痛，声音嘶哑，喉部异物感，吞咽不利，咳嗽吐痰，痰中带血，恶心厌食，小便黄赤，大便坚涩，舌绛苔黄，脉象洪数。

治则：清热降火，散结利咽。

方药：包括以下几点。

普济消毒饮加减：由白花蛇舌草 30 g，板蓝根 20 g，黄芩 15 g，玄参 15 g，僵蚕 15 g，蝉蜕 15 g，射干 15 g，升麻 15 g，连翘 12 g，马勃 10 g，川贝 10 g，黄连 9 g 组成。水煎，每天 1 剂，分 2～3 次服。1 个月为 1 个疗程，一般可连用 2～3 个疗程。

清咽利腐汤加减：由山豆根 20 g，七叶一枝花 20 g，玄参 15 g，金银花 15 g，锦灯笼 15 g，连翘 10 g，山栀 10 g，黄芩 10 g，黄连 10 g，桔梗 10 g，玄明粉 10 g，甘草 10 g，生川军 6 g 组成。水煎，每天 1 剂，分 3 次服。1 个月为 1 个疗程。

（4）阴虚热毒型。

主证：声音嘶哑，渐或失声，喉部灼热，干咳无痰，或痰中带血，口干舌燥，烦躁难眠，舌披黄苔，舌质赤红或青紫，脉弦数或细弦。

治则：滋阴凉血，清热解毒。

方药：包括以下几点。

清肺饮合苇茎汤加减：由薏苡仁 30 g，冬瓜仁 30 g，苇茎 30 g，茯苓 20 g，麦冬 20 g，车前子 20 g，白花蛇舌草 20 g，冬凌草 20 g，贝母 12 g，胆南星 12 g，半枝莲 12 g，桑白皮 12 g，黄芩 9 g，桃仁 9 g，三棱 9 g，技术 9 g 组成。水煎，每天 1 剂，分 2～3 次服。1 个月为 1 个疗程，一般可连用 2～3 个疗程。

利咽清金汤加减：板蓝根 20 g，麦冬 15 g，草河车 15 g，牛蒡子 12 g，桔梗 10 g，黄芩 10 g，浙贝 10 g，生山栀 10 g，山豆根 10 g，薄荷 6 g，紫苏 6 g，金果榄 6 g 组成。水煎，每天 1 剂，分 3 次服。

二冬银花汤：白花蛇舌草 20 g，麦冬 12 g，天冬 12 g，沙参 12 g，山豆根 12 g，甘草 12 g，茯苓

12 g,桔梗 10 g,太子参 10 g,玄参 10 g,白术 10 g,山栀 9 g,浙贝 9 g,黄芩 9 g,金银花 9 g 组成。水煎,每天 1 剂,分 3 次服。1 个月为 1 个疗程。

豆铃汤:连翘 30 g,马兜铃 15 g,牛蒡子 15 g,石斛 15 g,麦冬 15 g,山豆根 9 g,桔梗 9 g,露蜂房 9 g,蝉蜕 9 g,条黄芩 9 g,全蝎 9 g,生甘草 3 g 组成。水煎每天 1 剂,1 剂药煎两遍,合在一起分 2 次服。

(5)湿毒蕴结型。

主证:咽喉疼痛,嘶哑失声,喉痛咳嗽,痰涎壅盛,喉部溃烂,口臭恶心,饮食难下,形体消瘦,五心烦热,胸闷气短,舌苔厚腻,脉沉数。

治则:清热解毒,化痰散结。

方药:包括以下几点。

夏枯草半夏汤:由夏枯草 30 g,生半夏 30 g,山慈菇 15 g,射干 15 g,山豆根 15 g,牛蒡子 15 g,蝉蜕 15 g,玄参 15 g,川贝 10 g,生南星 9 g 组成。水煎,每天 1 剂,分 3 次服。1 个月为 1 个疗程,一般可连用 2～3 个疗程。

龙蛇羊泉汤加减:龙葵 30 g,蛇莓 30 g,蜀羊泉 30 g,七叶一枝花 30 g,山豆根 30 g,蒲公英 30 g,半枝莲 20 g,玄参 20 g,开金锁 15 g,锦灯笼 10 g,生地黄 10 g,牛蒡子 10 g 组成。水煎,每天 1 剂,分 2～3 次服。1 个月为 1 个疗程。

(6)气血瘀滞型。

主证:声音嘶哑,甚或失声,咽喉干涩,或喉间胀痛、刺痛,甚或痛连耳窍,面色黧黑,胸胁胀痛,形体消瘦,饮食少思,舌质暗红或有瘀点,或舌下青筋暴起,脉细涩。

治则:活血化瘀,解毒散结。

方药:包括以下几点。

金马丸:由郁金 120 g,制马钱子 60 g,山豆根 60 g,料姜石 60 g,火硝 30 g,白矾 30 g 组成。上药共研细末,水泛为丸,如绿豆大小,每次服 1.5～3 g,每天 3 次,黄芪煎汤送下,或开水送下。

会厌逐瘀汤加味:由玄参 15 g,生地黄 15 g,红花 12 g,赤芍 12 g,桔梗 12 g,僵蚕 12 g,贝母 12 g,山慈菇 9 g,当归 9 g,枳壳 9 g,半枝莲 9 g,桃仁 6 g,柴胡 6 g,三棱 6 g,莪术 6 g,甘草 3 g 组成。水煎,每天 1 剂,分 3 次服。1 个月为 1 个疗程,一般可连用 2～3 个疗程。

马勃莪术汤:由半枝莲 30 g,白花蛇舌草 30 g,重楼 25 g,甲珠 15 g,玄参 12 g,浙贝 12 g,莪术 12 g,马勃 10 g,硼砂 6 g,硇砂 3 g,全蝎 3 g,蜈蚣 2 条组成。水煎,每天 1 剂,分 2～3 次服。1 个月为 1 个疗程。

(7)气阴两虚型。

主证:咽喉干燥,发声不扬,甚或嘶哑失声,五心烦热,疲乏无力,心悸气促,头晕目眩,或咳嗽痰血,或呼吸困难,偶有发热,纳食低下,舌淡红或嫩红,光剥少苔,脉细弱。

治则:益气养阴,解毒散结。

方药:包括以下几点。

生脉散加味:由黄芪 20 g,白花蛇舌草 20 g,麦冬 20 g,玄参 20 g,川贝 12 g,僵蚕 12 g,五味子 12 g,桔梗 12 g,人参 10 g,山慈菇 10 g,甘草 6 g 组成。水煎,每天 1 剂,分 3 次服。1 个月为 1 个疗程,一般可连用 2～3 个疗程。

白毛仙草汤:由白毛藤 20 g,仙鹤草 20 g,太子参(或西洋参 6 g)15 g,生黄芪 15 g,沙参 12 g,石斛 12 g,黄精 12 g,枸杞子 12 g,麦冬 10 g,百合 10 g,茯苓 10 g,川贝 6 g,甘草 3 g 组成。

水煎,每天1剂,分3次服。1个月为1个疗程。

甲珠黄芪汤:由黄芪30 g,半枝莲30 g,白花蛇舌草30 g,玉竹20 g,天冬15 g,麦冬15 g,莪术15 g,甲珠15 g,玄参12 g组成。水煎,每天1剂,分2～3次服1个月为1个疗程,一般可连用2～3个疗程。

2.放疗后

(1)热盛伤肺型。

主证:咽喉部灼热痛,口干喜饮,咳嗽声嘶,痰中带血,舌红或绛,苔黄,脉数。

治则:泻火解毒,清热生津。

方药:岗梅根射干连翘汤。由岗梅根30 g,天花粉30 g,白花蛇舌草30 g,北沙参30 g,板蓝根20 g,生地黄20 g,射干15 g,连翘15 g,玄参15 g,黄芩10 g,川贝10 g,西洋参(另炖)6 g组成。水煎,每天1剂,分3次服。

(2)痰热阻肺型。

主证:鼻塞,咽喉部不适或隐痛,喉中痰鸣,咳嗽痰多,痰液黄稠,声音嘶哑,口干,舌苔黄腻,脉滑数。

治则:清肺化痰。

方药:千金苇茎汤加味。由苇茎30 g,冬瓜仁30 g,生薏仁30 g,石上柏30 g,鱼腥草30 g,胆南星15 g,天竺黄15 g,北杏15 g,马兜铃15 g,射干15 g,桃仁12 g,川贝10 g组成。水煎,每天1剂,分3次服。1个月为1个疗程。口渴者加葛根60 g,天花粉30 g。

(3)肺燥阴虚型。

主证:干咳,口燥咽干,大便秘结,形体消瘦,舌苔少或剥苔,脉细数。

治则:滋阴润肺。

方药:百合固金汤合沙参麦冬汤加减。由百合30 g,北沙参30 g,天花粉30 g,熟地黄20 g,生地黄15 g,天冬15 g,麦冬15 g,浙贝母15 g,白芍15 g,玄参15 g,玉竹15 g,冬虫夏草(另炖)9 g组成。水煎,每天1剂,分3次服。另外,每天用西洋参6 g,切片,泡服,或用罗汉果1枚,鲜梨1个,冰糖适量,水炖服。

(4)肺脾气虚型。

主证:咳嗽,气少,疲倦乏力,声低气少,纳少便溏,舌淡红,苔薄白,脉虚弱。

治则:补肺健脾。

方药:参苓白术散加减。由北黄芪30 g,淮山药30 g,莲子肉30 g,薏苡仁30 g,茯苓20 g,扁豆20 g,白术15 g,桔梗15 g,升麻15 g,人参(另炖)9 g,冬虫夏草(另炖)9 g,砂仁(后下)6 g组成。水煎,每天1剂,分3次服。1个月为1个疗程。

(5)余邪困毒型。

主证:喉结部或颈部肿块,韧实,或红肿疼痛,咳嗽,咽痛,声嘶,舌红,苔薄,脉细数。

治则:解毒散结,兼以扶正。

方药:生南星90 g,生半夏30 g,党参30 g,白花蛇舌草30 g,山慈菇20 g,七叶一枝花20 g,猫爪草15 g,露蜂房15 g,白术15 g,桔梗15 g,玄参15 g,天冬15 g,蜈蚣5条组成。水煎每天1剂,分3次服。

3.手术治疗后

(1)痰浊壅肺型。

主证:咳嗽痰多,喉中痰鸣,痰多且白或黏稠,声低嘶哑,舌淡红,白腻,脉滑或细滑。

治则:肃肺祛痰。

方药:杏苏散合三子养亲汤加减。由生南星 30 g,法半夏 20 g,杏仁 15 g,桔梗 15 g,前胡 15 g,紫苏子 15 g,白芥子 15 g,莱菔子 15 g,陈皮 10 g 组成。若痰多黄稠,宜清化热痰,可用清气化痰丸加味:鱼腥草 30 g,北杏 15 g,枳实 15 g,瓜蒌仁 15 g,胆南星 15 g,法半夏 15 g,陈皮 10 g,黄芩 10 g,川贝 10 g,青礞石 9 g 组成。水煎,每天 1 剂,分 3 次服。1 个月为 1 个疗程。

(2)肺气虚弱型。

主证:声音哑,言语断续,气少乏力,舌淡红,苔薄白,脉细。

治则:补肺益气。

方药:补肺汤合补中益气汤加减。由黄芪 30 g,淮山药 30 g,北沙参 30 g,熟地黄 20 g,紫菀 15 g,升麻 15 g,百合 15 g,白术 12 g,蝉蜕 12 g,五味子 10 g,人参(另炖)9 g 组成。水煎,每天 1 剂,分 3 次服。

(3)肺脾气虚型。

主证:少气乏力,声音嘶哑,纳呆,大便清薄,痰涎溏稀,舌淡红边有齿痕,苔薄白,脉细弱。

治则:补肺健脾。

方药:参苓白术散加减。由北黄芪 30 g,淮山药 30 g,莲子肉 30 g,薏苡仁 30 g,茯苓 20 g,扁豆 20 g,白术 15 g,桔梗 15 g,升麻 15 g,人参(另炖)9 g,冬虫夏草(另炖)9 g,砂仁(后下)6 g 组成。水煎,每天 1 剂,分 3 次服。1 个月为 1 个疗程。

4.化疗后

(1)脾胃受损型。

主证:恶心,呕吐,纳呆,声音低弱或声嘶,舌淡红,苔薄白,脉细。

治则:健脾和胃。

方药:香砂六君汤加减。由党参 30 g,茯苓 30 g,麦芽 30 g,法半夏 15 g,藿香 15 g,紫苏 15 g,白术 15 g,陈皮 10 g,木香 9 g,砂仁 9 g 组成水煎,每天 1 剂,分 3 次服。1 个月为 1 个疗程。

(2)气血两虚型。

主证:头晕眼花,面色无华或㿠白,脱发,少气乏力,食少纳呆,声音低弱或嘶哑,舌淡,苔薄,脉虚弱。

治则:益气补血。

方药:补中益气汤合四物汤加减。由黄芪 30 g,淮山药 30 g,鸡血藤 30 g,阿胶(烊化服)30 g,补骨脂 20 g,熟首乌 20 g,当归 15 g,白术 15 g,升麻 15 g,枸杞子 15 g,人参(另炖)6 g 组成。水煎,每天 1 剂,分 3 次服。

(二)中药成药

1.六神丸

由麝香、牛黄、冰片、珍珠、蟾酥等组成,制成小丸,百草霜为衣。每包 30 粒,每次 10 粒,嚼化,也可开水送服。本药清热解毒,消肿止痛。对喉癌肿痛,喉痹失声等症状有效。

2.西黄丸

由牛黄、麝香、乳香、没药组成将上药制成糊丸,每瓶装 3 g,约 10 粒,每次服 3 g,每天 2 次,温开水或黄酒送服。本方具有清热解毒,活血消肿功效。

3.铁笛丸

由当归、生地黄、天门冬、麦冬、黄柏、知母、诃子、阿胶等组成。制成丸剂,每次 6 g,每天 2 次,温开水送服。本方具有清热解毒消肿,生津止渴功效。适用于阴津亏损,虚火上炎的喉癌。

4.咽喉丸

由牛黄、珍珠、雄黄、冰片、蟾酥等组成。每次 10～15 粒,含化或开水吞服,每天 2～3 次。本方具有清热解毒,消肿散结功效。适用于痈肿疮疡,喉痹咽炎等。

5.片仔汤

由牛黄、三七、蛇胆、麝香等组成。每次 1/4 粒,每天 2 次,连服 2～3 周。本方具有消炎,清凉解毒,消肿止痛,消炎抑癌等功效。适用于痈肿疮疡,喉癌等。

6.知柏地黄丸

由熟地黄、山茱萸、淮山药、粉丹皮、白茯苓、泽泻、盐知母、盐黄柏组成。每次 1 丸,每天 3 次。本方具有滋阴补肾,泻火除烦功效。适用于喉癌伴有咽干口粉、烦躁者。

7.银硼丸

由露蜂房、山豆根、蛇蜕、金银花、硼砂、土茯苓、全蝎各等份组成。上药共研细粉,水泛为丸,如绿豆大小,每次服 6～9 g,每天 3 次。用黄芪煎水送下或开水送下。本方具有清热解毒,消炎消肿,软坚化瘀,清利咽喉,活血润燥功效。适用于喉痹肿痛。

8.梅花点舌丹

由乳香(醋炙)、没药(醋炙)、沉香、血竭、白梅花、葶苈子、牛黄、珍珠粉、麝香、熊胆等组成。将上药制成水丸,每次 2～3 粒(约 0.15 g),每天 2 次,先饮水一口,将药放舌上,以口麻为度,再用温黄酒或温开水送下。本方具有清热解毒,消肿止痛功效。适用各类喉癌。

9.冬凌草片

由冬凌草组成。每次 10～15 片,每天 3 次。本方具有清热解毒功效。适用于喉痹、咽炎等。

10.平消胶囊

由制马钱子、郁金、枳壳、干漆、五灵脂、白矾、仙鹤草等组成。将上药制成胶囊,口服,每次 6～8 粒,每天 3 次。1～3 个月为 1 个疗程。本方具有活血行气,化痰软坚,扶助正气功效。与放疗合用治疗喉癌有增效减毒作用。

11.华蟾素

由中华大蟾蜍提取物,制成针剂。每支 10 mL,每天 30～60 mL 加入 5％葡萄糖溶液 250 mL静脉注射,连用 21 天为 1 周期。本方具有解毒消肿,止痛开窍功效。

（徐　睿）

263

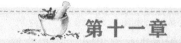

第十一章

常见病症的针灸治疗

第一节 头 痛

一、诊断

(一)西医诊断要点

西医将头痛大体分为紧张型头痛、偏头痛、丛集性头痛及特殊病因所致头痛等4类。

1.紧张型头痛

根据患者临床表现,排除颅颈部疾病如颈椎病、占位性病变和炎症性疾病等,通常可以确诊。国际头痛协会将紧张型头痛分为2类,每类又分为2型。

(1)发作性紧张型头痛:①至少有10次发作,头痛天数<180天/年(15天/月)。②头痛持续30分钟至7小时。③头痛至少有以下2项特点:压迫和/或束缚感(非搏动性);轻或中度;双侧性;行走楼梯或类似日常活动头痛不加重;无呕吐、恶心,可有畏光或畏声,但不并存。本型包括伴颅周肌肉收缩和不伴颅周肌肉收缩2型。

(2)慢性紧张型头痛:①6个月内平均头痛天数≥180天/年(≥15天/月)。②头痛至少有以下2项特点:压迫和/或束缚感(非搏动性);轻或中度;双侧性;行走楼梯或类似日常活动头痛不加重;无呕吐、恶心,可有畏光或畏声,但不并存。本型包括伴颅周肌肉收缩和不伴颅周肌肉收缩2型。发作性紧张型头痛发作次数未达到10次,慢性紧张型头痛发作尚不到6个月,均不符合紧张型头痛的诊断标准。

2.偏头痛

根据偏头痛发作临床表现、家族史和神经系统检查正常,通常可做出诊断。通过颅脑CT、MRI、MRA、DSA等检查排除颅内动脉瘤、脑血管畸形、颅内占位性病变和痛性眼肌麻痹等。通常根据国际头痛协会偏头痛诊断标准。

(1)无先兆的(普通型)偏头痛诊断标准:①符合下述2~4项,发作5次以上。②每次发作持续4~72小时(未经治疗或治疗无效者)。具有以下特征,至少2项:单侧性;搏动性;中至重度影响日常活动;上楼或其他类似的日常活动使之加重。③发作期间至少有下列1项:恶心和/或呕吐;畏光和畏声。④病史和体格检查提示,无器质性和其他系统代谢性疾病证据;或经相关检查已排除;或虽有某种器质性疾病,但偏头痛初次发作与该病无密切关系。

(2)有先兆的(典型)偏头痛诊断标准:①至少有2次下述2项发作。②具有以下特征,至少

3项：有一次或多次完全可逆的先兆症状，表现局灶性大脑皮质和/或脑干功能障碍；至少有一个先兆症状，逐渐发展，持续4分钟以上；或相继发生两个或两个以上的症状；先兆症状持续时间＜60分钟，但有一个以上的先兆症状时，持续时间相应延长；头痛发生在先兆后，间隔＜60分钟（头痛可与先兆症状同时发生）。③至少具有下列各项中的一项（参见无先兆头痛的④项）。

3.丛集性头痛

丛集性头痛是少见的伴一侧眼眶周围严重疼痛的发作性头痛，具有反复密集发作的特点。疼痛特点为固定于一侧眼眶部，为眼内、眼周深处和眼眶周围的剧烈钻痛，无搏动性，通常向前额、颞部和颊部放射。疼痛可迅速缓解或逐渐消退。根据确切病史和发作时的典型临床表现可做出诊断。

4.特殊病因所致头痛

特殊病因，如高血压、颈椎病、脑外伤、脑肿瘤、激素周期相关性头痛、五官疾病等。诊治该病首先应详细询问病史，仔细检查，探求病因，方有利于诊治。

（二）中医诊断要点

1.中医命名

头痛。

2.中医诊断

头痛是患者自觉头部疼痛的一类病证，可见于多种急慢性疾病。如脑、眼、口鼻等头面部病变和许多全身性疾病均可出现头痛，其病因复杂，涉及面很广。根据病史及典型的临床症状可诊断。这里主要讨论外感和内伤杂病以头痛症状为主症者，若为某一疾病发生过程中的兼症，也可参照本节治疗。

3.辨证要点

（1）按头痛的部位辨证归经：前额痛为阳明头痛，侧头痛为少阳头痛，后枕痛为太阳头痛，巅顶痛为厥阴头痛。

（2）病因病机：临床上分为外感头痛和内伤头痛两大类。外感头痛主要是风邪所致，每多兼寒、夹湿、兼热，上犯清窍，经络遏阻而致头痛。内伤头痛可因情志、饮食、体虚久病等所致。情志不遂，肝失疏泄，肝阳妄动，上扰清窍；肾阴不足，脑海空虚，清窍失养；禀赋不足，久病体虚，气血不足，脑失所养；恣食肥甘，脾失健运，痰湿内生，阻滞脑络；外伤跌仆，气血瘀滞，脑络被阻。

（3）证型分析：①外感头痛。风寒头痛：头痛连及项背，遇风寒加重，兼见恶风畏寒，口不渴，苔薄白，脉浮。风热头痛：头痛而胀，甚则头痛如裂，兼见面目红赤，发热，口渴欲饮，便秘溲黄，舌苔黄，脉浮数。风湿头痛：头痛如裹，肢体困重，纳呆胸闷，小便不利，大便溏，舌苔白腻，脉濡。②内伤头痛。肝阳上亢：头痛而眩，心烦易怒，夜寐不宁，或兼胁痛，面红口苦，苔薄黄，脉弦有力。痰浊头痛：头痛昏蒙，胸脘满闷，呕恶痰涎，舌苔白腻，脉滑或弦滑。瘀血头痛：头痛经久不愈，痛处固定不移，痛如锥刺，或有头部外伤史，舌质紫，苔薄白，脉细或细涩。肾精亏损：头痛且空，每兼眩晕，腰痛酸软，神疲乏力，遗精带下，耳鸣少寐，舌红少苔，脉细无力。气血亏虚：头痛绵绵，遇劳则甚，兼见心悸怔忡，神疲乏力，面色不华，食欲缺乏，舌淡苔白，脉细无力。

二、针灸处方

（一）外感头痛

1.主穴

风池、百会、太阳、合谷。

2.方义

"伤于风者,上先受之""巅顶之上,惟风可到",风邪又有百病之长之称,故外感头痛,多以风邪为主。风池为足少阳、阳维脉的交会穴,功于祛风;百会位于巅顶,为"三阳五会",二穴相配散风通络,配经验穴太阳,可加强其通络止痛的功效。合谷属手阳明经,其经脉上循于头,祛风止痛。

3.配穴

风寒者加用灸法,风热者加大椎、曲池;风湿者加阴陵泉、丰隆、头维;前头痛加上星、阳白、解溪;偏头痛加率谷、外关;后头痛加天柱、玉枕、束骨;头顶痛加百会、四神聪、太冲。

4.刺灸方法

毫针泻法。大椎点刺出血。

(二)内伤头痛

1.实证

(1)主穴:百会、头维、风池。

(2)方义:百会、头维疏通头部经络气血。风池活血通经,清利头目,调和气血。

(3)配穴:肝阳上亢配太冲、侠溪、三阴交;痰浊头痛加中脘、合谷、丰隆;瘀血头痛加头部阿是穴、膈俞、合谷、三阴交。

(4)刺灸方法:毫针泻法。

2.虚证

(1)主穴:百会、风池、足三里。

(2)方义:百会疏调气血以养脑髓。风池活血通经,调和气血。足三里补益气血,滋养脑髓。

(3)配穴:肾精亏损加脑空、肾俞、悬钟、太溪;气血亏虚加心俞、脾俞、足三里、三阴交。

(4)操作:风池用平补平泻法;余穴均用补法。

三、经验处方

(一)邱茂良

运用病变部位所属的表里经络、手足同名经,每经取一穴,配穴处方为"对穴"。

1.风寒头痛

后溪、束骨。后溪直刺1寸,紧提慢按泻法,使针感向上传达。束骨直刺0.5寸,提插泻法,使针感扩散。留针30分钟。

2.风热头痛

合谷、飞扬。合谷直刺1寸,得气后将针斜向上,行提插泻法,使针感向上传达至臂部。飞扬直刺2寸,行快速有力的捻转泻法,使针感向上下放散。留针30分钟。

3.肝阳头痛

外关、足临泣。外关直刺1寸,用紧提慢按泻法,使针感向上下传达。足临泣直刺0.5寸,亦用提插泻法,进针后反复行针使针感向上传达。

4.血虚头痛

太冲、三阴交。太冲向上斜刺1.5寸,使针感传达至足掌,以透涌泉,用慢提紧按补法,达到肝肾两补。三阴交直刺1寸,提插补法,使针感向上下传达。

5.痰浊头痛

强间、丰隆。强间斜刺捻转泻法,得气后将针提起,向上下左右方向斜刺,反复行针,使针感向四周扩散。丰隆直刺 2 寸,行紧提慢按泻法,使针感向上下传达。

6.瘀血头痛

膈俞、行间。膈俞向脊柱方向斜刺 1 寸,平补平泻法,使针感向前传达。行间直刺 1 寸,做快速有力地捻转泻法,使针感向上传达。

(二)高立山

1.外风头痛

首选风池。

2.前头痛

头维、印堂、上星、攒竹、合谷、列缺。

3.偏头痛

太阳、率谷、外关、侠溪、行间、列缺、合谷。

4.后头痛

天柱、风池、申脉、昆仑、后溪、列缺、合谷。

5.头顶痛

百会、昆仑、行间。

6.肝风头痛

偏头痛穴组加肝俞、风池。

7.气虚头痛

中脘、足三里、气海。

8.血虚头痛

脾俞、三阴交、地机、血海、神门、内关。

9.肾虚头痛

肾俞、太溪、三阴交。

(三)王乐亭

1.外感头痛

刺风府调其阴阳不足。有余则泻风池,合谷。

2.头痛连项

天柱、风池。

3.头伴寒痛

玉枕。

4.偏头痛

丝竹空透率谷、风池透风府,未愈再取中脘、足三里、解溪。

5.正头痛

百会、风府、神庭、太阳、风池、合谷。

6.头痛如锥刺

头窍阴、强间。

7.雷头风

又名"项心痛",取百会、前后顶、囟会、承浆、至阴。

8.前额痛

神庭、印堂、阳白、攒竹。

9.后头痛

百会、神庭、囟会、风府、太阳、风池、合谷。

10.偏正头痛

曲池、合谷、列缺、太渊。

11.两额角痛

头维、悬颅、合谷。

12.头痛目痛

上星、头维、攒竹。

13.头痛面肿

前顶、水沟、合谷、通里。

14.头痛目眩

百会、神庭、风池、外关、手三里。

15.内伤头痛

百会、囟会、风府、神庭、合谷、三阴交、太冲。

四、其他疗法

(一)耳针法

1.主穴

耳尖放血、神门、皮质下。配穴:前头痛加额、胃;偏头痛加颞、胰胆、交感、外耳;后头痛加枕、膀胱;头顶痛加顶、肝;全头痛加额、颞、枕、外耳。

2.操作

贴压法、刺血法。中强刺激。压籽:每天自行按压 2～3 次,每次 3～5 分钟,每周压籽 2 次,7 次为 1 个疗程。刺血:外感及肝阳上亢型头痛取耳尖,三棱针放血,放血 2～4 滴,两耳交替轮用,3 天 1 次。外感及肝阳上亢型头痛可用强刺激,肾虚型用轻中度刺激。

(二)三棱针法

处方一:太阳、大椎、风池、印堂。处方二:四神聪、合谷、太冲、太阳。处方三:百会、风池、头维、太阳。操作:选择太阳穴静脉怒张处,用三棱针点刺出血,可加拔火罐。大椎穴点刺后拔罐 2～3 分钟。风池、印堂、四神聪、合谷、太冲、头维、百会可点刺出血。

(三)头针法

前头痛,取对侧或双侧面部感觉区;后头痛,取对侧或双侧下肢躯干头部感觉区。进针后快速捻转,留针 15～20 分钟,每天 1 次,10 次为 1 个疗程。

(四)刺络拔罐法

取 L_1～S_4 夹脊为主穴,风池、太阳、阳白为配穴。梅花针叩打 L_1～S_4 夹脊,结合叩刺患病局部如头巅以及两手掌及指端。头痛较重者可选风池、太阳、阳白穴等部位,叩至少量出血,后加拔火罐。本法适用于外感头痛、肝阳头痛及瘀血头痛。

(五)温针灸

取穴:风府、哑门、风池、天柱等。方法:每次取 1～2 穴,温针灸 3～5 壮,隔 1～2 天 1 次。本法适用于风寒头痛。

五、提示

(1)头位于高巅之处,又为藏脑重地,故头痛一证,外感六淫之气可以为患;神志失调,气血虚损,脉道不通可以发病。因此,治疗头痛时,必须审证求因,按部分经,辨证施治,方能获取良效。

(2)内伤头痛辨证治疗尤需谨慎,有时还得借助现代医学的检查方法,如头痛进行性加重时,伴有恶心、呕吐、视力减退、神经系统体征或有或无均应细致地进行眼底检查,以观察有无视盘水肿,或用超声波探查脑的中线波有无移位。如有视盘水肿,或脑的中线波移动,则提示有颅内占位性病变存在的可能,应请专科治疗。

(曹　振)

第二节 眩　晕

一、诊断

(一)西医诊断要点

现代医学认为,引起眩晕的病因分为 3 种:周围性眩晕(耳性眩晕)、中枢性眩晕(脑性眩晕)和其他原因的眩晕。

1.周围性眩晕

(1)梅尼埃病:以发作性眩晕伴耳鸣、听力减退及眼球震颤为主要特点,严重时可伴有恶心、呕吐、面色苍白和出汗,发作多短暂,很少超过 2 周。具有复发性。

(2)迷路炎:多由中耳炎并发,症状同上,检查发现鼓膜穿孔,有助于诊断。

(3)内耳药物中毒:常由链霉素、庆大霉素及其同类药物中毒性损害所致。多为渐进性眩晕伴耳鸣、听力减退,常先有口周及四肢发麻等。水杨酸制剂、奎宁、某些镇静安眠药亦可引起眩晕。询问相关服药史有助于诊断。

(4)前庭神经元炎:多在发热或上呼吸道感染后突然出现眩晕,伴恶心、呕吐,一般无耳鸣及听力减退。持续时间较长,可达 6 周,痊愈后很少复发。

(5)位置性眩晕:患者头部处在一定位置时出现眩晕和眼球震颤,多数不伴耳鸣及听力减退。可见于迷路和中枢病变。

(6)晕动病:见于晕船、晕车等,常伴恶心、呕吐、面色苍白、出冷汗等。

2.中枢性眩晕

(1)颅内血管性疾病:脑动脉硬化、椎-基底动脉供血不足等。

(2)颅内占位性病变:听神经瘤、小脑肿瘤等。

(3)颅内感染性疾病:颅后凹蛛网膜炎等、颅内脱髓鞘疾病、癫痫。

3.其他原因的眩晕

(1)心血管疾病:低血压、高血压、阵发性心动过速、房室传导阻滞等。

(2)中毒性:畸形发热性疾病、尿毒症、严重肝病、糖尿病等。

(3)眼源性:眼肌麻痹、屈光不正;头部或颈椎损伤后。

(二)中医诊断要点

1.中医命名

眩冒、眩晕、头眩、眩运。

2.中医诊断

目视眼花、发黑为眩;头晕或旋转不定,不能站立为晕。两者常同时并见,故统称"眩晕"。轻者闭目即止;重者如坐车船,旋转不定,不能站立,或伴恶心、呕吐、汗出,甚则昏倒等症状。

3.辨证要点

(1)病因病机:眩晕起因多与忧郁恼怒,恣食厚味,劳伤过度等有关。情志不舒,气郁化火,风阳升动,或急躁恼怒,肝阳暴亢,而致清窍被扰;恣食肥甘厚味,滞脾而痰湿中阻,清阳不升,浊阴上蒙清窍;素体虚弱,或病后体虚,气血不足,清窍失养,过度劳伤,肾精亏耗,脑髓不充。上述均可导致眩晕。眩晕的发生不外乎风、痰、虚三条。

(2)证型分析:①实证。肝阳上亢:眩晕耳鸣、头痛且胀,每因烦劳或恼怒而头痛头晕加重。兼见面部潮红、急躁易怒、少寐多梦,口苦等症,舌红苔黄,脉弦。痰湿中阻:眩晕而头重如蒙,兼见胸闷恶心,食少多痰,舌苔白腻,脉象濡滑。②虚证。气血亏虚:眩晕时常发作,动则加剧,劳累即发,兼见面色㿠白,唇甲不华,气短懒言,神疲纳减,心悸失眠,舌质淡,脉细弱。肾精不足:眩晕而见精神萎靡,少寐多梦,健忘,腰膝酸软,遗精耳鸣。偏于阴虚者五心烦热舌质红,脉细数;偏于阳虚者形寒肢冷,舌质淡,脉沉细无力。

二、针灸处方

(一)主穴

风池、百会、内关、太冲。

(二)方义

肝经为风木所系,与胆经相表里,取肝经太冲和胆经风池,清泻肝胆,平抑肝阳。内关宽胸理气,和中化痰止呕。百会可清利脑窍而定眩。

(三)配穴

肝阳上亢加侠溪、太溪、三阴交。痰湿中阻加头维、中脘、合谷、丰隆、解溪。

(四)操作

实证用泻法。虚证风池用平补平泻。

三、经验处方

(一)王乐亭

1.肝阳上亢主穴

肾俞、太溪、肝俞、行间、风池。补肾俞、太溪二穴,用以滋补肾水。取肝俞、行间、风池用以平息肝阳。

2.痰湿内停主穴

中脘、章门、足三里、内关、神庭。用中脘、章门、足三里调理脾胃,以除湿化痰。神庭、内关二穴治头晕目眩,并能开胸解闷而止呕。

3.气血两虚型主穴

中脘、气海、关元、足三里、三阴交。取气海、关元以补气血。用中脘、足三里、三阴交以健脾胃而加强气血生化之源。

(二)高立山

1.肝阳上亢型处方

肾俞、太溪、三阴交,以滋补肾水。肝俞、行间、风池、侠溪、太冲,平息肝阳。针法:泻肝补肾。

2.气血双亏型处方

足三里、三阴交、脾俞,加强气血生化之源,益气而养血。关元三焦元气所发之处,气海生发元气。针法:针灸并用,针刺用补。

3.痰湿内阻型处方

补脾俞、中脘、足三里,以治其本。泻丰隆、头维、内关,以治其标。补脾泻痰之法。

四、其他疗法

(一)耳针法

1.主穴

枕、额、心、神门。配穴:肝阳上亢型加耳尖放血;气血亏虚型加脾、胃、肾等穴。

2.操作

贴压法、刺血法。中强刺激。压籽:压籽后按压数秒钟,每天自行按压2~3次,每次3~5分钟,每周压籽1次,7次为1个疗程。刺血:肝阳上亢型取耳尖,三棱针放血,放血2~4滴,两耳交替轮用,3天1次。

(二)头针法

选顶中线,沿头皮刺入,快速捻转,每天1次,每次留针30分钟。

(三)皮肤针

取穴:脊柱两侧、乳突部、气管两侧、内关、足三里、三阴交。方法:一般采用轻度或中度叩刺,不宜过重刺激,10次为1个疗程,疗程间休息3~5天。

五、提示

伴耳鸣、听力下降可见于前庭器官疾病、第Ⅷ对脑神经病变及肿瘤;伴恶心、呕吐可见梅尼埃病、晕动病;伴共济失调可见于小脑、颅后凹或脑干病变;伴眼球震颤可见于脑干病变、梅尼埃病。

（曹　振）

第三节　面　瘫

面瘫是以口、眼向一侧歪斜为主要表现的病症,又称为"口眼㖞斜""口僻"等,多因劳作过度,机体正气不足,脉络空虚,卫外不固,风寒或风热乘虚入中面部经络,导致气血痹阻,经筋功能失调,筋肉失于约束,出现喎僻。

周围性面神经麻痹临床最常见于贝尔麻痹,是指原因不明的、茎乳孔(面神经管内)面神经急性非特异性炎症所致的周围性面神经麻痹。

一、病因病机新论及辨证探要

(一)传统认识

古代无"面瘫"病名,文献记载有"口喎""眼喎""唇喎""口眼喎邪""喎戾不端""喎僻""口僻"等,且与瘫痪、中风概念交叉较多。《灵枢·经筋》"足阳明之筋,……其病……卒口僻,急者目不合,热则筋纵,目不开,颊筋有寒,则急引颊移口,有热则筋弛纵缓,不胜收,故僻""足之阳明,手之太阳,筋急则口目为噼,目眦急不能卒视",叙述了本病的特征。《诸病源候论·妇人杂病门》所言:"偏风口喎,是体虚受风,风入于夹口之筋也",指出风邪是面瘫发病的外在因素;《类证治裁·中风》中载"口眼喎斜,血液衰涸,不能荣润经脉",指出了疾病的内在因素。在病机方面,《金匮要略·中风篇》曰:"贼邪不泻,或左或右,邪气反缓,正气即急,正气引邪,喎僻不遂,邪在于络,肌肉不仁",认为风邪入中人体之后,留于经络之间而不去,阻碍气血运行,经脉失于濡养,故而发病。关于病位,《针灸资生经》曰:"口眼喎斜,其状喎向右者,谓左边脉中风而缓",《卫生宝鉴》《神灸经纶》等书中也有相似论述,认为喎向右者,病位在左;喎向左者,病位在右,这与西医学对贝尔面瘫病位的认识相一致。

(二)现代新论

现代在认识面瘫的病因病机方面基本与古代一致,但更加系统和全面。认为本病多因劳作过度,机体正气不足,面部脉络空虚,卫外不固,风寒或风热之邪乘虚侵袭面部阳明、太阳阳脉,邪气滞留经络,气血运行失调,经筋失养,纵缓不收而发病。或由于素体阳盛,内热亢盛筋脉不收,风热之邪侵袭,与内热相合,热郁快而盛;风寒之邪侵袭,寒从热化,均可致热邪侵淫面部而影响气血运行,致使筋脉肌肉弛纵不收而致口眼口喎斜。面部乃手足三阳经筋散布结聚之处。足太阳经筋为"目上冈",足阳明经筋为"目下冈",口颊部主要为手太阳和手、足阳明经筋所主。经筋功能失调导致本病的发生,故现代临床采用经筋理论指导选经取穴有重要的意义。

(三)辨证探要

周围性面神经麻痹有起病急骤,预后良好的特点。临床可按照发展的过程进行分期,一般分为急性期、静止期和恢复期。急性期多见风寒外袭、风热外袭之证,静止期痰瘀互结,多见痰瘀阻络之证,恢复期气血耗损,瘀血阻滞,多见气虚血瘀之证。素体为痰湿体质患者,遇风寒、风热之邪夹杂为患,且湿性黏滞,疾病缠绵难愈。气血不足者,常见渐进性发病,症状逐渐加重,病程较长。

二、古代治疗经验

本证在古代针灸文献中被描述为口喎、眼喎、唇喎、口僻、口目为僻、口眼歪等,与现代临床上的周围性面瘫和中枢性面瘫相关。早在《灵枢·经脉》中足阳明胃经的"所生病"已有"口歪"之症。至清末为止,针灸治疗本证文献达100条。

(一)选穴特点

1.选头面部穴

常用穴为地仓、颊车、水沟、承浆、听会等,如《针灸逢源》载:"口噤先须申脉详,颊车合谷与承浆,喎斜添入地仓穴,不效翳风听会良。"《针灸甲乙经》曰:"喎僻,水沟主之。"

2.选阳经五腧穴

阳经上达头面,故治疗本证多取手、足阳经五腧穴。常用穴为内庭、冲阳,合谷等。如《铜人俞穴针灸图经》载,内庭主治"口喎齿龋痛";冲阳主治"偏风口眼喎斜";《循经考穴编》曰,合谷主治"凡一切头面诸症及中风不语、口眼喎斜"。

3.采用交叉选穴

古人早已知道治疗本证当取喎斜的对侧穴,如《肘后备急方》指出:"若口左僻,灸右吻;右僻,灸左吻。"

就经络而言,古人多取与头面相关的阳经,包括胃、大肠、督、胆等经脉,因本证常由感受风寒外邪而发,故亦取肺经穴。

(二)针灸方法

1.灸法

艾灸可促进血液循环,加快水肿的吸收,并提高机体免疫能力,因此古人常用灸法,如《普济本事方》载:"灸中风口眼喎斜不正者,右于耳垂下麦粒大灸三壮。"《卫生宝鉴》称,治"风中脉口眼喎斜,"灸"喎陷中二七壮"。《肘后备急方》"灸手中指节上一丸,喎右灸左也。"《备急千金要方》"灸手交脉三壮";《医心方》"灸肘头三四壮"等。

古人采用的灸法包括化脓灸、温和灸、苇筒灸等,如《疯门全书》载:"灸承浆穴七壮,灸疮愈再灸,再愈,三灸之后,服二圣散。"《肘后备急方》载:"治中风口喎僻者方,衔奏灸口吻中横文间觉火热便去艾,即愈。"《备急千金要方》载:"治卒中风口喎方:以苇筒长五寸,以一头刺耳孔中,四畔以面密塞之,勿令泄气,一头内大豆一颗,并艾烧之令燃,灸七壮,即差。"

2.热熨

古人也用较大面积的热疗法——熨法,如《卫生宝鉴》载,于"颊上热手熨之";《医学纲目》曰,以"膏油熨其急者"。《医学纲目》又曰,"以火熨摩紧急处",这是在用热疗的同时,加施按摩疗法,以求通过双管齐下来提高疗效。

3.涂敷

古人还通过在穴位上涂敷药物来治疗本证,如用"鸡冠血及鳖血涂(患部),干复涂"(《备急千金要方》);"用橡斗盛蒜泥,涂合谷穴"(《奇效良方》);"用巴豆七枚去皮研烂",涂手心,"以白酒调和桂末涂其弛者"(《医学纲目》);"外用南星、草乌各一两,白及一钱,白僵蚕七枚为末,姜汁调涂喎处"(《东医宝鉴》)。

4.针刺

古代针刺治疗面瘫注意针刺的手法,有在远端穴位施行泻法的经验,如《百症赋》道:"太冲泻唇喎以速愈。"也有从观察调整左右两侧表情肌角度,施行适宜针刺手法的经验,如《玉龙歌》曰:"口眼喎斜最可嗟,地仓妙穴连颊车,喎左泻右依师正,喎右泻左莫令斜。"古人也用透针法,如《针灸逢源》载:"颊车针向地仓,地仓针向颊车。"

5.控制刺激强度

古人治疗本证讲究刺激量的大小,晋代《肘后备急方》就已指出"勿尽艾,尽艾则太过。"《太平圣惠方》载:"其艾炷大小,壮如粗钗脚大,灸壮若大,口转喎,可灸承浆七七壮。"可见治疗本证刺激量不宜过大,若过大,则会产生"口转喎"(即"倒错")。该条文还提供了治疗"倒错"的方法,即"灸承浆七七壮"。

三、临床治疗现状

(一)面瘫的治疗

1.体针

面瘫常见证治疗见表 11-1。

表 11-1　面瘫常见证型治疗

证型	主症	主穴	配穴
风寒证	口眼歪斜,一侧面部肌肉板滞、麻木、瘫痪额纹消失,眼裂变大露睛流泪,鼻唇沟变浅,口角下垂歪向健侧,病侧不能蹙眉、蹙额、闭目、露齿、鼓颊;部分患者耳后疼痛,舌前 2/3 味觉减退或消失,听觉过敏。有面部受凉史。舌淡,苔薄白,脉浮紧	四白、颧髎、颊车、地仓、翳风、合谷	风池。抬眉困难加攒竹,鼻唇沟变浅加迎香,人中沟歪斜加水沟,颏唇沟歪斜加承浆
风热证	口眼歪斜,一侧面部肌肉板滞、麻木、瘫痪额纹消失,眼裂变大露睛流泪,鼻唇沟变浅,口角下垂歪向健侧,病侧不能蹙眉、蹙额、闭目、露齿、鼓颊;部分患者耳后疼痛,舌前 2/3 味觉减退或消失,听觉过敏。可继发于感冒发热。舌红、苔薄黄,脉浮数		曲池。余同上
气血不足	口眼歪斜,一侧面部肌肉板滞、麻木、瘫痪额纹消失,眼裂变大露睛流泪,鼻唇沟变浅,口角下垂歪向健侧,病侧不能蹙眉、蹙额、闭目、露齿、鼓颊;部分患者耳后疼痛,舌前 2/3 味觉减退或消失,听觉过敏。见于恢复期或病程较长者,肢体困倦无力,面色淡白,头晕。舌淡,苔薄白,脉沉弱		足三里。余同上

2.特种针灸法

(1)皮肤针。选穴:阳白、颧髎、地仓、颊车。方法:在上述诸穴叩刺,以局部潮红为度。适用于恢复期。

(2)刺络拔罐。选穴:阳白、颧髎、地仓、颊车。方法:先用三棱针点刺上述诸穴,然后拔罐,每周 2 次。适用于恢复期。

(3)电针。选穴:太阳、阳白、地仓、颊车。方法:针刺得气后,接通电针仪,以断续波刺激10～20 分钟,强度以患者面部肌肉微见跳动而能耐受为度。适用于恢复期。

(4)穴位贴敷。选穴:太阳、阳白、颧髎、地仓、颊车。方法:将马钱子锉成粉末 1～2 分,撒于胶布上,然后贴敷于穴位处,5～7 天换药 1 次;或用蓖麻仁捣烂加麝香少许,取绿豆大一团,贴敷穴位上,每隔 3～5 天更换 1 次;或用白附子研细末,加冰片少许做面饼,贴敷穴位,每天 1 次。

(二)周围性面神经麻痹的治疗

1.常用方案

(1)方案一内容如下。

选穴:地仓、颊车、合谷、阳白、下关、翳风。

方法:面部腧穴均行平补平泻,恢复期可加灸法。在急性期,面部腧穴手法不宜过重,针刺不宜过深,肢体远端腧穴行泻法且手法宜重;在恢复期,合谷行平补平泻法,加足三里施行补法。在上述腧穴治疗中,可采用透刺法、浅刺法。

（2）方案二内容如下。

选穴：①太阳、阳白、地仓、颊车；②牵正、颧髎、上迎香、下关。

方法：两组腧穴交替治疗，每天一组。针刺得气后接电针仪，静止期选疏密波，恢复期选断续波，急性期一般不选用电针治疗。每次治疗 10～20 分钟，强度以患者面部肌肉微见跳动而能耐受为度。若见患者牙齿咬嚼，为针刺过深，刺中咬肌所致，应调整针刺深度。

（3）方案三内容如下。

选穴：地仓、颊车、合谷、阳白、下关、翳风。

方法：采用隔姜灸。将新鲜生姜切成薄片，上放艾炷置于上述诸穴施灸。每穴 3～5 壮，灸至患者感觉灼热或皮肤红润为度。

2.周围性面神经麻痹针灸切入点

（1）早期介入，缩短病程：周围性面神经麻痹能否早期进行针灸治疗上存在争论。目前大部分学者认为面神经炎急性期有效的针刺治疗对面神经炎恢复、转归和预后起着重要的作用。此外，根据面瘫的发病机理，急性期多由脉络空虚，风寒之邪侵入阳明、少阳之脉，以致经气阻滞，经脉失养、肌肉纵缓不收而发病，此时正气与病邪正处在抗争阶段，故在发展期，抓住良机，祛风活络，疏调经气，扶正与祛邪并举，可以达到祛邪外出的目的，把外邪驱除在发展阶段，防止进入静止期。在急性期进行针刺的过程中，有个别患者出现病情加重的情况，这并不是针刺引起的，而是病情发展的一个自然过程，即使不针刺，这种情况仍可能出现。在急性期，面神经正处在炎症水肿期，对面神经的损害尚未停止，所以病情本身就会有逐渐加重的趋势。正因为如此，更应该及早采取治疗措施，改善面部血液循环，积极扭转这一趋势，控制病情，以免错过最佳治疗时机。近年来，多数的临床研究实践亦支持上述观点。研究表明，急性期是针灸治疗面瘫的最佳时机，急性期治疗效果明显优于非急性期，急性期介入针灸治疗，可以提高疗效，缩短病程。

（2）综合治疗，提高疗效：临床采用针药合用治疗面瘫方法多样，无论痊愈率还是有效率针灸配合中药内服都明显优于单纯针灸治疗。还有急性期采用 CO_2 激光及面部按摩能减少面神经水肿渗出阶段的一系列反应，缩短该期的治疗天数，有利于恢复期的针刺治疗。也可见用中西医结合治疗周围性面瘫，运用西医口服泼尼松、肌内注射利巴韦林、加服维生素 B_1、维生素 C，结合针刺和大秦艽汤加牵正散加减，取得了较满意的效果。

3.针灸治疗思路

面瘫的针灸治疗应实施分期论治。要根据面瘫急性期、静止期、恢复期的不同阶段，分别采用不同刺激量的针刺手法治疗。研究表明，急性期证属脉络空虚，卫外不固，外邪入络，是正虚邪实的表现，宜平补平泻法。采用患侧局部多针浅刺或平刺法，电针采用疏密波，通电时间短，刺激强度轻。静止期此时病情平稳，各种症状得到控制，为治疗的最佳时机。治宜疏通经络，宜提插泻法，给足刺激量。可适当深刺透穴，电针可采用低频连续波与疏密波交替。恢复期是邪去正复，宜补气养血为主，佐以祛风通络，针刺亦由深变浅，宜用捻转补法，可加大刺激量，以透穴为主，电针以高频连续波为主，与低频连续波交替使用等。临床研究提示，分期针灸治疗周围性面瘫优于常规针灸法。临床并需注意在四肢和患部穴位所施行的针刺手法应有强弱的差别。一般而言，患部多针浅刺，行针手法宜轻，四肢穴位可适当深刺，根据患者证候施以适宜补泻手法。

实践表明毫针、电针、灸法等是最常用的治疗方法，面瘫早期用单纯毫针刺法优于电针，隔姜灸治疗面瘫疗效优于毫针，综合疗法优于单纯毫针，中药穴位注射也优于毫针。在刺法粉末，透刺法是最常用的针刺方法，其疗效优于浅刺法，透刺、浅刺又都比常规针刺法好。

4.针灸治疗周围性面神经麻痹的疗效特点

针灸治疗本病起效迅速,总体疗效令人满意。近年来研究提示,针灸疗效与面神经损伤程度密切相关,重度失神经性损害者预后差,而轻、中度失神经损害者预后良好。面神经损伤平面与针灸疗效也有着十分重要的影响。仅有面神经鼓索段以下受损者,部位最低,针灸疗效最好;合并泪液减少或耳部疱疹或眩晕的岩浅大神经及以上受损者,部位最高,预后最差。面瘫合并上述表现两个以内者,面神经损害范围小,针灸效果好;两个及以上者,面神经损害范围大,预后差。提示面神经损伤部位的高低及损伤范围的大小与针灸疗效呈负相关。此外,辨证分型、针灸方法与针灸疗效也密切相关。面瘫的辨证分型与预后的相关性研究表明:风寒型预后良好;风热证型不如风寒证型;瘀血证型则预后更差。而面瘫的分期治疗更能体现辨证论治的特点,其临床疗效优于常规针灸方法。

四、展望

现代针灸临床治疗面瘫,是在吸取古代医家治疗经验的基础上,结合近代临床研究成果,逐步总结其中规律。临床主要运用针灸各种方法,如单纯毫针刺法、电针、灸法、火罐;针刺加灸、针刺加火罐、针药结合等,在治疗面瘫中有着肯定的疗效。

随着面瘫临床研究的进一步深入,循证医学的兴起,面瘫临床疗效缺乏严格的随机对照研究支持。因此,采用多中心大样本随机对照试验来证实针灸治疗面瘫的临床疗效,扩大临床样本量、盲法评价、采用假针刺对照、排除针灸治疗过程中心理影响作用等,将在临床研究中占主导地位。

同时也需要进一步研究、筛选治疗面瘫的有效方案,如艾灸疗法、刺络放血、穴位注射等,也包括针刺疗法中的经筋刺法、透穴刺法、排刺法、挂针疗法等。要进一步筛选治疗面瘫的有效腧穴、电针刺激参数等。

借用西医有关量表,建立符合中医自身规律和特点的面瘫临床疗效评价标准,也是面瘫临床研究中的一项重要任务。

(曹　振)

第四节 肥　胖

肥胖是指体内脂肪积聚过多,超过标准体重的 20%。若无明显病因,单纯由于营养过度或能量消耗过少所造成的全身性脂肪过度积聚为单纯性肥胖,包括体质性和获得性两类;继发于其他疾病,如丘脑病、垂体病、胰岛病、甲状腺功能减退症、肾上腺皮质功能亢进症、性腺功能减弱症、遗传性疾病等为病理性肥胖,又称继发性肥胖。前者不伴有显著的神经或内分泌系统形态及功能变化,但可伴有代谢调节过程的障碍;后者常继发于神经、内分泌系统及代谢疾病,或与遗传、药物有关。

中医学将肥胖称为"肥人""肥满",多列属痰湿证论治,针灸减肥主要针对单纯性肥胖。肥胖不但给人们的生活与工作带来诸多的不便,而且往往会并发高脂血症、冠心病、糖尿病等,并增加猝死的概率,故认为肥胖能加速衰老和死亡,对中老年人危害尤甚。

一、病因病机新论及辨证探要

(一)传统认识

传统认为先天禀赋,过食肥甘,脏腑失调,缺乏运动是肥胖的重要成因。如《灵枢·阴阳二十五人》指出,"土形之人,……圆面,大头,美肩背,大腹,美股胫,小手足,多肉","水形之人,……大头,小肩,大腹"。前者为全身性肥胖,后者为腹形肥胖,均与体质有关。在肥胖与饮食的关系上,《素问·奇病论》说:"必数食甘美而多肥也";《素问·通评虚实论篇》有"肥贵人则膏粱之疾也"之说。脏腑失调也会导致肥胖,《素问·示从容论篇》归纳为"肝虚、肾虚、脾虚,令人体重烦怨";《素问·奇病论》认为"肥者令人内热,甘者令人中满"。古人认为形体少动,气机郁结,精微失于输布,痰湿脂浊积聚而致肥胖,故有《素问·宣明五气篇》"久卧伤气"一说。后世医家提出痰湿与肥胖有关,《丹溪心法》认为"肥白人多痰","肥人多是痰饮","肥人气虚生寒,寒生湿,湿生痰……,故肥人多寒湿"。

(二)现代新论

现代认为肥胖与先天禀赋,地理环境,过食膏粱厚味,饮食超量,疏于劳作运动,七情过度等外因有关,内因与肝郁气滞,脾虚失运,痰饮水湿内生等致痰湿蓄积体内有关。

本病表现为本虚标实,本虚主要指脾肾气虚,标实则为痰湿内盛,痰浊水湿存在于整个发病过程之中。病位在脾、肾,兼及肺、心、肝。肥人虽胃能受纳,进食量多,但因脾失健运,不能化生精微充养全身,而变生膏脂,发为肥胖。肾气不足,不能化气,助脾制水,湿浊停蓄,亦令人肥胖。若肝气郁结,木郁克土,土失健运,聚湿生痰。肥胖患者,体内长期为膏脂、痰浊、水湿所阻,导致气机失畅,脉道不利,进而出现气滞血瘀,或痰湿郁久,化热化燥,常并见心痛、眩晕、消渴等症。总之,肥胖是在内、外多种因素作用下,脏腑功能失调,导致水湿、痰浊、膏脂等壅盛于体内而致。

(三)辨证探要

肥人多气虚,表现为神疲乏力,少气懒言,倦怠气短,动则喘促;肥人多痰湿,可见形体肥胖,腹大胀满,四肢沉重,头重胸闷,时吐痰涎;水湿偏重多有腹泻便溏,暮后肢肿;痰热偏盛,多见心烦口苦,大便秘结等。

肥胖与脾虚关系密切,表现为身体重着,神疲乏力,腹大胀满,头沉胸闷,或有恶心、痰多。病久累及于肾,可见腰膝疼痛、酸软,动则气喘,下肢水肿,夜尿频多。本病有时病及肝胆,出现胸胁胀闷,烦躁眩晕,口干口苦,大便秘结,脉弦;也可病及心肺,表现心悸气短,少气懒言,神疲自汗等。

本病舌淡胖,边有齿痕者,多为气虚;苔薄白或白腻者,多兼水湿内停;舌红苔黄腻者,多为湿热或痰热内聚;舌暗,或有瘀斑、瘀点,舌下瘀筋者,多有瘀血内停,兼舌淡胖者,属气虚血瘀;舌红苔黄腻者,属痰瘀热互结。

除了肥胖,无症可辨时,可以根据患者体质属性判断其虚实,如患者食欲旺盛,或控制食欲而体重还是加重者属实,食欲欠佳者属虚;患者肌肤紧而结实为实,肌肤松弛为虚。

二、临床治疗现状

(一)肥胖的治疗

1.体针

肥胖常见证型治疗见表11-2。

表 11-2　肥胖常见证型治疗

证型	主症	主穴	配穴
脾虚湿阻	肥胖臃肿，疲乏无力，肢体困重，尿少、食欲缺乏，腹满，脉沉细。舌淡胖边有齿印，苔薄白或薄腻，脉濡数	脾俞、胃俞、水分、气海、阴陵泉、足三里、丰隆、三阴交、太白	嗜睡加照海、申脉；腹胀加小肠俞、下巨虚
胃肠实热	肥胖，头胀头晕，口渴喜饮，消谷善饥，大便秘结或黏滞灼热。舌红，苔黄腻，脉弦滑而数	天枢、中脘、曲池、足三里、公孙、内庭	便秘甚加天枢、支沟、阳陵泉；口渴甚加承浆、太溪
肝郁气滞	肥胖，面色紫红或暗红，胸闷胁胀，心烦易怒，便秘，失眠多梦。舌暗红或有瘀斑瘀点，脉沉弦或涩	期门、膻中、合谷、三阴交、支沟、太冲、行间	月经不调加曲泉、血海、地机
脾肾阳虚	肥胖，颜面虚浮，神疲嗜卧，气乏无力，腰酸腿软，下肢水肿，尿昼少夜频。舌淡胖，苔薄白，脉沉细	脾俞、肾俞、命门、关元、气海、足三里	心悸气短加神门、内关
肝肾阴虚	肥胖，头昏眼花，头胀头痛，腰膝酸软，五心烦热，低热。舌尖红苔薄，脉细而数	水道、三阴交、然谷、照海	汗出量多加阴郄、复溜

2.特种针灸法

(1)耳压。选穴：皮质下、内分泌、神门、交感、心、肝、肾。方法：先在穴区按压寻找敏感点，将粘有王不留行籽的胶布贴压耳穴。要求患者在每次进餐前半小时自行按压 1 次，每穴按压 1～2 分钟，双耳穴位交替使用，3 天更换 1 次。

(2)芒针。选穴：肩髃透曲池、梁丘透髀关、梁门透归来。方法：选 28 号粗细的芒针，针身长度 1～2 尺。选取上述穴位，要求针感强烈，必须达到酸胀感，留针 30 分钟，每天 1 次，6 次为 1 个疗程。

(3)艾灸。选穴：主穴选阳池、三焦俞；或足三里、中极、关元。配穴选地机、命门、三阴交、大椎、天枢、丰隆、太溪、肺俞。方法：每次选主穴及配穴各两个，用隔姜灸，每灸 7 壮，每天治疗 1 次，1 个月为 1 个疗程。或患者取半卧位或坐位，暴露施灸穴位，点燃艾条，施用雀啄法或旋转法，距离穴位的高度及穴区皮肤温度以患者能耐受为度。

(4)埋线。选穴：①天枢、滑肉门、大横、丰隆；②中脘、水道、梁丘、大巨；③天应穴(腹部最高点)、梁门、水分、三阴交；④带脉、外陵、风市、上巨虚。方法：在所选穴位旁用龙胆紫做进出针点标记，皮肤常规消毒后，用 1% 利多卡因在穴位处做皮内浸润麻醉，铺洞巾。医者左手捏紧标记处皮肤，右手持持针器，夹住带消毒羊肠线的皮肤缝合针，快速经局麻点穿出，然后捏起两端羊肠线，来回牵拉以使该穴位点产生得气感，贴皮剪断羊肠线并提起两端皮肤，使肠线线头缩入皮内，用消毒干棉球按压片刻，再用胶布固定。以上 4 组穴位交替使用，20 天埋线 1 次。

(二)肥胖病的治疗

1.常用方案

选穴：主穴选曲池、天枢、阴陵泉、丰隆、太冲。胃火亢盛者加合谷、内庭；脾虚湿盛加三阴交、水分；肺脾气虚加肺俞、脾俞、太渊、足三里；肾虚加肾俞、气海、太溪。耳穴选饥点、三焦、内分泌、神门、脾。

方法：根据虚实，毫针施以补泻，留针 40 分钟，每 10 分钟行针 1 次。气虚或湿盛也可在背俞穴施以灸法，每天 1 次。每次针刺治疗后，用王不留行籽贴压耳穴，嘱患者每次进餐前半小时自行按压 10 分钟。

2.肥胖病针灸切入点

目前对于病程短、无并发症的肥胖患者,主张通过控制饮食,加强运动及行为矫正来达到减肥的目的。若难以奏效,再考虑增加其他治疗方法,如针灸、推拿、药物、外科减肥等。西药的使用是一个有争议的问题,西药使用不当,会造成很大的不良反应。手术作为一种创伤性治疗,有较多禁忌证。因此,针灸是治疗肥胖病理想的方法之一。

针灸减肥临床治疗的主要对象是单纯性肥胖中的获得性肥胖患者、超重患者和性腺功能减退者。针灸的疗效确切,无不良反应,可以对全身相关系统产生调整作用,在减轻体重的同时,改善临床症状及并发症。针刺对继发于下丘脑、垂体、胰腺、甲状腺、肾上腺等腺体疾病的患者疗效较差。

3.针灸治疗思路

(1)审因辨证、综合治疗:审证求因是正确治疗的前提,由于传统中医学并无肥胖病这一独立的病名,因此在针刺减肥时,要先进行肥胖病的诊断和分类,更好地针对病因进行选择性的治疗。临床上可以根据病史、体检和实验室辅助检查来确定病因。可从肥胖出现的时间、食欲及饮食习惯、性功能、用药史、脑外伤及脑炎史、伴随症状等方面进行病因的初步认定,如自童年起发胖可诊为体质性肥胖,绝经期的肥胖多由性腺功能减退引起等;还可通过检查患者的脂肪分布情况确定病因,如单纯性肥胖、间脑性肥胖及胰岛细胞病所致肥胖多呈均匀性分布;肥胖性生殖无能者、皮质醇性肥胖及肥胖-通气不良综合征多为向心性分布;性功能低下性肥胖,脂肪主要分布在腰部以下、臀部与大腿等处;痛性肥胖者,常在肥胖基础上形成病理性皮下脂肪结节。肥胖伴高血压者,提示库欣综合征;满月脸、水牛背及腹部紫纹,则提示皮质性肥胖。实验室可检查血糖、血脂、血浆胰岛素、皮质醇等指标。明确诊断可以使治疗更具针对性,如对胃肠实热型肥胖患者,在取主穴的同时,如果属自幼发胖(体质性肥胖)可加肾俞、三阴交;更年期肥胖,可加气海、关元;并发高血糖或糖尿病可加阳池、三阴交、然谷等。

针灸疗法的选择,最常用的是体针与耳针。两者配合可抑制亢进的胃肠消化吸收功能,减少能量的摄入。并促进能量代谢,增加能量的消耗,促进体脂的动员及分解,达到减肥的目的。芒针主要适用于身体较强壮的肥胖者,能更有效达到调整与治疗效果。

除四肢末端腧穴外,其他腧穴一般要求深刺,可根据患者脂肪层的厚度刺入 2 寸左右,使针体透过脂肪层,到达肌肉层,酌情采用不同的补泻手法,尤其是腹部穴多用泻法,治疗后,针刺处患者可有发热的舒适感。

(2)合理选穴、组方精当:肥胖病的发生是在脏腑功能失调的基础上,产生痰湿、积热、气郁等病理因素而形成的。西医学也认为神经内分泌失调是肥胖病发病的主要环节,胰腺功能(糖代谢)与肥胖病的关系最为密切,所以选穴不应只针对肥胖的局部部位,应注意整体性调节。

临床选穴以辨病、辨证及对症选穴为原则。取穴以足阳明胃经、足太阴脾经为主,并以腹部穴位为主。根据具体患者的证型、病变涉及的脏腑、经脉选穴。对症选穴,主要解决患者当前的具体症状。初次治疗取穴以每次 4~5 穴为宜,以后可逐渐增加至每次 10 穴左右。治疗时不应追求速效,应从调节食欲、调节体脂动员机制、建立和巩固新建的代谢平衡点入手,为实现减肥的最终目的,制订一个循序渐进、疗效可靠的方案。

(3)坚持运动,合理饮食:临床减肥方案多强调配合运动、节食、调整饮食结构。即使减肥取效后,也应注意体育锻炼,饮食有节,才能够巩固疗效,防止反弹。可以推荐患者参加体操、气功、太极拳、跑步等运动。体力活动可提高低下的肌张力,促进新陈代谢,还可消除一部分热量,减少积聚的脂肪。要求患者少吃高脂、高糖、高热量的食物。节食减肥不宜急于求成,不恰当地减少饮食,会造成水、电解质紊乱,酮中毒,甚至心肌梗死、脑血栓形成等疾病的发生。

4.针灸治疗肥胖病的疗效特点

针刺减肥疗效是一个累积的过程。减肥初期体重减轻 5% 的效果并不意味着一直能延续下去,有时存在一个相对较长的平台调整期,可能使患者和医师失去治疗的信心,这也是一些减肥患者放弃治疗的常见原因,但平台调整期恰恰是患者机体重建新的机体代谢平衡点的关键时期,所以把握好这一时期的治疗非常重要。在这一时期,患者的体重虽未减轻,但其体内的脂肪分布可能有所变化,此时要注重观察其体脂分布情况、食欲变化情况,并相应调整针刺治疗的方案,适当增加针刺的刺激量。在平台期,食欲调整是关键,对于食欲未能控制的患者可考虑增加耳针,一般取穴为饥点、内分泌、三焦、神门。由于针刺减肥效应的积蓄作用,不少患者针刺停止后,在一定时间内还会继续产生减肥作用。所以,针灸起效的时间因人而异,一般要经过 1～2 个月才能达到减肥效果,尤其是虚证患者,起效较慢,且多有反复。

针灸治疗单纯性肥胖症的疗效除了与治疗方法,包括针刺深度、方向、角度、腧穴选择、手法、治疗时机的选择等有关外,还与患者年龄、性别、肥胖程度、病程、证型、有无并发症、有无肥胖家族史等因素有关。有研究表明单侧交替取穴近期临床效果优于双侧取穴;采用大幅度提插、快速捻转、间歇运针等手法产生足够的刺激量,维持得气状态,留针 30 分钟即可获得最佳疗效。针灸减肥,疗程越长,疗效越好;男性疗效多优于女性;中青年疗效优于年长者,肥胖度轻者优于重者,实证疗效优于虚证;无并发症疗效优于有并发症,单一并发症疗效优于多个并发症;无家族史者优于有肥胖家族史者。

三、展望

近年来,针灸治疗肥胖的研究,无论在临床方面还是在实验方面,均取得较大进展。目前国内外对针刺减肥效应的研究已涉及针刺手法、腧穴作用及效应机理等方面,特别是对效应机理的研究已经深入到分子水平,借助分子生物学技术,针灸减肥机制研究的着眼点从神经系统和内分泌系统转向瘦素的生物学效应机制。目前已经明确,机体瘦素血脑转运异常、瘦素受体基因表达缺陷是产生肥胖的重要原因,针灸对中枢与外周瘦素水平有良性调节作用,且能促进下丘脑瘦素受体基因的表达,但调节脂肪代谢、纠正异常的摄食与内分泌代谢的生物学效应机制还尚未发现,有待进一步研究。

由于肥胖患者体质不同,伴随症状各异,建立统一诊断标准和疗效标准很有必要。仅用体重标准来判断疗效是不够的,减肥不等于减体重,如在合并水肿的情况下,水肿消退即可使体重下降,但这种减肥不等于体脂的减少。另一种情况,如治疗后,体重不减,有时是由于肌肉增加了,而体脂却减少了,也应视为有效减肥。因此选用体重标准外,还应考虑用体脂的百分比和/或体重指数等定量肥胖指标来判断,应有全身功能改善的量化指标作为疗效评价标准。

针灸减肥的方法多,减重明显,疗效肯定,减轻了肥胖患者的痛苦,改善了生活质量,降低了并发症的发生,值得推广,但是针灸减肥的临床研究中仍有一些问题需要解决:①患者纳入标准不统一;②样本数量较少,筛选方案的研究比较少,尚未形成公认有效的治疗方案;③对于不同证型还未形成统一规范的针灸处方;④临床疗效评价标准不统一,导致临床报道疗效差异较大;

⑤对针灸减肥远期疗效、反弹情况报道较少。这些都是今后研究中需要注意解决的关键问题,对肥胖的科学、规范化治疗,有重要的意义。

(曹 振)

第五节 痫 病

痫病是一种发作性意识异常的疾病,俗称"羊痫风",其特征为发作性精神恍惚,甚则突然仆倒,昏不知人,口吐涎沫,双目上视,四肢抽搐,或口中如作猪羊叫声,移时苏醒,发作后如常人,反复发作。

中医学的痫病与西医学的癫痫基本相同。癫痫主要分为发作期和间歇期。发作期又区分为大发作、失神小发作、不典型失神发作、局灶性发作等。西医学认为,癫痫是神经元的异常放电导致的暂时性突发性大脑功能失常,根据发病原因可分为原发性和继发性两类,但在症状表现上均与痫病相同,皆与本证相关,因此可参照论治。

一、病因病机新论及辨证探要

(一)传统认识

中医学认为,本病多与先天因素、七情失调、脑部外伤、饮食失调等有关。母孕受惊,损及胎儿,精伤肾亏;大惊大恐,肝肾受损,阴不敛阳;跌仆撞击,脑窍受损,瘀血阻络;饮食失调,脾胃受损,痰浊内聚,均可使脏气失调,气机逆乱,阳升风动,痰瘀上壅,蒙蔽清窍,走窜经络而发病。

(二)现代新论

近代医家继承经典中医理论,认为癫痫多由骤受惊恐、先天禀赋不足、跌仆撞击等因素,导致风痰闭阻,痰火内盛,心肾亏虚,气血瘀滞所致。痫病的主要病理基础是肝、脾、肾的损伤,而风阳痰浊,蒙蔽心窍,流窜经络是本病发作的基本病理因素。另外,对痫病病机又有与瘀相关的论点,认为多种因素导致瘀血阻于脑窍是发生痫病的共同病机基础。

总之,现代医家对痫病病因病机的认识,可概括为病位在脑,与心、肝、脾、肾、胆关系密切,其病因病机可概括为风、火、气、痰、瘀蒙蔽心窍,壅塞经络,气机逆乱,元神失控而发病。

(三)辨证探要

癫痫病情迁延,时轻时重,症情复杂,难以治愈。临诊时,要详知病史,以助判断病因;细辨症状,以判断轻重;辨发作期或间歇期,明断虚实,以对证施治;分清阴痫阳痫,以知治疗难易;辨发作期、间歇期,针灸取穴有异。

辨病情轻重,一是根据病发时间长短而辨:一般持续时间长则病重,短则病轻;二是根据发作间隔久暂而辨:间隔时间久则病轻,短则病重。

辨证候虚实,若从证而论,痰火扰神、瘀阻脑络属实;心脾两虚、肝肾阴虚属虚;若从病期而论,发作期多实,或实中夹虚,休止期多虚,或虚中夹实。

辨阴痫阳痫,阳痫表现为猝然仆倒,不省人事,四肢强痉拘挛,口中有声,口吐白沫,烦躁不安,气高息促,痰声漉漉,口臭便干,舌质红或暗红,苔黄腻,脉弦滑。阴痫表现为猝然仆倒,不省人事,口吐涎沫,四肢抽搐无力,手足蠕动,四肢不温,二便自遗,舌质淡,少苔,脉细弱。

癫痫迁延难愈,症状烦乱,在疾病的演变过程中,病因繁多,病机复杂,故临诊时还要注意的基本病因问题如下。①病因相兼:在发病过程中,往往多种因素共存,如痰兼火;痰阻兼气乱;痰兼瘀;气乱兼血瘀等,各种因素各为其患,合而致病,病机复杂。②病因互化:各种病理因素既可相兼共存,又可互因互果,相互资生。如积痰可生热生火生风,又可滞气阻血;气乱则生痰致瘀,又可有余为火;风可触痰或挟痰上冲,又可助火乱气动血。凡此种种,为本病难治之根由。③病情虚实转变,由实变虚,虚实夹杂,亦可因虚致实,久之,脏腑愈虚,痰浊愈结愈深,反复发作,乃成痼疾。

二、古代针灸治疗经验

本证在古代针灸文献中被描述为癫痫、痫、羊鸣等,多与现代的癫痫相关。早在《灵枢·寒热病》中已记载:"暴挛痫眩,足不任身,取天柱。"至清末为止,针灸治疗本证文献共达200余条。古代对癫、痫、惊风分辨不够明确,而癫证、惊风相关的条文不属本节范围,阅读与分析时当注意辨析。

(一)选穴特点

1.循经选穴

多选膀胱经与督脉穴。《灵枢·经脉》云:膀胱经"其支者从颠入络脑";《难经·二十八难》云:"督脉……上至风府,入络于脑,"故临床多用膀胱经穴与督脉穴。常用穴位是百会、神庭、水沟、大椎、心俞、申脉、金门等。

选用任脉和心、心包、脾、肺经穴,本证多由痰迷心窍、脏气不平所致,而"脾为生痰之源,肺为贮痰之器,"任脉又为"阴经之海",循行于胸腹,与心、脾、肺广泛联系,故治疗本证多取任脉与心、心包、脾、肺经穴。常用穴为巨阙、中脘、神门、间使、劳宫、隐白、少商等。

重视奇经八脉,除上述督脉、任脉外,冲脉贯脊,与督脉相通,而《灵枢·寒热》又曰:"足太阳……在项中两筋间入脑,乃别阴跷阳跷。"故冲脉、阴跷、阳跷脉跟督脉一样,皆与脑、脊、背相关,故《脾胃论》曰:"病痫者,涎沫出于口,冷汗出于身,清涕出于鼻,皆阳跷、阴跷、督、冲四脉之邪上行……当从督、冲、二跷、四穴中奇邪之法治之。"因此八脉交会穴后溪、公孙、申脉、照海多被取用。

2.分部选穴

多选头部和手足部穴。例如《医宗金鉴》云:"神庭主灸羊痫风。"《类经图翼》谓:"水沟:癫痫卒倒。"《胜玉歌》曰"后溪鸠尾及神门,治疗五痫立便痊。"

多选四肢末端穴。因为本病常出现昏厥症状,当开窍醒神。如《奇效良方》载:"鬼眼四穴……治五痫等证,当正发时灸之,大效矣。"鬼眼即少商和隐白。《杂病穴法歌》曰:"劳宫能治五般痫,更刺涌泉疾如挑。"

多选鸠尾部穴。因为鸠尾部有任脉之络穴和心之募穴,该部的膏肓又是痰浊隐藏之处,而癫痫多由痰迷心窍所致,任脉和心、脾、肺三脏相合于胸脘的鸠尾部,故多取该部穴鸠尾、巨阙和中脘等。如《席弘赋》道:"鸠尾能治五般痫。"《太平圣惠方》曰:"猪痫病如尸厥吐沫,灸巨阙穴三壮。"《扁鹊心书》载:"有气痫者,因恼怒思想而成,须灸中脘穴而愈。"

选上背部的背俞穴。因为上背部穴可以安神化痰,因此古人也选用该部穴,如《太平圣惠方》载,心俞主治"狂、痫心气乱"。

3.对症选穴

本证以痰浊内闭为主,故取鸠尾、中脘、巨阙、心俞、肺俞等祛痰之穴,如《针灸大成》载:"锦衣张少泉公夫人患痫证二十余载","取鸠尾、中脘,快其脾胃,取肩髃、曲池等穴,理其经络,疏其痰气。"

对于风痰夹杂者,当取祛风之穴,《针灸资生经》曰:"人有患痫疾,发则僵卧在地,久之方苏,予意其用心所致,为灸百会,又疑是痰厥致僵仆,为灸中脘,其疾稍减,未除根也,后阅脉诀后通真子有爱养小儿,谨护风池之说,人来觅灸痫疾,必为之按风池穴,皆应手酸疼,使灸之而愈。"

对于痰热搏结之痫,可配合选用清热之穴,如《医宗金鉴》取百会治"痰火癫痫";《千金要方》曰:"心痫之为病,面赤,心下有热,数灸心下第二肋端宛宛中","又灸手心主及少阴各三壮"。

4.按时选穴

古人认为本病的发作与时间和人体的阴阳变化有关,癫痫昼发为阳气不足,夜发为阴气不足,而阳跷主阳气,阴跷主阴气,故重视按时选穴。如《卫生宝鉴》载:"洁古老人云,昼发取阳跷申脉,夜发取阴跷照海。"《医学纲目》曰:"痫……平旦发者足少阳,晨朝发者足厥阴,日中发者足太阳,黄昏发者足太阴,人定发者足阳明,半夜发者足少阴。"

(二)针灸方法

古代治疗癫痫,多用艾灸。如《针灸聚英》载:"丹溪治一妇人久积怒与酒,病痫,目上视,扬手踯足,筋牵喉响流涎,定则昏昧,腹胀痛冲心,头至胸大汗,痫与痛间作……乘痛时灸大敦、行间、中脘……又灸太冲、然谷、巨阙,及大指甲肉……又灸鬼哭穴。"《循经考穴编》载少商穴"禁灸,唯癫痫可灸七壮"。《医心方》载:"灸痫法:囟中未合,骨中随息动者,是最要处也,灸五壮。"因为小儿囟门不可针刺,故用灸法。

古人也采用针刺方法,如《针灸大成》云:"户部王缙庵公乃弟,患心痫疾数载矣","刺照海、列缺,灸心俞等穴,其针待气至,乃行生成之数而愈,凡治此症,须分五痫。"又载:"其女患风痫甚危……乃针内关而苏。"

对于血瘀明显者,还采用放血疗法,尤其是采用耳后刺血法。如《太平圣惠方》曰:"耳后完骨上青络盛,卧不净,是痫候,清旦大脉刺之,令血出也。"《神灸经纶》也说:"癫痫病……先宜看耳后高骨间先有青脉纹,抓破出血可免其患。"此外,百会、龈交、液门等穴亦有放血的记载。

三、临床治疗现状

(一)癫痫的针灸治疗

1.穴位埋线

选穴:鸠尾、内关、心俞、大椎。

方法:分2组,先取鸠尾、内关为1组,后取心俞、大椎为1组,2组交替使用。选用0~1号羊肠线,9号穿刺针头,先将0.5~1 cm羊肠线入巴比妥那注射液浸泡10~15分钟。常规消毒穴位,用1%利多卡因局麻,首先打出皮丘。将羊肠线放入穿刺针芯内,右手持穿刺针,左手固定穴位皮肤,将穿刺针刺入穴位推动针栓,羊肠线即进入穴位内,使局部以胀、沉为主,轻揉局部,使羊肠线完全埋入皮下组织并以医用胶布固定。穿刺部位24小时避免沾水以防感染。埋线每次间隔1周,4次为1个疗程。

2.电针

选穴:①头维、百会;②神庭、内关;③太阳、足三里。

方法：每次选 1 组穴，交替使用，选用疏密波，刺激强度以患者耐受为度，每次治疗 30 分钟，每天 1 次，10 次为 1 个疗程，疗程间休息 1～2 天。适用于间歇期。

3.耳针

选穴：脑点、缘中、枕、心、神门、皮质下、脑干、肝、脾、肾、胃。痰多者加脾、大肠；抽搐甚者加肝。

方法：缓解期采用压丸法，双耳交替进行，2～3 天更换 1 次。发作期可采用毫针刺，每次 2～4 穴，强刺激，留针 20～30 分钟。

4.水针

选穴：足三里、内关、大椎、风池。

方法：选用维生素 B_1 注射液 100 mg，或维生素 B_{12} 注射液 100 mg，每次选用 2～3 穴，每穴注入 0.5～1.0 mL，每天 1 次，10 次为 1 个疗程。

5.灸法

选穴：身柱、神道、膈俞。

方法：施与瘢痕灸。一般每次每穴灸 3 壮。

(二)癫痫的针灸切入点

1.早期介入，以获良效

针灸能减少癫痫发作的频率，减轻或缓解发作时对大脑和机体的损害，改善脑功能，因此，针灸治疗要及早介入，把握治疗时机，病程越短，一般病情较轻，针灸的疗效也越好，尤其是对于初发而且病程短者疗效更好；对于病程长，反复发作，病情逐渐加重者针灸疗效较差。

2.针灸综合施治，延长发作间隔、降低发作强度

较重症的癫痫，发作频繁，且发作时常病情较重，单独一种针灸方法虽有一定疗效，但难获佳效，应多种针灸方法综合施治，以延长癫痫的发作间隔和降低发作强度。

3.针药结合，扬长避短

对于病情严重且频繁发作的癫痫，针灸治疗不能奏效者，切不可一味追求针灸疗效而延误病情，要配合药物止痫。通过药物治疗控制其严重症状，通过针灸治疗减少药物应用剂量，降低药物所致的肝肾功能损伤等不良反应，针药结合可缩短疗程，提高疗效。

研究者从针灸终止癫痫的发作，脑电也恢复正常中发现，脑内局部葡萄糖代谢增加或产生一种内源性脑电信号。这种内源性的脑电信号可能作为干预癫痫发作的一个"扰动"，进而消除癫痫发作。

(三)癫痫的针灸治疗思路

癫痫的病因病机总属阴阳失衡，痰瘀阻于脑窍。针灸治疗发作时应以攻邪为主，当开窍定痫；缓解期要查阴阳虚实，脏腑所属，心、肝、脾、肾之主次，病变经络，从而调节脏腑经络，明施补泻。

在发作期，实证者，常见肝火扰神、瘀阻脑络之证，取背俞穴、任督二脉、足厥阴肝经腧穴为主，毫针应用多泻法；虚证者，多为肝肾阴虚或心脾两虚，取背俞穴、任督二脉、足阳明胃经、足少阴肾经为主，毫针应用多补法；诸型均宜配取具有特异治疗作用的经外奇穴腰奇。急性发作之时窍闭神昏，当开窍醒神，取穴人中、涌泉、百会等。此外，根据发在白昼者为阳跷病，发在夜间者为阴跷病的理论，分别选取申脉或照海，也是临床常用的取穴方法。

癫痫呈慢性、反复发作，不同时期应综合使用不同的针灸疗法，必要时和西药联合使用，癫痫大发作、持续状态不应单纯针灸，应及时进行抢救。频繁发作者多结合电针、芒针、穴位注射等，

缓解期多结合灸法、穴位埋线、耳穴等。

近年研究发现，头针与体针结合以头针为主进行癫痫的治疗取得了满意的疗效，头针主要选用运动区、晕听区、舞蹈震颤控制区等，这种治疗方法可重复性强，便于在临床推广。

(四)针灸治疗癫痫的疗效特点

针灸治疗癫痫具有调理气血，醒脑开窍，熄风定惊，平衡阴阳，宁神安志的作用，无毒副作用，故可长期施治。病程短、病情轻者效果较好，病程长、病情重者效果较差，故本病应及早治疗。发病5年后针灸治疗疗效不良。儿童癫痫起病愈早，针灸疗效愈差，1岁前发病者发作很难控制。脑电图正常或接近正常针灸疗效较好，异常脑电图，尖慢波或局限性棘波针灸疗效差。脑电图异常见于顶、枕和中央区针灸疗效较好，位于颞、额区疗效较差。儿童中央区棘波疗效较好。对于一些较难取效的癫痫以及对抗痫药产生抗药性，病情控制不理想的患者，在西药基础上配合针灸的综合疗法往往可以提高效果。针灸治疗取得疗效后，应坚持治疗一定时间。间歇期的针灸治疗同样十分重要。对于癫痫持续状态的治疗要中西医结合，针药并用，必要时采用急救措施，以保障不危及患者生命。

统计发现，目前针灸治疗癫痫的总有效率较高，而治愈率偏低，仅占1/3。这种情况基本反映了临床的实际，即针灸可以减少或减轻癫痫的发作，但根治较难。本着"治病求本"的原则，在临床应对本病的发病原因，特别是原发性癫痫的病因、机理进行治疗，才可进一步提高针刺对本病的治愈率。

四、研究动态

近十多年对癫痫的针灸研究，实验研究较多，尤其对发病机理的研究有较多报道。临床文献报道水平尚不能称高，目前的临床证据并不支持针刺作为癫痫的适宜治疗方法，需要更大样本量、更高质量及对照恰当的临床试验来进一步研究。

(一)采用中医疗效评定标准

目前临床使用的中医疗效评定标准是根据国家中医药管理局全国脑病急症协作组制定的痫病疗效评定标准。其计分方法着眼于意识障碍及其持续时间，强直、抽搐的程度及持续时间，脑电图的变化，同时结合发作频度的变化判定疗效，分为基本控制、显效、有效、效差、无效。

(二)采用癫痫药物临床疗效评定标准

这是根据神经精神疾病全国癫痫座谈会制定的标准，主要根据发作频率减少情况而定，分为显效、有效、效差、无效、加重。

五、展望

癫痫是一个严重危害人类身心健康的医学难题，其临床患病率在5‰左右。目前，世界共有4 000万癫痫患者，中国有500万～600万癫痫患者，且每年有38万新发的癫痫患者，如何有效治疗癫痫是迫切需要解决的医学、社会问题。

充分发挥针灸临床特色。针灸治疗癫痫，无论在穴位的选择，还是针法、灸法的选择上均有其自身的特点和优势。现代针灸工作者在继承传统针灸疗法的同时，发展和改善了各种不同的方法，如穴位埋线、皮内针、穴位注射等，这些针灸疗法不但较单纯针刺提高了疗效，也发展了针灸理论、丰富了针灸临床内涵。因此，在继承传统针灸学的基础上，如何发挥针灸特色，综合应用各种特色针灸疗法，提高疗效，是临床工作者的重要任务。另外，抗痫穴位的筛选；针灸与中、西药物配合应用的研究;不同针灸疗法疗效的比较;针灸疗法减轻抗痫西药的毒副作用等方面也都具有广泛的研究前景。同时,在今后的临床研究中,应尽量采取循证医学研究方法,进行规范化、高质量的研究,为针灸治疗癫痫提供真正科学、客观的依据。

目前,针灸治疗癫痫的机理研究已取得一些进展,初步证实针灸通过调整脑内神经突触间各种神经递质(兴奋性和抑制性氨基酸、脑啡肽、单胺类物质等)的失衡,而达到治疗目的。今后的机理研究中,还应进一步阐明各种针灸方法如何通过对腧穴的刺激介导或诱发机体正常或病理功能状态的改变,如何改善脑电活动,如何影响神经递质的释放、其他递质及基因表达,这些问题都是我们研究的重点。

(曹　振)

第六节　黄　疸

黄疸是以面目肌肤黄染、小便黄为临床特征的病证,一般分为阳黄和阴黄两大类。阳黄多属外感引起,病程短;阴黄多属内伤,病程长。本证与西医学所述的黄疸症状含义相同,可见于病毒性肝炎、肝硬化、溶血性黄疸、胆石症、胆囊炎等疾病。

一、病因病机

本证多由感受湿热外袭、饮食所伤、脾胃虚寒等所致。

(一)湿热外袭

外感湿热疫毒,内阻中焦,脾失健运,湿热交蒸于肝胆,肝失疏泄,胆汁外溢,浸淫肌肤,下注膀胱,使其身溲俱黄;若湿热疫毒炽盛,灼伤津液,内入营血,则蒙蔽心包。

(二)饮食所伤

饥饱失常,嗜酒无度,损伤脾胃,湿浊内生,郁而化热,湿热熏蒸肝胆而成。

(三)脾胃虚寒

素体脾胃阳虚,湿浊内生,郁滞中焦,土壅木郁,胆液被阻,泛溢肌肤;如湿从寒化日久,则寒凝血瘀,阻滞胆管。

二、辨证

(一)肝胆湿热

证候:身目俱黄,黄色鲜明,发热口渴,心中懊忱,胸胁胀痛,脘腹胀满,口干而苦,恶心欲吐,小便黄赤,大便秘结或溏泄,苔黄腻,脉弦数。

治法:清热利湿,疏泄肝胆。

(二)湿困脾胃

证候:身目俱黄,黄色晦暗如烟熏,头重身困,胸脘痞满,恶心纳少,腹胀便溏,舌淡,苔腻,脉濡缓或沉迟。

治法:健脾和胃,利湿化浊。

(三)热毒炽盛

证候:发病急骤,黄疸迅速加深,其黄如金,高热烦渴,胁痛腹满,或神昏谵语,或肌肤发斑,衄血便血,或发痉厥,舌红绛,苔黄燥,脉弦数或滑数。

治法:清热解毒,凉血开窍。

(四)寒凝阳衰

证候:身目俱黄病久,黄色晦暗,腹胀脘闷,纳少便溏,神疲畏寒,口淡不渴,舌淡,苔白腻,脉濡缓或沉迟。

治法:温化寒湿,健脾和胃。

三、治疗

(一)针灸治疗

1.肝胆湿热

取穴:胆俞、至阳、太冲、阳陵泉。

随症配穴:恶心欲吐者,加内关。脘闷便溏者,加足三里。发热者,加大椎。便秘者,加天枢。

刺灸方法:针用泻法。

方义:胆俞针之可利胆退黄。至阳为退黄要穴。太冲、阳陵泉疏肝利胆,清泄湿热。

2.湿困脾胃

取穴:脾俞、阴陵泉、三阴交、中脘、胆俞。

随症配穴:大便溏泄者,加关元、足三里。

刺灸方法:针用补泻兼施法,可加灸。

方义:脾俞为脾之背俞穴,与阴陵泉、三阴交相配温运脾胃,利湿化浊。中脘为胃之募穴和腑会,可和胃通腑化浊。胆俞通利胆腑退黄。

3.热毒炽盛

取穴:十二井穴、十宣、大椎、劳宫、涌泉、太冲、至阳。

随症配穴:神昏谵语者,加水沟。皮肤瘀斑者,加膈俞、血海。

刺灸方法:针用泻法。

方义:十二井穴及十宣穴均为急救要穴,点刺出血以清泄血分之热邪,并可开窍醒神。大椎清热。劳宫、涌泉清心开窍。太冲疏泄肝胆,清热利湿。至阳为治黄效穴。

4.寒凝阳衰

取穴:脾俞、章门、足三里、三阴交、关元、胆俞。

随症配穴:神疲畏寒者,加肾俞、命门。胁下癥积者,加痞根。

刺灸方法:针用泻法或平补平泻法,可加灸。

方义:脾俞、章门为俞募配穴,合足三里可温中健脾,散寒化湿。三阴交可化湿通络。关元可助阳以温寒。胆俞利胆退黄。

(二)其他治疗

1.耳针

取肝、胆、脾、胃、神门、皮质下,每次选用2~4穴,毫针刺激,留针30分钟,每天或隔天1次。

2.穴位注射

取肝俞、脾俞、期门、阳陵泉,每次选用2~4穴,以板蓝根、丹参等注射液每穴注射0.5~1 mL,每天1次,10次为1个疗程。

（韩　慧）

第七节　痴　呆

一、诊断

(一)西医诊断要点

痴呆常见的原因可分为阿尔茨海默病(AD)、血管性痴呆(VD)、混合型痴呆。

1.阿尔茨海默病

诊断标准:分可能的 AD,很可能的 AD,肯定的 AD。以下几点有助于 AD 的临床诊断:神经心理学测验证实有痴呆;缓慢起病,逐渐加重,无中风史;神经心理障碍重,神经功能缺损轻;头颅 CT、MRI 显示弥漫性脑萎缩,无局灶性病变;Hackinski 评分少于 4 分;SPECT 示双侧颞、顶、枕皮层血流量对称减低。最后确诊尚需病理学检查。

2.血管性痴呆

确定有痴呆:必须同时有患脑血管病的证据;痴呆与脑血管病两者必须相互关联。以下几点有助于血管性痴呆的临床诊断:有和痴呆发生相关的中风病史;有神经功能缺损的症状和体征;脑 CT、MRI 见脑血管病损害表现;Hackinski 评分>7 分;SPECT 有局灶脑血流量减低。

3.混合型痴呆

混合型痴呆是血管性痴呆与 AD 共存,要确定两个病是否同时存在,无疑是很困难的。以下几点有助于其临床诊断:痴呆病程中有 VD 和 AD 两者临床特点;脑 CT、MRI 有可引起痴呆的脑血管局灶性损害,中、重度白质疏松并伴有弥漫性脑萎缩。最后确诊需病理学检查。

(二)中医诊断要点

1.中医命名

痴呆,又称"痴证""呆病"。

2.症状

主要是精神功能障碍和出现神经系统的症状。早期仅表现为记忆力和思维敏捷性和创造性的轻度减退,对环境的适应能力下降,难以持久从事某一工作,易于疲劳、焦虑和精力不充沛等。继而出现记忆障碍、认知障碍、人格改变、情感障碍、言语障碍和精神异常,并可出现各种神经功能障碍如肢体失用、帕金森病、共济失调、癫痫、锥体束征等。最后生活完全不能自理,无自主运动,缄默不语,成为植物人状态。

3.辨证要点

(1)肝肾亏虚:记忆力减退,暴发性哭笑,易怒,易狂。伴有头痛眩晕、手足发麻、震颤、失眠,重者发作癫病。舌质红、苔薄黄,脉弦数。

(2)气血不足:行为表情失常,终日不言不语,或忽笑忽歌,喜怒无常,记忆力减退甚至丧失,步态不稳,面色淡白,气短乏力,舌淡、苔白,脉细弱无力。

(3)痰浊闭窍:表情呆板,行动迟缓,终日寡言,坐卧不起。记忆力丧失,二便失禁,舌胖嫩而淡、边有齿痕,苔白厚而腻,脉滑。

(4)瘀血阻络:神情淡漠,反应迟钝,常默默无语,或离奇幻想,健忘易惊,舌质紫暗、有瘀点或瘀斑,脉细涩。

二、针灸处方

(一)主穴
百会、四神聪、太溪、大钟、悬钟、足三里。

(二)方义
脑为髓之海。百会、四神聪均位于巅顶,通过督脉内入络脑,乃局部取穴,以醒脑宁神;肾主骨生髓,补肾即为生髓;太溪、大钟可补肾养髓;悬钟为髓之会,补之亦可补养脑髓,髓海得充,可健脑益智;足三里补益后天、化生气血以助生髓之源。诸穴合用,共奏益肾补髓、健脑醒神之效。

(三)配穴
肝肾阴虚加肝俞、三阴交补益肝肾;气血虚弱加气海、膈俞益气养血;痰浊中阻加丰隆、中脘化痰通络;瘀血阻络加膈俞、委中以活血化瘀。

(四)操作
各腧穴均常规针刺;四神聪刺向百会穴,百会针后加灸(重灸 20 分钟以上,使患者感到艾灸热力达到颅内和穴位深层),每天或隔天治疗 1 次。

三、经验处方

(一)王氏针刺治疗痴呆
取穴:百会、水沟、内关、足三里、三阴交,手法平补平泻。

(二)赵氏原络取穴法治疗痴呆
取穴:神门、太溪、飞扬、太白、丰隆、太冲、百会、本神、风池、大椎、膻中、关元。偏于虚证用补法,并对关元、太溪、太白施以雀啄灸。偏于实者用泻法,取大椎、丰隆,刺血拔罐。

四、其他疗法

(一)头针
取顶中线、额中线、颞前线、颞后线。每次选 2～3 穴,毫针强刺激;还可配合使用电针,疏密波中强度刺激。

(二)耳针
取心、肝、肾、枕、脑点、神门、肾上腺。每次选 3～5 穴,毫针浅刺、轻刺,留针 30 分钟;也可用王不留行籽贴压。

五、提示

(1)西医学认为痴呆与神经递质、受体、神经肽有关,实验表明针灸可调节神经递质和神经肽,能控制和延缓疾病的进展,有一定的治疗作用。

(2)针灸治疗本病以早期效果较好,晚期疗效较差。有明确病因者在针灸治疗的同时还应积极治疗原发病。

(3)戒酒,少用安眠镇静的药物。

(韩　慧)

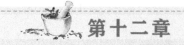

第十二章

常见病症的推拿治疗

第一节 高 热

高热在临床上属于危重症范畴。正常体温常以肛温 36.5～37.5 ℃,腋温 36～37 ℃衡量。若腋温超过 37.4 ℃,且一天间体温波动超过 1 ℃,可认为发热。所谓低热,指腋温为 37.5～38.0 ℃,中度热38.1～39 ℃,高热 39.1～40 ℃,超高热则为 41 ℃以上。

一、诊断要点

(一)症状

体温上升时出现恶寒、战栗、皮肤苍白并干燥无汗,体温可在几分钟、几小时、几天内达到高峰。临床表现为皮肤潮红、灼热、出汗、呼吸及心率加快等,并有眼结膜充血、口唇疱疹、头痛,甚至意识障碍。

(二)体征

体温 39 ℃以上,心率 100 次/分以上,呼吸 24 次/分以上,面色潮红,周身汗出或无汗。败血症伴有皮疹、皮肤黏膜出现血点;伤寒、副伤寒伴有表情淡漠、玫瑰疹、肝脾大。风湿热可伴有关节红肿、心律失常,少数患者可出现环形红斑或结节性红斑。

(三)实验室检查

(1)败血症患者白细胞计数常在 $15×10^9/L$ 以上,有核左移,中毒颗粒者应考虑为金黄色葡萄球菌败血症。

(2)结核病患者白细胞计数正常或减少。淋巴细胞分类增加,应考虑浸润性肺结核,结合胸片及痰菌检查可确诊。

(3)伤寒、副伤寒患者白细胞计数减少,贫血、血或骨髓涂片可找到疟原虫。

(4)细菌性或阿米巴性肝脓肿患者白细胞计数明显增加,X 线透视、超声波有助于诊断定位。

(5)尿路感染患者尿常规检查可见白细胞、脓球。

(6)中枢神经系统感染患者应及时做脑脊液检查及 CT 检查。

(7)风湿热患者红细胞沉降率增快,黏蛋白增高,抗"O"增高,系统性红斑狼疮红细胞沉降率加快,抗核抗体阳性,骨髓或血中有时可检出狼疮细胞。

二、辨证分型

(一)外感高热型

发病急,病程短,体温在 39 ℃以上,初起伴有恶风寒等外感证候。

(二)风热型

高热恶寒,咽干,头痛,咳嗽,舌红苔黄,脉浮数。

(三)肺热型

伴有咳嗽,痰黄而稠,咽干口渴等。

(四)热在气分型

高热汗出,烦渴引饮,舌红,脉洪数。

(五)热入营血型

高热夜甚,斑疹隐隐,吐血便血,舌绛心烦,甚则出现神昏谵语、抽搐。

三、推拿治疗

(一)治则

清热,泻火,退热。

(二)手法

一指禅推法、点法、㨰法、揉法、分法等。

(三)取穴

以足太阳经、手阳明经、督脉腧穴为主,配合有关经脉腧穴,取大椎、大杼、肺俞、风池、中府、玄门、尺泽、曲池、肩井、合谷、外关、太阳、印堂、迎香等穴。

(四)操作方法

(1)患者坐位,术者站于其前方,先用一指禅推法于前额印堂穴向上推至前发际,再推向太阳穴再沿眉弓推回印堂,如此往返操作治疗 2～3 分钟,治疗重点以印堂、太阳、鱼际诸穴为主。继之用双手拇指分抹法于前额部,重点以印堂、太阳、鱼际诸穴为主。继之用双手拇指分抹前额部,自印堂眉弓由中间向两侧向上逐次分推抹至前发际两侧头维、太阳,反复操作治疗 2～3 分钟,再用双手拇指按揉印堂、太阳、头维、神庭、迎香穴,反复操作治疗 2～3 分钟,均以酸胀感为佳。

(2)承上势,术者位于其背后,先用㨰法于肩背部沿大肠经和肺经向指端方向往返操作治疗 2～3 分钟,其重点以曲池、尺泽、外关、鱼际诸穴为主,继之拿按风池,手法宜重,令其发汗。用双手示、中指按揉中府、云门穴各 1 分钟,再点按肩井、大椎、大杼、肺俞诸穴,反复治疗 2～3 分钟,均以酸胀感为度。

(3)承上势,术者施用㨰法于肩背两侧及膀胱经,左右上下往返治疗 3～5 分钟,继用掌擦督脉、膀胱经,上下反复擦至皮肤色红、热透入里为度。然后用掌拍肩背脊柱部,反复拍打 3～5 遍。最后,拿揉风池,拿按肩井,搓揉肩背部,结束手法操作。

(五)随证加减

(1)无汗或自汗,四肢不温者,加揉按肺俞、脾俞、肾俞、足三里,艾灸气海穴。

(2)发热,出汗,痰黄,咽肿痛,口渴者,加点揉大椎,按揉肺俞、尺泽,拿按曲池。

(3)无汗怕冷,鼻塞流涕者,加按揉风门,擦大椎,摩中脘,艾灸合谷、神阙。

（六）注意事项

（1）内伤发热，或流行性感冒并发肺炎、脑炎、伤寒、副伤寒、败血症等出现高热不退，应及时转科诊治。

（2）嘱患者注意保暖，多饮开水，避免过劳或受寒凉。

（3）平时坚持锻炼身体，经常做头面部保健操及保健功法以增强体质。

四、自我保健推拿

患者取坐位，用示、中指指腹揉印堂，按揉太阳，抹前额，揉推迎香，按揉风池，拿按合谷，拿揉内关、外关，按揉中府、云门、尺泽，擦胸部，重按大椎、肺俞。每次操作时间约 15 分钟，每天早晚各 1 次。

（宿春良）

第二节　中　暑

中暑是高温环境下，人体产生的严重不良反应。正常人的体温由大脑皮质、间脑、延髓及视丘脑下部的体温调节中枢管理。人体产生的热通过传导、辐射、对流和蒸发而散失，从而维持适当的体温。当外界温度过高，长时间日晒、湿热或空气不流通的高温环境等阻碍了散热时，就会发生中暑。

一、诊断要点

（一）先兆中暑型

高温或日晒下，出现头昏、耳鸣、胸闷、出汗、口渴、恶心等。

（二）轻度中暑型

体温高于 38.5 ℃时，除先兆中暑症状外，可有呼吸及循环衰竭早期症状。

（三）重症中暑型

除上述症状，体温可高达 40 ℃，并有昏迷、痉挛及呼吸、循环衰竭，还可以出现热痉挛，导致低血钠、低血氯、低血钙及维生素缺乏。

二、辨证分型

（一）暑入阳明致气阴两伤型

壮热多汗，口渴引饮，面赤气粗，大便燥结，小便短赤，舌质红，脉洪数，指纹深红，透达气关。

（二）暑犯心包致热余气机型

猝然昏倒或昏狂谵语，身热肢厥，斑色紫黑，舌绛起刺，脉洪大而滑数，指纹紫黯，直达命关。

（三）暑热亢盛致肝风内动型

昏眩欲倒，四肢挛急，头项抽搐，甚至角弓反张，牙关紧闭，神志不清。

（四）阴损及阳致气虚欲脱型

面色不华，头晕心悸，精神萎靡，汗出肢冷，发作时昏倒仆地，气息短促，舌质紫黯，苔白腻，脉沉微,沉缓,指纹多淡滞。

三、推拿治疗

(一)治则
清暑化湿,解表和里。

(二)手法
一指禅推法、拿法、按法、擦法、拍击法等。

(三)取穴
以任脉、手太阴经、足太阴经、足太阳经腧穴为主,配以有关经脉腧穴。取中脘、膻中、章门、孔最、尺泽、合谷、足三里、丰隆、三阴交、肺俞、胃俞、印堂、太阳、迎香等穴。

(四)操作方法
(1)患者仰卧位,术者位于其一侧,先用一指禅推法于脘腹部沿任脉自膻中穴向下推至神阙穴,上下往返操作 3~5 分钟,其治疗重点为膻中和中脘穴。继之用按揉膻中、中脘、章门诸穴,反复按揉治疗 3~5 分钟,均以酸胀感为度。

(2)承上势,术者先用双手拇指自印堂穴向上向两侧分推前额部,反复操作治疗 2~3 分钟。继之用两手拇指分别按揉两侧太阳、迎香、攒竹、神庭、百会诸穴 2~3 分钟,再拿揉孔最、尺泽、外关、合谷、足三里、丰隆、三阴交诸穴,反复操作 5~7 分钟,均以酸胀感为度。

(3)患者俯卧位,术者位于其一侧,先用擦法于背脊部自大椎穴向下沿膀胱经至腰部两侧,反复操作 2~3 分钟,手法宜偏重,均以明显酸胀感为佳。最后,用掌拍肩背两侧和背脊膀胱经,反复操作 2~3 分钟,结束手法治疗。

(五)注意事项
(1)及时将中暑患者迅速移至阴凉通风处,解开衣领,让患者躺在床上休息,头部不要垫高,并给冷盐水或清凉饮料,或采取冷湿敷,酒精擦浴处理。

(2)当中暑出现循环衰竭、脱水、昏迷等严重病情时,应及时采取中西医综合抢救,如静脉补液、冰块降温等措施。

四、自我保健推拿

取坐位,用右手拇指按揉膻中、中脘、章门穴各 1 分钟,摩腹、分推腹部 2 分钟,按揉太阳、印堂、迎香,拿按孔最、尺泽、合谷、足三里、丰隆穴各 3~5 分钟,每天 1~2 次。

(李仁权)

第三节 冻 伤

冻伤是机体暴露于低温环境所致的全身性或局部性急性冻结性损伤,是由寒冷所致末梢部局限性炎症性皮肤病,是冬季常见病,以暴露部位出现充血性水肿红斑,遇温高时皮肤瘙痒为特征。严重者可能会出现患处皮肤糜烂、溃疡等现象。该病病程较长,冬季还会反复发作,不易根治。

一、诊断要点

(一)一度冻伤

一度冻伤为皮肤浅层冻伤。局部皮肤初为苍白色,渐转为蓝紫色,继之出现红肿、发痒、刺痛和感觉异常,无水疱形成。约1周后,症状消失,表皮逐渐脱落,愈后不遗留瘢痕。

(二)二度冻伤

二度冻伤为全层皮肤冻伤。局部皮肤红肿、发痒、灼痛,可于24～48小时出现水疱,如无继发感染,经2～3周,水疱干涸,形成黑色干痂,脱落后创面有角化不全的新生上皮覆盖,局部可能有持久的僵硬和痛感,但不遗留瘢痕和发生痉挛。

(三)三度冻伤

三度冻伤为皮肤全层及皮下组织被冻伤。皮肤由苍白逐渐变为蓝色,再转为黑色。皮肤感觉消失,冻伤周围组织出现水肿和水疱,并伴较剧烈的疼痛和灼痒。坏死组织脱落后留有创面,易继发感染。愈合缓慢,愈后遗留瘢痕,并可影响功能。

(四)四度冻伤

四度冻伤为皮肤、皮下组织、肌肉甚至骨骼都被冻伤。伤部感觉和运动功能完全消失。患处呈暗灰色,与健康组织交界处可出现水肿和水疱。2～3周有明显坏死分界线出现。一般为干性坏疽,但有时由于静脉血栓形成、周围组织水肿及继发感染,形成湿性坏疽。往往留下伤残和功能障碍。

二、辨证分型

(一)寒凝血瘀型

局部麻木发凉,冷痛,肤色青紫或黯红,肿胀结块,或有水疱,发痒,或灼痛,感觉迟钝,舌苔白,或舌有瘀斑,脉沉或细。

(二)寒凝化瘀型

冻伤后,局部坏死,疮面溃烂流脓,四周红肿,疼痛加剧,伴有发热、口干,舌质红,苔黄,脉数。

(三)寒盛阳衰型

时时寒战,四肢厥冷,蜷卧嗜睡,感觉麻木,肢端冷痛,面色苍白,舌质淡,苔白,脉沉迟。或神志不清,反应迟钝,知觉丧失,四肢厥冷,全身僵直,唇甲青紫,面色青灰,瞳孔散大,喘息微弱,脉微欲绝,或六脉俱无。

三、推拿治疗

(一)治则
温经活血(推拿治疗适用于早期一、二度冻伤)。

(二)手法
滚法、按法、揉法、拿法、捻法、擦法等。

(三)取穴
上肢部:曲池、手三里、孔最、内关、合谷等;下肢部:足三里、阳陵泉、承山、昆仑、太溪、太冲等。

(四)操作方法

(1)患者仰卧位,术者位于一侧,先用擦法于前臂内、外侧,反复操作治疗3～5分钟。继之按揉曲池、手三里、孔最、内关,拿揉合谷,反复操作3～5分钟,均以酸胀为度。再用摩法、捻法施于冻伤处及手指,手法摩揉捻动要轻柔缓和,反复操作3～5分钟。然后轻擦前臂外侧及手背冻伤处,以温热感为宜。

(2)承上势,若足部冻伤,术者位于患足侧方,先用一指禅推摩法施于足踝部及足背趾部,反复推摩治疗5～7分钟。继之用拇指轻按揉足三里、解溪、丘墟、商丘、内庭、地五会、京骨、太冲诸穴,反复治疗3～5分钟,然后用轻揉的掌擦法施于足踝足背部反复治疗,以温热感为宜。最后,摇踝关节,轻缓柔和顺、逆时针方向各摇转3～5次。

(3)患者俯卧位,术者位于患肢侧方,先用一指禅推法施于患小腿后侧,足跟底部,自上而下反复操作5～7分钟,小腿肚、足踝病变处为重点治疗部位。继用拇指按揉足三里、阳陵泉、承山、昆仑、太溪诸穴,反复治疗2～3分钟,均以酸胀感为度。再施用擦法于小腿肚、足踝、足掌心,反复擦至发热为佳。

(五)随证加减

(1)手部冻伤者:加双手在温热水中浸泡15～20分钟,擦浴后在冻伤处用轻揉5～8分钟,继用按揉法施于足三里、孔最、外关诸穴,拿揉合谷,反复治疗3～5分钟,揉前臂外侧及手背部3～5分钟,每天2～3次。

(2)足部冻伤者:加用热水洗净双足,浸泡15～20分钟,先将两掌心搓热放在冻伤处轻揉5～8分钟,继用拇指在患处周围做指压治疗5～7次,点揉足三里、绝骨、太冲诸穴2～3分钟,再做踝关节屈伸及旋转被动活动各3～5次,每天2～3次。

(六)注意事项

(1)注意保暖,适当参加体育运动。

(2)本法对冻伤面积较大者,3度以上冻伤,不宜推拿治疗。

(3)轻度冻伤者,坚持自我推拿,效果更佳。

四、自我保健推拿治疗

(一)手部冻伤

双手在温热水中浸泡15～20分钟,擦干后在冻伤处轻揉5～8分钟,按揉手三里、孔最、外关,拿合谷等。揉前臂外侧及手背部约10分钟,每天2～3次。

(二)足部冻伤

用热水洗净双足,浸泡15～20分钟,将两手掌心搓热在冻伤处轻揉5～8分钟,用拇指在患处周围做指压法5～10次,点揉足三里、绝骨、太冲等穴,做踝关节屈伸旋转运动20～30次,每天2～3次。

(邵丹丹)

第四节 休 克

休克是临床上较为常见的一个急症，是由各种致病因素引起有效循环血量下降，使全身各组织和重要器官灌注不足，从而导致一系列代谢紊乱、细胞受损及脏器功能障碍。其临床表现为面色苍白、四肢湿冷、肢端发粗、脉搏细速、尿量减少、神志迟钝及血压下降等。休克特征为微循环障碍，临床上各科均可遇到。不论其病因如何，导致休克根本因素为有效血容量锐减，最终使组织缺血、缺氧，细胞代谢异常，造成细胞死亡。

一、诊断要点

(1)有诱发休克的原因。

(2)有意识障碍。

(3)脉搏细速，超过 100 次/分或不能触知。

(4)四肢湿冷，胸骨部位皮肤指压阳性(压迫后再充盈时间超过 2 秒钟)，皮肤花纹，黏膜苍白或发绀，尿量少于 30 mL/h 或尿闭。

(5)收缩血压低于 10.7 kPa(80 mmHg)。

(6)脉压小于 2.7 kPa(20 mmHg)。

(7)原有高血压者，收缩血压较原水平下降30%以上。

凡符合上述第(1)项及第(2)、(3)、(4)项中的两项和第(5)、(6)、(7)项中的一项者，可诊断为休克。

(8)实验室检查：细菌感染，特别是化脓性感染时，白细胞总数和中性粒细胞增高，而病毒、立克次氏体、疟原虫及某些细菌感染，白细胞总数正常或减少。动脉血乳酸含量增高，血中乳酸脱氢酶含量增高表明组织破坏严重。若一度升高而后逐渐下降，表明缺氧和坏死得到改善。休克患者可能伴有低钠、低氯、高钾血症。

二、辨证分型

(一)热厥型

身热头痛，口干舌燥，烦渴，大便燥结，脉沉滑数，舌红苔黄燥等，与革兰氏阳性菌所致脓毒性休克相符。

(二)寒厥型

以肢体厥冷，出冷汗，唇甲青紫，精神萎靡，舌淡苔滑，脉沉微细欲绝为主要特点，是一种阴寒内盛、阳气衰败的全身虚寒性急危重症。

(三)气脱型

精神萎靡，面色苍白，胸闷气短，汗出黏或汗出湿冷，舌淡红，脉细数无力，与心源性休克相符。为卫气不固、正气外脱、气阴伤耗之证。

(四)血脱型

多与失血性休克相符，表现口渴，心悸，面色苍白，四肢厥冷，舌质淡，脉细数。

三、推拿治疗

(一)治则

急则治其标,缓则治其本。以醒脑开窍,回阳救逆为法,缓则培元固本,补益血气。

(二)手法

按揉法、一指禅推法、掐法、拿法、点法等。

(三)取穴

素髎、内关,配以人中、中冲、涌泉、百会、神阙、关元等。

(四)操作方法

(1)患者仰卧位,术者位于其右侧,先施用掐法、点按法于素髎、人中、内关、合谷、涌泉诸穴,以升阳救逆;症状稍有缓解时,施用一指禅推法。揉按百会、神阙、关元、涌泉,掐揉中冲(或十宣)以醒脑开窍。

(2)承上势,隔天再以按揉法、一指禅推法于上述各穴位,并加用拿揉肩井、肩髎、肩贞、曲池、少海、手三里。点按太冲、足三里诸穴,以平肝潜阳,降逆宽胸,补中益气。操作治疗时间 20 分钟左右。

(五)注意事项

(1)休克是一种严重病症,术者必须密切观察病情变化。

(2)患者应平卧,不用枕头,宽衣解带,并注意保暖和安静。待血压稳定后,必须搬动时,动作要轻缓。

(3)经推拿治疗效果不显著者,可配服独参汤或建议其他方法治疗。

(曹　振)

第五节　昏　厥

昏厥是一种突发性、短暂性、一过性的意识丧失而昏倒的病症,是因一时性,广泛性脑缺血、缺氧引起,并在短时间内自然恢复。昏厥的产生可由于心排血量明显减少,或心脏瞬时停搏,大循环中周围血管阻力下降,或由于局部脑供血不足所致。当人体站立时,心排血量停止 1~2 秒,就会有头昏无力感,3~4 秒可发生意识丧失。

一、诊断要点

(一)症状

突然昏厥,不省人事,面色㿠白,四肢厥冷。昏前常有诱因,如疼痛、情绪不佳、恐惧、焦虑、疲劳、闷热、突然转颈、低头等。昏前常有前驱症状,如出汗、恶心、上腹不适、头晕、耳鸣、眼花、气促、胸痛、四肢发麻等。

(二)体征

(1)面色异常,如显著苍白多见于反射性昏厥;面色潮红见于某些脑性昏厥,发绀见于原发性肺动脉高压症,哭泣昏厥等。

（2）呼吸异常多见于心脏机械性阻塞或脑性昏厥。

（3）血压异常下降见于直立性低血压性昏厥，血压明显升高见于高血压脑病、妊娠高血压综合征等。

（4）心脏停搏或心动过缓可见于颈动脉性昏厥、吞咽性昏厥、排尿性昏厥。

（三）实验室检查

实验室检查对昏厥患者诊断帮助较大，一般先做常规检查。尿常规尿糖和酮体阳性可能为糖尿病。尿蛋白大量并伴有红细胞、白细胞管型者，应考虑尿毒症的可能。血常规白细胞计数增多者，应考虑感染、炎症、脱水及其他应激情况。血红蛋白阳性，应考虑内出血、贫血。同时，还应注意脑脊液检查、呕吐物检查，必要时再做血液生化检查。

（四）X 线、CT 特殊检查

X 线检查有助于寻找隐匿病因，如头颅 X 片可发现颅骨骨折，胸部 X 片可发现肺部肿瘤或炎症，腹部 X 片可发现梗阻征象等。

CT 检查对颅内、胸腔、腹腔内病变都有较高的诊断价值，在昏迷原因较难确定时，应考虑做 CT 检查，特别是头颅 CT 检查，对鉴别诊断帮助较大。

二、辨证分型

（一）气厥

1.实证

由于情志刺激而诱发突然昏仆，不省人事，呼吸气粗，口噤握拳，四肢厥冷，舌苔薄白，脉沉有力或沉弦。

2.虚证

眩晕昏仆，面色苍白，气息低微，冷汗淋漓，四肢厥冷，舌淡，脉沉细微。

（二）血厥

1.实证

猝然昏倒，不省人事，牙关紧闭，面红目赤，口唇紫黑，舌红或紫黯。脉弦。

2.虚证

突然昏厥，唇面色苍白，口张自汗，肢冷，气息微弱，目陷无光，舌淡，脉细无力或芤。

（三）暑厥

猝然昏倒，气喘不语，冷汗不止，面色潮红或苍白，口渴尿少，舌红而干，脉洪数或虚数而大。

（四）痰厥

突然晕仆，不省人事，喉间痰声辘辘作响或吐涎沫，呼吸气粗，四肢厥冷，苔白腻，脉弦滑。

（五）食厥

暴饮过食突然昏厥，胸闷气窒，脘腹胀满疼痛，舌苔黄腻，脉滑。

三、推拿治疗

（一）治则

开窍醒神，理气降逆。

（二）手法

掐法、按法、揉法、点法、推法、拿法、拍法等。

(三)取穴

人中、攒竹、百会、印堂、太阳、膻中、心俞、膈俞、内关、足三里等穴。

(四)操作方法

(1)患者仰卧位,头颈稍垫高,解开衣襟,若喉中有痰者,先用吸痰器吸痰,或将头偏向一侧,进行口对口吸痰。术者位于右侧,用拇指掐人中、攒竹两穴,先掐后揉治疗2~3分钟。继用按揉百会、印堂穴1~2分钟,再从印堂推抹至太阳、角孙穴反复操作治疗2~3分钟。

(2)承上势,术者先用双手拇指与示、中、无名指重拿肩井穴3~5次。用掌揉膻中穴,用四指端点揉期门、章门诸穴2~3分钟。继用双手分推两侧心俞、膈俞、肝俞诸穴,反复操作2~3分钟,以酸胀感为度。继用指掌分推法于背脊部自大椎穴分推至两侧胁肋部,往返操作5~7遍。最后用掌拍法于脊背部重拍督脉、膀胱经,反复操作1~2分钟。

(五)注意事项

(1)昏厥重症,出现循环衰竭、脱水昏迷等严重病情时,不宜手法治疗,应及时转诊其他科治疗处理。

(2)患者苏醒后,应积极寻找病因,进行治疗。

(3)嘱患者避免情志刺激,暴饮、暴食、暑热劳作等各种诱发因素。

(曹 振)

第六节 抽 搐

抽搐是不随意运动表现,是神经-肌肉疾病的病理现象,表现为横纹肌的不随意收缩。中医认为引起抽搐的病因病机主要有热毒内盛,风阳扰动,风毒窜络,阴血亏损等方面。常见于脑系疾病、传染病、中毒、头颅内伤、厥病、子痫、产后痉病、小儿惊风、破伤风、狂犬病等病中。

一、诊断要点

(一)症状

突然发病,项背强直,口噤不开,四肢和躯干出现肌肉抽搐,甚则角弓反张,不省人事,或手指蠕动。可伴有发热或畏寒、头痛、呕吐、心悸、二便失禁等。癔症性抽搐,在发作前多有精神刺激,出现全身僵直,牙关紧闭,双手紧握,或为不规则四肢挥舞,杂以啼哭,叫喊,发作时间一般偏长,数分钟至数小时,偶尔更长。

(二)体征

(1)患者肌张力增高,呈强直性或痉挛性肌收缩,可有意识障碍。

(2)体温可异常升高,血压亦可异常,可有心肺体征或神经系统体征,以及其他方面体征。

(3)癔症性抽搐患者无异常体征,肌张力变化不定。

(三)X线、CT特殊检查

如考虑为大脑功能障碍性抽搐,脑缺血、脑梗死、脑肿瘤、脑外伤应做心电图、脑彩超、CT、脑血管造影等检查。

（四）实验室检查

可按需要做血常规、尿常规、血糖、血电解质测定、肝功能、肾功能测定,脑脊液检查,血气分析,寄生虫抗原皮内试验等。

二、辨证分型

（一）邪壅经络型

发热恶寒,头痛,项背强直甚或口噤不得语,四肢搐搦,或筋脉拘急,胸脘痞闷,渴不欲饮,苔白腻,脉浮紧。

（二）风痰闭神型

突然昏仆,肢体抽搐或瘫痪,喉中痰鸣,口吐涎沫,苔白腻,脉弦滑。

（三）热郁阳明型

壮热胸闷,口噤龂齿,项背强直,四肢抽搐甚至角弓反张,口渴喜冷饮,躁扰神昏,腹胀便秘,苔黄腻,脉弦数。

（四）热盛动风型

壮热汗出口渴,躁扰不宁,甚则神昏,四肢抽搐,颈项强直,两目上视,面赤,舌质红绛,苔黄,脉数。

（五）热动营血型

身热夜甚,神昏,口噤抽搐,项背强直,角弓反张,或身见斑疹,舌红绛,苔黄燥,脉弦数或细数。

（六）肝阳化风型

头痛眩晕,项强不舒,肢体麻木,震颤或抽搐,急躁易怒,或见昏迷,口苦,面红目赤,舌红,苔黄,脉弦细。

（七）阴虚动风型

头痛眩晕,腰酸耳鸣,心烦失眠,肢体麻木、震颤甚或抽搐,小便短黄,大便干结,舌红,少苔,脉数。

（八）风毒入络型

四肢抽搐,牙关紧闭,舌强口噤,或肌肉震颤,或苦笑面容,或半身不遂,或口眼㖞斜,头痛眩晕,舌红,苔腻,脉弦。

（九）火毒入络型

四肢抽搐无力,肌肉瞤动,肢体发麻,食少,腹胀,便溏,神疲乏力,肢凉,眩晕,体瘦,面色萎黄,舌淡,苔薄白,脉缓弱。

三、推拿治疗

（一）治则

急则治其标,缓则治其本,以开窍、醒脑、解痉、止搐为法。

（二）手法

掐法、点法、拿法、按法、揉法等。

（三）取穴

以督脉为主,取人中、印堂、百会、大椎、筋缩、合谷、太冲、后溪、涌泉等穴。

（四）操作手法

（1）患者仰卧位，术者位于其一侧，先用拇指指端掐人中、十宣，先掐后揉反复操作3～5次，继之重按揉印堂、百会、大椎、筋缩、合谷、太冲、后溪，施用点按法于两侧阳陵泉、太冲、涌泉诸穴，反复操作3～5分钟，均要有明显酸胀感。

（2）承上势，术者用拿揉法于两上肢曲池、内关、合谷、手三里诸穴反复操作治疗3～5分钟，再拿按委中、承山、昆仑诸穴，反复操作治疗2～3分钟，最后用双手掌搓揉上、下肢，反复操作2～3遍。

（五）注意事项

（1）治疗应针对原发病因处理，在急症期应用推拿治疗同时应配合其他必要的综合抢救措施。

（2）治疗时，必须注意患者平卧，头偏向一侧，保持呼吸道通畅，并将患者下颌托起，防止舌后坠阻塞。

（3）要解开患者领口、衣扣，放松裤带，以减轻呼吸道阻力，应注意大小便护理。

四、自我保健推拿

取坐位，用示、中指按揉印堂、百会、大椎、合谷、太冲、阳陵泉各1分钟，拿曲池、委中、承山穴，搓擦涌泉，时间15分钟，每天1次，两侧交替进行。

（管金芳）

第七节 落 枕

落枕又名"失枕"，是以晨起时出现颈部酸胀、疼痛、活动不利为主症的颈部软组织损伤疾病。本病多见于青壮年，男多于女，冬春季发病率较高。轻者4～5天可自愈，重者疼痛剧烈，并向头部及上肢部放射，迁延数周不愈。

一、病因病理

本病多由睡眠时枕头过高、过低或过硬，以及躺卧姿势不良等因素，使头枕部长时间处于偏歪姿势，导致颈部一侧肌群受到过度伸展牵拉，在过度紧张状态下而发生静力性损伤，临床上以一侧胸锁乳突肌、斜方肌及肩胛提肌痉挛多见。

中医认为，本病多因素体亏虚，气血不足，循行不畅，筋肉舒缩活动失调，或夜寐肩部外露，颈肩受风寒侵袭，致使气血凝滞，肌筋不舒，经络痹阻，僵凝疼痛而发病。《伤科汇纂·旋台骨》有"因挫闪及失枕而项强痛者"的记载，因此，颈部突然扭转闪挫损伤，或肩扛重物致局部筋肌扭伤，痉挛也是导致本病的原因之一。

二、诊断

（一）症状

（1）晨起后即感一侧颈部疼痛，颈项僵滞，头常歪向患侧，不能自由旋转，转头视物时往往连同身体转动。

(2)疼痛可向肩部、项背部放射。

(3)颈部活动受限,常受限于某个方位上,主动、被动活动均受牵掣,动则症状加重。

(二)体征

(1)颈部肌肉疼痛痉挛,触之呈条索状。

(2)压痛:在胸锁乳突肌处有肌张力增高感和压痛者,为胸锁乳突肌痉挛;在锁骨外 1/3 处(肩井穴)或肩胛骨内侧缘有肌紧张感和压痛者,为斜方肌痉挛;在上三个颈椎棘突旁和同侧肩胛骨内上角处有肌紧张感和压痛者,为肩胛提肌痉挛。

(3)活动障碍:轻者向某一方位转动障碍,严重时各方位活动均受限制。

(三)辅助检查

X 线片检查:一般颈椎骨质无明显变化。少数患者可有椎体前缘增生,颈椎生理弧度改变、序列不整、侧弯等。

三、治疗

(一)治疗原则

舒筋活血,温经通络,解痉止痛。

(二)手法

一指禅推法、㨰法、按法、揉法、拿法、拔伸法、擦法等。

(三)取穴与部位

风池、风府、肩井、天宗、肩外俞等穴及受累部位。

(四)操作

1.舒筋活血

患者取坐位,术者立于其身后,用一指禅推法、按揉法沿督脉颈段、两侧颈夹脊穴上下往返操作 3～5 遍。自两侧肩胛带、颈根部、颈夹脊线用㨰法操作,时间 3～5 分钟。

2.疏通经络

用拇指或中指点按风池、风府、天宗、肩井、肩外俞等穴,每穴按压半分钟;用拿法提拿颈椎两侧软组织,以患侧为重点部位,并弹拨紧张的肌肉,使之逐渐放松。

3.解痉止痛

根据压痛点及肌痉挛部位,分别在痉挛肌肉的起止点及肌腹部用按揉法、抹法、弹拨法操作,时间 2～3 分钟。

4.拔伸摇颈

嘱患者自然放松颈项部肌肉,术者左手持续托起下颌,右手扶持后枕部,维持在颈略前屈、下颌内收姿势,双手同时用力向上牵拉拔伸片刻,再缓慢左右摇颈 10～15 次,以活动颈椎小关节。

5.整复错缝

对颈椎后关节有侧偏、压痛者,在颈部微前屈的状态下,以一手拇指按于压痛点处,另一手托住其下颌部,做向患侧的旋转扳法,以整复后关节错缝。手法要稳而快,切忌暴力蛮劲,以防发生意外。在患部沿肌纤维方向做擦法、摩肩、拍打、叩击肩背部数次,结束治疗。

四、注意事项

(1)推拿治疗本病过程中,手法宜轻柔,切忌施用强刺激手法,防止发生意外。

（2）对症状持续 1 周以上不缓解，短期内有两次以上发作者，必须做 X 线检查，以明确诊断。

（3）注意颈项部的保暖，科学用枕，参照颈椎间盘突出症。

五、功能锻炼

（1）患者应有意识放松颈部肌肉，疼痛缓解后，应积极进行颈部功能锻炼，可做颈部前屈后仰、左右侧弯、左右旋转等活动，各做3～5次，每天 1～2次。

（2）坚持做颈部保健操。

六、疗效评定

（一）治愈

颈项部疼痛、酸胀消失，压痛点消失，颈部功能活动恢复正常。

（二）好转

颈项部疼痛减轻，颈部活动改善。

（三）未愈

症状无改善。

（易建华）

第八节 颈 椎 病

颈椎病是发生在颈段脊柱的慢性退行性疾病，是由于颈椎骨质增生、椎间盘退行性改变及颈部损伤等原因引起脊柱内、外平衡失调，刺激或压迫颈神经根、椎动脉、脊髓或交感神经而引起的一组综合征，又称颈椎综合征。多见于中老年人群，男性多于女性，近年来有明显低龄化趋势。本病临床表现为头、颈、肩臂麻木疼痛，肢体酸软无力，病变累及椎动脉、交感神经、脊髓时则可出现头晕、心慌、大小便失禁、瘫痪等症状。

一、病因病理

颈椎间盘退变是本病的内因，各种急慢性颈部损伤是导致本病的外因。

（一）内因

在一般情况下颈椎椎间盘从 30 岁以后开始退变，退变从软骨板开始并逐渐骨化，通透性随之降低，髓核中的水分逐渐减少，最终形成纤维化，缩小变硬成为一个纤维软骨性实体，进而导致椎间盘厚度变薄，椎间隙变窄。由于椎间隙变窄，使前、后纵韧带松弛，椎体失稳及继发性炎症，后关节囊松弛，关节腔变窄，关节面长时间磨损而导致增生。椎体后关节、钩椎关节等部位的骨质增生，以及椎间孔变窄或椎管前后径变窄是造成脊髓、颈神经根、椎动脉及交感神经受压的主要病理基础。

（二）外因

由于跌仆闪挫或长期从事低头伏案工作，平时姿势不良、枕头和睡姿不当，均可使颈椎间盘、后关节、钩椎关节、椎体周围各韧带及其附近软组织不同程度的损伤，从而破坏了颈椎的稳定性，促使颈椎发生代偿性骨质增生。若增生物刺激或压迫邻近的神经、血管和软组织则引起各种相应的临床症状和体征。

此外,颈项部受寒,肌肉痉挛致使局部组织缺血缺氧,也可引起临床症状。

中医学关于颈椎病的论述多记载于"痹证""痿证""头痛""眩晕""项强""项筋急"和"项肩痛"等病证中。中医认为颈椎病与人的年龄及气血盛衰、筋骨强弱有关。年过四十肾气始衰,年过五十肝气始衰,年过六十筋肌懈惰,骨骸稀疏。年老体弱,肝肾、气血亏虚,筋肌骸节失却滋养;或被风寒湿邪所侵,气血凝滞痹阻;或反复积劳损伤,瘀聚凝结于脊窍,发为本病。

二、诊断

(一)颈型颈椎病

颈型颈椎病由于颈椎过度运动、外伤或长期不良姿势,而造成椎旁软组织劳损、颈椎活动节段轻度错缝,颈椎的稳定性下降,从而导致椎间盘代偿性退变。这种退变尚处于退变的早期阶段,表现为椎间盘纤维环结构的部分破坏、椎间盘组织的轻度膨出及椎骨骨质的轻度增生,这些膨出及增生的结构尚未构成对神经、血管组织的实质性压迫,但可刺激分布于其间的椎窦神经感觉纤维。后者则向中枢发出传入冲动,经脊髓节段反射及近节段反射的途径,导致颈项部和肩胛骨间区肌肉处于持续紧张的状态,出现该区域的刺激症状。

1.症状

(1)表现为患者颈部前屈、旋转幅度明显减小,颈夹肌、半棘肌、斜方肌等出现肌紧张性疼痛。

(2)颈部有僵硬感,易于疲劳。

(3)肩胛肩区有酸痛感和沉重感,劳累后症状加重,休息后症状减轻,经常出现"落枕"样现象。

2.体征

同"落枕"。

3.辅助检查

同"落枕"。

(二)神经根型颈椎病

神经根型颈椎病由于颈椎钩椎关节、关节突骨质增生、颈椎椎骨之间结构异常及软组织损伤、肿胀等原因,造成对神经根的机械压迫和化学刺激而引起典型的神经根症状。

1.症状

(1)颈项部或肩背呈阵发性或持续性的隐痛或剧痛;受刺激或压迫的颈脊神经其循行路经有烧灼样或刀割样疼痛,伴针刺样或过电样麻感;当颈部活动、腹压增高时,上述症状会加重。

(2)颈部活动有不同程度受限或发硬、发僵,或颈呈痛性斜颈畸形。

(3)一侧或两侧上肢有放射性痛、麻,伴有发沉、肢冷、无力、握力减弱或持物坠落。

2.体征

(1)颈椎生理前凸减少或消失,甚至反弓,脊柱侧凸。上肢及手指感觉减退,严重时可有肌肉萎缩。

(2)颈部有局限性条索状或结节状反应物,在病变颈椎节段间隙、棘突、棘突旁及其神经分布区可出现压痛。手指放射性痛、麻常与病变节段相吻合。

(3)患侧肌力减弱,病久可出现肌肉萎缩。

(4)臂丛神经牵拉试验、压头试验、椎间孔挤压试验,均可出现阳性。

(5)腱反射可减弱或消失。

3.辅助检查

(1)X线检查:可显示颈椎生理前凸变直或消失,脊柱、棘突侧弯,椎间隙变窄,椎体前、后缘骨质增生,钩椎关节变锐及椎间孔狭窄等改变。

(2)CT检查:可清楚地显示颈椎椎管和神经根管狭窄、椎间盘突出及脊神经受压情况。

(3)MRI检查:可以从颈椎的矢状面、横断面及冠状面对椎管内结构的改变进行观察,对脊髓、椎间盘组织显示清晰。

(三)脊髓型颈椎病

脊髓型颈椎病是由于突出的颈椎间盘组织、增生的椎体后缘骨赘、向后滑脱的椎体、增厚的黄韧带和椎管内肿胀的软组织等,对脊髓造成压迫;或由于血管因素的参与,导致脊髓缺血、变性等改变,引起颈部以下身体感觉、运动和大小便功能等异常。本病与颈椎间盘突出症有相似之处。

1.症状

(1)表现为上肢症状往往不明显,有时仅表现为沉重无力;下肢症状明显,可出现双下肢僵硬无力、酸胀、烧灼感、麻木感和运动障碍,呈进行性加重的趋势。

(2)步态笨拙,走路不稳或有踩棉花感。手部肌肉无力、发抖、活动不灵活、持物不稳、容易坠落。

(3)甚至四肢瘫痪,排尿、排便障碍,卧床不起。

(4)患者常有头痛、头昏、半边脸发热、面部出汗异常等。

2.体征

(1)颈部活动受限不明显,病变相应节段压痛存在。

(2)上肢动作欠灵活,肌力减弱。

(3)下肢肌张力增高。低头1分钟后症状加重。

(4)肱二头肌、肱三头肌肌腱及膝腱反射减弱;跟腱反射亢进。

(5)髌阵挛和踝阵挛。

(6)腹壁反射和提睾反射减弱。

(7)霍夫曼征、巴宾斯基征均可出现阳性。

3.辅助检查

(1)X线检查:可见病变椎间隙狭窄、椎体骨质增生、节段不稳定等退行性改变。有时可见椎管狭窄、椎间孔缩小。

(2)脊髓造影:脊髓造影可发现硬膜囊前后压迫情况,如压迫严重可呈现不完全一性或完全性梗阻。

(3)CT检查:可确切地了解颈椎椎管的大小、椎间盘突出程度、有无椎体后骨刺等情况。

(4)MRI检查:可明确有无颈椎间盘变性、突出或脱出及其对脊髓的压迫程度,了解脊髓有无萎缩变性等。

(四)椎动脉型颈椎病

椎动脉型颈椎病是由于椎间盘退变及上位颈椎错位,横突孔骨性非连续管道扭转而引起椎动脉扭曲,或因椎体后外缘、钩椎关节的骨质增生而导致椎动脉受压,造成一侧或双侧的椎动脉供血不足,或因椎动脉交感神经丛受刺激而导致基底动脉痉挛等。近年来对椎动脉形态学的研究表明,该病存在椎动脉入横突孔位置变异(图12-1)、先天性纤细、痉挛(图12-2)、钩椎关节增生压迫(图14-3)、横突孔内纤维束带牵拉扭曲(图12-4)及骨质增生压迫椎动脉等病理改变。

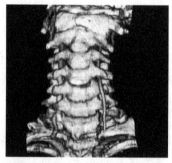

图 12-1　入横突孔位置变异

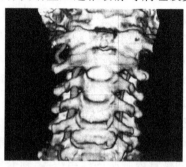

图 12-2　先天性纤细、痉挛

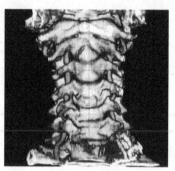

图 12-3　钩椎关节增生压迫

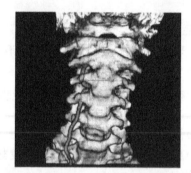

图 12-4　横突孔内纤维束带牵拉扭曲

因此,可以认为,椎动脉形态学改变使椎动脉血流动力学异常,椎动脉供血不足,小脑缺血、缺氧是导致眩晕的主要原因。

《黄帝内经·灵枢》有"髓海不足,则脑转耳鸣""上气不足,脑为之不满,耳为之苦鸣,头为之苦倾,目为之眩"及"上虚则眩"等记载。

1.症状

(1)持续性眩晕、恶心、耳鸣、重听、记忆力减退、后枕部麻木、偏头痛等。

(2)可伴有视物模糊、视力减退、精神萎靡、失眠、嗜睡等。

(3)头部过伸或旋转时,可出现位置性眩晕、恶心、呕吐等急性发作症状。

(4)可出现猝然摔倒、持物坠落,但摔倒时神志多清醒。

(5)部分患者可同时伴有颈肩臂痛等神经根型颈椎病的表现,以及交感神经刺激症状。

2.体征

(1)病变节段横突部压痛。

(2)当出现颈源性眩晕等椎动脉供血不足的症状时,可发作性猝倒。

(3)旋颈试验阳性。

3.辅助检查

(1)X线检查:颈椎正位及斜位片,可见颈椎生理弧度减小或消失,可出现侧凸畸形。可见钩椎关节侧方或后关节部骨质增生、椎间孔变小等。

（2）椎动脉造影：可见椎动脉因钩椎关节骨赘压迫而扭曲或狭窄，可作为确切诊断。

（3）TCD检查：为目前临床常用的检查项目，可发现椎动脉血流速减慢或增快，可供临床参考。

（4）3D-CTA检查：可清晰观察椎动脉及椎-基底动脉全貌，分析椎动脉与椎体、椎间孔及周围软组织的关系，可明确诊断。

（五）交感神经型颈椎病

1.症状

（1）有慢性头痛史，以眼眶周围、眉棱骨等部位明显，疼痛常呈持续性。

（2）可出现头晕、眼花、耳鸣、恶心或呕吐。

（3）可有心动过速或减慢、心前区闷痛、心悸、气促等症状。

2.体征

（1）两侧颈椎横突前压痛点明显。

（2）部分患者出现霍纳征。

（3）有"类冠心病样综合征"征象。

3.辅助检查

（1）X线检查：颈椎生理弧度有不同程度的改变，椎体和钩椎关节骨质增生，横突肥厚等。

（2）心电图检查：无异常或有轻度异常。

（六）混合型颈椎病

兼具上述两种类型或两种以上类型的诊断要点。

三、鉴别诊断

临床上根据患者的病史、症状和体征，并通过相应检查可明确诊断，并注意同下列疾病相鉴别。

（一）神经根型颈椎病

（1）风湿性或慢性劳损性颈肩痛有颈肩、上肢以外多发部位的疼痛史，无放射性疼痛，无反射改变，麻木区不按脊神经根节段分布，该病与天气变化有明显关系，服用抗风湿类药状可好转。

（2）落枕颈项强痛，活动功能受限，无手指发麻症状，起病突然，以往无颈肩症状。

（3）前斜角肌综合征颈项部疼痛，患肢有放射痛和麻木触电感，以手指胀、麻、凉、皮肤发白或发绀为特征。手下垂时症状加重，上举后症状可缓解。前斜角肌痉挛发硬，艾迪森试验阳性。

（二）脊髓型颈椎病

1.颈脊髓肿瘤

脊髓压迫症状呈进行性加重，先有一侧颈、肩、臂手指疼痛或麻木，逐渐发展到对侧下肢，然后累及对侧上肢。X片显示椎间孔增大，椎体或椎弓破坏。CT、MRI、脊髓造影可确诊。

2.脊髓粘连性蛛网膜炎

脊髓粘连性蛛网膜炎可有感觉神经和运动神经受累症状，亦可有脊髓的传导损害症状。腰椎穿刺时，脑脊液呈不全或完全梗阻现象。脊髓造影时，造影剂通过蛛网膜下腔困难，并分散为点滴延续的条索状。

3.脊髓空洞症

脊髓空洞症好发于20～30岁的青年人，以痛温觉与触觉分离为特征，尤以温度觉的减退或

307

消失较为明显。脊髓造影通畅,MRI检查可见颈膨大,有空洞形成。

此外,还需与颈椎骨折脱位、颈椎结核相鉴别。

(三)椎动脉型颈椎病

1.梅尼埃病

平素有类似发作症状,常因劳累、睡眠不足、情绪波动而发作。其症状表现为头痛、眩晕、呕吐、恶心、耳鸣、耳聋、眼球震颤等。

2.位置性低血压

位置性低血压发作于患者突然改变体位时,尤其从卧位、蹲位改为立位时,突然头晕,而颈部活动无任何异常表现。

3.内听动脉栓塞

突发耳鸣、耳聋及眩晕,症状严重且持续不减。

(四)交感神经型颈椎病

1.心绞痛

有冠心病史,发作时心前区剧烈疼痛,伴胸闷心悸、出冷汗,心电图有异常表现。含服硝酸甘油片能缓解。

2.自主神经紊乱症

自主神经紊乱症多见于青壮年,表现为头痛、头晕、睡眠障碍、自制能力差等。X片显示颈椎无明显异常改变,神经根、脊髓无受累征象。服用调节自主神经类药物有效。对此类患者需长期观察,以防误诊。

四、治疗

(一)治疗原则

消除肌痉挛,纠正椎骨错缝,恢复颈椎内外力平衡。颈型以纠正颈椎紊乱,缓解肌紧张为主;神经根型以活血化瘀,疏经通络为主;脊髓型以疏经理气,温通督脉为主;椎动脉型以行气活血,益髓止晕为主;交感神经型以益气活血,平衡阴阳为主。

(二)手法

滚法、一指禅推法、按法、拿法、拔伸法、扳法、旋转法、按揉法、擦法等。

(三)取穴与部位

1.五线

(1)督脉线:自风府穴至大椎穴连线。

(2)颈夹脊线:自天柱穴至颈根穴(大椎穴旁开1寸)连线,左右各一线。

(3)颈旁线:自风池穴至颈臂穴(缺盆穴内1寸)连线,左右各一线。

2.五区

(1)肩胛区:冈上肌区域,左右各一区。

(2)肩胛背区:冈下肌区域,左右各一区。

(3)肩胛间区:两肩胛骨内侧缘区域。

3.十三穴

风府穴、风池穴(双)、颈根穴(双)、颈臂穴(双)、肩井穴(双)、肩外俞穴(双)、天宗穴(双)。

(四)操作

1.基本操作

(1)督脉线:用一指禅推法、按揉法、擦法,累计2~3分钟。

(2)颈夹脊线:用一指禅推法、按揉法、拿法、擦法,累计3~5分钟。

(3)颈旁线:用一指禅推法、按揉法、擦法、抹法,累计2~3分钟。

(4)肩胛区:由肩峰端向颈根部施㨰法、拿法、擦法,累计3~5分钟。

(5)肩胛背区:用㨰法、按揉法,累计1~2分钟。

(6)肩胛间区:用一指禅推法、按揉法、拨揉法,累计2~3分钟。

2.辨证推拿

(1)颈型颈椎病:①有椎间关节紊乱者,用颈椎定位扳法、旋转扳法等,纠正颈椎生理弧度、侧弯和关节紊乱。②根据症状累及部位,选择相应的五区、十三穴,用一指禅推法、按揉法、拨揉法,累计3~5分钟。③有偏头痛者,同侧风池穴按揉,手法作用力向上,时间2~3分钟。④有眩晕者,用一指禅推风池穴(双),用拇指的尺侧偏峰沿寰枕关节向风府方向推,左手推右侧,右手推左侧。每穴2~3分钟。

(2)神经根型颈椎病:①有椎间关节紊乱者,用颈椎定位扳法、旋转扳法等,纠正颈椎生理弧度、侧弯和关节紊乱。②相应神经根节段治疗。放射至拇指根麻木者,取同侧C_5~C_6椎间隙,用一指禅推法、按揉法治疗,累计时间3~5分钟;放射至拇、示、中指及环指桡侧半指麻木者,取同侧$C_{6~7}$椎间隙,用一指禅推法、按揉法治疗,累计时间3~5分钟;放射至小指及环指尺侧半指者,取同侧C_7~T_1椎间隙,用一指禅推法、按揉法治疗,累计时间3~5分钟。③根据症状累及部位,选择相应的五区、十三穴,用一指禅推法、按揉法、拨揉法,累计3~5分钟。

(3)脊髓型颈椎病:①根据症状所累及部位,选用相应的五区、十三穴,用一指禅推法、按揉法、拨揉法,累计3~5分钟。②根据所累及的肢体,选用相应穴位操作,以缓解肢体相应症状。时间3~5分钟。

(4)椎动脉型颈椎病:①一指禅推风池穴(双),用拇指的尺侧偏峰沿寰枕关节向风府方向推,左手推右侧,右手推左侧。每穴3~5分钟。②取颈臂穴(双),用一指禅推法、按揉法,每穴1~2分钟。③有椎间关节紊乱者,用颈椎定位扳法、旋转扳法等,纠正颈椎生理弧度、侧弯和关节紊乱。④用鱼际揉前额,拇指按揉印堂、睛明穴、太阳穴,分抹鱼腰穴;用沿足少阳胆经头颞部循线行扫散法治疗。时间约5分钟。

(5)交感神经型颈椎病:①有椎间关节紊乱者,用颈椎定位扳法、旋转扳法等,纠正颈椎生理弧度、侧弯和关节紊乱。②颞部、前额部、眼眶等部位,用抹法、一指禅推法、按揉法、扫散法等治疗,累计时间3~5分钟。③视物模糊、眼涩、头晕者,一指禅推风池穴(双),用拇指的尺侧偏峰沿寰枕关节向风府方向推,左手推右侧,右手推左侧。每穴3~5分钟。④头痛、偏头痛、头胀、枕部痛者,取同侧风池穴按揉,手法作用力向上,时间约3分钟。⑤耳鸣、耳塞者,取风池穴(同侧),用一指禅推法、按揉法向外上方向操作,累计时间2~3分钟。⑥心前区疼痛,心动过速或过缓者,取颈臂穴(双),用一指禅推法、按揉法操作,累计时间3~5分钟。

(6)混合型颈椎病:按证型症状的轻重缓急,综合对症处理。

五、注意事项

(1)对颈椎病的推拿治疗,尤其在做被动运动时,动作应缓慢,切忌暴力、蛮力和动作过大,以免发生意外。

(2)低头位工作不宜太久,避免不正常的工作体位。

(3)避免头顶、手持重物。

(4)睡眠时枕头要适宜。对颈椎生理弧度变直、消失的,枕头宜垫在颈项部;弧度过大的,宜垫在头后部;侧卧时枕头宜与肩膀等高,使颈椎保持水平位。

(5)治疗后可选用合适的颈围固定颈部,并要注意保暖。

(6)本病可以配合颈椎牵引治疗。重量3~5 kg,每次20~30分钟。

(7)对脊髓型颈椎病,禁用斜扳法。推拿治疗效果不佳,或有进行性加重趋势,应考虑综合治疗。

六、功能锻炼

(一)颈肌对抗锻炼

(1)双手交握,置于额前(枕后),颈部向前(后)用力与之对抗,每次持续10~20秒,每组8~10次,每天1~3组。

(2)将手掌置于头同侧,颈部用力与之对抗,每次持续10~20秒,每组8~10次,每天1~3组。

(3)左右侧分别进行。

(二)颈部关节活动度锻炼

头向前缓慢、用力屈至极限,停顿3秒钟后缓慢、用力抬起,向后伸至极限,停顿3秒钟后缓慢回到中立位,每组8~10次,每天2~3组;头向左缓慢、用力屈至极限,停顿3秒钟后缓慢、用力向右屈至极限,停顿3秒钟后缓慢回到中立位,每组8~10次,每天2~3组。

(三)颈保健操

1.捏九下

用手掌心放在颈后部,示、中、环及小指与掌根相对用力,提捏颈部肌肉。左手捏九下,右手捏九下。

2.摩九下

用手掌放在颈后部,用手指、手掌连同掌根,沿颈项做横向的来回往返摩擦。左手摩九下,右手摩九下。至颈项发热舒适。

3.扳九下

用示、中、环及小指放在颈后部,做头缓缓向后仰,同时手指向前扳拉。左手扳九下,右手扳九下。使颈后部有被牵拉感。

七、疗效评定

(一)治愈

原有各型症状消失,肌力正常,颈、肢体功能恢复正常,能参加正常劳动和工作。

(二)好转

原有各型症状减轻,颈、肩背疼痛减轻,颈、肢体功能改善。

(三)未愈

症状无改善。

(曹　振)

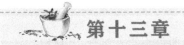

第十三章

常见病症的中医护理

第一节 郁 证

一、概念定义

郁证是由于情志不舒、气机瘀滞所致,以心情抑郁、情绪不宁、胸部满闷、胁肋胀痛、易怒喜哭,或咽中如有异物梗死等为主要临床表现的病证。郁证有广义和狭义之分。广义的郁,包括外邪、情志等因素所致之郁。狭义的郁,单指情志不舒所致之郁。本节主要讨论的是情志之郁。

凡现代医学的神经衰弱、癔症、焦虑症、抑郁症、更年期综合征及反应性精神病,以郁证为主要临床表现时,均属本病证的讨论范围,可参考本节辨证施护。

二、病因病机

郁证的病因主要包括情志内伤和体质因素两个方面。

(一)情志内伤

七情过极,刺激过于持久,超过机体的调节能力,导致情志失调,尤以悲忧、恼怒最易致病。

(二)体质因素

原本肝旺,或体质素弱,复加情志刺激,肝郁抑脾,饮食渐减,生化乏源,日久必气血不足,心脾失养,或郁火暗耗营血,阴虚火旺,心病及肾,而致心肾阴虚。

三、常见症候要点

(一)肝气郁结

症状:精神抑郁,情绪不宁,胸部满闷,胁肋胀痛,痛无定处,脘闷嗳气,不思饮食,大便不调,苔薄腻,脉弦。

(二)气郁化火

症状:性情急躁易怒,胸胁胀满疼痛,口苦而干,或头痛,目赤,耳鸣,或嘈杂吞酸,大便秘结,舌质红,苔黄,脉弦数。

(三)痰气郁结

症状:精神抑郁,胸部闷塞,胁肋胀满,咽中如有物梗死,吞之不下咯之不出,苔白腻,脉弦滑。

(四)心神失养

症状:精神恍惚,心神不宁,多疑易惊,悲忧善哭,喜怒无常,或时时欠伸,或手舞足蹈,叫骂喊叫等,舌质淡,苔薄白,脉弦细。

(五)心脾两虚

症状:多思善疑,头晕神疲,心悸胆怯,失眠健忘,食欲缺乏,面色不华舌质淡,苔薄白。

(六)心肾阴虚

症状:情绪不宁,眩晕,心悸,健忘,失眠,多梦,心烦易怒,五心烦热,盗汗,口咽干燥,或遗精腰酸,妇女则月经不调,舌红少津,脉细数。

四、主要护理问题

(一)抑郁

与肝郁气滞,疏泄不畅有关。

(二)胸胁胀闷

与气机不畅,肝络失和有关。

(三)夜寐不安

与劳心思虑,心失所养有关。

五、辨证施护

(一)病情观察

(1)严密观察患者精神、情绪的变化,提高警惕,防止患者伤人、毁物和自伤行为的发生。

(2)观察患者胸胁胀闷的时间、性质、程度、诱发因素、缓解方式等。

(3)观察患者体温、脉搏、血压、呼吸、心率、饮食、睡眠、二便等情况,以判断病情的轻重缓急和病势的进退。

(二)生活起居护理

(1)病室环境整洁、安静,避免一切噪声,工作人员做到说话轻、操作轻,减少对患者的不良刺激

(2)空气新鲜,温湿度适宜,摆放些花草,避免放置刀具、绳索等危险品,光线宜暗,避免强光刺激。

(3)患者起居有常,劳逸有度,保证有足够的睡眠时间,休息时少打扰,活动时不要人多嘈杂。

(4)指导患者根据自身的年龄、喜好及身体情况,选择适合自己的运动项目,如气功、健身操等,帮助制定工作、生活作息制度,既要遵守药物治疗规定,更要重视劳动锻炼。

(5)辨证起居:气郁化火者,要避免室温过高,最好安排在阴凉舒适的病室;心神失养患者宜居宽敞明快、空气流通、色彩艳丽的房间;心肾阴虚者要注意劳逸结合,早睡早起,遗精者应注意摄生,节制房事。

(三)饮食护理

以理气开郁,调畅气机为原则,宜清淡易消化,多食蔬菜水果,忌辛辣刺激、肥甘厚腻、烟酒之物;安排合适的就餐环境,就餐时避免情志刺激,保持心情愉快。辨证施食分为以下几点。

(1)肝气郁结、痰气郁结者:以理气疏肝解郁、化之品为宜,如玫瑰花、柑橘、梨、荸荠、柠檬、陈皮、茉莉花等,少食多餐,勿过饱;心神失养者:以养血安神之品为宜,如红枣桂圆汤、桂圆粥等。

(2)心脾两虚者:以滋养气血、补益心脾之品为宜,如桂圆、莲子、荔枝、大枣、黄芪粥、酸枣仁粥。

(3)气郁化火者:以疏肝解郁,清肝泻火之品为宜,如芹菜、苦瓜、芥菜、苦丁茶、菊花茶等;心肾阴虚者,以滋养心肾为宜,如麦冬、西洋参、酸枣仁粥、银耳粥等。

(四)用药护理

(1)严格按照医嘱的剂量时间和方法给药不可随意增减或停用药物注意观察药物的不良反应。

(2)辨证施药:肝气郁结者,服柴胡疏肝散时避免与碳酸钙、硫酸镁、氢氧化铝等西药合用,以免降低药效;心脾两虚者中药汤剂应饭前温热服;气郁化火和阴虚火旺者,中药汤剂宜浓煎,少量频服,睡前凉服,服药期间忌饮浓茶、咖啡。

(五)情志护理

郁证常因情志内伤引起,可应用安慰、诱导、暗示、解说、转移情绪等方法开导患者,使其情志怡悦,心情舒畅。肝气郁结者,对事物较为敏感,护理人员态度要和蔼,每天抽出一定时间与患者交谈,多加说明和鼓励,培养乐观情绪。气郁化火者,采用言语诱导的方法转移患者的注意力消除烦恼,以保持稳定和平的心态。痰气郁结者,心胸多较狭窄,故平时与之说话时应谨慎,注意语调和用词,避免造成不必要的猜疑和错觉,指导患者学会自我排解。心神失养者,应避免惊吓和过于兴奋、激动,必要时采用暗示疗法,对有消极言行者应热情关怀,提高警惕,防止伤人毁物或自伤行为的发生。音乐疗法:根据郁证的证治分类进行辨证选乐,肝气郁结者可选听《百鸟朝凤》《卡门》等;心脾两虚者可选听《北国之春》《花好月圆》等;心肾阴虚者可选听《小夜曲》《春江花月夜》等。

(六)对症处理

抑郁的对症处理包括以下两点。①穴位按摩:取膻中、神阙、丰隆、三阴交等穴,每穴点按2分钟。②耳穴埋籽:取心、神门、肾、皮质下等穴,肝气郁结者加肝,痰气郁结者加三焦,心脾两虚加脾,心肾阴虚者加交感,每次选取2～3穴,每天按压数次,3～5天更换1次。

六、健康教育

(1)避免诱发因素,告知患者及家属情绪激动、忧思、恼怒等都是诱因,及时释放不良情绪,正确对待各种事物。

(2)合理膳食,多食易消化、清淡、营养丰富的食品,如茯苓饼、山药等,避免辛辣刺激的食物。

(3)指导患者养成良好的生活习惯,生活起居有规律,劳逸适度,保证充足休息和睡眠。适当参加体力劳动及体育活动,如练气功、打太极拳、习八段锦等以调和气血。

(4)向患者及其家属说明坚持服药的重要性,遵医嘱按时按量服药,不可擅自增药、减药、停药,必要时由家属管理药品,以防发生意外。

(5)指导患者自我心理调节,避免七情过激和外界不良刺激。正确认识和对待疾病,树立战胜疾病的信心和勇气,以利于疾病的康复。

(6)积极参加各项社会活动,增强与外界接触的适应能力。培养多种业余爱好,陶冶情操,养成积极乐观的生活态度。

(周婷婷)

第二节　不　寐

一、概念定义

不寐又称失眠,是以经常不能获得正常睡眠为特征的一类病证。主要表现为睡眠时间、深度的不足,以及不能消除疲劳、恢复体力与精力。轻者入睡困难,或寐而不酣,时寐时醒,或醒后不能再寐,重则彻夜不寐。不寐是临床常见病证之一,虽不属于危重疾病,但常妨碍人们正常生活、工作、学习和健康,并能加重或诱发心悸、胸痹、眩晕、头痛、中风等病证。凡神经症、更年期综合征、贫血、慢性疾病、脑震荡后遗症等以失眠为主要临床表现者,均属本病证的讨论范围,可参考本节内容辨证施护。

二、病因病机

不寐的发生多以情志失调、饮食不节、劳逸失调、病后体虚等因素有关。

(一)情志失调

情志过极可影响人的正常情绪从而影响睡眠。或由情志不遂,肝气郁结,肝郁化火,邪火扰动心神,心神不安而不寐。或由五志过极,心火内炽,心神扰动而不寐。或由思虑太过,损伤心脾,心血暗耗,神不守舍,脾虚生化乏源,营血亏虚,不能奉养心神。

(二)饮食不节

过食肥甘厚味,酿生痰热,影响胃之和顺而卧失安宁。此外浓茶、咖啡、酒之类亦是造成不寐的因素。

(三)劳逸失调

劳倦太过伤脾,过逸少动致脾虚气弱,运化不健,化生气血不足,不能上奉于心,致心神失养而失眠。

(四)病后体虚

久病血虚,年迈血少,引起心血不足,心失所养,心神不安而不寐或因年迈体虚,阴阳亏虚而致不寐。或素体阴虚,兼因房劳太过,肾阴耗伤,阴衰于下,不能上奉于心,水火不济,心火独亢,火盛神动,心肾失交而神志不宁。

三、常见症候要点

(一)肝火扰心

症状:急躁易怒,心烦,不寐多梦,甚至彻夜不眠,伴有头晕头胀面红目赤,耳鸣耳聋,口干而苦,便秘溲赤,舌红苔黄,脉弦而数。

(二)痰热内扰

症状:心烦不寐,胸闷,泛恶,暖气,伴有头重目眩,口苦,舌红苔黄腻,脉滑数。

(三)阴虚火旺

症状:心烦不寐,心悸不安,腰酸足软,伴头晕,耳鸣,健忘,口干津少,烦热,舌红少苔,脉细而数。

(四)心脾两虚

症状:多梦易醒,心悸健忘,神疲食少,头晕目眩,伴有四肢倦怠,面色少华,舌淡苔薄,脉细无力。

(五)心胆气虚

症状:心烦不寐,多梦易醒,胆怯心悸,触事易惊,伴有气短自汗倦怠乏力,舌淡,脉弦细。

四、主要护理问题

(一)夜寐不安

与环境影响、卧具不适、心绪不宁、舒适改变(疼痛咳嗽、呼吸困难、脘腹胀满)、气虚、阴阳失调等有关。

(二)焦虑、烦躁

与不寐日久有关。

(三)头晕、头痛

与睡眠时间不足有关。

(四)心悸

与夜寐不安、心神不宁有关。

五、辨证施护

(一)病情观察

(1)观察睡眠的状况,失眠时间起始和终点,是间断性发作还是持续性,以助辨病。

(2)观察护治效果,及时调整护理计划,采取相应的护理措施。

(3)注意观察患者是否饮用咖啡、浓茶等刺激性饮料,设法消除诱因。

(二)生活起居护理

(1)病室环境宜保持空气清新、安静,光线应柔和稍暗,避免强光刺激和噪声,禁止吸烟。

(2)床铺软硬适度、平整、清洁,枕头高度适宜,放置以舒适为佳,避免颈部悬空而感到不适。

(3)生活有规律,睡前不宜过分用脑,切忌睡前看书、谈话或集中思考某一问题,少看情节刺激性的文章和电视节目。

(4)辨证起居:阴虚火旺者,注意休息,节房事,忌怒除忧,适当地进行体育锻炼,如打太极拳、散步、练八段锦等;心脾两虚者,注意劳逸结合,鼓励患者多参加体力劳动和体育锻炼,避免思虑过度。

(三)饮食护理

以清淡、易消化为原则,多食调和阴阳气血之品,如百合、莲子、银耳、酸枣仁等,忌烟酒、辛辣和肥甘厚味之品。晚餐不宜过饥或过饱,睡前忌饮浓茶、咖啡等。辨证施食主要包括以下几点。

(1)肝火扰心者:饮食宜清淡,多食清肝泻火的食物,如苦瓜、黄花菜、芹菜等,或予夏枯草、菊花、桑叶泡水代茶饮,可解郁降火,忌食辛辣、煎煿黏腻之品。

(2)热内扰者:食勿过饱,宜常食海带、鲜竹笋等以清热化痰,消化不良时可予山楂丸、果丹皮等帮助消化。

(3)阴虚火旺者:宜食滋阴降火之品,可指导患者多食新鲜蔬菜、水果,如银耳、百合、甲鱼、海参等,忌辛温香燥,易耗津伤液之品。

(4)心脾两虚者:可多食莲子、山药、龙眼肉、黄粥和党参粥或酸枣泡水饮等以健脾养心、益气生血。

(5)心胆气虚者:宜富于营养,可多食莲子粥、黄芪粥等,红枣或酸枣泡水饮也可起补益之功效。

(四)情志护理

重视精神调摄对改善睡眠的重要性,尽量让患者怡情悦志,保持心情舒畅,以放松的、顺其自然的心态对待睡眠,避免过度紧张、兴奋、焦虑抑郁、惊恐、恼怒等不良刺激,做到喜怒有节。教会患者一些简单的排除杂念、精神集中的办法,如安静坐下,身体放松,全过程用鼻腔深呼吸并留意呼吸的感觉,凝视某个点2分钟左右,直到眼睛疲劳就闭上,使患者在心绪平静后能安然入睡。辨证施乐:运用中医五音疗法使患者畅开心结调理情志,消除过度紧张、兴奋焦虑、抑郁、惊恐、愤怒等不良情绪,使其喜怒有节,精神舒畅,以安然入睡。如心脾两虚不寐患者可选择《春江花月夜》《秋湖月夜》《紫竹调》《花好月》《喜相逢》等乐曲以通调血脉振奋精神,促进睡眠。

(五)用药护理

(1)服药时间:安神汤药宜睡前半小时服用以利于睡眠。如因其他并发病而用麻黄、附子和肉桂等助阳温热药时,则应在上午服用,以免因阳亢而影响睡眠。

(2)注意药物的配伍禁忌和不良反应:安神药中有酸枣仁、五味子等酸味药时,要避免同时服用碱性药;西药中苯巴比妥、巴比妥等尽可能不要长期服用,以免成。

(3)年老、肝肾功能差的患者要注意慎用含朱砂的中药和巴比妥类药物。

(4)辨证施药:痰热内扰者,汤药宜少量多次分服以防呕吐,或服药时口嚼生姜少许;心脾两虚者,汤药宜空腹温服,睡前服。

(六)对症处理

(1)夜寐不安的对症处理。①穴位贴敷:采用吴茱萸膏敷贴涌泉穴每晚1次,次日早晨取下,3天为1个疗程。②局部按摩法:睡前予双手交替按摩涌泉穴(足心)60~100次;用手在心下做环形按摩腹部20次;用双手拇指和示指相对在耳郭前后由上至下徐徐按摩,至耳垂处再向下拉一下,20~50次;按摩头部印堂、推眉棱骨至太阳穴,按摩太阳穴20次。③耳穴埋籽:取神门、皮质下、交感、心、肾等穴埋籽,每天睡前按揉3~5分钟,以患者感酸、麻、胀、痛、热感为度,每3天换1次双耳交替进行,10天为1个疗程。足浴法:每天睡前用温水泡脚。双脚浸入到40℃左右的温水中,约15分钟后,若水凉中间可加热水1~2次,每天睡前1次。

(2)焦虑、烦躁的对症处理。①穴位按摩:睡前给予患者头部按摩循经按摩督脉、心经,点按穴三阴交、百会、安眠等穴。②足浴法:取五味子20 g、香附20 g、夜交藤30 g、郁金30 g、百合3 g、石菖蒲3 g等,用纱布裹药水煮50分钟,待水温下降至40℃左右,用蒸汽足浴盆浸泡30分钟,每天1次,每剂重复2~3天。③音乐疗法:选择简单的、不带有激烈情绪的音乐如轻音乐等,转移患者的注意力,放松心情促进睡眠。

六、健康教育

(1)注意生活起居,不熬夜,定时就。睡眠环境要安静,卧室光线要柔和,卧具要舒适,尽量避免各种影响睡眠的不利因素,以保证睡眠质量。

(2)治疗期间指导患者进行自我调护。①睡前热水泡足,或搓揉涌泉穴60~100次促进睡眠。②加强饮食的调养，晚餐不宜过饥、过饱，宜进食清淡易消化的食物如红枣莲子粥、银耳羹等。睡前不饮浓茶、咖啡等兴奋性饮料。③告知患者长期服用安眠药的不良反应，减少对安眠药的依赖。

（3）恢复期指导患者保持良好的睡眠习惯，讲究睡眠卫生，建立规律的作息制度。

（4）指导患者进行适度体育锻炼，如打太极拳、练八段锦等，每天睡前做放松功或睡前散步，增强体质。

（5）嘱患者注意调节情志，避免不良因素的刺激，喜怒有节，保持心情愉快。

（周婷婷）

第三节 眩 晕

一、概念定义

眩晕是以自觉头晕眼花，视物旋转动摇为临床特征的一类病证。眩为目眩，即视物昏花，模糊不清，或眼前发黑；晕为头晕，即感觉自身或周围景物旋转不定。两者常同时并见，故统称为"眩晕"。其轻者闭目可止重者如坐车船，旋转不定，不能站立，或伴有恶心、呕吐、汗出、面色苍白等症状，严重者可突然仆倒。眩晕是临床常见病证，多见于中老年人，亦可发于青年人。本病可反复发作，妨碍正常工作及生活。严重者可发展为中风或厥证、脱证而危及生命。

凡原发性高血压病、动脉硬化症、梅尼埃病、贫血、椎-基底动脉供血不足及神经衰弱等以眩晕为主要临床表现，均属本病证的讨论范围，可参考本节辨证施护。

二、病因病机

眩晕的病因主要由内伤所致。主要病因有情志失调、饮食不节、久病体虚、劳欲过度或跌仆损伤等。

（一）情志失调

长期忧郁恼怒太过伤肝，肝失条达，气郁化火，火盛伤阴，肝阴暗耗，风阳升动上扰清窍，所致眩晕；忧思太过，伤及脾胃，气血生化乏源，清窍失养所致眩晕；或惊恐伤肾，肾精亏虚，髓海失养，亦可发为眩晕。

（二）饮食不节

嗜食肥甘厚味，饥饱无度，或过食生冷，损伤脾胃，脾失健运，水湿内停，聚而成痰，痰饮水湿上犯清窍而眩晕；或饮食不节，脾胃亏虚，气血生化乏源，清窍失养所致眩晕。

（三）久病体虚

久病不愈，耗伤气血，或失血之后，虚而不复，或脾胃虚弱，不能健运水谷，生化气血，以致气血两虚，气虚则清阳不升，血虚则清窍失养故而导致眩晕。

（四）劳欲过度

房事过度，阴精亏虚，或年高肾精亏损，髓海不足，不能生髓充脑髓海空虚，清窍失养而致眩晕。

(五)跌仆损伤

跌仆坠损,头颅损伤,血溢成瘀,阻滞经脉,而致气血不能上荣于头目,清窍失养导致眩晕。

三、常见症候要点

(一)肝阳上亢

症状:性情急躁易怒,眩晕耳鸣,头胀头痛,每因烦劳或恼怒而头晕头痛加剧,面色潮红,少寐多梦,口干口苦,腰膝痿软,头重足飘或肢体震颤,颜面潮红,舌质红,苔黄,脉弦细数。

(二)痰浊中阻

症状:眩晕,头重如裹,胸闷恶心,呕吐痰涎,食少多寐,舌淡胖苔白厚腻,脉濡滑。

(三)气血亏虚

症状:头晕目眩,劳累则甚,气短声低,神疲懒言,面色淡白,唇甲不华,发色不泽,心悸少寐,饮食减少,舌淡胖嫩,且边有齿印,苔少或薄白,脉细弱。

(四)肾精不足

症状:头晕而空,健忘耳鸣,腰酸遗精,齿摇发脱。偏于阴虚者,少寐多梦,额红咽干,烦热形瘦,舌嫩红,苔少或光剥,脉细数;偏于阳虚者,精神萎靡,四肢不温,形寒肢冷,舌质淡,脉沉细无力。

(五)瘀血阻窍

症状:眩晕时作,反复不愈,头痛,唇甲紫,舌有瘀点、瘀斑,伴有善忘,夜寐不安,心悸,精神不振及肌肤甲错等,脉弦涩。

四、主要护理问题

(一)眩晕

与素体肝肾阴虚、肝阳上亢,或暴怒伤肝、风阳上扰,或脾虚、气血不足、脑髓失养、脑失血荣有关。

(二)烦躁易怒

与情志刺激,肝阳上亢有关。

(三)头痛

与肝阳上扰头目或瘀血阻络、气血不畅有关。

(四)潜在并发症

跌扑与头晕目眩而致动作失衡,不能自主有关。中风与肝阳上亢,肝风内动有关。

五、辨证施护

(一)病情观察

(1)观察眩晕发作或加重的原因,以及眩晕的特点(如时间、程度、性质)、伴随症状(如头痛、呕吐)等以助辨病。

(2)注意观察眩晕患者发作前的先兆症状,如胸闷、泛恶、视物昏花等。

(3)严密观察病情变化,定时监测血压,若出现血压升高,头晕加重头痛、肢体麻木、语言不利等症状时,应及时报告医师。

(4)外伤所致眩晕患者,应注意观察血压、瞳孔、呼吸、神志等变化,如出现异常及时报告医师处理。

(二)生活起居护理

(1)病室环境宜安静,光线宜柔和,空气新鲜。避免强光、噪声,减少陪客探视。

(2)发作时要卧床休息,闭目养神,尽量减少头部的转侧活动,特别是不宜突然猛转头,或突然、剧烈的体位改变,平时避免做旋转动作,防止眩晕加重或昏仆。

(3)眩晕轻症患者,可轻度活动,但不宜过度疲劳,应保证充足睡眠严重眩晕者,绝对卧床休息,防止发生意外。

(4)眩晕伴发呕吐患者宜采取正确体位,以防止发生窒息。

(5)经常反复发作的患者,外出不宜乘坐高速车、船,避免登高或高空作业,以免发生危险。

(6)呕吐痰涎者做好口腔护理,协助患者用温开水或淡盐水漱口以保持口腔清洁,每天1次。

(7)辨证起居:气血亏虚者,注意休息,以免过劳耗伤气血,室温宜暖,防止外邪乘虚而入;肾精不足者,应慎房事,劳逸结合。肾阴虚者病室宜凉爽湿润,肾阳虚者,病室宜温暖向阳。

(三)饮食护理

饮食宜清淡,易消化,低脂,低盐饮食,少食多餐,可多食蔬菜、水果、豆类食物,如芹菜、山楂、柚子、黄豆等。忌食辛辣、肥腻、生冷过咸之品,如肥猪肉、凉菜、咸鱼、葱、姜、辣椒等,戒烟、戒酒。防止暴饮暴食,肥胖患者要适当控制饮食。

1.肝阳上亢者

宜平肝潜阳之品,平时多食海带、山楂、萝卜、芹菜、豆类、鱼类、瓜果蔬菜等,忌食辛辣、动物内脏及动火生风滞气之品,如辣椒、葱、蒜、公鸡肉、虾、蟹等。

2.痰浊中阻者

宜清淡化痰之品,忌食油腻和肥甘厚味、生冷之物以防助湿生痰,可指导患者多食薏苡仁、冬瓜、赤小豆等清热利湿之品。

3.气血亏虚者

宜进补,以富含营养、易于消化的食物为佳,如蛋类、奶类、鱼类、瘦肉、猪血、红枣、桂圆、黑芝麻等,亦可配合食疗粥如黄芪粥、党参粥、薏米粥、莲子红枣粥等。

4.肾精不足者

宜多吃补肾填精之品,如胡桃、黑芝麻、黑豆、百合、猪肾等。偏阴虚者,可多食甲鱼、海参、蜂蜜、银耳等补益肾精、滋阴润燥,忌食海腥、羊肉之物;偏阳虚者,可给羊肉、胡桃仁等补肾助阳,忌生冷。

(四)情志护理

情绪激动或忧思恼怒都可诱发或加重眩晕。加强对患者的心理保护,避免不良情志刺激。向患者讲解经常发怒等情绪波动会加重病情,影响健康,教会患者自我调控、制怒的方法:如躲避法、转移法、释放法、理智制怒法等。可以通过自我心理调整缓解不良心情,以保持心情舒畅。可根据眩晕不同证型进行辨证选乐,如肝阳偏亢者,可给予商调音乐,有良好制约愤怒和稳定血压作用,如《江河水》《汉宫秋月》等;如阴虚阳亢者可给予羽调音乐,其柔和清润的特点可有滋阴潜阳的作用,如《二泉映月》《寒江残雪》等。

(五)用药护理

(1)汤药宜温服,早晚各一次,服药时嘱患者少量频服、热服以防呕吐。

(2)眩晕发作前一小时服药,有助于减轻症状。

（3）服药后宜静卧休息，闭目养神，使药物起效。

（4）眩晕伴呕吐严重服药困难者，可将药液浓或采取少量频服的方法，必要时可鼻饲给药。

（六）对症处理

（1）眩晕的对症处理。①耳穴埋籽：可选择神门、肝、脾、肾、降压沟、心、交感穴位埋籽，每穴留置2～3天，嘱患者每天自行按揉50次以有痛感为度，两耳交替进行，5次为1个疗程。②穴位按摩：可选择百会风池、上星、头维、太阳、印堂等穴位，每次20分钟，每晚睡前1次。③穴位贴敷：可选择双足涌泉穴，每天1次。④搓揉耳郭：高血压引起的眩晕可予双手搓揉耳郭降压沟以助降压，双手以拇指示指分别捏着双耳耳轮，示指在内，拇指在外，搓揉耳郭8～16次。

（2）呕吐痰涎的对症处理。穴位按摩：可按揉双侧内关、合谷、足三里等穴止吐或点揉两侧内关穴各3分钟，可有效缓解因颈源性眩晕引起的恶心、心慌症状，起到镇静安神的作用。

六、健康教育

（1）病室保持安静舒适，空气新鲜，光线不宜过强。

（2）眩晕轻者可适当休息，不宜过度疲劳。眩晕急性发作时，应卧床休息，闭目养神，减少头部晃动，切勿摇动床架，症状缓解后方可下床活动，动作宜缓慢，防止跌倒。

（3）避免强光刺激，外出时佩戴变色眼镜，不宜从事高空作业。

（4）指导患者自我监测血压，如实做好记录，以供临床治疗参考。

（5）指导患者正确选择清淡、高维生素、高钙、低脂肪、低胆固醇低盐饮食，提倡戒烟限酒。

（6）指导患者适当选择降压操等进行功能锻炼，在眩晕缓解期，可在医师指导下进行眩晕康复操功能锻炼。

（周婷婷）

第四节　心　　悸

一、概念定义

心悸是以患者自觉心中悸动，惊悸不安，甚则不能自主为主要表现的病症。每因情志波动或劳累过度而发作，常伴胸闷、气短、失眠、健忘眩晕、耳鸣等症。心悸一般多呈阵发性，根据病情轻重的不同，分为惊悸和怔忡。惊悸病情较轻，怔忡病情较重，可呈持续性。凡各种原因引起的心律失常，如心动过速、心动过缓、期前收缩、心房颤动或扑动、房室传导阻滞病态窦房结综合征、预激综合征及心功能不全、心肌炎、神经症等，以心悸为主要临床表现者，均属本病证的讨论范围，可参考本节辨证施护。

二、病因病机

心悸的发生多与体虚劳倦、饮食不当、情志内伤、感受外邪、药物损伤等因素有关。

（一）体虚劳倦

禀赋不足，素体亏虚，或久病伤正，耗损心之气阴，或劳倦太过伤脾生化乏源，气血阴阳亏虚，脏腑功能失调,致心神失养,发为心悸;或心阳虚衰,血行无力,血脉瘀滞,亦可致心悸;或虚及脾肾之阳,水湿不得运化,成痰成饮,上逆于心,亦成心悸;或肺气亏虚,不能助心以治节则心脉运行不畅,均可引发心悸。

(二)饮食不当

嗜食膏粱厚味、煎炸炙煿之品,损伤脾胃,脾失健运,痰浊内生,蕴热化火,痰火扰心而致心悸。或因过食生冷,伤脾滋生痰浊,痰阻心脉,而致心悸。

(三)情志内伤

平素心虚胆怯,突遇惊恐,惊则气乱,恐则气下,许犯心神,心神动摇,不能自主而心悸。或因忧思过度,劳伤心脾,阴血暗耗,心失所养而心悸;或因长期抑郁而致肝气郁结,气滞血瘀,心脉不畅发为心悸;或因大怒伤肝,怒则气逆,大恐伤肾,恐则伤精,阴虚于下,火逆于上,动撼心神亦可发为心悸。

(四)感受外邪

风、寒、湿三气杂至,合而为痹。痹证日久,复感外邪,内舍于心,痹阻心脉,心血瘀阻,发为心悸。或风寒湿热之邪,由血脉内侵于心,耗伤心之气血阴阳,可引起心悸。此外,如温邪、疫毒内侵,邪毒内扰心神,灼伤营阴,心失所养,均可出现心悸。

(五)药物损伤

药物过量或毒性较剧,损及于心,引起心悸,常见药物如中药附子乌头、雄黄、蟾蜍、麻黄等,西药如奎尼丁、肾上腺素、洋地黄、锑剂等。另外静脉补液过多、过快时,也可发生心悸。

三、常见病症要点

(一)心虚胆怯

症状:心悸不宁,善惊易恐,恶闻声响,坐卧不安,失眠多梦或易惊醒,食少纳呆,舌质淡红,苔薄白,脉细略数或细弦。

(二)心脾两虚

症状:心悸气短,少寐多梦,健忘,头晕目眩,神疲乏力,面色无华,纳呆食少,舌淡红,苔薄白,脉细弱。

(三)阴虚火旺

症状:心悸易惊,心烦不寐,眩晕耳鸣,急躁易怒,五心烦热,潮热盗汗,口燥咽干,腰膝酸软,舌红少津,苔少或舌质光红无苔,脉细数。

(四)心阳不振

症状:心悸不安,胸闷气短,动则尤甚,面色苍白,形寒肢冷,舌质淡,苔白,脉虚弱或沉细无力。

(五)水饮凌心

症状:心悸,胸闷痞满、下肢水肿,纳呆食少,渴不欲饮,伴恶心呕吐,眩晕,小便不利,甚则喘促,不得平卧,舌淡胖,苔白滑,脉弦滑或细滑。

(六)心血瘀阻

症状:心悸不安,胸闷、心痛时作,痛如针刺,唇甲发绀,舌质紫或有瘀斑、瘀点,脉涩或结或代。

(七)痰火扰心

症状:心悸时发时止,烦躁易惊,胸闷,脘腹胀满,失眠多梦,食少纳呆,口苦口干,大便秘结,小便短赤,舌红,苔黄腻,脉弦滑。

四、主要护理问题

(一)心悸

与气血阴阳亏虚,心失所养或邪扰心神,心神不宁有关。

(二)夜寐不安

与气血不足,心神失养或阴虚火旺,心神失宁或焦虑环境改变有关。

(三)药物不良反应

与药物的治疗量与中毒量接近、个体差异、缺乏医药知识有关。

(四)潜在并发症

厥脱与阴损及阳,心阳暴脱有关。

五、辨证施护

(一)病情观察

(1)密切观察心慌、心跳的程度,询问患者的自觉感受。

(2)观察心悸发作的诱因与情志、饮食、体力活动等关系。

(3)观察心率、心律、血压、脉象等变化,必要时给予心电监护。

(4)观察心电图的变化,出现常见异常心电图图形,为判断病情提供依据。若心率持续在每分钟120次以上或40次以下或频发期前收缩,应及时报告医师,予以处理。

(5)警惕患者出现呼吸不畅、面色苍白、四肢厥冷、血压下降等心阳暴脱的变证,配合做好急救工作。

(6)辨证观察:水饮凌心者注意观察水肿、尿量的变化。

(二)生活起居护理

(1)病室环境安静,避免一切噪声,工作人员做到说话轻、操作轻,以减少人的不良刺激。

(2)保持病室空气新鲜,温湿度适宜,注意四时气候变化,防寒保暖以免外邪侵袭诱发或加重心悸。

(3)起居有节,劳逸适度。心悸发作时宜卧床休息,减少探视,重症者应绝对卧床,待症状好转后,逐渐恢复体力活动。

(4)对年老体弱、长期卧床、活动无耐力的患者,注意皮肤护理,预防压疮。

(5)保证睡眠质量,养成良好的睡眠习惯,睡前尽量放松身心,可以听轻松舒缓的音乐或用温水泡脚,不宜看刺激性书刊及影视。

(6)保持大便通畅,养成规律的排便习惯,切忌努挣,可协助患者进行腹部按摩,必要时遵医嘱予缓泻剂。

(7)心慌气急者给予吸氧,氧流量为2~4 L/min。

(8)辨证起居:心脾两虚者,病室宜阳光充足,注意随气候变化增减衣服,以防伤及心气;阴虚火旺者,室温宜偏低,通风,睡眠时光线宜暗薄衣薄被,慎房事,以防肾水亏耗,水不济火,加重心悸;心阳不振者,病室宜阳光充足,防寒保暖,预防感冒;水饮凌心者,病室宜温暖,若患者心悸喘咳,胸闷,不得平卧,应采取半卧位。

(三)饮食护理

饮食宜低盐、低脂,进食营养丰富而易消化吸收的食物,忌过饱,避免烈酒、浓茶、咖啡、可乐等刺激性饮品。伴有水肿者,应限制水和钠盐的摄入。

1.心阳不振者

饮食应温热服,以温补心阳之品为宜,如羊肉等,桂皮、葱、生姜、大蒜等调味,忌过食生冷。

2.心脾两虚者

以补益气血之品为宜,如鸡肉、鸽肉、红枣、山药等,以及含铁丰富的食物。

3.阴虚火旺者

以滋阴降火、清心安神之品为宜,如梨、百合、小麦、鸭肉等,忌辛辣炙煿之品。

4.心虚胆怯者

以镇静定志、养心安神之品为宜,可用酸枣仁 5 g 加白糖研末,于睡前调服,以镇静安眠、调养精神。

5.心血瘀阻者

以活血化瘀之品为宜,如玫瑰花、山楂、红糖等。

6.痰火扰心者

忌食膏粱厚味、煎炸炙煿之品,可用化痰泻火之品如苦瓜、莲子心等泡茶或选用荸荠、甘蔗等。

7.水饮凌心者

应限制钠盐和水的摄入,宜温阳化饮之品,如新鲜的胎盘或紫河车等,亦可配合利水消肿之品,如鲤鱼赤小豆汤。

(四)情志护理

心悸常因情志刺激诱发,故应注重情志护理。对患者加强说理、劝解安慰、鼓励,多和患者沟通,使其保持心情愉快,精神乐观,情绪稳定。指导患者心理疏导之法,如移情法、音乐法,或通过谈心释放情绪。如音乐疗法中,可根据心悸的虚实情况进行辨证选乐,实证者可选用《塞上曲》《二泉映月》《秋思》《雁落平沙》等;虚证者可选用《喜洋洋》《步步高》《金水河》《假日的海滩》等。对心虚胆怯及痰火扰心、阴虚火旺等引起的心悸,应避免惊恐刺激及忧思恼怒等。

(五)用药护理

(1)严格按照医嘱的剂量、时间和方法给药,注意观察药物的不良反应。

(2)严格控制输液的量和滴速,可选用输液泵控制速度。观察输液反应。

(3)使用附子或服用洋地黄类药物,应注意观察患者有无心率缓慢、胃纳减退、恶心、色觉异常、心慌不适等中毒症状,服用药物前测心率低于 60 次/分时应停药。

(4)伴有水肿者,使用利尿剂时,要准确记录出入量。

(5)心悸频作者,指导患者随身携带急救药物,以备急用。

(6)辨证施药:心阳不振者,中药汤剂应趁热服,补益药宜早晚温服利水药需浓煎,宜空腹或饭前服用,活血化瘀类中成药宜饭后服用,安神药宜睡前服用;阴虚火旺者,中药汤剂宜浓煎,少量频服,睡前凉服,服药期间忌饮浓茶、咖啡。

(六)对症处理

1.穴位按摩

取神门、心俞、肾俞、三阴交、内关等穴;伴汗出者可加合谷穴,每次 10～15 分钟,每天 1～2 次。

2.耳穴埋籽

取心、交感、神门、皮质下等穴,心虚胆怯者加胰胆穴、心脾两虚者加脾穴、阴虚火旺者加肾穴。每次选取 2～3 穴,每天按压数次,3～5 天更换 1 次。

3.穴位敷贴

取关元、气海、膻中、足三里、太溪、复溜、内关、三阴交等穴,根据病情选择白芥子、细辛等药物制成药饼敷贴,每天 1 次,每次保留 30 分钟左右。

六、健康教育

(1)避免诱发因素,告知患者及家属过劳、情绪激动、饱餐、寒冷刺激等都是诱因,注意尽量避免。

(2)合理膳食,多食低脂、易消化、清淡、营养丰富的食品,如茯苓饼、玉米等,避免辛辣的食物及刺激性饮品,如咖啡、浓茶等,避免饱餐。

(3)指导患者养成每天定时排便习惯,排便时勿过于用力屏气,保持排便通畅。

(4)做好病情自我指导:教会患者监测脉搏、心率的方法,以利于自我监测病情。①若出现心悸频发且重,伴有胸闷、心痛,尿量减少,下肢水肿,短时间内体重增加较快,呼吸气短或喘促等症状,应及时就诊。②教会家属对患者反复心悸,出现心阳暴脱、厥脱等危候的救护方法。③说明坚持服药的重要性,告知患者服用药物可能出现的情况,注意有无毒性反应。

(5)指导患者合理安排休息与活动,不宜晚睡,睡前不宜过度兴奋注意选择适量有度的保健锻炼,如散步、打太极拳、练八段锦等,以调息调心、调身。

(6)指导患者平淡静志,避免七情过激和外界不良刺激。消除患者的紧张心理,树立战胜疾病的信心和勇气,以利于疾病的好转或康复。

(周婷婷)

第五节　胸　痹

一、概念定义

胸痹是以胸部闷痛,甚则胸痛彻背,喘息不得卧为主要临床表现的一种病证。轻者偶发短暂轻微的胸部憋闷或隐痛,呼吸不畅,重者胸痛剧烈或呈压榨样绞痛,严重者心痛彻背,背痛彻心,发展为真心痛。

凡冠状动脉粥样硬化性心脏病(心绞痛、心肌梗死)及其他如病毒性心肌炎、心包炎、慢性阻塞性肺气肿、慢性胃炎,甚至一些神经症等疾病以膻中及左胸部发作性憋闷疼痛为主要表现者,均属本病证的讨论范围,可参照本节辨证施护。

二、病因病机

胸痹之病因主要与年老体虚、饮食不当、情志失调、寒邪内侵等因素有关。

(一)年老体虚

本病多发于中老年人,年过半百,肾气渐衰。肾阳虚衰则不能鼓动五脏之阳,引起心气不足或心阳不振,血脉失于阳之温煦、气之鼓动,则痹阻不通;若肾阴亏虚,则不能滋养五脏之阴,阴亏则火旺,灼津为痰,痰热上犯于心,心脉痹阻,则为胸痹。

(二)饮食不当

过食肥甘厚味或饮酒过度或饥饱失常,或日久脾胃受损,运化失司聚湿生痰,上犯心胸,清阳不展,气机不畅,心脉痹阻,遂成胸痹。

(三)情志失调

忧思伤脾,脾虚气结,运化失司,津液失于输布,聚而为痰,痰阻气机,气血运行不畅,心脉痹阻,发为胸痹。或郁怒伤肝,肝郁气滞,郁久化火,灼津成痰,气滞痰浊,痹阻心脉,而成胸痹。

(四)寒邪内侵

寒主收引,可抑遏阳气,又可使血行瘀滞。素体阳虚,胸阳不振,阴寒之邪乘虚而入,寒凝气滞,胸阳不展,血行不畅,心脉痹阻而发胸痹。故在严冬季节或气候突变转寒时易发病。

三、常见病症要点

(一)阴寒凝滞

症状:卒然胸痛彻背,背痛彻心,或感寒痛甚,或胸闷心悸气短,形寒肢冷,面色苍白,苔薄白,脉沉紧或促。多因气候骤冷或感寒而发病或加重。

(二)心血瘀阻

症状:胸痛剧烈,如刺如线,痛有定处,入夜尤甚。甚则心痛彻背,背痛彻心,或痛引肩背,伴有胸闷,日久不愈,可因暴怒而加重,舌质紫赔,舌下瘀筋,苔薄,脉沉涩或结代。

(三)痰浊壅塞

症状:胸闷如窒而痛,或痛引肩背,形体肥胖,痰多,气短喘促,遇阴雨天而易发作或加重,伴有倦怠乏力,纳呆便溏,口黏,恶心,咯吐痰涎,苔白腻或白滑,脉弦滑。

(四)气阴两虚

症状:心胸阵阵隐痛,胸闷气短,动则喘息,心中动悸,倦怠乏力,面色少华,头晕目眩、遇劳则甚,或易汗出、易感,舌偏红或有齿印,脉细弱无力,或结代。

(五)心肾阴虚

症状:心胸疼痛时作,心悸怔忡,心烦不寐,头晕耳鸣,五心烦热口燥咽干,潮热盗汗,舌红少津,苔薄或剥,脉细数或结代。

(六)阳气虚衰

症状:胸闷气短,心悸怔忡,神倦怯寒,遇冷心痛加剧,动则更甚四肢欠温,自汗,舌质淡胖,苔白腻,脉沉细迟。

四、主要护理问题

(一)胸闷、胸痛

与气滞、血瘀、痰阻、阴寒闭阻胸阳有关。

(二)厥脱

与劳累过度、七情过激、心痛剧烈、心阳暴脱有关。

(三)便秘

与久卧少动、饮食不当、排便习惯改变,气阴亏虚有关与知识的缺乏,家庭、社会、环境影响有关。

(四)焦虑

与知识的缺乏,家庭、社会、环境影响有关。

五、辨证施护

(一)病情观察

(1)密切观察患者胸痛的部位、性质、程度、持续时间、发作情况及诱发因素等,以辨别病情的轻重,以及实证和虚证。

(2)观察患者心率、心律、血压、面色、呼吸等变化,以及有无颈静脉曲张情况。

(3)观察患者心电图、心电监护变化,应注意 ST 段、Q 波的变化发现时,立即报告医师,立即配合处理。

(4)观察患者 24 小时的出入量,发现尿量减少,报告医师。

(二)生活起居护理

(1)保持病室环境安静,走路、说话、操作、关开门、取放物品的声音要轻,避免噪声刺激或突然的撞击声和突然的高声尖叫。

(2)患者应卧床休息,需协助日常生活,避免不必要的翻身,限制探视,防止情绪激动。老年体患者可协助其翻身拍背,以助排痰。

(3)及时吸氧,一般宜持续吸入。若患者胸痛剧烈、心慌、气短、唇紫、手足冷,可能为真心痛之征,需立即给予吸入高流量的氧气,氧流量以 4～6 L/min,并及时报告医师,做好抢救准备,同时密切观察血压、脉象、面色、肢温变化,配合抢救,做好记录。

(4)辨证起居:①阴寒凝滞者,病室宜温暖向阳,室内温度宜偏高,注意保暖御寒,随气候变化调整衣被厚薄,预防感冒;②心血瘀阻者,病室宜阳光充足,空气新鲜,温湿度适宜,特别需保持病室肃静,禁止喧哗,保证充足睡眠和休息,发作期患者应绝对卧床休息,谢绝探视,以减少气血耗伤,若病情稳定,第 2 周可在床上活动四肢,第 3 周后待病情稳定可在室内缓步走动,以流通气血,利于减少发作;③痰浊壅塞者,病室宜通风,定时开窗保持空气流通,不宜潮湿;④气阴两虚者,发病时宜绝对卧床休息以减少气血耗损,平时以休息为主,在体力允许的情况下,可适当运动,活动量以不引起胸闷、胸痛发作为度;⑤阳气虚衰者,病室宜向阳,室温偏高,保持安静,空气流通。嘱患者注意防寒保暖,随气候变化调整衣被厚薄,以防寒邪侵袭。

(三)饮食护理

饮食清淡为原则,素食为主,适当增加含粗纤维的食品,如大麦、燕麦、大豆、山楂、核桃等,宜低脂、低胆固醇、低热量、高维生素、易消化的食物,如新鲜蔬菜水果、瘦肉、鱼类、五谷、植物油等,忌烟酒、浓茶、咖啡及辛辣刺激性黏滑滋腻食品。饮食应有规律,少食多餐,避免过饱、过饥。

1.阴寒凝滞者

饮食宜温热,可饮少量米酒或低度葡萄酒以温阳祛寒活络,或用少量干姜、川椒等调味,以温运中阳,忌生冷寒凉、刺激及肥甘厚味食物。

2.心血瘀阻者

可给予萝卜、橘子、山楂、桃仁等行气活血食品,少量饮低度酒以助活血化瘀之功,忌食肥甘厚味与辛辣之品。

3.痰浊壅塞者

饮食宜多食竹笋、萝卜、柑橘等健脾化痰之品,忌食肥甘厚味之品、生冷之品,戒烟酒,以防助湿生痰,肥胖患者需控制食量和体重,以减轻脾胃负担。

4.气阴两虚者

饮食宜补气养阴之品,如山药粥、莲子羹、百合粥等。

5.心肾阴虚者

饮食宜清淡滋润之品,如木耳、芹菜等,忌肥甘厚味,可常食银耳羹、百合绿豆汤调补。

6.阳气虚衰者

饮食宜温热食品,如羊肉、牛肉、韭菜、洋葱等,禁食生冷瓜果等寒凉之品。

(四)用药护理

(1)汤药一般宜温服,注意服药禁忌,如服用人参、黄等补气药时应禁食萝卜、绿豆等凉性食物,以免降低药物的作用。

(2)胸痹疼痛发作时应立即停止活动,舌下含服硝酸甘油或含服速效救心丸,拨打急救电话前往医院救治,给药后应注意药物起效的时间长短疼痛缓解的程度,患者有何不适反应,若患者用药后反应较大或15分钟后胸痛仍然不缓解时,应及时通知医师,采取必要的措施。

(3)辨证施药:阴寒凝滞者,胸痛发作时,遵医嘱予以冠心苏合香丸1粒,或予沉香、肉桂粉各1 g,温水调服,或麝香片舌下含服,密切观察患者服药后的神志、心率、呼吸、血压、脉象、胸痛等变化,以及服药后的效果及变化,若病情不缓解,立即报告医师。心血瘀阻者,遵医嘱予温通心阳、活血化瘀之剂,药疗后注意观察胸痛发作的性质、轻重程度、持续时间、监测心率、心律、呼吸、血压、脉搏、神志、脉象等变化,特别要加强夜间巡视。痰浊塞塞者,胸痛发作时可予以活血化瘀药,如活心丹5粒以活血化瘀止痛,用药后注意观察患者胸闷、胸痛的持续时间,气短喘促等变化。咳嗽痰多黏稠者,可予服用竹沥水,每次20 mL,每天3次。气阴两虚者,遵医嘱可予服复方丹参片、人参三七粉,利于益气养心活血心肾阴虚者,遵医嘱予患者服天王补心丹改善睡眠。阳气虚衰者可予活血化瘀、温阳补气之剂。

(五)情志护理

七情失调可直接影响气血运行,导致心脉痹阻而诱发胸痹心痛,故应注重情志护理。患者应保持心情平静愉快,减除恐惧焦虑,避免过于激动或不良刺激。鼓励患者表达内心感受,针对性给予心理支持。指导患者掌握谈心释放法、听音乐转移法、自我排解不良情绪等方法,如选择古琴音乐疗法,可根据人体阴阳的偏盛和音乐的阴阳属性选择曲子。可指导患者多听《梅花三弄》《渔樵对答》和《荷花映月》等乐曲以补益心阳、养心安神,多听《碧涧流泉》《雨后彩虹》和《文王操》等以养阴益气、宁静安神。

(六)对症处理

胸闷、胸痛得对症处理。①穴位按摩:嘱患者取仰卧位,选取内关神门、心俞等穴,每穴每天按揉3分钟,持续2~3周以缓解心痛症状。②中药离子导入:选择手少阴心经、手厥阴心包经、足太阳膀胱经的背俞穴等穴位,遵医嘱实施中药离子导入,每天1次,每次25分钟。③耳穴贴压:选取心、神门、交感、内分泌、肾等穴位埋籽,每穴留置2~3天,嘱患者每天自行按揉50~100次,以有痛感为度,两耳交替进行,10次为1个疗程。④砭石疗法:选取背俞、巨阙、内关、通里等穴,将热石放置在胸前顺经络使用熨或推进气血通畅。⑤穴位敷贴:选取心前区与心俞穴敷贴心绞痛宁膏、麝香心绞痛膏。

六、健康教育

(1)适寒温,慎起居,预防外感。发作期指导患者立即卧床休息,待病情缓解后再适当活动。注意适当休息,坚持力所能及的活动,做到动中有静,保证充足的睡眠。

(2)合理调整饮食,适当控制进食量。控制热量、脂肪、糖、钠的摄入,保证必需的无机盐和微量元素,少量多餐,禁忌刺激性食物及烟、酒浓茶和咖啡,少食动物脂肪及胆固醇含量较高的食物,多吃水果及蔬菜,增加芹菜、糙米等膳食纤维食物的摄入。排便不畅时可每天饮蜂蜜水1杯。

(3)指导患者及家属在病情突然变化时的简易应急措施。教会患者及家属在胸痹发作时的缓解方法。自备急救药物,易取、易用,呼叫器放在伸手可及之处。患者若胸痛剧烈,可迅速用药,如速效救心丸、冠心苏合丸等。指导患者出院后坚持服药,自我监测药物的毒性反应。

(4)康复期指导患者适当进行康复锻炼。如采取散步、打太极拳、练八段锦等方法。积极防治有关疾病如感冒、消渴、眩晕等,定期门诊复查。

(5)教会患者及家属观察病情变化,定期进行家庭访视,与患者面对面交流,根据患者出现的问题给予针对性的指导。

(周婷婷)

第六节　胁　　痛

一、概念定义

胁痛是以一侧或两侧胁肋部位疼痛为主要表现的病症。既可单独为病又常为多种疾病的一个症状。胁指胁肋部,在胸壁两侧,由腋以下至第十二肋骨。胁痛古代又称"胁肋痛""季肋痛"和"胁下痛"。凡现代医学的肝胆疾病,如急慢性肝炎、肝硬化、脂肪肝、肝脓肿、肝癌、肝脏寄生虫病、急慢性胆囊炎、胆道感染、胆石症、胰腺炎、肋间神经痛等,以胁痛为主要临床表现者,均属本病证的讨论范围,可参考本节内容辨证施护。

二、病因病机

本病的发生多与情志不遂,饮食不节,外感湿热,劳欲久病,跌仆损伤等因素有关。

(一)情志不遂

肝为将军之官,性喜条达而恶抑郁,主调畅气机。暴怒伤肝,肝失条达,气机失调,络脉闭阻,而致胁痛;或抑郁忧思,肝失疏泄,气机阻滞不通,而发为胁痛。

(二)饮食不节

长期恣食肥甘炙煿、醇酒辛辣之品,积湿生热,湿热内蕴,火热熏蒸煎熬胆汁,聚而为石,阻塞胆腑气机,引发胁痛;或过食生冷,损伤脾胃脾失健运,而致水湿内蕴,日久郁而生热,湿热相搏、继塞肝经,肝胆失于疏泄,气机阻滞而致胁痛。

（三）外感湿热

湿热之邪外袭,郁于少阳,导致枢机不利,肝胆经气失于疏泄条达,发生胁痛。

（四）劳欲久病

久病体虚或劳欲过度,精血亏损,均能使肝肾阴虚,水不涵木,血不养肝,肝络失养,不荣而痛,而成胁痛。

（五）跌仆损伤

气为血之帅,气行则血行,因跌仆闪挫,或因强力负重,使胁络受伤气机阻滞,瘀血停留,阻塞胁络,不通则痛,而致胁痛。

三、常见症候要点

（一）肝气郁结

症状:胁痛以胀痛为主,走窜不定,甚则引及胸背肩臂,疼痛每因情志而增减,善太息,伴有胸闷气短,脘腹胀满,纳呆,嗳气频作,舌苔薄白,脉弦。

（二）肝胆湿热

症状:胁肋胀痛或灼痛,触痛明显而拒按,或牵及肩背,常伴有胸闷纳呆,恶心呕吐,口苦,或有黄疸,或有身热恶寒,小便黄赤,大便不爽舌质红,苔黄腻,脉弦滑数。

（三）淤血停留

症状:胁肋刺痛,痛处固定而拒按,疼痛持续不已,入夜尤甚,或胁下有癥块,或见面色晦黯,舌质紫黯,或有瘀斑瘀点,脉沉涩。

（四）肝阴不足

症状:胁肋隐痛,悠悠不休,绵绵不已,遇劳加重,伴有口干咽燥心中烦热,头晕目眩,两目干涩,舌红少苔,脉细弦而数。

四、主要护理问题

（1）痛与气滞、湿热、淤血及肝阴不足有关。

（2）热与湿热蕴结,肝胆失疏有关。

（3）便秘与湿热蕴结,腑气不通有关。

（4）潜在并发症:黄疸与久病迁延不愈有关。积聚与久病迁延不愈有关。鼓胀与久病迁延不愈有关。

五、辨证施护

（一）病情观察

（1）观察胁痛的部位、性质、程度、持续时间、诱因、舌苔、脉象及伴随症状等,以辨别胁痛的证候。

（2）观察体温、肤色等变化,注意有无合并黄疸及黄疸的进退情况。若见高热寒战、上腹剧痛、腹肌紧张、板状腹、呕吐、便秘等症,提示可能有胆囊、胆道急性化脓、穿孔等并发症,应立即汇报医师,做好抢救或手术前准备工作。

（3）辨证观察:肝胆湿热者,定时测量并记录体温;发热者,根据病情选择降温措施,如酒精擦浴,冰袋冷敷等。

(二)生活起居护理

(1)病室环境宜安静幽雅,清洁舒适,恶寒发热者及时增减衣被。

(2)注意卧床休息,轻者可适当活动,如散步、打太极拳、练八段锦等、做到动静适宜,使气血流通,以不疲劳为度。

(3)采取舒适的体位,以偏向患侧卧位为宜,尽量减少不必要的搬动变动体位要缓慢,避免体位的突然改变而加重疼痛。

(4)起居有常,活动中不要用力过猛,避免碰撞,伤及胁肋。

(5)若是急、慢性肝炎,需做好消毒隔离,防止交叉感染。

(6)伴有恶心、呕吐者,应及时清除呕吐物,以免引起恶性刺激。

(7)辨证起居:肝胆湿热者,加强口腔护理,可用淡盐水、2%冰硼散溶液、银花甘草液漱口,每天 2~3 次;肝阴不足者,应注意休息,忌劳累。

(三)饮食护理

宜清淡易消化之食物,定时定量,宜食用水果、蔬菜、瘦肉及豆制品等清淡富有营养的食物,忌食肥甘、辛辣、生冷之品,如动物内脏、肥肉等,忌饮酒。

(1)肝气郁结者,饮食宜疏肝解郁、行气止痛之品,如梅花粥、橘皮粥、佛手酒,或玫瑰花瓣6~10 g 泡水代茶日饮,避免食用土豆、南瓜红薯等胀气之品。

(2)肝胆湿热者,鼓励患者多饮水,每天不少于 1 500 mL,宜食清热利湿食物,如西瓜汁、绿豆汤、冬瓜汤、荸荠汁等。

(3)瘀血停留者,饮食不宜过冷,可食用藕汁、梨汁,或当归、牡丹花水煎服,桃仁加槟榔煎酒服。

(4)肝阴不足证者,饮食宜富营养,多食补养气血之物,如瘦肉、鸽子肉、清炖母鸡、沙参枸杞粥、麦冬粥、杞子南枣煮鸡蛋、蘑菇猪瘦肉汤、合欢花蒸猪肝等,多食水果及新鲜蔬菜,如西瓜、梨、藕、百合等。

(四)用药护理

(1)胁痛时可给服木香粉、郁金粉、延胡索粉各 15 g,用温水调服以理气止痛;用芒硝 30 g,布包后敷于胁肋部,以助止痛。

(2)若疼痛如钻顶样,或呕吐出蛔虫,可能为胆道蛔虫病,可服食醋 50~100 mL,或用乌梅10 枚,煎服,以安止痛。

(3)伴有恶心、呕吐者,可用丁香、柿蒂煎水代茶服,或汤剂中加姜汁同服。

(4)辨证施药:肝气郁结者,汤药宜饭前温服,指导患者平素可服用中成药逍遥丸或越鞠丸,每天 2 次,每次 9 g,以疏肝理气止痛;肝胆湿热者,汤药宜饭前稍凉服用,可用金钱草 30 g,煎水代茶,每天 1 次,以清肝利胆;瘀血停着、肝阴不足者,汤药宜饭前温服。

(五)情志护理

告知患者胁痛随情志变化而增减,做好疏导解释工作,指导患者保持心情舒畅,避免过怒、过悲及过度紧张等不良情绪刺激,可根据患者的兴趣爱好、文化素养,选择适宜的乐曲欣赏,以分解注意力;或指导患者采用放松术,如缓慢地深呼吸,全身肌肉放松等。肝气郁结者,尤要使患者保持情绪乐观,使肝气条达,以利病情康复;肝阴不足证者,戒恼怒,以防动火伤阴。

(六)胁痛的对症处理

1.按摩

采取自我按摩法,每天早晚在两侧胁肋部自上而下按摩 1 次,每次 10 分钟。

2.耳穴埋籽

取肝、胆、神门穴,王不留行籽贴压,每次 3～5 分钟。

3.拔罐

采用背俞穴走罐法,选择合适的火罐,用闪火法将罐拔于患者的背部大椎穴处,然后自上而下,由内向外沿两侧背俞穴循环走罐,直到背部皮肤潮红并出现明显的瘀血为止。

4.穴位敷贴

可用理气、活血、止痛的膏药,选章门、期门、肝俞、脾俞、足三里等穴,行穴位敷贴。

5.贴敷

外伤致瘀血停着者,24～48 小时可用冷敷,之后局部可用 75％酒精加红花泡水外涂。

6.热熨

肝阴不足者,可用生姜、葱白、韭菜、艾叶,加盐同炒后热敷患处。

六、健康教育

(1)保持精神乐观,戒烦躁,禁忧郁。

(2)饮食有节,少食辛辣、海腥、油腻之品,禁饮酒。

(3)起居有常,避免过于劳倦。

(4)注意个人卫生,防止外邪入侵。

(5)劳动中不可用力过猛,避免碰撞伤及胁肋。

(周婷婷)

第七节 感 冒

一、概念定义

感冒是由感受触冒风邪所致,以鼻塞、流涕、打喷嚏、咳嗽、头痛恶寒、发热、全身不适为临床特征的常见外感病证。本病一年四季均可发生,但以冬春季节多见。病情有轻重之分,轻者多为感受当令之气,一般 5～7 天可愈,称为伤风、冒风或冒寒;重者是感受非时之邪,一般难以自愈,称为重伤风。如感受时行疫毒,具有较强的传染性,在一个时期内广泛流行,以感冒临床表现为特征者,称为时行感冒。体质虚弱之人,易受外邪致感冒反复发作,称为体虚感冒,又称虚体感冒或虚人感冒。凡普通感冒(伤风)、流行性感冒(时行感冒)及上呼吸道感染等,以鼻塞、流涕、打喷嚏、咳嗽、头痛、恶寒、发热、全身不适为主要表现者,均属本病证的讨论范围,可参考本节辨证施护。

二、病因病机

感冒之病因主要是感受外邪,正气虚弱。

(一)感受外邪

外感六淫之邪,以风邪为主,兼夹他邪,或非时之邪,或时行疫毒从口鼻、皮毛而入,导致肺卫不和而发病。

(二)正气虚弱

外邪侵袭人体,能引起发病,关键在于正气的强弱,但同时与感邪的轻重也有一定关系。

三、常见症候要点

(一)风寒束表

症状:恶寒重,发热轻,无鼻塞,时流清涕,头痛,肢节酸痛,咽痒咳嗽,痰稀薄色白,口不渴或渴喜热饮,舌质淡润,苔薄白,脉浮或脉浮紧。

(二)风热犯表

症状:发热重,恶寒轻,微恶风,汗出不畅、鼻塞,流黄浊涕,面赤目胀,头胀痛,咳嗽,痰黏、色黄,咽燥,口渴欲饮或咽喉红肿疼痛,舌苔薄白微黄,边尖红,脉浮数。

(三)暑湿伤表

症状:身热,微恶风,肢体困重或疼痛,头昏重、胀痛,咳嗽、痰黏鼻流浊涕,伴胸闷脘痞,心烦,少汗,口渴不多饮,或口中黏腻泛恶,小便短赤,便溏,舌苔薄黄而腻,脉濡数。

(四)体虚感冒

1.气虚感冒

症状:经常感冒,反复不愈。恶寒较甚,发热,无汗,咳嗽,咳痰无力,身体倦息,舌苔淡白,脉浮无力。

2.阴虚感冒

症状:身热,微恶风寒,少汗,五心烦热,头昏,口干,干咳少痰舌红少苔,脉细数。

四、主要护理问题

(1)恶寒、发热:与邪犯肺卫,卫表不和有关。

(2)鼻塞、流涕:与邪犯肺卫,肺气失宣有关。

(3)头身疼痛:与邪扰清空,闭阻脉络有关。

(4)潜在并发症:心悸与邪扰心神,心神不宁有关。

五、护理措施

(一)病情观察

(1)观察患者恶寒、发热、汗出、头身疼痛、舌苔及脉象情况,以辨别感冒的证候。

(2)定时测量体温,做好记录。

(3)观察患者鼻塞、流涕的情况。如鼻涕由稀变稠,由白变黄,为寒郁化热的表现。

(4)观察心律、心率、脉象等变化。若患者出现心悸、胸闷等症状,应及时报告医师,以防发生邪热逆传心包等变证。

(5)证观察:体虚感冒者注意观察发病次数、病程、诱因、体质特征等。

(二)生活起居护理

(1)保持病室的空气新鲜流通,环境安静,光线柔和,炎热天气室温宜保持在 20～24 ℃。

(2)注意休息,减少外出,避免劳累,根据气候变化及时增减衣被,以免复感外邪,体虚者尤应注意。

(3)保持床单元清洁干燥,汗出较多或汗出热退时,宜用温水毛巾或干毛巾擦身后更换衣被,避免直接当风,防止受凉复感。

(4)保持口腔清洁,可用淡盐水漱口,每天 2 次。

(5)高热者,温水擦浴,擦拭腋窝、腘窝、腹股沟等大动脉循行处散热。不可用冷敷、冰敷,以防毛孔闭塞,汗不能出。降温 30 分钟后观察体温变化,防止因体温骤降而发生虚脱,年老体弱者尤为注意。

(6)指导患者掌握擦鼻涕的正确方法。擦鼻涕时,应按住一侧鼻孔,轻轻擦出,不可同时按住两侧鼻孔及用力过猛,防止发生耳咽部、鼻窦部的并发症。难以擦出时,可将鼻腔分泌物倒吸至喉部由口吐出。

(7)辨证起居:风寒束表、气虚感冒者,病室宜偏温,注意防寒保暖;风热犯表、阴虚感冒者,病室宜偏凉爽,忌直接吹风;暑湿伤表者,避免湿热环境;时行感冒者,应注意呼吸道隔离,室内每天消毒 1~2 次,出现心慌、胸闷等症时,遵医嘱吸氧,氧流量 4~6 L/min。

(三)饮食护理

以清淡、富营养、易消化为原则。宜食高热量流质、半流质或软食,如鱼汤、肉末、菜粥、蒸鸡蛋等,忌滋腻、生冷、刺激之品,如肥肉、糕点、冷饮、烟酒、茶等。鼓励患者多饮水。

1.风寒束表者

饮食宜热,以辛温散寒之品为宜,可适当食用葱姜、蒜、胡椒等,可饮生姜红糖茶,或生姜葱白饮(取生姜 3~5 片、连须葱白 3~7 个、红糖适量,煎汤),或食防风粥(取防风 10~15 g,葱白 2 根,生姜 3 片,粳米 50~100 g,采用提汁法煮粥),趁热服用,盖被取汗,日服数次。

2.风热犯表者

饮食稍偏凉,以清热生津之品为宜,如蔬菜、瓜果清凉饮料等,可饮桑叶菊花茶、薄荷茶,或竹叶粥,忌辛辣炙煿之品,口渴较甚者,可用鲜芦根煎汤代茶频饮。

3.暑湿伤表者

以祛暑化湿之品为宜,如用藿香、佩兰煎水代茶频饮,或西瓜汁、银花茶、乌梅绿豆汤、芦根荷叶粥等,忌肥甘厚味之品。

4.气虚感冒者

饮食重在扶正,以益气健脾之品为宜,如山药、黄芪、党参、白扁豆等,可食山药粥、黄芪大枣粥、人参大枣茶等;阴虚感冒者,以滋阴、清热、解表之品为宜,如玉竹、银耳、百合、葱白、薄荷等,忌燥热伤阴之品。

(四)用药护理

(1)汤药宜武火快煎,以防有效成分散失。

(2)服药后应注意观察患者汗出及体温的变化,以遍身微汗、热退脉静、身凉为佳,中病即止,不必尽剂,以防过汗伤阴;忌服收涩生冷之品,以免有碍解表发汗。

(3)辨证施药:风寒束表、气虚感冒者,汤药宜趁热服下,多饮热水或热稀粥以助药力,服后可稍加衣被取汗;风热犯表者,汤药宜温服;阴虚感冒者,汤药宜浓煎,少量频服,早晚温服。

(五)情志护理

可采用运动移情法,鼓励患者适当参加锻炼,如打太极拳、散步、打羽毛球等,以增强体质。体虚感冒者,病情反复,应多予安慰和鼓励,采用说理开导法,多和患者沟通,讲解本病诱因、情志与健康的关系,使其保持情绪稳定,积极配合治疗和护理。可采用五行音乐疗法,气虚感冒者,可指导其选择《晚霞钟鼓》《江河水》等商调乐曲,或《春江花月夜》《月儿高》等宫调乐曲,以补益肺气;阴虚感冒者则可选择《秋风清露》等商调曲目,或《二泉映月》《汉宫秋月》等羽调乐曲,以滋养肺肾之阴。

(六)对症处理

(1)恶寒:①可采用拔罐法。先在背部督脉膀胱经闪火法拔罐,再走罐,每经均上下往返推罐3~5次,最后在大椎、风门、肺俞、脾俞穴,留罐10分钟后起罐。恶寒甚者,可加大椎、肺俞、风门刺络找罐。②艾灸:独取大椎穴,温和灸,每次20分钟,每天1~2次;或取风门、肺俞穴,隔姜灸,每穴灸2壮,每天1~2次。③刮痧:在背部督脉(大椎至命门穴)、膀胱经(风门至肾俞穴),由上而下刮拭,刮至出为度,点刮大椎肺俞、列缺、膻中穴。

(2)发热:参考风温病证。

(3)鼻塞:①穴位按摩。双手指推搓面部,取迎香、印堂、素髎穴用手指逆时针方向按揉50下,每天3~5次。体虚感冒者,加推背部足太阳膀胱经,足三里穴按揉50下,每天1~2次。②艾灸:取风池、百会、印堂穴,温和灸,每穴10分钟,每天1~2次。③湿敷法:用热毛巾敷鼻额部,或薄荷、苏叶各10 g煎汤,毛巾浸药热鼻额部,均热10分钟。④穴位敷贴:将4片鼻炎康片研碎,食醋调成膏状,每晚睡前贴敷涌泉穴,每晚1次,次日晨起除去。

(4)其他。体虚感冒者:①穴位敷贴,取大椎、肺俞、天突、膻中、中府、肾俞等穴,行三伏贴和三九贴。②艾灸,取足三里、悬钟穴,春夏季节进行瘢痕灸,每穴灸1壮,每年灸1~2次;或独取外关穴,麦粒灸,灸至皮肤潮红,轻1度烧伤为度,最后一壮保留艾灰,创可贴外敷灸处。③耳穴贴,取肾、肺内分穴,每天按压10~15次,每次3~5分钟。④穴位按摩,取百会、劳宫、涌泉、神阙、足三里穴,气虚者加气海穴,阴虚者加照海、太溪穴,以玉屏风膏按揉各穴,每穴2分钟,每天早晚膏摩1次。

六、健康教育

(1)冬春之季尤其注意防寒保暖,盛夏不可贪凉露宿,避免淋雨。根据气候的变化及时增减衣被。锻炼身体,增强体质,以御外邪。平时经常参加户外体育运动。易感冒者,坚持每天按摩迎香穴,可用贯众、板蓝根、生甘草煎服以防病。疫毒盛行时,尽量少去人口密集的公共场所,防止交叉感染。

(2)感冒期间应适当休息,尽快恢复体力,慎起居,适寒温,节饮食。遵医嘱用药。

(3)恢复期注意加强营养,以扶助正气,防复感。

(周婷婷)

第八节 咳 嗽

一、概念定义

咳嗽是指因外感或内伤而导致的肺失宣降,肺气上逆作声,或咳吐痰液的一种病证。有声无痰为咳,有痰无声为嗽,有痰有声为咳嗽,一般多为痰、声并见,难以截然分开,故统称咳嗽。咳嗽既是肺系多种疾病的一个症状,又是独立的病证。

凡急慢性支气管炎、急慢性咽炎、支气管扩张、肺炎等,以咳嗽为主要表现者,或其他疾病如肺脓肿、肺结核等兼见咳嗽者,均属本病证的讨论范围,可参考本节辨证施护。

二、病因病机

咳嗽之病因有外感六淫和内邪干肺两大类。

(一)外感六淫

气候突变,人体卫外功能减退或调摄失宜,六淫外邪及烟尘秽浊之气由口鼻或皮毛乘虚而入,侵袭肺卫,致肺失宣降,气道不利,肺气上逆而做咳。六淫皆能令人咳,但风为六淫之首,他邪多与风邪相合侵袭人体,故临床多有风寒、风热、风燥等不同证型的咳嗽。

(二)内邪干肺

内伤咳嗽总由脏腑功能失调,内邪干肺所致。包括肺脏自病和他脏及肺。

1.肺脏自病

肺是多种疾病迁延不愈,肺脏虚弱,阴伤气耗,肺主气功能失调、肃降无权,肺气上逆发为咳嗽;或肺气亏虚,气不化津,津聚成痰,肺失宣降,气逆而咳嗽;或肺阴不足,肺失满润,甚则阴虚火旺,虚火灼津成痰,痰阻气道、肺气失于肃降而上逆做咳。

2.他脏及肺

情志、饮食、禀赋等因素均可导致脏腑功能失调,内邪干肺,肺失宣降,肺气上逆发为咳嗽。

(1)情志失调:肝气郁结,气郁化火,气火循经,上逆犯肺,肺失宣降而致咳,又称为"木火刑金"。

(2)饮食不节:如过食生冷、辛辣刺激、肥甘厚味、好烟酒等,伤及脾胃,脾失健运,无以输布水谷精微,酿湿生痰,痰湿阻气,肺气上逆,发为痰湿咳嗽;痰湿郁久化热,痰热壅肺,则可发为痰热咳嗽。

三、常见症候要点

(一)外感咳嗽

1.风寒袭肺

症状:咳嗽声重有力,咽痒气急,咳痰稀薄色白,常伴鼻塞,流清涕头痛,肢体酸楚,或见恶寒发热,无汗等表证,舌苔薄白,脉浮或浮紧。

2.风热犯肺

症状:咳嗽频剧,声重气粗或咳声嘶哑,喉燥咽痛,痰黏色白或黄稠,咯吐不爽,常伴鼻流黄涕,口微渴,头痛汗出,肢楚,或有发热、恶风等表证,舌质红,苔薄黄,脉浮数或浮滑。

3.风燥伤肺

症状:干咳,连声作呛,无痰,或痰少而黏难咳,或痰中夹有血丝伴咽干喉痒,唇鼻干燥,口干,初起或伴鼻塞,头痛,身热等症,舌质干红而少津,苔薄白或薄黄,脉浮数。

(二)内伤咳嗽

1.痰湿蕴肺

症状:咳嗽反复发作,咳声重浊,痰多易咳,黏腻或稠厚成块或稀薄色白或带灰色,晨间或食后咳痰甚,进肥甘食物加重,因痰而嗽,痰出咳平、伴胸闷,脘痞,呕恶,食欲缺乏,腹胀,乏力,大便时唐,舌苔白腻,脉濡滑。

2.痰热郁肺

症状:咳嗽气粗,或喉中有痰声,痰多质黏或稠黄,咯吐不爽,或有热腥味,或咯血痰,伴胸胁胀满,咳时引痛,面赤,或有身热,口干而黏欲饮,舌质红,苔薄黄腻,脉滑数。

3.肝火犯肺

症状:气逆咳嗽阵作,咳时面红目赤,烦热咽干,咳引胸痛,可随情绪波动增减,常感痰滞咽喉,量少质黏难咳,或痰如絮条,口干口苦,胸胁胀痛,舌红或舌边红,苔薄黄少津,脉弦数。

4.肺阴亏耗

症状:干咳,咳声短促,痰少黏白,或痰中夹血丝,或声音逐渐嘶哑伴口干咽燥,或午后潮热,颧红,手足心热,夜寐盗汗,神疲乏力,日渐消瘦,舌红少苔,脉细数。

四、主要护理问题

(1)咳嗽与邪气犯肺、肺失宣肃、肺气上逆有关。

(2)咳痰与外感时邪、脏腑失调、痰浊内生有关。

(3)潜在的并发症:咯血。

五、辨证施护

(一)病情观察

(1)观察咳嗽的时间、节律、性质、声音及加重因素。

(2)观察并记录痰液的色、质、量、味及咳痰情况等。正确留取痰标本并及时送检,取清晨漱口后,咳出的第一口痰为宜。

(3)观察体温、呼吸等生命体征变化,若出现高热不退、呼吸困难、咳痰腥臭、咯血或脓血相间,或出现胸闷喘憋、胸胁隐痛、头晕头痛、尿量减少,或出现体温骤降、四肢不温、心慌、悸动不安、汗出、嗜睡等情况,应立即汇报医师,配合抢救。

(二)生活起居护理

(1)保持病室洁净、空气新鲜,定时开窗通风,温度 18～22 ℃,相对湿度 50%～60%,并根据病情辩证调节。避免烟尘、花粉、异味刺激禁止吸烟。

(2)根据气候变化适当增减衣服,忌直接当风,防复感。盗汗者,应及时擦干汗液,更换湿衣被。及时清理痰液。

(3)注意休息,避免劳累。在病情许可的情况下,适当进行散步、练呼吸操、打太极拳等锻炼。

(4)鼓励患者有效咳痰,先漱口或饮少量水湿润咽部,深吸一口气屏气 1～2 秒,再用力咳嗽,将深部的咳出;可进行胸部叩击,在肺野进行,从肺下叶开始,避开乳房、心脏、骨突处,叩击力度以患者不感到疼痛为宜,手法以发出空而深的拍击音为度,每次 15～20 分钟,击时可用单层薄布保护,避开纽扣或拉链,防止皮肤发红或破损;可进行体位引流指导患者取合适体位,使病变部位处于高位,引流支气管开口向下,间歇作深呼吸后用力将痰咳出,同时轻拍两侧背部,于饭前进行,每天 1～3 次,每次约 15 分钟,引流后清洁口腔分泌物。痰黏难咳时,协助患者取半卧位,定时翻身,或用空心掌自下而上、由外向内轻叩患者背部;严重咳痰不畅,有窒息危险时,予以吸痰或气管切开;病重痰多者宜侧卧,定时更换体位;年老体弱排痰无力者,若痰液已在咽部,可用吸引器引出。

(5)辨证起居:风燥伤肺者,干咳剧烈时,协助患者取坐位或半卧位舌尖抵上颚,或少量饮水润喉,以减轻咳嗽;痰热郁肺者,应注意加强口腔护理。

(三)饮食护理

饮食以清淡、易消化、富营养为原则。忌肥甘厚味、辛辣刺激、粗糙之品,戒烟酒。多食新鲜果蔬。鼓励患者多饮水。

1.风寒袭肺者

饮温热,以宣肺散寒之品为宜,如葱白、生姜、紫苏叶等,可服杏仁粥、杏仁奶以止咳,忌收涩之品。

2.风热犯肺者

以清热化痰止咳之品为宜,如白萝卜、梨、枇杷、甘蔗、荸荠、川贝、竹沥水等,干咳作呛、痰少质黏难咯者,可食川贝蒸梨或以金银花、枇杷叶适量,泡水代茶,以润肺化痰止咳。

3.风燥伤肺者

以疏风润燥之品为宜,如紫苏叶、桑叶、淡豆豉、银耳、梨、黄瓜、番茄、油菜等,可频饮甘蔗汁、酸梅汤、五汁饮(白萝卜汁、鸭梨汁、生姜汁、炼乳、蜂蜜,调匀)等。

4.痰湿蕴肺者

以健脾化湿之品为宜,如赤小豆、薏苡仁、白扁豆、山药等,忌助湿生痰之品,可常以莱菔汁、陈皮水代茶饮,以理气化痰。

5.痰热郁肺者

以清热化痰之品为宜,如丝瓜、冬瓜、梨、荸荠、海蜇等,可多食苹果汁、鲜芦根水、竹沥水、枇杷叶粥、海带汤、雪梨羹汤等。

6.肝火犯肺者

以清肝泻火之品为宜,如芹菜、白菊花等,可服绿豆汁、绿豆百合粥、鲜藕汁、雪梨汁、麦冬炖梨饮等凉润之品。

7.肺阴亏耗者

以滋阴润肺止咳之品为宜,如银耳、百合、麦冬、甲鱼等,可食雪梨汁、枇杷汁、甘蔗汁、百合莲子粥、天门冬粥等,忌燥热之品,恢复期宜食鸡汤、猪肉、牛奶等以助正气。

(四)用药护理

(1)祛痰止咳口服药宜空腹服,服药后不要立即饮水,并观察咳嗽、咳痰情况。

(2)咳嗽剧烈时可即刻给药,如杏苏止咳露、止咳合剂等。

(3)多数祛药对黏膜有刺激性,有消化道溃疡者慎用。

(4)若痰中带血,可遵医嘱给予三七粉或白及粉冲服,或用白茅根藕节水、鲜芦根煎汤送服,以凉血止血。

(5)辨证施药:风寒袭肺者,汤药不宜久煎,宜温服,服药后略加衣被,使微微汗出。热退后更衣,忌汗出当风;风热犯肺者,汤药宜温服。药后观察汗出和体温情况,以微汗、热退脉静、身凉为佳;风燥伤肺者,桑杏汤宜偏凉服,杏苏散宜偏温服,服后卧床休息片刻;痰热郁肺者,汤药宜偏凉服,可用鲜芦根、竹茹煎水代茶,以清热化痰;肺阴亏耗者,汤药宜少量多次频服。

(五)情志护理

病程较长者,予以安慰和鼓励,消除思想顾虑,增强康复信心,可采用五音疗法,选择《喜洋洋》《花好月圆》《紫竹调》等徵调乐曲。肝火犯肺者,应劝慰患者忌怒,保持心情舒畅,避免情绪激动,可采用五音疗法选择《阳春白雪》《小胡茄》《双声恨》等商调乐曲,或《碧叶烟云》等角调乐曲。

（六）咳嗽咳痰对症处理

1.拔罐

取肺俞、天突、膻中、中府等穴。风寒袭肺者,加风门、大穴;风热犯肺者,加大椎穴;痰湿蕴肺者,加脾俞、丰隆穴;肺阴亏耗者,加照海、太溪穴,先闪罐,再留罐5～10分钟,每天1次。

2.穴位按摩

先按揉肩颈部和背部,再顺时针方向指揉肺俞、风门大样、天突、膻中、中府、脾俞、丰隆等穴,再指揉胸部,每天1次,每次半小时。咳喘重者加定喘穴。

3.穴位贴敷

取肺俞、天突、膻中、大椎、膏肓、丰隆、脾俞等穴,药物主要包括白芥子、苏子、莱菔子、贝母、款冬、桑白皮、白前、沉香、甘草等,于三伏天的初伏、中伏、末伏第1天或第2天贴,每次贴4～6小时,共贴敷3次。

4.艾灸

风寒袭肺、痰湿蕴肺者,可进行督灸,自大椎至腰俞穴;或取肺俞、大椎、天突、膻中、风门、丰隆穴,温和灸或雷火灸;或取大椎、肺俞、风门穴,隔姜灸。

5.刮痧

自大椎至阳穴刮拭督脉,自大至肺俞穴刮拭两侧膀胱经,自天突至膻中穴刮拭任脉,点刮中府、尺泽、列缺、合谷穴,以出痧为度。

6.中药热熨

用苏子、白芥子、香附、芜英各30 g,细辛10 g,食盐30 g,食醋少许,在脊柱及其两旁或啰音密集处来回推熨,开始可隔衣而熨,待布袋温度下降可直接贴背部,每天2次。

六、健康教育

（1）平时注意气候变化,防寒保暖,防外感。

（2）发病期间,保持室内洁净、空气新鲜。注意口腔清洁,被褥轻软衣服宽大合身。饮食有节,富营养,忌辛辣香燥肥甘之品,戒烟限酒。

（3）缓解期加强锻炼,如散步、练呼吸操、打太极拳、游泳等。对于虚寒体质、慢性支气管炎等患者,提倡冬病夏治与扶正固本。

（周婷婷）

第九节 喘 证

一、概念定义

喘证是以呼吸困难,甚至张口抬肩,鼻翼翕动,不能平卧为主要临床表现的病证。喘即气喘、喘息,轻者表现为呼吸困难,不能平卧;重者稍动则喘息不已,甚则张口抬肩,鼻翼翕动;严重者可持续不解,发生喘脱危象,表现为喘促持续不解,烦躁不安,面青唇紫,肢冷,汗出如珠,脉浮大无根。

凡喘息性支气管炎、肺部感染、肺炎、肺气肿，肺源性心脏病、心源性哮喘、肺结核、硅肺及癔症等，以呼吸困难为主要临床表现者，均属本病症的讨论范围，可参考本节辨证施护。

二、病因病机

喘证的发生多与外邪侵袭、饮食不当、情志失调、久病劳欲等因素有关。

(一)外邪侵袭

外感风寒或风热之邪，未能及时表散，邪蕴于肺，壅阻肺气，肺气不得宣降，因而上逆作喘。

(二)饮食不当

或恣食肥甘生冷，或嗜酒伤中，脾失健运，痰湿内生，上扰于肺，阻遏气道，气机不利，肃降失常，发为喘促。或湿痰久郁化热，或肺火素盛凝受热蒸，凝热交阻，肺气上逆作喘。

(三)情志失调

情志不遂，忧思气结，肝失条达，气失疏泄，肺气闭阻，或郁肝，肝气横逆，乘于肺脏，肺气不得肃降，升多降少，气逆而喘。或惊恐伤及心肾，气机逆乱，喘出于肺。

(四)久病劳欲

1.久病伤肺

慢性咳嗽、哮证、肺胀、肺痨等肺系病证，久病肺虚气阴不足，气失所主，而致短气喘促。后期，肺之气阴不能下荫，则由肺及肾，肾元亏虚，肾不纳气而喘促不已。

2.久病伤脾

中气虚弱，肺气失于充养，亦可导致气虚而喘。

3.劳欲伤肾

精气内夺，肾之真元伤损，根本不固，不能助肺纳气，气失摄纳，逆气上奔为喘。若肾阳衰弱，水泛无主，犯肺凌心，肺气上逆，心阳不振，亦可致喘。

三、常见症候要点

(一)实喘

1.风寒袭肺

症状：喘息，呼吸气促，胸部胀闷，咳嗽，痰多稀薄色白，兼有头痛，鼻塞，无汗，恶寒，或伴发热，口不渴，舌苔薄白而滑，脉浮紧。

2.表寒里热

症状：喘咳上气，胸胀或痛，息粗，鼻煽，咳而不爽，吐痰黄稠，烦闷，身痛，有汗或无汗，口渴，舌边红，舌苔薄白或薄黄，脉浮数或滑。

3.痰热郁肺

症状：喘咳气涌，痰黏稠色黄，或夹血色，伴胸中烦热，身热，有汗渴喜冷饮，面红，咽干，尿赤，大便秘结，舌质红，舌苔黄或腻，脉滑数。

4.痰浊阻肺

症状：喘而胸闷，痰多色白，纳呆呕恶，口黏不渴，困倦，舌苔厚腻，脉滑。

5.肺气郁痹

症状：每遇情志刺激诱发喘咳，起病突然，呼吸短促，息粗气憋，胸闷胸痛，咽中有异物感，或失眠心悸,平素忧思抑郁,舌苔薄,脉弦。

(二)虚喘

1.肺虚

症状:喘促短气,气怯声低,喉有鼾声,咳声低弱,咳吐稀痰,自汗畏风,易感冒,或见咳呛,痰少质黏,烦热而渴,咽喉不利,面红,舌质淡红或有苔剥,脉软弱或细数。

2.肾虚

症状:喘促日久,气息短促,呼多吸少,动则喘甚,气不得续,或小便余沥,或咳遗尿,或面青肢冷,舌淡苔薄,脉细无力。

3.喘脱

症状:喘逆剧甚,张口抬肩,鼻翼翕动,端坐不能平卧,稍动则喘剧欲绝,心慌动悸,烦躁不安,面青唇紫,汗出如珠,脉浮大无根,或见间歇,或模糊不清。

四、主要护理问题

(1)胸闷气促:与邪气壅肺、气失宣降或精气不足、肺肾摄纳失常有关。

(2)咳痰不爽:与邪气壅肺、气失宣降有关(见咳嗽病证)。

(3)生活自理下降:与肺肾两虚、喘促难平、无力施为有关。

(4)潜在的并发症:喘脱。

五、辨证施护

(一)病情观察

(1)观察呼吸的频率、节律、深度,呼气与吸气的时间比例等。

(2)观察面色、唇甲发程度,气喘发作的时间和诱因。如患者出现喘息鼻煽,胸高气促,张口抬肩,汗出肢冷,面色青紫,脉浮大无根为喘脱危象,应及时报告医师。

(3)观察神志、体温、脉搏、出汗、心率、血压、心律、尿量等,发热患者还需注意观察热势变化。喘脱患者每15~20分钟巡视1次,认真记录。

(4)伴有剧烈咳嗽者,注意痰色、痰量、气味、咳吐的难易程度等。

(二)生活起居护理

(1)病室保持清洁、安静,空气新鲜、阳光充足,温度保持在18~20 ℃,相对湿度在55%~60%为宜,室内空气每天消毒1次,避免灰尘及烟味刺激,禁止吸烟,严格探视。

(2)卧床休息,注意安置舒适卧位,不宜疲劳及过量运动。喘息较重者取半卧位或端坐卧位,背后放垫枕,持续低流量给氧,氧流量1~2 L/min,以减轻呼吸困难,必要的功能检查在床边完成。症状缓解后,方可适当下床活动。

(3)喉间多者,帮助患者勤换体位,可轻拍其背部,指导患者掌握有效咳嗽、咳痰、深呼吸的方法。若痰液黏稠时可频饮温开水,以减轻咽喉部的刺激。在心肾功能正常的情况下,每天饮水1 500 mL以上,必要时遵医嘱行雾化吸入,液黏稠无力咳出者可行机械吸痰。

(4)保持口腔卫生,每天清洁口腔2次,有助于预防口腔感染、增进食欲。

(5)辨证起居:风寒袭肺者,室温宜略高,平时注意随气候增减衣物适寒温,避外邪,切忌对流风,尤其是做好胸背部保暖,以免寒邪从肺俞入侵,加重病情;风热犯肺者,可安置在背阴凉爽病室内,湿度宜高,衣被不宜过厚,汗出后及时更换衣物,慎防着凉;水饮凌心者,病室宜温暖若患者心悸喘咳,胸闷,不得平卧,应采取半卧位;肺虚作喘者,间歇吸氧,做呼吸操、打太极拳、练八段锦,以调节呼吸功能;肾虚作喘者,宜劳逸结合,节制房事,以免肾水亏虚,水火不济,加重病情。

(三)饮食护理

饮食有节,以清淡、富营养为原则,宜食化痰之品,如冬瓜、陈皮梨、枇杷等,多饮水。忌海腥发物、辛辣煎炸、膏粱厚味之品。

1.风寒袭肺者

宜食温肺散寒之品,如生姜、葱白、豆豉等,可食用灵芝汤,每周2~3次,忌生冷瓜果。

2.表寒里热者

宜食散寒、清热、宣肺之品,如生姜、葱白、荸荠、丝瓜等,可用鲜芦根4 g煎煮40分钟后去渣,取芦根水加入大米30 g煮成粥食用。

3.风热犯肺者

宜食清凉润肺之物,如梨、枇杷、萝卜、荸荠等可用川贝母、冰糖研末开水冲服,或食用丝瓜花蜜饮,每天2~3次。

4.痰热郁肺者

宜食清热化痰之品,如荸荠、丝瓜、白萝卜等,可饮梨汁、荸荠汁。

5.痰浊阻肺者

宜食化痰降气之品,如生姜、丝瓜、肉桂等,可食用橘皮杏仁饮,忌过甜、过凉的食物。

6.肺气痹郁者

宜食行气解郁之品,可用木蝴蝶、厚朴花各3 g泡水代茶饮,忌食滋腻滞气或有补气作用之品,如豆类、番薯等,以免加重病情。

7.水凌心肺者

宜食温阳化饮之品,如新鲜的胎盘或紫河车等,亦可配合利水消肿之品,如赤小豆,应限制钠盐和水的摄入,忌饱餐。

8.肺虚者

可食用补肺健脾之品,如党参、沙参、黄芪、山药等,可用山药60 g、薏苡仁60 g加入大米煮粥食用;肾虚者,宜食补益肾精之物如核桃、芝麻、猪腰、甲鱼等,饮食宜低盐;喘脱者,待病情稳定后应加强饮食调护,宜食用高热量、高维生素、高蛋白食品,如禽类汤、牛奶、蔬菜汁等,或直接用营养素配制要素饮食。

(四)情志护理

本病缠绵难愈,患者精神负担较重,常易出现焦虑、抑郁等情绪,应鼓励家属常伴患者左右,给予患者情感支持,增强其治疗疾病的信心。肺气郁痹者,每遇情志刺激容易诱发喘咳,故尤须重视情志护理,平时应加强开导、鼓励患者吐露真情,向患者解释本病之成因,指导患者将内心思虑的焦点转移分散,如参加适量的社会、体育活动,增加业余爱好,或选择具有怡悦情志、疏肝解郁的音乐,如《光明行》《春天来了》《雨打芭蕉》等。喘脱者,应及时稳定情绪,缓解畏惧恐慌心理。

(五)用药护理

(1)汤药一般宜温服。服药后注意观察胸闷、气促、咳痰等症状是否改善。

(2)喘证患者慎用镇静剂,喘促剧烈时,遵医嘱正确使用气雾剂。

(3)辨证施药:表寒里热者,药后以微汗为佳,并注意观察患者的缺氧情况、呼吸的深度和频率;肺气郁痹者,所用药物多属芳香走窜之品,不宜久煎,中病即止,平常可服逍遥丸;痰热郁肺者,可遵医嘱予二陈丸半夏止咳糖浆,以化痰降气平喘,痰难咳者,可用鲜竹沥水送服川贝粉 3 g,以清热化;喘脱者,可遵医嘱予独参汤或静脉注射参附注射液,以回阳救逆。

(六)胸闷喘促对症处理

1.耳穴埋籽

取平喘、肺、肾上腺、交感等穴,每次选取 2～3 穴,3 天更换 1 次。

2.穴位按摩

实喘者取膻中、列缺、肺俞等穴,风寒者加风门,痰热者加丰隆,喘甚者加定天突;虚喘者取膏肓、肺俞、气海、肾俞、足三里、太渊、太溪等穴。

3.艾灸

实喘者取定喘、膻中、肺俞、大椎、合谷等穴,虚喘日久、反复发作者加肾俞、命门、足三里等穴,着肤灸。

4.拔罐

风寒者取大椎、肺俞穴,风热者取大椎、肺俞、风池等穴痰浊者取足三里、中脘、内关等穴,肾虚者取气海、命门、肾俞等穴,可与风门、厥阴俞、膻中等穴交替使用。

六、健康教育

(1)起居有常,增强体质,防外感。①加强气功锻炼,以固根本,活动量根据个人体质强弱而定,不宜过度疲劳。②保证充足的睡眠。居室环境要简洁,避免杂乱、油烟和灰尘等刺激,睡眠时衣被要轻松,不宜太热合理膳食,提高机体抗病能力。平时应节饮食,少食甜黏肥腻之品,以免助湿生痰。戒烟酒,忌辣刺激类食品。③注意四时气候变化,气候变化时尤需慎风寒,随时增减衣服,外出时戴口罩和围巾,以免感受外邪而诱发咳喘。

(2)喘证发作时,遵医嘱使用急救气雾剂,并教会患者正确使用。

(3)及时治疗上呼吸道感染等疾病,防止喘病的发作。平时可根据个人情况服用适量扶正固本的食物,如党参、红枣等。

(4)恢复期指导患者进行呼吸肌功能锻炼,改善肺功能。如果有慢性严重缺氧状况的,嘱患者坚持长期低流量、低浓度氧疗,氧疗时间不少于 15 小时,提高生活质量。

（周婷婷）

第十节 肺 胀

一、概念定义

肺胀是多种慢性肺系疾病反复发作,迁延不愈,导致肺气胀满,不能敛降的一种病证。临床表现为胸部膨满,憋闷如塞,喘息上气,咳嗽痰多烦躁,心悸,面色晦暗,或唇甲发绀,脘腹胀满,肢体水肿等。其病程缠绵,时轻时重,经久难愈,严重者可出现神昏、痉厥、出血、喘脱等危重证候。

二、病因病机

肺胀的发生,多因久病肺虚,痰浊潴留,而致肺不敛降,气还肺间,肺气胀满,每因复感外邪诱使病情发作或加剧。

(一)久病肺虚

如内伤久咳、支饮、哮喘、肺痨等肺系慢性疾病,迁延失治,痰浊潴留,塞阻肺气,气之出纳失常,还于肺间,日久导致肺虚,成为发病的基础。

(二)感受外邪

肺虚久病,卫外不固,六淫外邪每易乘袭,诱使本病发作,病情日益加重。

三、常见症候要点

(一)外寒里饮

症状:咳逆喘满不得卧,气短气急。咳痰白稀,呈泡沫状。口干不欲饮,面色青暗,头痛,恶寒,无汗,舌体胖大,舌质暗淡,苔白滑,脉浮紧。

(二)痰浊阻肺

症状:胸满,咳嗽痰多,色白黏腻或呈泡沫,短气喘息,憋闷如塞,面色灰白而暗,唇甲发绀,舌质暗红或暗紫,苔腻或浊腻,脉弦滑。

(三)痰热郁肺

症状:咳逆喘息气粗,胸满烦躁,咯痰黄或白,黏稠难咯,身热,溲黄,便干,口渴欲饮,舌质红或边尖红,舌苔黄或黄腻,脉滑数或浮滑数。

(四)痰蒙神窍

症状:意识朦胧。表情淡漠,嗜睡,或烦躁不安,或昏迷,谵妄,咳逆喘促,咳痰黏稠,或黄黏不爽,或伴痰鸣,唇甲青紫,舌质暗红或淡紫或紫绛,苔白腻或黄腻,脉细滑数。

(五)肺肾阴虚

症状:呼吸浅短难续,甚则张口抬肩,咳嗽,痰白如沫,咯吐不利,胸满闷窒,声低气怯,心慌,形寒汗出,或腰膝酸软,小便清长,舌淡或暗紫,苔白润,脉沉细虚数无力。

(六)阳虚水泛

症状:咳喘不能卧,咳痰清稀,胸满气憋,面浮,下肢肿,甚则一身悉肿,腹部胀满,尿少,食欲缺乏,心悸,怕冷,面唇青紫,舌胖质暗,苔白滑,脉沉细滑或结代。

四、主要护理问题

(1)胸闷气促与痰气搏结、痰阻气道、肺失宣降有关。

(2)咳痰不爽与痰浊壅塞、痰液黏稠、气虚无力有关。

(3)生活自理下降与肺肾两虚、喘促难平、无力施为有关。

(4)饮食调养的需要与气阴两虚、生化乏源有关。

(5)潜在并发症:神昏、痉厥、出血、喘脱。

五、辨证施护

(一)病情观察

(1)密切观察生命体征、喘息、浮肿、咳嗽、咯痰、尿量等变化。

(2)出现神志恍惚、面色青紫、声辘辘、四肢发凉时,报告医师,配合处理。

(3)出现面赤谵语、胸中闷胀、烦躁不安、舌强难言时,报告医师配合处理。

(4)出现神志不清、气促、冷汗、四肢厥冷、脉微欲绝时,报告医师配合处理。

(二)生活起居

(1)病室保持清洁、安静,空气新鲜、阳光充足,温度保持在 18～20 ℃,相对湿度在 55％～60％为宜,室内空气每天消毒 1 次,避免灰尘及异味刺激,禁止吸烟,严格探视。

(2)卧床休息,喘息较重者取半卧位或端坐卧位,持续低流量给氧,必要的功能检查在床边完成,做好痰液引流。症状缓解后,可适当下床活动。

(3)喉间痰多者,勤换体位,可轻拍其背部,以助排痰。

(4)顺应四时,根据天气变化及时增减衣物,勿汗出当风;注意卧床休息,缓解期可先行室内活动,根据病情逐渐增加活动量,如打太极拳、做呼吸操等增强体质,改善肺功能。

(三)饮食护理

饮食宜清淡富营养,多食果蔬,忌辛辣刺激、生冷、油腻、海膻发物等。痰浊壅肺者宜食莱菔子、白果、粳米同煮粥,早晚温热服之;痰热郁肺口渴,舌红津伤者,可多予梨汁、荸荠汁、莱菔汁;肺肾气虚者缓解期可服蛤蚧、沙参百合粥、黄芪党参粥等;阳虚水泛浮肿明显者应忌盐,水肿消退后可进低盐饮食,或食用鲤鱼赤豆汤、薏苡仁粥、大枣粥等以利水湿。汗出较多者,可多饮淡盐水,进食含钾丰富的食物,如橘子、香蕉等;腹胀纳呆者可用山楂、炒麦芽少许代茶饮。

(四)情志护理

经常与患者沟通,了解其心理问题,及时予以心理疏导。采取说理开导、顺情解郁、移情易性等方法对患者进行情志护理,并注意充分发挥患者社会支持系统的作用。可采用音乐疗法,选用商调、羽调音乐,如选用《阳春白雪》《黄河》《金蛇狂舞》等曲目可助长肺气;可欣赏《梅花三弄》《船歌》《梁祝》等曲目,以促使肾气隆盛。

(五)用药护理

伴外感风寒者汤药应热服;浊壅肺、阳虚水泛者汤剂宜温热服;脾肾阴虚、痰热郁肺者宜温凉服。痰蒙神窍者应慎用镇静剂,以免抑制呼吸服药后注意观察神志、呼吸、胸闷、咳嗽、咳痰、发绀、浮肿等症状是否改善,应用利尿剂者注意小便量。

(六)对症处理

阳虚水泛者可艾灸大椎、肺俞、脾俞、命门、足三里、三阴交等穴以温阳化气行水。痰蒙神窍者可针刺水沟、间使、内关、丰隆等穴,开窍豁痰虚证患者可灸足三里,亦可自我按摩肾俞、涌泉等穴,或取神门、肝、肾皮质下、内分泌、肾上腺、平喘、肺等耳穴进行耳穴埋豆治疗。将三伏贴贴于肺俞、大椎、风门、天突、膻中等穴,常用于缓解期治疗。阴虚内热,或肺部感染有热象者,宜在针刺后拔火罐,在起针后,用较大火罐或广口玻璃瓶拔于大椎与两肺俞之间,如患者消瘦,可用小火罐于两侧肺俞穴处留罐 10 分钟左右。

六、健康教育

(1)生活起居有常,避风寒,勿过劳,禁烟酒,注意情志调理。

（2）进行适当的锻炼，如散步、打太极拳、做呼吸保健操，以增强体质；可自我按摩印堂、合谷、内关、迎风、足三里、三阴交、涌泉等穴以促进气血运行，增强体质；可进行耐寒训练，如入秋后开始用凉水洗脸等，提高机体抵御风寒的能力。

（3）饮食宜清淡、易消化、富营养，忌肥甘厚腻、生冷煎炸、海膻发物之品，水肿者应低盐或无盐饮食。

（4）进行家庭氧疗。

（5）预防感冒，出现发热、咳嗽、咳痰、呼吸困难、胸闷、发绀等临床表现应及时就诊。

（周婷婷）

第十一节 肺 癌

一、概念定义

肺癌又称原发性支气管肺癌，是由于正气内虚、邪毒外侵引起的，以咳嗽、咯血、胸痛、发热、气急为主要临床表现的一种恶性疾病。

二、病因病机

肺癌的发生多与正气内虚、邪毒外侵、痰浊内聚、气滞血瘀阻结于肺、肺失宣降等因素有关。本病属于中医学的"肺积"等病的范畴。

三、常见症候要点

（一）肺脾气虚

症状：久咳痰稀，胸闷气短，神疲乏力，腹胀纳呆，水肿便清。舌质淡、苔薄、边有齿痕。

（二）肺阴虚

症状：咳嗽气短，干咳痰少，潮热盗汗，五心烦热，口干口渴。舌赤少苔，或舌体瘦小、苔薄。

（三）气滞血瘀

症状：咳嗽气短而不爽，气促胸闷，心胸刺痛或胀痛，痞块疼痛拒按唇暗。舌紫暗或有瘀血斑，苔薄。

（四）痰热阻肺

症状：痰多咳重，痰黄黏稠，气憋胸闷，发热。舌质红，苔黄腻或黄。

（五）气阴两虚

症状：咳嗽有痰或无痰，神疲乏力，汗出气短，午后潮热，手足心热时有心悸。舌质红苔薄，或舌质胖有齿痕。

四、主要护理问题

（1）咳嗽咳痰与邪气壅肺，气失宣降、脾虚聚痰有关。

（2）咯血与阴虚火旺、肺络受损有关。

（3）胸痛与气滞血瘀、不通则痛有关。

（4）气促胸闷与痰气搏结、痰阻气道、肺失宣降有关。

（5）纳呆与脾胃所伤、脾虚运化失健有关。

（6）潜在并发症：感染、血脱、窒息、肺癌转移等。

五、辨证施护

（一）病情观察

（1）观察咳嗽的时间、节律、性质、声音及加重因素。

（2）观察并记录痰液的色、质、量、味，以及有无咯血症状等。

（3）观察神志、体温、脉搏、出汗、心率、血压、心律、尿量等，发热患者，还需注意观察热势变化。

（4）观察胸痛的程度、性质，以及有无胸闷等症状。

（5）观察胸闷气急情况。

（二）生活起居

（1）病室保持清洁、安静，空气新鲜，阳光充足，温度保持在 18～20 ℃，相对湿度在 55％～60％为宜，室内空气每天消毒 1 次，避免灰尘及异味刺激，禁止吸烟，严格探视。

（2）卧床休息，胸闷气急较重者取半卧位或端坐卧位，持续低流量给氧，必要的功能检查在床边完成。症状缓解后，可适当下床活动。

（3）喉间痰多者，勤换体位，可轻拍其背部，以助排痰。

（三）饮食护理

饮食宜清淡、营养丰富，忌食煎炒燥热、肥甘厚味、寒湿生冷及辛辣刺激之品。术后患者饮食宜补气养血为主，如杏仁露、莲藕、鲜白菜、白萝卜等。放疗时肺阴大伤，饮食宜滋阴养血为主，如鲜蔬菜、鲜水果、枇杷果、核桃仁、枸杞果等。化疗时气血两伤，饮食宜补益气血为主，如鲜鲤鱼、白木耳、香菇、燕窝、银杏等。

1.肺脾气虚证

宜进食补益肺气、脾气的食品，如糯米、山药、鹌鹑、乳鸽、牛肉、鱼肉、鸡肉、大麦、白扁豆、南瓜、蘑菇等。食疗方：糯米山药粥。

2.肺阴虚型证

宜进食滋阴润肺的食品，如蜂蜜、核桃、百合、银耳、秋梨、葡萄、萝卜、莲子、芝麻等。食疗方：核桃雪梨汤。

3.气滞血瘀证

宜进食行气活血，化瘀解毒的食品，如山楂、桃仁、大白菜、芹菜、白萝卜、生姜、大蒜等。食疗方：白萝卜丝汤。

4.痰热阻肺证

宜进食清肺化痰的食品，如生梨、白萝卜、荸荠等咯血者可吃海带、荠菜、菠菜等。食疗方：炝拌荸荠海带丝。

5.气阴两虚证

宜进食益气养阴的食品，如莲子、桂圆、瘦肉、蛋类、鱼肉、山药、海参等。食疗方：皮蛋瘦肉粥、桂圆山药羹。

(四)情志护理

创造安静舒适的环境,调节好室内温湿度,光线适宜、柔和,不宜过强过暗,室内墙壁颜色应采用柔和的色调;避免不良刺激,无论患者、探视人员、医护人员均应避免大声喧哗。护理人员的各项工作要合理安排,集中进行,以减少对患者过多的干扰。加强与患者的交流,疏解调达情志与患者共同评估急躁易怒或心情压抑的原因,使其明白情志护理对本病的重要性;经常与患者谈心,鼓励患者说出自己的真实想法和要求,耐心倾听患者的倾诉,认同患者的感受,表达出对患者的关切之情。护士说话速度要慢,语调要平静,尽量解答患者提出的问题,向患者介绍成功的病例;指导患者使用放松术,如缓慢呼吸、全身肌肉放松、读书、听音乐、练气功等;指导患者安神静心,清心少思,通过导引行气的锻炼,使患者情绪变得稳定,使其内气协调和顺,能动地调动正气,使其达于病所,以驱邪愈病。

(五)用药护理

遵医嘱用药,不可随意增减药量或停药。中药宜温服,服药后注意观察患者胸闷气促、咳嗽咳凝等症状,肺阴虚型汤药宜少量多次频服。

(六)症状护理

1.咳嗽、咳痰患者的护理

保持病室空气新鲜、温湿度适宜,避免灰尘及刺激性气味。咳嗽胸闷者取半卧位或半坐卧位,少说话;痰液黏稠难咯者,可变换体位。助翻身拍背(咯血及胸腔积液者禁翻身拍背)教会患者有效咳嗽、咳痰、深呼吸的方法。保持口腔清洁,咳痰后以淡盐水或漱口液漱口。耳穴埋豆,可选择肺、气管、神门、皮质下等穴位。进食健脾益气补肺止咳食物,如山药、白果等。持续咳嗽时,可频饮温开水或薄荷叶泡水代茶饮,减轻咽喉部的刺激。

2.咯血患者的护理

保持病室空气新鲜,温湿度适宜;指导患者不用力吸气、屏气、剧咳,喉间有痰轻轻咳出;小量咯血静卧休息;大量咯血绝对卧床,头低脚高位,头偏向健侧,尽量少语、少翻身。及时清除口腔积血,淡盐水擦拭口腔。消除恐惧、焦虑不安的情绪,禁恼怒戒忧愁、宁心神。少量出血者可进食凉血养血、甘凉滋养之品,如黑木耳、茄子等;大量咯血者遵医嘱禁食。

3.高热患者的护理

病室凉爽,光线明亮。卧床休息,限制活动量,避免劳累。空气保持湿润。协助擦干汗液,温水清洗皮肤,及时更换内衣,切忌汗出当风。穴位按摩,可选择合谷、曲池或耳尖、大椎放血(营养状况差者慎用)。进食清热生津之品,如苦瓜、冬瓜、猕猴桃、荸荠等,忌辛辣、香燥、助热动火之品。阴虚内热者,多进食滋阴润肺之品,如蜂蜜、莲藕、杏仁、银耳、梨等。

4.胸痛患者的护理

应取侧卧位,遵医嘱予肿瘤外用贴敷治疗,理气活血通络,帮助减轻疼痛。也可采用放松术,如缓慢呼吸、全身肌肉放松、听音乐等。

5.胸闷气急患者的护理

应稳定其情绪,卧床休息,保持室内空气新鲜,光线柔和,减少不必要的人员走动。大量胸腔积液、心包积液而引起的严重气急可协助医师于胸腔穿刺。遵医嘱吸氧。

六、健康教育

(1)饮食宜清淡富营养,忌食煎炸燥热、肥甘厚味、生冷及辛辣刺激之品。

（2）适当运动，不宜过劳，以不感乏力、气短为宜；可选择慢步走打太极拳、练气功、练呼吸操等，多到大自然中呼吸新鲜空气。

（3）鼓励戒烟；注意个人卫生，做好口腔护理；保持居住环境整洁空气清新，避免刺激性气味；注意保暖，随天气变化增减衣服，切记当风受凉，防止呼吸道感染。

（4）定期复诊。遵医嘱定时复诊，如出现咳嗽、胸痛加重、大咯血时应及时就医。

（周婷婷）

第十二节 黄 疸

一、概念定义

黄疸是以目黄、身黄、小便黄为主症的一种病证，其中尤以目睛黄染为本病的重要特征。根据其病机特点和临床表现，黄疸有阳黄、阴黄之分急黄乃阳黄之重证。

本病与现代医学的"黄疸"含义相同，可见于多种疾病，如病毒性肝炎、肝硬化、胆囊炎、胆石症、钩端螺旋体病、某些消化系统肿瘤及出现黄疸的败血症等，凡出现黄疸临床表现的，均可参照本节内容辨证施护。

二、病因病机

本病的发生多与外感湿热疫毒、饮食不节、脾胃虚寒、他病继发、砂石或虫体阻滞胆道等因素有关。

（一）外感湿热疫毒

夏秋季节，暑湿当令，外感湿热之邪，由表入里，内蕴中焦，湿郁热蒸，不得泄越，脾胃运化功能失常，湿热交蒸于肝胆，肝失疏泄，胆液不循常道而致黄疸。若湿热夹时邪疫毒伤人，则病势尤为暴急，具有传染性，表现为热毒炽盛，伤及营血的危重现象，称为急黄。

（二）饮食不节

长期过食肥甘厚味之品或嗜酒无度，或饮食污染不洁，脾胃受损，运化失职，湿浊内生，郁而化热，湿热熏蒸肝胆，胆汁不循常道，外溢而发为黄疸；或因恣食生冷、长期饥饱失常，以致脾虚寒湿内生，困遏中焦，土壅木郁，肝失疏泄，胆汁外溢而为黄疸。

（三）脾胃虚寒

素体脾胃虚弱，或劳倦太过，或病后脾阳受损，运化转输失常，水谷聚而生湿，湿从寒化，寒湿阻滞中焦，胆液被阻，不循常道而发黄疸。

（四）他病继发

胁痛、积或其他疾病之后，瘀血阻滞，湿热残留，日久损伤肝脾，湿遏瘀阻胆道，胆汁泛溢而发为黄疸。

（五）砂石或虫体阻滞胆道

湿热煎熬，结成砂石，留于胆府，阻于胆道；或湿热内郁、脾胃功能失调，蛔虫不伏于肠而上窜，阻滞胆道，胆汁外溢而发为黄疸。

三、常见症型要点

(一)阳黄

1.热重于湿

症状:身目俱黄,黄色鲜明,发热口渴,或见心中懊侬,院腹胀满口干而苦,恶心欲吐,小便短少黄赤,大便秘结,舌苔黄腻,脉弦数。

2.湿重于热

症状:身目俱黄,但黄色不如热重者鲜明,不发热或身热不畅,口黏不渴,头重身困,胸脘痞满,食欲减退,恶心呕吐,腹胀,小便短黄,或大便清垢,舌苔厚腻微黄,脉弦滑或濡缓。

3.急黄

症状:发病急骤,黄疸迅速加深,其色如金,高热烦渴,胁痛腹满,神昏谵语,烦躁抽搐或见衄血、便血,或肌肤出现瘀斑,舌质红绛,苔黄而燥,脉弦滑数或细数。

(二)阴黄

1.寒湿阻遏

症状:身目俱黄,黄色晦黯,或如烟熏,纳少脘闷,或见腹胀,大便溏薄或不实,神疲畏寒,口淡不渴,舌质淡苔腻,脉濡缓或沉迟。

2.脾虚湿滞

症状:面目及肌肤发黄,其色浅淡,甚或晦黯无泽,伴心悸气短,肢软乏力,纳呆便溏,小便黄,舌淡,苔薄白,脉濡细。

四、主要护理问题

(1)目黄、身黄、小便黄:与湿邪困遏脾胃,肝胆疏泄失常,胆汁外溢有关。

(2)潜在并发症:昏迷与湿热疫毒炽盛,内陷营血有关。

(3)皮肤痒:与湿热熏蒸皮肤有关。

(4)恶心呕吐:与湿蕴中焦,胃气上逆有关。

(5)腹胀便溏:与湿邪中阻、脾失健运有关。

(6)便秘:与热壅津伤,肠失传导有关。

五、辨证施护

(一)病情观察

(1)观察患者黄疸的部位、色泽、程度、消长情况,以及尿色深浅和大便颜色变化,以辨黄疸的顺和逆。其中黄疸颜色的深浅是病情进退的主要指征,如黄疸逐渐消退,为顺;反之,则为逆。

(2)观察患者神志的变化,警惕急黄的出现。

(3)观察患者有无皮肤瘙痒及皮肤痒的部位、程度等。

(4)观察患者恶心呕吐、腹胀、便溏的情况,呕吐物的内容、颜色量、气味,以及呕吐时间、次数等,观察大便的色、质、量等,必要时留取标本送检,并做好记录。

(5)辨证观察:急黄者,一是应密切注意病情变化,观察并记录神志瞳孔及生命体征,随时做好抢救的准备;二是要观察有无"尿黄挂盆":急黄其色如金,小便染黄便器,摇晃后上层出现黄色泡沫层,称为"尿黄挂盆"。

(二)生活起居护理

(1)保持病室安静、整洁,空气新鲜,做好空气消毒,可用紫外线灯照射等法。

(2)患者要注意卧床休息,保证充足的睡眠,尽量避免活动,待到黄疸消退,症状明显好转后,可逐渐恢复活动,如散步、打太极拳、练八段锦等,但勿劳倦,以不疲劳为度。

(3)做好消毒隔离工作,尤其做好消化道隔离和血源隔离。一切生活用具(如便器等)、注射器、手术器械及排泄物等都要严格消毒。患者的衣物、被褥应经常在阳光下暴晒2小时以上。患者急性期禁止探视。

(4)保持皮肤、口腔清洁,皮肤痒者,勤剪指甲,嘱患者不要搔抓每天用温水擦浴,勿重抓或用热水烫洗;指导患者经常用淡盐水、温开水银花甘草液漱口,预防口腔感染。

(5)保持患者大便通畅,有助于退黄。

(6)辨证起居:阳黄热重于湿者,病室宜凉爽;急黄者,病室应凉爽患者绝对卧床,烦躁者加床栏,危重者住单人房间,专人特护,同时做好基础护理;阴黄寒湿阻遏者,因湿为阴邪,得寒则聚,故病室宜温热,阳光充足,避免对流风,同时应注意防寒保暖,随季节变化而增减衣被,避免受凉及过度疲劳,加重病情。

(三)饮食护理

以清淡、易消化、富营养的饮食为主,忌辛辣、肥甘厚味、海腥发物、饮酒。同时应适当控制饮食量,勿恣食以免病情反复。随病情好转,宜逐步增加高蛋白饮食,如豆类、鱼类、瘦肉等。

1.阳黄热重于湿者

饮食宜偏凉,鼓励患者多饮水,可取鲜芦根、金钱草煎水代茶饮。多食蔬菜、水果,宜选西瓜、冬瓜、芹菜、赤小豆米等清热利湿食物。可选用食疗方黄花菜饮:黄花菜根 30 g,水煎服;或栀子仁粥:栀子仁 3~8 g,粳米 30~60 g,煮粥服。

2.阳黄湿重于热者

可选用食疗方柚皮散:柚皮 2 个,烧炭研末饭后米汤送服;或泥鳅炖豆腐:泥鳅(去内脏)10 g,鲜豆腐 1 g,加适量姜、葱,炖汤服;亦可将泥鳅去内脏,烘干,研末,每次取 10 g,日服 3 次;或芹菜煮汁饮服。

3.急黄者

予以流质饮食,好转后再改为半流质,以清凉生津为宜多食水果和清凉饮料。神昏者,予以鼻饲。要严格限制蛋白质的摄入或禁食蛋白质。

4.阴黄寒湿阻遏者

饮食宜温热,忌生冷、甜腻碍胃之品,可食茵陈粥、干姜粥、苡仁粥等利湿退黄。汤汁不宜过多以免水湿停聚。可选用食疗方杏仁霜,或茵陈附子粥:茵陈 20 g,制附子 10 g,生姜 15 g,红枣 5~10 枚,粳米 100 g,甘草 1 g,煮粥服。

5.阴黄脾虚湿滞者

饮食予补养之品,需温热、熟、软,营养丰富易消化,多食鱼、肉、禽、蛋等血肉有情之物以养护正气,驱邪外出。

(四)情志护理

安慰患者,耐心解释病情,倾听患者的倾诉,认同患者感受,消除患者的焦虑、恐惧心理,劝导患者保持心情舒畅,情绪稳定,使肝气条达,有利于疾病康复。

(五)用药护理

(1)禁止使用对肝脏有损害的药物,中药如朱砂、山慈菇、猫爪草等;西药如异烟肼、利福平、避孕药等。

(2)辨证施药:阳黄热重于湿者,中药的汤剂宜偏凉服,可用大黄 15 g 煎水,待凉后,灌肠,起到排毒、泄浊的功能,亦可用保健药枕,如菊花枕、碎石枕、夏枯草枕等。急黄者,中药浓煎,少量频服,或鼻饲灌入,亦可用食醋加水(以 3∶1 的比例)200 L,进行保留灌肠,可起到退黄去氨的作用。急黄,衄血、便血、肌肤出现瘀斑者,按血证处理。阴黄寒湿阻遏者,汤药宜温热服。

(六)对症处理

1.黄疸的对症处理

(1)中药外敷法:用茵陈蒿 1 把、生姜 1 块,捣烂,敷于胸前、四肢,每天擦之,可以协助退黄。

(2)艾灸法:阳黄者取胆俞阴陵泉、太冲、内庭等穴;阴黄者取胆俞、脾俞、阴陵泉、三阴交等穴。或用艾灸灸腹部,以脐为中心,进行十字灸,或腹部热敷。

(3)耳穴埋籽法:取肝、胆、脾、胃等穴位,中等强度刺激,每天按压数次,3~5 天更换 1 次。

2.皮肤瘙痒的对症处理

(1)中药外洗:用苦参 30 g 煎汤外洗,每天 1 次。

(2)中药外涂:局部可涂冰硼水止痒亦可用大枫子或止痒(主要成分为白鲜皮、土荆皮、苦参等)外搽,每天 2~3 次。

六、健康教育

(1)慎起居,勿作劳,节饮食,畅情志,远房帏。

(2)注意卫生管理,做好消毒工作。

(3)坚持服药,定期复诊。

(4)积极治疗原发病。

(5)疫病流行期间可注射疫苗或预防给药。

(周婷婷)

第十三节 胃 痛

一、概念定义

胃痛又称胃脘痛,是以上腹胃脘部近心窝处疼痛为主要表现的病症因胃脘部位接近心窝,故历代中医文献中所谓的"心痛""心下痞痛",多指胃痛而言。

凡急、慢性胃炎,消化性溃疡,胃下垂,胃神经症,胃癌等疾病以上腹部疼痛为主症者,均属本病证的讨论范围,可参考本节辨证施护。

二、病因病机

胃痛的病因主要是外邪犯胃、饮食不节、情志失调及脾胃虚弱。

（一）外邪犯胃

外感寒、热、湿诸邪,内客于胃,导致胃脘气机瘀滞,不通则痛。其中,寒邪最易犯胃。

（二）饮食不节

暴饮暴食或饥饱无度,均可损伤脾胃,令胃失和降,不通则痛。

（三）情志失调

肝为刚脏,性喜条达而恶抑郁。忧思郁怒皆能伤肝,肝失疏泄胃寒作痛。

（四）脾胃虚弱

素体脾胃虚弱,或劳倦内伤,或久病不愈,可致脾阳不振,中焦虚寒或胃阴不足,胃失潘养而发胃痛。

三、常见病症要点

（一）寒邪客胃

症状:胃痛暴作,甚则拘急作痛,恶寒喜暖,得温痛减,遇寒痛增口淡不渴,或喜热饮,舌淡,苔薄白,脉弦紧。

（二）饮食停滞

症状:胃脘疼痛,胀满不消,疼痛拒按,嗳腐吞酸,得食更甚,或呕吐不消化食物,其味腐臭,吐后痛减,不思饮食,大便不爽,矢气及便后稍舒,舌苔厚腻,脉滑或实。

（三）肝气犯胃

症状:胃脘胀闷,攻撑作痛,脘痛连胁,遇烦恼郁怒则痛作或痛甚大便不畅,嗳气、矢气则舒,苔多薄白,脉沉弦。

（四）肝胃郁热

症状:胃脘灼痛,痛势急迫,喜冷恶热,得凉则舒,心烦易怒,泛酸嘈杂,口干口苦,舌红苔黄,脉弦数。

（五）瘀血阻滞

症状:胃脘疼痛,痛有定处,痛如针刺,拒按,食后加剧,入夜尤甚或见吐血、黑便,舌质紫或有瘀斑,脉涩。

（六）胃阴亏虚

症状:胃脘隐隐灼痛,似饥而不欲食,口燥咽干,五心烦热,消瘦乏力、大便干结,舌红少津,脉细数。

（七）脾胃虚寒

症状:胃痛隐隐,绵绵不休,空腹痛甚,得食则缓,喜温喜按,劳累或受凉后疼痛发作或加重,泛吐清水,食欲缺乏,神疲乏力,手足不温,大便溏薄,舌淡苔白,脉虚弱或迟缓。

四、主要护理问题

(1)胃脘疼痛:与邪犯胃腑,胃失和降,不通则痛有关。

(2)恶心、呕吐:与胃失和降,胃气上逆有关。

(3)饮食调养的需要:与饮食不节,损伤脾胃,气血生化乏源有关。

(4)焦虑:与胃痛反复发作迁延不愈有关。

(5)潜在并发症:呕血、便血与热伤胃络,血不循经,或脾气虚弱气不统血有关。

五、辨证施护

(一)病情观察

(1)观察患者胃痛的部位、性质、程度、时间及规律。

(2)观察诱发因素与饮食、气候、情志、劳倦的关系。

(3)观察患者有无呕血及便血,及时做大便隐血试验。

(4)密切观察患者的疼痛面色、血压、脉搏等变化,注意出血先兆若出现面色苍白、大汗淋漓、血压下降等表现,及时报告医师进行抢救。

(5)中年以上患者,胃痛经久不愈,经常便血,日渐消瘦,应考虑癌变的可能。

(二)生活起居护理

(1)病室环境宜清洁、安静、空气流通,注意生活有规律。

(2)胃脘痛剧或伴有出血症状、急腹症者,应绝对卧床休息,平常可适当活动,但应注意劳逸结合,保证充足的睡眠。

(3)保持口腔、皮肤的清洁卫生。

(4)辨证起居:寒邪客胃、脾胃虚寒者,病室宜温暖向阳,慎风寒防外感,注意休息,不妄作劳,可使用热水袋温熨胃脘部;肝气犯胃者病室宜凉爽通风,痛剧时卧床休息,痛减时应参加活动,如做广播体操打太极拳、练气功、习八段锦等;肝胃郁热者,病室宜凉爽舒适,注意保持口腔卫生;胃酸过多、口舌生疮,用淡盐水漱口;瘀血阻滞者,卧床休息,勿令过劳;胃阴亏虚者,病室宜湿润凉爽。

(三)饮食护理

饮食以清淡、易消化、富有营养、少食多餐为原则。饮食宜软、烂、热、少渣。忌生冷、肥甘、油腻、辛辣、煎炸、香燥、过咸、过酸、硬固食物,忌烟酒、浓茶、咖啡等。注意饮食卫生,避免暴食暴饮。疼痛、呕吐剧烈,或呕血、便血量多者,应暂禁食,胃痛发作时宜进清淡而富有营养的流质或半流质饮食,如牛奶、米汤、藕粉、稀粥等;恢复期改为软饭或面食。胃酸过多者,不宜进食过酸的食物,如柠檬、食醋、梅子等。

1.寒邪客胃者

宜用姜、葱、胡椒、芥末、大蒜等温热的食物,忌生冷、油腻之品,食疗方可选生姜红糖茶、高良姜粥(高良姜 15 g,粳米 50 g,煮粥)。

2.饮食停滞者

应严格控制饮食,疼痛剧烈时暂予禁食,食物以宽中和胃、消食导滞之品为宜,如白萝卜、柑橘、山楂、麦芽等。

3.胃脘胀满疼痛欲吐者

可用盐汤探吐以涌吐宿食。

4.肝气犯胃者

宜多食行气之品,如香橼、萝卜、柑橘、月季花、佛手、玫瑰茶、金橘饼等,忌食南瓜、豆类、红薯等壅阻气机的食物,悲伤郁怒时禁食。

5.肝胃郁热者

饮食应多予疏肝泄热之品,如绿豆汤、金橘饮、荷叶粥、菊花饮、薏仁莲子粥、栀子仁粥等,忌辛辣烟酒、烤熏甜腻之品,注意食后不可即怒,怒后不可即食。

6.瘀血阻滞者

饮食应予行气活血之品,如果茶、山楂等,忌食煎炸、粗糙、硬固之品。

7.胃阴亏虚者

宜多食益胃养阴生津之品,如百合、银耳、甲鱼、雪梨、莲藕、荸荠、麦冬粥、益胃汤等,忌辛香温燥之品及浓茶、咖啡等。注意补充津液,多饮水或果汁,或以石斛汤、麦冬汤代茶饮。

8.脾胃虚寒者

饮食宜温热,多食温中健脾之品,如桂圆、大枣山药、羊肉等,胃痛时可饮生姜红糖茶,食疗方可取姜汁羊肉汤、姜橘椒鱼羹。

(四)情志护理

稳定患者的情绪,消除各种不良因素刺激,避免精神紧张,可用转移注意力、做深呼吸等方法,以缓解疼痛。肝气犯胃者,指导患者采用以情制情疗法,疏导情绪,调摄精神,避免恼怒忧思,主动参加社会及文娱活动,多听轻缓音乐、下棋、读报、登山等,怡情放怀,以使气机顺畅肝胃郁热者,应避免五志化火引起胃热炽盛而致胃痛。瘀血阻滞者,患者常因疼痛或出血,精神紧张或悲观,应做好情志护理,安慰患者,树立信心。

(五)用药护理

(1)胃药、抑酸药宜饭前服;消导药宜饭后服。

(2)慎用肾上腺皮质激素和非体抗炎药等。未明原因前,慎用止痛剂,以免掩盖病情及加重对胃黏膜的损害。

(3)辨证施药:寒邪客胃者,中药汤剂宜热服,以祛寒止痛;肝气犯胃者,汤药宜温服,若疼痛持续不解,可口服沉香粉、延胡粉各 1 g,以理气止痛;饮食停滞者,中药汤剂宜温服,便秘者可用番泻叶泡水代茶饮或大黄粉 3～5 g 冲服;肝胃郁热者,中药汤剂宜凉服,痛甚者可用延胡粉 3 g、黄连粉 1 g 温水送服,以泄热理气止痛;瘀血阻滞者,中药汤剂宜温服,痛如针刺者,可遵医嘱给三七、延胡粉各 1.5 g 服,出血者可加服白及粉 15 g,温开水或藕粉调服;胃阴亏虚者,中药汤剂宜久煎,偏凉服,少量频服,痛时可服肉桂粉 1 g,延胡粉 2 g,以温中止痛;脾胃虚寒者,中药汤剂宜热服,服药后宜进热粥、热饮,以助药力。

(六)胃脘疼痛的对症处理

1.穴位按摩

取中脘、天枢、气海、胃俞、合谷、足三里等穴,每穴按摩 1～2 分钟,以局部穴位透热为度,每天 2 次每 7 天为 1 个疗程;胃痛发作时,可指压内关、足三里等穴位,直到得气后 5～10 分钟或疼痛缓解、基本消失为止。

2.穴位敷贴

取中脘、胃俞、足三里、梁丘等穴,隐痛取中脘、建里、神阙、关元等穴;胀痛取气海、天枢等穴;一般敷贴 6～8 小时,每天 1 次,每 5～7 天为 1 个疗程;胃寒者取肉桂、丁香、乳香各 15 g 研末,用甘油适量调和成糊状敷于神阙穴,每天 1 次,共 7 天。

3.耳穴埋籽

取脾、胃、交感、神门、内分泌等穴,每天自行按压 3～5 次,每次每穴 1～2 分钟。

4.艾灸

寒邪犯胃、脾胃虚寒者,取中脘、神阙、气海、关元、足三里等穴,每处灸 10～15 分钟,每天 1～2 次,每 7～10 天为 1 个疗程。

5.拔火罐

取脾、胃俞、肾俞、肝俞等背俞穴,留罐时间一般为 10～15 分钟,每天 1 次,每 7～14 天为 1 个疗程。

6.足浴

脾胃虚寒证胃痛者,取中药足浴方煎煮泡足,每次 30 分钟,每天 2 次,共 2 周。

六、健康教育

(1)平时注意饮食有节,加强体育锻炼,适当参加健身活动,以增强体质。慎起居,适寒温,防劳倦,畅情志。

(2)指导患者和家属了解本病的性质,掌握控制疼痛的简单方法。遵医嘱按时服药。

(3)胃痛期间注意饮食调摄,养成良好的饮食习惯,定时进餐,勿过饥过饱、过冷过热,少食生冷、油腻、辛辣、煎炸之物,戒烟酒,并注意饮食卫生。

(4)病愈后需坚持合理饮食,查明胃痛原因,积极治疗原发疾病。若中年以上患者反复发作日久,迁延不愈,应定期检查,以防癌变。

(周婷婷)

第十四节　鼓　　胀

一、概念定义

鼓胀是指腹大胀满,绷急如鼓,皮色苍黄,脉络显露的病证。"鼓"指腹大皮急,其状如鼓; "胀"指腹部胀满不适。鼓胀二字,简要概括了本病的临床表现。因该病仅腹部胀大而体无大恙,故又名单腹胀。

本病主要相当于西医学的肝硬化腹水,常见于肝炎后肝硬化、血吸虫病肝硬化、酒精性肝硬化及营养不良性肝硬化的腹水形成期。另外,凡结核性腹膜炎腹水、腹腔内晚期恶性肿瘤、慢性缩窄性心包炎、肾病综合征等,以鼓胀为主要临床表现的,均属本病证的讨论范围,可参考本节辨证施护。

二、病因病机

本病的发生多与酒食不节、情志刺激、虫毒感染、他病续发等因素有关。

(一)酒食不节

平素嗜酒过度,或恣食肥甘厚味,脾失健运,酿湿生热,湿热蕴聚于中焦,水谷精微失于输布,以致湿浊内聚,塞阻气机,水停于腹;进而土壅木郁,脾病及肝,使肝脾两伤,肝失疏泄,气滞血瘀,终至气滞、血瘀,水停腹中,而成鼓胀。

(二)情志刺激

郁怒忧思,伤及肝脾,肝失疏泄,气机瘀滞,久而由气及血,血络瘀阻,肝病乘脾,脾运失健,则水湿内停,气血水壅结,形成鼓胀。

(三)虫毒感染

多因接触疫水,感染血吸虫,未及时治疗,晚期肝脾两伤,虫阻经隧,脉道衍塞,气滞血瘀,清浊相混,水液停聚,乃成鼓胀。

(四)他病续发

黄疸、胁痛、久泻久痢等病,迁延日久,损伤肝脾,导致肝失疏泄、脾失健运,均有续发本病的可能。

三、常见病症要点

(一)气滞湿阻

症状:腹部胀大,按之不坚,胁下胀满或疼痛、纳呆食少、食后作胀,嗳气、矢气后稍减,小便短少,舌苔薄白腻,脉弦。

(二)寒湿困脾

症状:腹大胀满,按之如囊裹水,甚则颜面微浮,下肢浮肿、脘腹痞胀、得热稍舒,精神困倦、怯寒懒动、周身困重,小便短少,大便溏薄,舌苔白腻水滑,脉缓、脉弦迟。

(三)湿热蕴结

症状:腹大坚满、脘腹撑急,外坚内胀,拒按,扪之灼手,烦热口苦渴不欲饮,或有面目、肌肤发黄,小便赤涩,大便秘结或垢、舌边尖红,苔黄腻或兼灰黑而润,脉象弦数。

(四)肝脾血瘀

症状:腹大坚满,按之下陷而硬,青筋显露、脉络怒张,胁下结痛如针刺,面色晦暗黑,面颈胸臂有血痣赤缕,呈丝纹状,手掌赤痕,唇色紫褐,口渴,饮水不欲下咽,大便色黑,舌质紫黯或有瘀斑,脉细涩。

(五)脾肾阳虚

症状:腹大胀满不舒,形如蛙腹,朝宽暮急,面色苍黄或呈㿠白,脘闷纳呆,神倦怯寒,肢冷或下肢浮肿,小便短少不利,大便溏,舌体胖、边有齿痕,舌质色淡,苔腻水滑、脉沉弱无力。

(六)肝肾阴虚

症状:腹大胀满、甚则青筋暴露,形体反见消瘦,面色晦暗,唇紫口燥咽干,心烦、失眠、牙龈出血、鼻时衄血,小便短少,舌质红绛少津,苔少或光剥,脉弦细数。

四、主要护理问题

(1)腹胀、腹水:与肝、脾、肾三脏受损,水湿内停有关。

(2)饮食调养的需要:与酒食所伤、络伤血溢或脏腑虚损、生化乏源有关。

(3)出血:与实热、虚火灼伤血络有关。

(4)神志昏蒙:与湿热毒邪蒙蔽神志有关。

(5)皮肤瘙痒:与湿浊毒气、熏蒸肌肤有关。

(6)皮肤完整性受损:与卧床日久、久病正虚有关。

五、辨证施护

(一)病情观察

(1)密切观察腹胀的情况及腹水的消长情况,定期测量腹围、体重、血压、呼吸、脉搏,估计腹水量,协助患者准确记录 24 小时液体的出入量。

(2)观察患者的饮食情况,若患者病至后期,出现朝宽暮急、渐不能食,甚至出现腹大如瓮、脐心突起、神昏、呕吐、抽搐等则提示预后不良。

(3)观察肝性脑病(肝昏迷)的先兆表现、注意神志、呼吸、血压、舌象、脉象等变化,以及观察口腔有无烂果味。若患者出现性格改变、举止反常、吐字不清、动作缓慢、睡眠异常或嗜睡等肝性脑病先兆表现等,应及时报告医师处理。

(4)观察肝掌、蜘蛛痣、腹壁静脉曲张等变化。

(5)肝肾阴虚者,注意观察患者的出血倾向,有出血者,参考血证护理。

(二)生活起居

(1)休息与体位:患者应卧床休息,轻者可适当活动,以促进气血运行,使患者保持舒适的体位。轻度腹水的患者,尽量采取平卧位,以增加肝肾血流量;大量腹水的患者,卧床时尽量采取半卧位,以减少呼吸困难必要时氧气吸入。久卧患者宜经常变换体位,防止压疮的发生。

(2)指导患者安心静养,注意节省言语以养气,节欲保精而护肝肾。

(3)做好皮肤护理:注意保持皮肤清洁,定期用温水擦身,避免擦伤抓伤皮肤,防止皮肤破溃。保持床单元清洁干燥,背部及阴囊水肿患者应注意保护局部皮肤。

(4)指导患者养成良好的卫生习惯,做好口腔护理,禁止抠、剔牙防止出血。躁动不安者,床边加护栏,保持大便通畅。

(5)辨证起居:寒湿困脾证者、脾肾阳虚证者,病室宜温暖、向阳,注意保暖,防止外感;湿热蕴结证者,病室宜干燥凉爽,并注意保持大便通畅,可给予蜂蜜水或缓泻剂;肝肾阴虚证者,病室应偏凉、湿润。

(三)饮食护理

以营养丰富、易消化、无渣、少渣的食物为宜,少食多餐,忌辛辣煎炸、粗糙、硬固、生冷、海腥食物、忌饮酒,避免接触或食用对肝脏有害的毒性物质,避免胀气食物,如牛奶、豆类、南瓜、薯类及过甜的食物水与钠盐的摄入;适当控制饮水量,腹水严重者,应严格控制水、钠盐的摄入,每天饮水量一般不超过 1 000 mL,食盐控制在 2 g/d 以下;肝性脑病或血氨高时应给低蛋白质饮食。使用利水剂后的饮食注意:应用利水剂或峻下逐水剂或长期使用西药利尿剂的患者,应注意水和电解质平衡,适当多食含钾量高的食物,如蘑菇、香蕉等。

1.气滞湿阻证者

饮食宜疏利,勿过饱,可多食白萝卜、大蒜、柑橘、佛手、薏苡仁、山药、扁豆等理气健脾食物。

2.寒湿困脾证者

常食鲤鱼、鲫鱼、乌鱼、赤小豆、薏苡仁等健脾利湿之品,多用葱姜做调料,以利驱除寒湿之邪,忌生冷黏腻食物。可选用食疗方鲤鱼赤小豆汤利水消胀。平时多食赤小豆红枣粥,以健脾利湿。

3.湿热蕴结证者

饮食以清热利湿为宜,多食新鲜水果、蔬菜,如冬瓜、黄花菜、鲤鱼、赤小豆、慈菇、芥菜等。

4.肝脾血瘀者

以行气活血、软坚散结的食物为宜,如萝卜、橘子、桃仁等。

5.脾肾阳虚者

可食黄粥、党参粥、核桃仁粥等健脾益肾之品,辅以扁豆、山药、莲子、龙眼、大枣等,忌生冷瓜果。

6.肝肾阴虚者

饮食以滋养肝肾、润燥生津为主,可多食瘦肉、牛奶、甲鱼、木耳、鸡蛋、淡菜等及新鲜水果、果汁,如梨汁、藕汁、甘蔗汁、番茄等。

(四)情志护理

向患者宣讲本病的有关知识,介绍成功的病例,增强患者战胜疾病的信心。关心体贴患者,对患者态度和蔼可亲,多与患者交谈,给予安慰、同情及鼓励,讲明本病的发生、发展、转归与情志的关系,消除易怒、烦躁、忧虑、恐惧的心理,改善其身心状态,积极配合治疗。气滞湿阻者尤其注意调节情绪,避免肝气瘀滞,加重病情。

(五)用药护理

鼓胀患者在运用十枣汤、舟车丸、控涎丹等峻下逐水剂时的注意事项如下。

(1)治疗前向患者解释用药方法、作用,用药后可能出现的反应及注意事项。

(2)用药方法。①汤药宜浓煎,清晨空腹顿服或短时间内分次服下。②年老体虚者,可用枣汤送服,粉剂装胶囊或用龙眼肉包裹吞服。③食管静脉曲张者,丸剂应研碎后服。④服药后安静休息,2小时后可进食此稀粥。

(3)药后观察:①服药后一般1~2天开始腹泻,要观察并记录腹泻起始和终止的时间,腹泻的次数、量、性质,有无恶心呕吐及腹痛的程度一般以泻下稀水便为佳,泻5~6次为宜。②若患者出现严重吐泻、腹痛剧烈、心慌烦躁,要立即停药,报告医师,及时处理。

(4)用药前后测量并记录腹围、体重、血压、脉搏各1次,观察用药效果。

(5)要中病即止,遵循"衰其大半而止"的原则,时间不宜过长,药量不宜过大,以防发生昏迷、出血等病变。若患者正虚体弱,有发热、出血倾向的,均不宜使用峻下逐水剂。

(7)湿热蕴结者、肝肾阴虚者,汤剂宜偏凉服。

(8)肝脾血瘀者的用药护理。①因血热易散,故汤药宜温服。②胁下刺痛者,可临时给予延胡索粉、三七粉各1.5 g,温水冲服,以理气活血止痛。

(六)腹胀、腹水的对症处理

1.按摩法

腹部行顺时针方向按摩,每天2次,每次10~15分钟以助消胀。

2.敷药法

腹胀甚,可用芒硝30~40 g,肉桂2~3 g,布包于腹部,以助消胀行水。或者用麝香、甘遂适量捣烂,敷贴于脐部,以利水消肿,实胀者可加大黄、莱菔子、芒硝等,虚胀者可加黄芪、附子、肉桂等。

3.艾灸法

寒湿困脾者,可用艾条灸腹部,以脐为中心,从左到右从上至下,进行十字灸,每次30分钟,以温阳利水。脾肾阳虚者,宜灸不宜针,可取关元、神阙、中极等穴行隔姜灸,以理气宽胀;或施以腹部热敷法、盐熨法、葱熨法等,以温阳利水。肝肾阴虚者,宜针不宜灸,忌温热疗法,如药熨、熏蒸等。

六、健康教育

(1)注意调节情志,保持乐观的情绪,避免抑郁、恼怒。

(2)饮食有节,忌饮酒,注意营养。

（3）生活起居有常，避免劳倦，适当锻炼，如散步、打太极拳、练八段锦等，以增强抗病能力，加速病体康复。

（4）及时治疗黄疸、积聚等原发病。

（5）避免接触疫水，远离疫区。生活在血吸虫疫区者，注意防止再感染。

（周婷婷）

第十五节 水 肿

一、概念定义

水肿是指体内水液潴留，泛溢肌肤，引起以眼睑、头面、四肢、腹背，甚至全身浮肿为临床特征的一类病证。

凡急慢性肾小球肾炎、肾病综合征、继发性肾小球疾病等，以眼睑、头面四肢、腹背甚至全身浮肿为主要表现者，均属本病证的讨论范围，可参考本节辨证施护。

二、病因病机

水肿的病因有风邪袭表，疮毒内犯，外感水湿，饮食不节，以及禀赋不足、久病劳倦5个方面。

(一)风邪袭表

风为六淫之首，每夹寒夹热，风寒或风热之邪，侵袭肺卫，邪客玄府，肺失宣降，通调失司，以致风遏水阻，风水相搏，泛溢肌肤，发为水肿。

(二)疮毒内犯

身患痈疡疮毒，或咽喉肿烂，火热内攻，损伤肺脾，致津液气化失常发为水肿。本型多见于青少年。

(三)外感水湿

久居湿地，冒雨涉水，湿衣裹身过久，以致水湿内侵，壅塞三焦，困遏脾阳，脾胃失其升清降浊之能，水无所制，水溢肌肤，产生水肿。

(四)饮食不节

过食肥甘，嗜食辛辣，久则湿热中阻，损伤脾胃；或饮食失于调摄营养不足，脾气失养，以致脾运不健，脾失转输，水湿塞塞，发为水肿。

(五)禀赋不足，久病劳倦

先天禀赋薄弱，肾气亏虚，膀胱开合不利，气化失常，水泛肌肤，发为水肿。或因劳倦过度，纵欲无节，生育过多，久病产后等，损伤脾肾，水湿输布失常，溢于肌肤，发为水肿。

三、常见病症要点

(一)阳水

1.风水泛滥

症状：眼睑及颜面水肿，继则四肢及全身浮肿，来势迅速，多伴有恶风发热，肢节酸楚，小便不利等症。偏于风热者,兼喉红肿疼痛,舌红,脉浮滑数;偏于风寒者,兼形寒,咳喘,舌苔薄白,脉浮滑或浮紧。

2.湿毒浸淫

症状:眼睑浮肿,延及全身,尿少色赤,身患疮,甚者溃烂,伴恶风发热,舌质红,苔薄黄,脉浮数或滑数。

3.水湿浸渍

症状:起病缓慢,病程较长,全身水肿,下肢明显,按之没指,小便短少,身重体倦,胸闷,纳呆,泛恶,苔白腻,脉沉缓或满数。

4.湿热壅盛

症状:全身浮肿,肿势多剧,皮肤紧绷光亮,胸脘闷,烦热口渴,小便短赤,大便干结,舌红,苔黄腻,脉沉数或满数。

(二)阴水

1.脾阳虚衰

症状:全身浮肿,腰以下为甚,按之凹陷不易恢复,脘腹胀闷,食欲缺乏便溏,面色不华,神倦乏力,四肢倦怠,小便短少,舌质淡,苔白腻或白滑,脉沉缓或沉迟。

2.肾阳衰微

症状:水肿迁延,腰以下肿甚,按之凹陷不起,尿量减少或反而增多腰酸冷痛、四肢冷,怯寒神疲,甚至心悸喘促难卧,面色晦暗,舌淡胖,苔白,脉沉细弱或沉迟无力。

3.瘀水结

症状:水肿延久不退,肿势轻重不一,四肢或全身浮肿,以下肢为主,皮肤瘀斑,腰部刺痛,或伴血尿,舌紫黯,苔白,脉沉细涩。

四、主要护理问题

(1)水肿:与肺失通调,脾失转输,肾失开阖,水液潴留有关。

(2)营养失调:与脾失健运,水液潴留及知识缺乏有关。

(3)皮肤完整性受损:与肺、脾、肾功能失调,水液潴留泛溢肌肤有关。

(4)心悸:与肾阳亏虚,水气上凌心肺有关。

(5)气喘:与肾阳亏虚,水气上凌心肺有关。

五、辨证施护

(一)病情观察

(1)观察患者水肿的部位、起始时间、程度及消长规律,并应辨别阳水和阴水。

(2)观察患者小便的色、质、量、味等情况,尤其注意每天尿量的变化,记录24小时出入量,尤其是瘀水互结者更应加强24小时出入量的观察。

(3)定期测量患者血压和体重,如有腹水,应测腹围;并观察各项理化检查的变化,及时记录以判断水肿消长情况。

(4)观察患者有无心悸、喘促、呕恶、尿闭等症,及时发现危重症及变证。如患者出现每天尿量少于400 mL或尿闭;表情淡漠,腹胀,呼吸深长,胸满气喘,恶心、呕吐;气息短促,吐白色泡沫,面白唇紫,冷汗肢厥,烦躁心悸等水气凌心之症状等上述情况之一者,应立即报告医师,及时进行处理。

(5)行肾组织活检者应注意观察有无血尿及腰痛等情况发生。

(二)生活起居护理

(1)病室要保持整洁舒适、空气清新,室内温暖、干燥、勿潮湿阴冷。

(2)调摄病室环境,避免外邪侵袭。随季节交替增减衣被,以预防感冒,遇感冒流行季节,要加强病室消毒,防止交叉感染。

(3)取舒适体位,头面及眼睑水肿较甚者应将头部抬高;下肢水肿明显者可适当抬高下肢;严重者取半坐卧位,以减轻症状。轻型或恢复期患者可根据体力情况适当活动,但不宜劳累;重度水肿者宜卧床静养,待病情允许后再适当锻炼,以不疲劳为度。

(4)做好皮肤护理,保持床单位清洁干燥、平整。衣着应宽大柔软长期卧床或重度水肿患者应定时更换体位,但不能拖拉,卧气垫床,在关节突出处使用减压敷料,以防止皮肤擦伤挤压的发生。每天用温水清洗皮肤,严重水肿者,清洗皮肤时动作一定要轻柔。皮肤瘙痒者注意防止患者搔抓破损,以免感染。

(5)有会阴部水肿的患者,每天应做好会阴部护理,防止尿路感染;阴囊水肿时可用脱脂棉置于两侧腹股沟并且用托带托起阴囊,以免磨破发生交叉感染。尽量避免在水肿部位行各种穿刺和注射,以免流水不止,导致感染。

(6)辨证起居:脾阳不振者病室宜温暖向阳,保暖防寒,预防外邪侵袭。

(三)饮食护理

饮食以清淡、易消化、富营养、低盐或无盐为原则,少食多餐,戒烟限酒。宜食具有利尿作用的食物,如西瓜、冬瓜、赤小豆、薏苡仁等,忌辛辣、肥甘、海腥之物,尤忌发物,如海腥、鱼虾、鹅肉等,以防水肿复发。若患者血浆蛋白低下,且肾功能正常,应给予高蛋白饮食;若患者肾功能明显减退,则应给予低蛋白饮食,以减轻肾脏负担。注意低盐或无盐饮食,每天给予的食盐量应根据水肿程度而定。尿闭者应限制钠盐摄入,如含钾较多的橘子、蘑菇等应限食。限制进水量,进水量应根据小便量而定,一般以前一天的小便量加上 500 mL 为宜,如伴有高热、呕吐或腹泻者可酌情增加。

1.风水泛滥者

以疏风利水之品为宜。偏风寒者可食用五神汤,亦可用白茅根 30 g 或玉米须 15 g,泡水代茶饮以达到清热利尿消肿的功效。

2.湿毒浸淫者

以解毒利湿消肿之品为宜,可用赤豆鲤鱼汤或麻黄连翘赤小豆汤。

3.水湿浸渍者

宜食健脾利水渗湿之品,如鲫鱼、茯苓、藕汁、薏苡仁等,忌食生冷瓜果。

4.湿热壅盛者

宜食清热解毒、利水消肿之品,如冬瓜、绿豆、西瓜等,可用冬瓜粥或鲤鱼冬瓜羹,烦渴者可用鲜芦根 3 g,冬瓜皮煎水代茶饮以清热生津,大便干结时可用番泻叶 5~10 g 泡水代茶饮以清热通便。

5.脾阳虚衰者

食宜温热,忌生冷瓜果。应少食产气食物,如牛奶豆类、红薯等,可用薏苡仁粥。

6.肾阳衰微者

饮食宜温热,宜食补肾利水之品,如鲤鱼、乳类、黑芝麻等,可用黑豆鲤鱼汤。

(四)情志护理

护理人员应主动关心患者,向其讲解水肿的相关知识及转归情况,使患者情绪稳定,积极配合治疗和护理。帮助患者树立战胜疾病的信心,可采用顺情从欲、说理开导、移情易性、以情胜情等方法,解除焦虑、恐惧、抑郁等不良情绪。

(五)用药护理

(1)患者使用峻下逐水剂时,药宜浓煎,空腹少量频服,应注意药量方法、时间的准确,并观察用药后反应。若无效,患者体质尚可支持者次日或隔天再服,注意监测血压,观察小便及大便次数和量,中病即止。

(2)用药期间每天准确记录 24 小时尿量,并观察水肿有无消退伴随症状是否减轻或好转以估计疗效。并定期检查血清电解质,观察有无恶心、心悸等症状,若发现异常,及时报告医师进行处理。

(3)辨证施药:风水泛滥者,汤药不宜久煎,武火快煎,宜热服,服后盖被安卧,以助发汗,取微汗,忌大汗,汗出后应及时擦干汗液或更换衣服,防止因受凉而使病情反复;水湿浸渍者,服药时易犯恶欲吐,应少量多次服药,或在服药前滴生姜汁数滴于舌面上以防止呕吐;湿热壅盛者,汤药宜饭前温服,以防呕吐,亦可行中药保留灌肠;脾阳虚衰者,汤药浓煎,饭前温服,以免加重水肿。

(六)水肿的对症处理

1.耳穴埋籽

取肾俞、输尿管、膀胱等穴埋籽。

2.中药外敷

实证患者可用麻黄 9 g、细辛 3 g、杏仁 6 g、葶苈子 15 g、椒目 10 g、商陆 9 g、水 6 g 等,研末后再加入 30 g 冰片,装入布袋平敷于双肾区;虚证患者可用薏苡仁 20 g、砂仁 6 g,大戟 12 g、芫花 12 g、泽泻 10 g 等,研末后加入脑粉 3 g,混后敷于双肾区。均以热水袋加温于药袋上,每次外敷 30 分钟,每天 2 次。

3.艾灸

肾阳衰微者可温和灸中极、至阳、水道穴,每穴 5～7 分钟;脾肾阳虚者可艾灸水分、气海、关元、足三里、涌泉五穴,每穴 5 分钟,每天 1 次。

4.中药熏洗

可取麻黄、防风、羌活、苍术、土茯苓、红花、白鲜皮、地肤子等药物,水煎取汁后进行全身熏洗,每次 30 分钟,以全身微出汗为宜,每天 1 次。头面部水肿甚者可用浮萍煎水熏蒸以促汗消肿。

5.热熨

阴水患者可采用药或热毛巾热敷脾俞、肾俞、三阴交、命门、阳陵泉、委中等穴,以温补肾阳。

6.中药保留灌肠

取生大黄、制附子、生牡蛎、蒲公英、红花、六月雪等药物浓煎成 200 mL 灌肠液进行高位保留灌肠,灌肠深度约 25～30 cm,保留时间在 1 小时以上,每天 1 次。

7.中药离子导入治疗

取大黄、桂枝、水蛭、川芎、当归、赤芍、桃仁、红花、细辛各 15 g 浓煎,将浸透以上中药浓煎剂的衬垫置于背部两侧肾区进行离子导入,每次 30 分钟,每天 1 次。

六、健康教育

(1)调适生活起居,注意保暖,减少去公共场所,防止外邪侵袭。平时应避免冒雨涉水,或湿衣久穿不脱,以免湿邪外侵。注意个人卫生,保持皮肤清洁,防止疖肿、疮痍,一旦发现,及时治疗。积极治疗心悸、鼓胀、癃闭等原发病,早期发现,早期治疗。

(2)病中应加强饮食调摄,限制水钠摄入,饮食宜清淡,忌食海鱼虾、蟹等发物,以及辛辣刺激之品。切忌暴饮暴食。肿势重者应在短期内给予无盐饮食,轻者应予低盐饮食,若因营养障碍而致水肿者,不必过于忌盐。严格遵医嘱用药,每天记录尿量、血压和体重。节欲保精,勿妊娠。休息勿劳,动静相宜。

(3)恢复期应注意定期复查肾功能、电解质,并适当锻炼身体,可选择太极拳、八段锦、五禽戏等健身运动,增强体质。

(4)指导患者调节情志,释放不良情绪,培养愉悦心情,以利于体质改善。

(周婷婷)

参 考 文 献

[1] 何裕民.现代中医肿瘤学[M].北京:中国华侨出版社,2023.

[2] 陈文君,张喆.中医内科学方证速记一本通[M].北京:人民卫生出版社,2023.

[3] 武建设.一气呵成学中医诊断[M].南京:江苏凤凰科学技术出版社,2022.

[4] 韩平.慢性筋骨疾病的中医治疗与养护[M].北京:中国中医药出版社,2022.

[5] 任永昊,孙敏,亓慧博,等.常见病的中医诊断与治疗[M].成都:四川科学技术出版社,2022.

[6] 王宁,王培华.中医临证处方思维[M].南京:江苏凤凰科学技术出版社,2022.

[7] 罗莎.现代中医临床应用[M].西安:陕西科学技术出版社,2021.

[8] 侯静,陈洪平,李帅,等.常见疾病中医诊治与研究[M].哈尔滨:黑龙江科学技术出版社,2022.

[9] 朱明军.中医经方理论与临证集萃[M].北京:中国中医药出版社,2022.

[10] 黄福忠,黄俊,黄毅.中医诊治常见疾病[M].成都:四川科学技术出版社,2021.

[11] 周仲瑛.中医临证技巧[M].北京:中国中医药出版社,2021.

[12] 郭恒怡.中医实证芳疗全书[M].北京:中国轻工业出版社,2022.

[13] 郁东海.中医全科优势病种诊治指南[M].上海:上海科学技术出版社,2022.

[14] 谢庆斌,徐先涛,王风,等.实用中医临床诊疗学[M].开封:河南大学出版社,2021.

[15] 冯凤.经方与中医临床护理[M].济南:山东科学技术出版社,2022.

[16] 陈川.中医老年医学精要[M].上海:上海科学技术出版社,2022.

[17] 张玉林.古中医诊断学新解[M].沈阳:辽宁科学技术出版社,2022.

[18] 杜革术.中医临床诊断与治疗技术[M].西安:陕西科学技术出版社,2022.

[19] 于东林,张磊,李星华.中医单元证辨证研究[M].北京:化学工业出版社,2023.

[20] 庞国明,朱庆文,林天东,等.中医外治大成[M].北京:科学出版社,2022.

[21] 丁照亮.中医临床实用与实践[M].长春:吉林科学技术出版社,2022.

[22] 李淳.中医特效处方大全[M].北京:中医古籍出版社,2022.

[23] 邵中英.中医疾病诊疗思路[M].哈尔滨:黑龙江科学技术出版社,2022.

[24] 李其信,黄娜娜,曾令斌,等.实用中医疾病诊疗学[M].开封:河南大学出版社,2022.

[25] 麦建益,何锦雄,马拯华,等.常见病中医诊断与治疗[M].开封:河南大学出版社,2022.

[26] 王桂茂.中医辨证诊病轻松学[M].北京:化学工业出版社,2022.

［27］悠扬.中医基础入门一本通［M］.北京:北京联合出版公司,2022.

［28］刘志勇.新编中医诊治学［M］.开封:河南大学出版社,2022.

［29］庞国明,倪青,谢春光,等.内分泌疾病中医临床诊疗专家共识［M］.北京:科学出版社,2022.

［30］颜莉芳.中医疾病诊疗精要［M］.开封:河南大学出版社,2022.

［31］李淳.中医经典处方大全［M］.北京:中医古籍出版社,2022.

［32］李明,王琳.中医临床能力综合实训［M］.北京:中国中医药出版社,2022.

［33］刘绍贵,廖建萍,刘红宇.中医临证处方手册［M］.长沙:湖南科学技术出版社,2022.

［34］王加志,姚壮.中医常见病辨证调治［M］.北京:中国中医药出版社,2022.

［35］周洪进.当代名中医验方选［M］.北京:中国医药科技出版社,2022.

［36］刘禹全,董秋梅,崔宏伟,等.类风湿关节炎血脂异常及中医辨证治疗的研究进展［J］.风湿病与关节炎,2022,11(7):64-66.

［37］刘晓玉,郑福增,刘玉莹,等.中医辨证施治治疗类风湿性关节炎的临床疗效观察［J］.中文科技期刊数据库(全文版)医药卫生,2022(2):0131-0133.

［38］陈瑞芹.加强中医辨证用药管理促进中药制剂在妇科安全使用［J］.中医药管理杂志,2022,30(18):151-153.

［39］潘俐玲.从临证用药特色视角探讨中医药治疗妇科疾病的优势［J］.中医药管理杂志,2022,30(7):125-127.

［40］谢雨.辨证论治五行理念下中医管理方案对骨科患者的影响［J］.中医药管理杂志,2022,30(1):188-189.